临床护理规范与常见病护理

主编　高婷婷　刘　娜　王俊霞　李小青
　　　李凤菊　李　颖　伍嘉欣

黑龙江科学技术出版社
HEILONGJIANG SCIENCE AND TECHNOLOGY PRESS

图书在版编目(CIP)数据

临床护理规范与常见病护理 / 高婷婷等主编. -- 哈尔滨：黑龙江科学技术出版社，2024.4
ISBN 978-7-5719-2372-3

Ⅰ. ①临… Ⅱ. ①高… Ⅲ. ①常见病－护理 Ⅳ. ①R47

中国国家版本馆CIP数据核字（2024）第069991号

临床护理规范与常见病护理
LINCHUANG HULI GUIFAN YU CHANGJIANBING HULI

主　　编　高婷婷　刘　娜　王俊霞　李小青　李凤菊　李　颖　伍嘉欣
责任编辑　包金丹
封面设计　宗　宁
出　　版　黑龙江科学技术出版社
　　　　　地址：哈尔滨市南岗区公安街70-2号　邮编：150007
　　　　　电话：（0451）53642106　传真：（0451）53642143
　　　　　网址：www.lkcbs.cn
发　　行　全国新华书店
印　　刷　黑龙江龙江传媒有限责任公司
开　　本　787 mm×1092 mm　1/16
印　　张　21.75
字　　数　547千字
版　　次　2024年4月第1版
印　　次　2024年4月第1次印刷
书　　号　ISBN 978-7-5719-2372-3
定　　价　238.00元

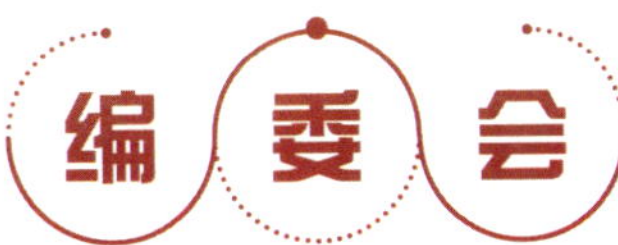

编委会

◎主　编

高婷婷　刘　娜　王俊霞　李小青

李凤菊　李　颖　伍嘉欣

◎副主编

赵瑞花　李　萍　刘海维　陈华容

马　丽　闵　琨

◎编　委（按姓氏笔画排序）

马　丽（单县中心医院）

王俊霞（山东省滨州市无棣县信阳镇便民服务中心）

伍嘉欣（广州中医药大学顺德医院附属勒流医院）

刘　娜（东营市第二人民医院）

刘海维（滨州医学院附属医院）

李　萍（绵阳市中心医院）

李　颖（济南市市中区人民医院）

李小青（山东省公共卫生临床中心）

李凤菊（东明县第三人民医院）

闵　琨（临沂市费县人民医院）

陈华容（德阳市人民医院）

赵瑞花（山东省滨州市无棣县棣丰街道便民服务中心）

高婷婷（枣庄市中医医院）

减轻疾病不适是衡量医疗护理服务水平的有效标准，而舒适护理可以让患者身心处于最佳状态，更好地配合治疗，减少并发症，促进患者早日康复。当前，舒适护理的理念日渐深入临床护理工作中，使患者在接受各项诊疗操作时充满信心，感受到舒适与亲人般的温暖，在心理上获得满足感和安全感，从而为疾病康复创造了良好的条件。由此可见，舒适护理是贯穿整个护理过程的整体化行为，是一种积极的选择，它与整体护理有一个共同的目标，那就是使患者达到身心健康的状态。同时，舒适护理顺应了整体护理的发展，补充、完善了整体护理的内涵，使护理目标更加浅显易懂。因此，为帮助广大护理人员了解舒适护理的丰富内涵，为护理学开辟新的领域，我们特邀请一批长期工作在临床一线的护理工作者编写了《临床护理规范与常见病护理》一书。

本书广泛吸取和借鉴国内近年的护理技术操作标准与规范，以临床护理理论为依据，立足于当前临床护理工作的实际需要。本书不仅简要介绍了疾病护理的基础知识，帮助读者建立较为完善的临床护理思维；而且详细阐述了各科室常见病的临床护理操作，分析了不同疾病护理过程中的要点、难点问题，能够引导读者发散思维，对这些问题进行深入思考；此外，本书对公共卫生护理的相关知识也做了讲解。本书内容全面，讲解通俗易懂，兼具科学性、专业性与实用性，适合各级医院护理人员及医学院校护理专业学生阅读使用。

编者深知，护理学科建设是护理专业建设的基础，护理学科的发展更是促进我国护理高等教育发展的强大引擎，是推动护理事业乃至医学事业进步的内部动因。然而，编者的理论知识和实践经验有限、编写时间仓促，书中难免有不足之处，敬请广大读者批评指正。

《临床护理规范与常见病护理》编委会

2023 年 12 月

临床护理篇

公共卫生护理篇

基础护理篇

临床护理篇

第一章

普外科护理

第一节 胃十二指肠损伤

一、概述

由于有肋弓保护且活动度较大，柔韧性较好，壁厚，钝挫伤时胃很少受累，只有胃膨胀时偶有发生。上腹或下胸部的穿透伤则常导致胃损伤，多伴有肝、脾、横膈及胰等损伤。胃镜检查及吞入锐利异物或吞入酸、碱等腐蚀性毒物也可引起穿孔，但很少见。十二指肠损害是由于上中腹部受到间接暴力或锐器的直接刺伤而引起的，缺乏典型的腹膜炎症状和体征，术前诊断困难，漏诊率高，多伴有腹部脏器合并伤，病死率高，术后并发症多，肠瘘发生率高。

二、护理评估

(一)健康史

详细询问患者、现场目击者或陪同人员，以了解受伤的时间、地点、环境，受伤的原因、外力的特点、大小和作用方向，坠跌高度；了解受伤前后饮食及排便情况，受伤时的体位，有无防御，伤后意识状态、症状、急救措施、运送方式，既往疾病及手术史。

(二)临床表现

(1)胃损伤若未波及胃壁全层，可无明显症状。若全层破裂，由于胃酸有很强的化学刺激性，可立即出现剧痛及腹膜刺激征。当破裂口接近贲门或食管时，可因空气进入纵隔而呈胸壁下气肿。较大的穿透性胃损伤时，可自腹壁流出食物残渣、胆汁和气体。

(2)十二指肠破裂后，因有胃液、胆汁及胰液进入腹腔，早期即可发生急性弥漫性腹膜炎，有剧烈的刀割样持续性腹痛伴恶心、呕吐，腹部检查可见有舟状腹、腹膜刺激征症状。

(三)辅助检查

(1)疑有胃损伤者，应置胃管，若自胃内吸出血性液或血性物者可确诊。

(2)腹腔穿刺术和腹腔灌洗术：腹腔穿刺抽出不凝血液、胆汁，灌洗吸出 10 mL 以上肉眼可辨的血性液体，即为阳性结果。

(3)X 线检查：腹部 X 线片可显示腹膜后组织积气、肾脏轮廓清晰、腰大肌阴影模糊不清等有助于腹膜后十二指肠损伤的诊断。

(4)CT 检查:可显示少量的腹膜后积气和渗至肠外的造影剂。

(四)治疗原则

抗休克和及时、正确的手术处理是治疗的两大关键。

(五)心理、社会因素

胃、十二指肠外伤性损伤多数在意外情况下发生,患者出现突发外伤后易出现紧张、痛苦、悲哀、恐惧等心理变化,担心手术及疾病预后。

三、护理问题

(一)疼痛

疼痛与胃肠破裂、腹腔内积液、腹膜刺激征有关。

(二)组织灌注量不足

组织灌注量不足与大量失血、失液,严重创伤,有效循环血量减少有关。

(三)焦虑或恐惧

焦虑或恐惧与经历意外及担心预后有关。

(四)潜在并发症

出血、感染、肠瘘、低血容量性休克。

四、护理目标

(1)患者疼痛减轻。

(2)患者血容量得以维持,各器官血供正常、功能完整。

(3)患者焦虑或恐惧减轻或消失。

(4)护士密切观察病情变化,如发现异常,及时报告医师,并配合处理。

五、护理措施

(一)一般护理

1.预防低血容量性休克

吸氧、保暖、建立静脉通道,遵医嘱输入温热生理盐水或乳酸盐林格液,抽血查全血细胞计数、血型和交叉配血。

2.密切观察病情变化

每 15～30 分钟应评估患者情况。评估内容包括意识状态、生命体征、肠鸣音、尿量、氧饱和度、有无呕吐、肌紧张和反跳痛等。观察胃管内引流物颜色、性质及量,若引流出血性液体,提示有胃、十二指肠破裂的可能。

3.术前准备

胃、十二指肠破裂大多需要手术处理,故患者入院后,在抢救休克的同时,尽快完成术前准备工作,如备皮、备血、插胃管及留置导尿管、做好抗生素皮试等,一旦需要,可立即实施手术。

(二)心理护理

评估患者对损伤的情绪反应,鼓励他们说出自己内心的感受,帮助建立积极有效的应对措施。向患者介绍有关病情、损伤程度、手术方式及疾病预后,鼓励患者,告诉患者良好的心态、积极的配合有利于疾病早日康复。

(三)术后护理

1.体位

患者意识清楚、病情平稳,给予半坐卧位,有利于引流及呼吸。

2.禁食、胃肠减压

观察胃管内引流液颜色、性质及量,若引流出血性液体,提示有胃、十二指肠再出血的可能。十二指肠创口缝合后,胃肠减压管置于十二指肠腔内,使胃液、肠液、胰液得到充分引流,一定要妥善固定,避免脱出。一旦脱出,要在医师的指导下重新置管。

3.严密监测生命体征

术后 15～30 分钟监测生命体征直至患者病情平稳。注意肾功能的改变,胃十二指肠损伤后,特别有出血性休克时,肾脏会受到一定的损害,尤其是严重腹部外伤伴有重度休克者,有发生急性肾功能障碍的危险,所以,术后应密切注意尿量,争取保持每小时尿量在 50 mL 以上。

4.补液和营养支持

根据医嘱,合理补充水、电解质和维生素,必要时输新鲜血、血浆,维持水、电解质及酸碱平衡。给予肠内、外营养支持,促进合成代谢,提高机体防御能力。继续应用有效抗生素,控制腹腔内感染。

5.术后并发症的观察和护理

(1)出血:如胃管内 24 小时内引流出新鲜血液大于 200 mL,提示吻合口出血,要立即配合医师给予胃管内注入凝血酶粉、冰盐水洗胃等止血措施。

(2)肠瘘:患者术后持续低热或高热不退,腹腔引流管中引流出黄绿色或褐色渣样物,有恶臭或引流出大量气体,提示肠瘘发生,要配合医师进行腹腔双套管冲洗,并做好相应护理。

(四)健康教育

(1)讲解术后饮食注意事项,当患者胃肠功能恢复,一般 3 天后开始恢复饮食,由流质逐步恢复至半流质、普食,进食高蛋白、高能量、易消化饮食,增强抵抗力,促进愈合。

(2)行全胃切除或胃大部分切除术的患者,因胃肠吸收功能下降,要及时补充微量元素和维生素等营养素,预防贫血、腹泻等并发症。

(3)避免工作过于劳累,注意劳逸结合。讲明饮酒、抽烟对胃、十二指肠疾病的危害性。

(4)避免长期大量服用非甾体抗炎药,如布洛芬等,以免引起胃肠道黏膜损伤。

(马　丽)

第二节　胃十二指肠溃疡

胃十二指肠溃疡是指发生于胃、十二指肠的局限性圆形或椭圆形全层黏膜缺损,与胃酸分泌过多、幽门螺杆菌感染、黏膜防御机制减弱等有关。主要临床表现为慢性、周期性、节律性发作的腹痛,溃疡活动期可有上腹部局限性轻压痛;合并急性穿孔时,可出现突发性上腹部刀割样疼痛,并迅速波及全腹,伴恶心、呕吐等;合并大出血时,可出现呕血、黑便,甚至休克;合并瘢痕性幽门梗阻时,可出现进食后上腹饱胀不适、阵发性胃痉挛性疼痛、嗳气、恶心、反复呕吐、营养不良等表现。纤维胃镜、X 线钡餐检查为确诊胃十二指肠溃疡的主要方法。无严重并发症的胃十二指肠溃疡一般采取内科治疗，外科手术治疗主要用于急性穿孔、出血、幽门梗阻、药物治疗无效的溃疡以及恶变者。

一、护理评估

（一）术前评估

1.健康史

（1）个人情况：患者的性别、年龄、职业、生活习惯、性格特征、心理压力、吸烟史、饮食习惯等。

（2）既往史：既往用药情况，特别是有无非甾体抗炎药物和皮质类固醇等药物服用史。

2.身体状况

（1）有无腹痛，疼痛的规律、加重及缓解因素。

（2）有无恶心、呕吐，呕吐物的颜色、性质、量及气味。

（3）有无便血或黑便。

（4）有无腹膜刺激征，肠鸣音亢进、减弱或消失。

（5）有无循环系统代偿表现，有无休克。

（6）有无营养不良、低蛋白血症。

（7）纤维胃镜、X线钡餐、腹部X线、胃酸测定、血常规、诊断性腹腔穿刺、血管造影等检查有无异常。

3.心理社会状况

（1）患者对胃十二指肠溃疡的了解程度。

（2）患者对手术有无顾虑及心理负担，是否担心胃十二指肠溃疡的预后。

（3）家属对患者的关心程度和经济承受能力。

（4）患者和家属是否知晓胃十二指肠溃疡的预防方法。

（二）术后评估

（1）麻醉和手术方式，术中出血、补液、输血情况。

（2）患者的生命体征。

（3）胃肠减压和腹腔引流液的颜色、性质及量。

（4）肠蠕动恢复情况。

（5）有无出血、胃瘫、吻合口破裂或吻合口瘘、十二指肠残端破裂、肠梗阻、倾倒综合征等并发症发生。

二、常见护理诊断

（一）急性疼痛

急性疼痛与胃十二指肠黏膜受侵蚀、手术创伤有关。

（二）体液不足

体液不足与溃疡急性穿孔后消化液大量丢失，溃疡大出血致血容量降低，大量呕吐、胃肠减压等引起水、电解质的丢失等有关。

（三）营养失调

营养失调与营养摄入不足、消耗增加有关。

(四)潜在并发症

潜在并发症有出血、胃瘫、吻合口破裂或吻合口瘘、十二指肠残端破裂、肠梗阻及倾倒综合征。

三、护理目标

(1)患者自述疼痛减轻或缓解。

(2)患者能够维持体液平衡及重要脏器的有效灌注。

(3)患者的营养状况得以维持或改善。

(4)患者未发生并发症或并发症被及时发现与处理。

四、护理措施

(一)术前护理

1.胃大部切除术

协助做好术前检查,术前常规准备,术前1天进流质饮食,术前8小时禁食、禁饮,必要时留置胃管。

2.胃十二指肠溃疡急性穿孔

(1)病情观察:观察患者生命体征、腹膜刺激征、肠鸣音的变化,若病情加重,应做好急诊手术准备。

(2)体位:伴有休克的患者应取休克卧位(仰卧中凹位),即上身及下肢各抬高20°,生命体征平稳后改为半卧位,减少毒素吸收,降低腹壁张力,减轻疼痛。

(3)禁食、胃肠减压:保持引流通畅和有效负压,减少胃肠内容物继续外漏,注意观察引流液的颜色、性质及量。

(4)输液:遵医嘱静脉补液,应用抑酸药物,维持水、电解质及酸碱平衡。同时记录出入液量。

(5)预防和控制感染:遵医嘱合理使用抗菌药物。

3.胃十二指肠溃疡大出血

(1)病情观察:严密观察血压、脉搏、尿量、中心静脉压、周围循环状况;观察胃管引流液和红细胞计数变化,判断有无活动性出血以及止血效果。若出血仍在继续,及时报告医师,做好急诊手术的术前准备。

(2)体位:取平卧位,呕血者头偏向一侧。

(3)禁食、留置胃管:用生理盐水冲洗胃管,清除凝血块,直至胃液变清。可经胃管注入200 mL含8 mg去甲肾上腺素的冰生理盐水溶液,每4～6小时一次。

(4)补充血容量:建立多条输液通路,必要时放置中心静脉导管,快速输液、输血。

(5)应用止血、抑酸药物:遵医嘱静脉或肌内注射止血药物;静脉给予H_2受体拮抗剂、质子泵抑制剂或生长抑素等。

(6)胃镜下止血:协助医师行胃镜下止血。

4.胃十二指肠溃疡瘢痕性幽门梗阻

(1)胃肠减压:留置胃管,进行胃肠减压和引流。

(2)饮食指导:完全梗阻者需禁食,非完全梗阻者可给予无渣半流质。

(3)洗胃:完全梗阻者,术前用温生理盐水洗胃,清除胃内宿食,减轻胃壁水肿和炎症,同时利于术后吻合口愈合。

(4)支持治疗:遵医嘱静脉输液,补充液体、电解质、肠外营养液、血制品等,维持水、电解质及酸碱平衡,纠正营养不良、贫血及低蛋白血症。

5.心理护理

了解患者心理状态,鼓励患者表达自身感受,根据患者个体情况向其提供信息,帮助其消除不良心理,增强治疗信心。鼓励家属和亲友给予患者关心及支持,使其能够积极配合治疗和护理。

(二)术后护理

1.病情观察

严密监测生命体征变化,观察患者的尿量,伤口有无渗血、渗液以及引流液的情况。

2.体位

平卧位,待血压、脉搏平稳后改为摇高床头30°,以减轻腹部切口张力及疼痛,利于呼吸及循环。

3.管道护理

(1)禁食、胃肠减压:术后早期给予患者禁食、持续胃肠减压,引出胃内液体、积血及气体,减轻吻合口张力。

胃肠减压护理要点:①妥善固定胃管并记录胃管插入长度,避免胃管脱出,一旦脱出切忌不能自行插回,以免造成吻合口瘘。②保持引流管通畅,维持适当的负压,防止管路受压、扭曲、折叠。③观察并记录引流液的颜色、性状及量,术后24小时内可由胃管引流出少量暗红色或咖啡样液体,一般不超过100 mL。若有较多鲜血,应及时联系医师并配合处理。④拔管,术后胃肠减压量减少,肠蠕动恢复、肛门排气后,可拔除胃管。

(2)腹腔引流管的观察:腹腔引流管可预防血液、消化液、渗出液等在腹腔内或手术野内积聚,排出腹腔脓液和坏死组织,防止感染扩散,促使手术野死腔缩小或闭合,保证伤口良好愈合。

(3)腹腔引流管护理要点:①妥善固定引流管和引流袋,防止患者在变换体位时压迫、扭曲引流管或引流管被牵拉而脱出。另外,还可避免或减少因引流管的牵拉而引起疼痛。②保持引流通畅,若发现引流量突然减少,患者感到腹胀并伴发热,应检查引流管腔有无堵塞或引流管是否脱落。③注意观察引流液的颜色、量、气味及有无残渣等,准确记录24小时引流量。一般情况下,患者术后体温逐日趋于正常,腹腔引流液逐日减少、变清。若术后数天腹腔引流液仍不减,伴有黄绿色胆汁或脓性,带臭味,伴腹痛,体温再次上升,应警惕发生吻合口瘘的可能,须及时告知医师,协助处理。④注意观察引流管周围皮肤有无红肿、皮肤损伤等情况。⑤引流口处疼痛,常由于引流液刺激周围皮肤,或引流管过紧地压迫局部组织引起继发感染或迁移性脓肿所致,局部固定点疼痛一般是病变所在处。剧烈腹痛突然减轻,应高度怀疑脓腔或脏器破裂,注意观察腹部体征。

4.补液

遵医嘱静脉输液,必要时遵医嘱输注血制品,记录24小时出入量,监测血电解质,避免发生水、电解质及酸碱平衡紊乱。

5.活动

鼓励患者早期活动,促进肠蠕动恢复,防止术后发生肠粘连和下肢深静脉血栓。除年老体弱或病情较重者，鼓励并协助患者术后第 1 天坐起轻微活动，第 2 天协助患者于床边活动，第 3 天可在病室内活动。

6.营养支持

改善患者的营养状态，能够促进吻合口和切口愈合。

(1)禁食期间：遵医嘱输注肠外营养液。

(2)拔除胃管后当日：可饮少量水或米汤。

(3)如无不适，拔管后第 2 天进半量流质饮食，每次 50～80 mL。

(4)拔管后第 3 天进全量流质饮食，每次 100～150 mL。

(5)进食后无不适，第 4 天可进半流质饮食。

注意：食物宜温、软、易于消化，少量多餐。开始时每天 5～6 餐，逐渐减少进餐次数并增加每次进餐量，逐步恢复正常饮食。

7.疼痛护理

每天进行疼痛评分，使用数字评分法≥3 分时，及时通知医师给予处理，并观察处理效果、有无药物不良反应。应用自控镇痛泵者，指导其使用方法。

(三)术后并发症的观察与护理

1.出血

出血主要包括胃或十二指肠残端出血、吻合口出血及腹腔出血。

(1)观察：术后早期易发生。若术后短时间内胃管或腹腔引流管内引流出大量鲜红色血液，24 小时后仍未停止，须警惕胃出血。

(2)护理：观察患者的神志、生命体征、尿量、体温的变化；观察胃管、腹腔引流管引流液的颜色、性质及量；观察血红蛋白、血细胞比容的变化。遵医嘱应用止血药物、输血或用冰盐水洗胃；必要时协助医师通过内镜检查出血部位并止血。经非手术治疗不能有效止血或出血量＞500 mL/h 时，积极完善术前准备。

2.胃瘫

胃瘫是胃手术后以胃排空障碍为主的综合征，发病机制尚未明确，常发生于术后数天停止胃肠减压、进食流质或由流质饮食改为半流质饮食后。

(1)观察：观察患者在停止胃肠减压或进食后，有无上腹饱胀、恶心、呕吐、顽固性呃逆。

(2)护理：严格禁食、禁水，持续胃肠减压；遵医嘱补液，维持水、电解质及酸碱平衡；给予肠外营养支持，改善机体营养状态，纠正低蛋白血症。使用 3％温盐水洗胃，减轻吻合口水肿。遵医嘱应用胃动力促进剂或中药治疗。向患者解释术后胃瘫多能经非手术治疗治愈，消除其紧张、恐惧心理。患者胃动力的恢复常突然发生，于 1～2 天内胃引流量明显减少，腹胀、恶心迅速缓解，即可拔除胃管，指导患者逐渐恢复饮食。

3.吻合口破裂或吻合口瘘

吻合口破裂或吻合口瘘多发生在术后 1 周内，与缝合不当、吻合口张力过大、组织供血不足、贫血、低蛋白血症、组织水肿等有关。

(1)观察：观察患者有无高热、脉速，腹部压痛、反跳痛、腹肌紧张或腹腔引流管内引流出含肠内容物的混浊液体。

(2)护理：给予患者禁食、胃肠减压。遵医嘱应用肠外营养支持，纠正水、电解质及酸碱失衡，合理应用抗菌药物。形成局部脓肿、外瘘或无弥漫性腹膜炎者，行局部引流，注意及时清洁瘘口周围皮肤并保持干燥，局部使用氧化锌软膏、皮肤保护粉/膜，避免皮肤破损继发感染。

注意：出现弥漫性腹膜炎的吻合口破裂患者必须立即手术，做好急诊术前准备。

4.十二指肠残端破裂

十二指肠残端破裂多发生在术后24～48小时，见于十二指肠残端处理不当或毕Ⅱ氏输入袢梗阻。

(1)观察：观察患者有无突发上腹部剧痛、腹膜刺激征、发热、白细胞计数增加、腹腔穿刺抽出胆汁样液体。

(2)护理：一旦确诊应立即手术，积极完善术前准备，术后护理同吻合口破裂或吻合口瘘。

5.肠梗阻

根据梗阻部位分为输入袢梗阻、输出袢梗阻及吻合口梗阻。

(1)输入袢梗阻：见于毕Ⅱ式胃大部分切除术后。

1)急性完全性输入袢梗阻：由输入袢受压或穿入输出袢与横结肠系膜的间隙孔形成内疝所致。临床表现为突发上腹部剧烈疼痛，频繁呕吐，量少、多不含胆汁、呕吐后症状不缓解，且上腹部有压痛性肿块，病情进展快，很快出现休克表现。由于易发生肠绞窄，应紧急手术治疗。

2)慢性不完全性输入袢梗阻：由于输入袢在吻合口处形成锐角，输入袢内消化液排空不畅所致。表现为进食后上腹胀痛或绞痛，随即突然喷射性呕吐出大量不含食物的胆汁，呕吐后症状缓解。应给予禁食、胃肠减压、肠外营养支持治疗，非手术治疗症状仍不能缓解者，需再次手术。

(2)输出袢梗阻：见于毕Ⅱ式胃大部分切除术后，因术后肠粘连、大网膜水肿、炎性肿块压迫所致。表现为上腹饱胀不适，严重时有呕吐，呕吐物含胆汁。若非手术治疗无效，应手术解除梗阻。

(3)吻合口梗阻：见于吻合口过小或吻合时内翻过多，加上术后吻合口水肿所致。表现为进食后上腹饱胀感和溢出性呕吐，呕吐物多不含胆汁。非手术治疗措施同胃瘫；若非手术治疗无效，需手术解除梗阻。

6.倾倒综合征

胃大部分切除术后，由于失去幽门的节制功能，导致胃排空过快，产生一系列临床症状，称为倾倒综合征。根据进食后出现症状的时间分为早期和晚期两种类型。

(1)早期倾倒综合征：多发生在进食后半小时内，与大量高渗性食物快速进入肠道导致肠道内分泌细胞大量分泌肠源性血管活性物质，以及渗透压作用使细胞外液大量移入肠腔有关。

1)观察：密切观察患者有无心悸、出冷汗、乏力、面色苍白、头晕等循环系统症状，以及腹部饱胀不适或绞痛、恶心、呕吐、腹泻等胃肠道症状。

2)护理：指导患者调整饮食，少量多餐；进食低糖、高蛋白饮食；用餐时限制饮水喝汤；避免进食过甜、过咸、过浓的流质饮食；进餐后平卧20分钟。多数患者经饮食调整后，症状可减轻或消失，半年到1年内能逐渐自愈；严重者需使用生长抑素或手术治疗。

(2)晚期倾倒综合征：发生于餐后2～4小时，与食物进入肠道后刺激胰岛素大量分泌，继而导致反应性低血糖有关，故又称为低血糖综合征。

1)观察：观察患者有无心悸、出冷汗、乏力、面色苍白、手颤、虚脱等表现。

2)护理：指导患者出现症状时稍进饮食，尤其是糖类。指导患者少食多餐，减少糖的摄入，增加蛋白质比例。

五、健康教育

（一）疾病知识指导

告知患者及家属有关胃十二指肠溃疡的知识，使之能更好地配合术后长期治疗和自我管理。

（二）运动指导、饮食指导、复查

清淡饮食，遵医嘱进行运动，定期复查。

（三）药物指导

指导患者服药的时间、剂量、方式，说明药物不良反应，避免服用对胃黏膜有损害的药物，如阿司匹林、吲哚美辛、皮质类固醇等。

六、护理评价

(1)患者疼痛是否减轻或缓解。

(2)患者是否维持体液平衡及重要脏器的有效灌注。

(3)患者的营养状况是否得以维持或改善。

(4)患者有无发生并发症或并发症是否被及时发现与处理。

关键点：①急性穿孔、大出血是胃十二指肠溃疡的急症，需及早处理。②胃十二指肠溃疡患者行胃大部分切除术后，预防与及早发现各种术后并发症是术后护理的关键。③正确指导患者饮食是防止术后倾倒综合征的关键。④规律饮食和良好的生活习惯是预防胃十二指肠疾病的有效方法。

（马　丽）

第三节　肝　囊　肿

肝囊肿是较常见的肝良性疾病，分为寄生虫性和非寄生虫性肝囊肿。后者又可分为先天性、创伤性、炎症性和肿瘤性囊肿。临床上多见的是先天性肝囊肿，它又可分为单发性和多发性两种，后者又称多囊肝。

一、病因

（一）单纯性肝囊肿

单纯性肝囊肿由于胚胎错误发育形成迷走胆管，最终发展、扩张成囊肿。胎儿患胆管炎，致使肝内小胆管闭塞，近端小胆管逐渐呈囊性扩大，或肝内胆管变性后，局部增生阻塞所致。

（二）多发性肝囊肿

多发性肝囊肿多由于遗传因素，是一种显性遗传疾病。

二、临床表现

（一）症状

很多囊肿无临床症状，多于体检时发现。当病灶占据腹腔达到一定体积，压迫周围脏器时可

出现症状。症状多不典型，包括腹部肿块、右上腹疼痛、进食饱胀感、呼吸困难或呕吐。近肝门部体积巨大的肝囊肿可导致梗阻性黄疸。带蒂囊肿扭转、囊内出血或破裂均可发生急性腹痛。并发感染时，可出现发热等症状。

(二)体征

体格检查时可能触及右上腹肿块和肝大。肿块与肝相连，表面光滑，无明显压痛且可随呼吸上下移动。多发性肝囊肿可能在肝表面触及多个囊性、大小不等的结节。

三、流行病学

单发性肝囊肿以20～50岁年龄组多见，男女发生比例为1∶4，肝右叶居多。多发性肝囊肿以40～60岁女性多见。多囊肝约半数合并多囊肾，男女发生比例为1∶(4～5)，平均年龄为52岁。

四、治疗原则

小的非寄生虫性囊肿不引起症状，多为良性病灶，可不治疗，定期随诊即可。但单纯性肝囊肿因肝大、创伤引起症状、怀疑新生物生长或感染时需及时治疗。非寄生虫性肝囊肿的预后一般良好。孤立性囊肿经手术切除或开窗术后，可以痊愈。多囊肝经穿刺抽液或开窗减压之后，多可缓解症状，但易复发。病变十分广泛的晚期患者，由于肝组织破坏严重，肝功能损害，可出现腹水、黄疸、门静脉高压等并发症。合并有多囊肾的患者，多数影响肾功能，并可能死于肾衰竭。

五、术前护理

(一)心理护理

护士应给患者讲解肝囊肿疾病的相关知识，减少其不必要的恐惧感，增加患者战胜疾病的信心。对于患者提出的问题护士应耐心、细致地解释，并鼓励患者与家属共同面对手术。对于过度紧张、恐惧造成失眠的患者可遵医嘱给予口服地西泮等镇静药物。

(二)常规术前准备

1.备皮

术前根据手术范围给予皮肤准备，去除手术区毛发和污垢。

2.肠道准备

术前遵医嘱嘱患者禁食禁水6～8小时，遵医嘱给予口服乳果糖口服溶液或者甘油灌肠剂灌肠等肠道准备。

3.其他准备

(1)戒烟戒酒。

(2)摘掉各种饰品、活动假牙，如有固定的义齿也要告知医师。

(3)准备吸管、唇膏、护理垫等相关物品。

(4)告知患者及家属术后探视、陪伴制度。

六、术后护理

(一)生命体征监测

密切观察患者生命体征变化，给予持续心电监测并做好记录。

(二)吸氧护理

术后 1～2 天给予患者吸氧 2～3 L/min。

(三)体位与活动护理

全麻患者未清醒前应去枕平卧，头偏向一侧，保持呼吸道通畅，完全清醒后可垫枕。术后 24 小时内患者可于床上活动，24 小时后可酌情下床活动，注意活动安全。

(四)引流管护理

观察伤口敷料是否清洁干净，如有渗血、渗液应及时通知医师予以换药。各种引流管均要标识清楚。

1.腹腔引流管的护理

妥善固定，保持引流通畅，避免打折、受压与牵拉；更换引流袋时，严格遵守无菌原则，防止感染；密切观察并准确记录引流液的颜色、性质和量。

2.尿管的护理

妥善固定，保持通畅，准确记录尿量。

3.胃管的护理

妥善固定，保持通畅，定时冲洗胃管。严格记录胃管置管长度，密切观察及记录胃液的颜色、性质和量。

(五)疼痛的护理

术后疼痛者可遵医嘱使用止痛药。目前，临床中常用的止痛治疗方式很多，包括口服盐酸曲马朵、肌内注射盐酸哌替啶注射液、静脉注射帕瑞昔布钠等，此外，术后止痛方式还有患者自控镇痛泵和伤口持续镇痛泵止痛。

(六)饮食的护理

术后禁食禁水，待肠蠕动恢复正常，逐步给予流食、半流食，直至正常饮食。

(七)肺部护理

术后遵医嘱给予患者雾化吸入，促进痰液排出，预防肺部感染。

(八)发热的护理

常规术后 2～5 天患者可出现体温升高至 38.0～38.5 ℃。根据情况遵医嘱给予物理降温或药物处理。如患者出汗较多，注意其出入量的平衡，随时更换湿被服，提高患者舒适度。

七、健康指导

(一)伤口指导

嘱患者及家属密切观察伤口有无红、肿、热、痛、渗血渗液等异常情况并及时就医。如无异常，伤口拆线 1 周后可洗淋浴，2 周后可用浴液清洗伤口。

(二)饮食指导

禁食辛辣刺激食物，多吃富含能量、蛋白质和维生素的食物、新鲜蔬菜和水果。

(三)休息与活动指导

劳逸结合，适当运动，遵医嘱复诊。

(刘海维)

第四节 肝 脓 肿

肝脓肿是肝受感染后形成的脓肿。根据致病微生物不同分为细菌性肝脓肿和阿米巴性肝脓肿两种。临床上细菌性肝脓肿最多见，其中胆道感染是最常见的病因，细菌可经过胆道、肝动脉、门静脉、淋巴系统等侵入。细菌性肝脓肿可引起急性化脓性腹膜炎、膈下脓肿、脓胸、化脓性心包炎等并发症，严重者可致心脏压塞。辅助检查包括实验室检查和影像学检查，B超是肝脓肿的首选检查方法。阿米巴性肝脓肿是肠道阿米巴感染的并发症，绝大多数是单发。处理原则：全身营养支持治疗，大剂量、联合应用抗菌药物，穿刺抽脓或置管引流，必要时行切开引流或肝叶切除。

一、临床表现

(一)症状

该病起病急，主要症状是寒战、高热、肝区疼痛和肝大。体温可高达 39～40 ℃，伴恶心、呕吐、食欲缺乏和周身乏力。严重或并发胆道梗阻者，可出现黄疸。阿米巴性肝脓肿起病较缓慢，病程长，可有高热。

(二)体征

肝区钝痛或胀痛多为持续性，有的可伴右肩牵涉痛、右下胸及肝区叩击痛，肿大的肝有压痛。巨大的肝脓肿可使右季肋呈现饱满状态，有时可见局限性隆起，局部皮肤可出现凹陷性水肿。

二、常见护理问题

(一)体温过高

体温过高与肝脓肿及其产生的毒素吸收有关。

(二)疼痛

疼痛与脓肿导致肝包膜张力增加或穿刺、手术治疗有关。

(三)营养失调

低于机体需要量与进食减少、感染、高热引起分解代谢增加有关。

(四)潜在并发症

腹膜炎、膈下脓肿、胸腔感染、出血及胆漏。

三、护理措施

(一)非手术治疗的护理/术前护理

1.高热护理

密切监测体温变化，遵医嘱给予物理降温或药物降温，必要时做血培养；及时更换汗湿的衣裤和床单，保持舒适。

注意降温过程中观察出汗情况，注意保暖等。鼓励患者多饮水，每天至少摄入 2 000 mL 液体，口服不足者应加强静脉补液、补钠，纠正体液失衡，防止患者因大量出汗引起虚脱。

2.用药护理

(1)遵医嘱早期使用大剂量抗菌药物以控制炎症,促使脓肿吸收自愈。注意把握用药间隔时间与药物配伍禁忌。

(2)阿米巴性肝脓肿使用抗阿米巴药物,如甲硝唑、氯喹等。甲硝唑为首选药物,一般用药2天后见效,6～9天体温可降至正常。如"临床治愈"后脓腔仍存在者,可继续服用1个疗程甲硝唑。氯喹多用于甲硝唑无效的病例,但对心血管有不良反应如心肌受损等,应特别注意。

(3)长期使用抗菌药物者,应警惕假膜性肠炎和继发双重感染。糖尿病患者免疫功能低下,长期应用抗菌药物可能发生口腔、泌尿系统、皮肤黏膜、肠道的各种感染。

3.营养支持

肝脓肿是一种消耗性疾病,应鼓励患者多食高蛋白、高热量、富含维生素及膳食纤维的食物。进食困难、食欲缺乏、贫血、低蛋白血症、营养不良者应适当给予白蛋白、血浆、氨基酸等营养支持。

4.病情观察

加强对生命体征和胸腹部症状、体征的观察。观察患者体温变化;观察腹部和胸部症状与体征的变化,以及早发现有无脓肿破溃引起的腹膜炎、膈下脓肿、胸腔感染等并发症。肝脓肿患者如继发脓毒血症、急性化脓性胆管炎或出现中毒性休克征象时,应立即通知医师并协助抢救。

(二)经皮肝穿刺抽脓或脓肿置管引流的护理

1.术前护理

(1)解释:向患者和家属解释经皮肝穿刺抽脓或脓肿置管引流的方法、效果及配合要求;嘱患者术中配合做好双手上举、平卧位或侧卧位,以利于穿刺操作。

(2)协助做好穿刺药物和物品准备。

2.术后护理

(1)穿刺后护理:每小时测量血压、脉搏、呼吸,平稳后可停止,如有异常及时汇报给医师。观察穿刺点局部有无渗血、脓液渗出、血肿等。

(2)引流管护理:如脓液较稠、抽吸后脓腔不能消失、脓液难以抽净者,留置管道引流。要点:①妥善固定,防止滑脱。②取半卧位,以利引流和呼吸。③保持引流管通畅,勿压迫、折叠管道。必要时协助医师每天用生理盐水或含抗菌药物盐水持续冲洗脓腔,冲洗时严格遵守无菌原则,注意出入量,观察和记录脓腔引流液的颜色、性状及量。④预防感染:适时换药,直至脓腔愈合。⑤拔管:B超复查脓腔基本消失或脓腔引流量少于10 mL/d,可拔除引流管。

(3)病情观察:观察患者有无发热、肝区疼痛等,观察肝脓肿症状和改善情况,适时复查B超,了解脓肿好转情况。位置较高的肝脓肿,穿刺后应注意呼吸、胸痛及胸部体征,及时发现气胸、脓胸等并发症。

(三)手术治疗的护理

手术方式有切开引流和肝叶切除两种。

1.术前准备

协助做好术前检查、术前常规准备等。

2.术后护理

(1)疼痛护理:评估疼痛的诱发因素、伴随症状,观察并记录疼痛程度、部位、性质及持续时间等;遵医嘱给予镇痛药物,并观察药物效果和不良反应;指导患者采取放松和分散注意力的方法应对疼痛。

(2)病情观察:行脓肿切开引流者观察患者生命体征、腹部体征,注意有无脓液流入患者腹腔而并发腹腔感染。观察肝脓肿症状和改善情况,适时复查B超,了解脓肿好转情况。

(3)肝叶切除护理:术后24小时内应卧床休息,避免剧烈咳嗽,以防出血。给予氧气吸入,保证血氧浓度,促进肝创面愈合。

(四)术后并发症的观察和护理

1.腹腔出血

腹腔出血是肝切除术后常见的并发症之一,术后24小时易发生。术后48小时内应严密观察生命体征变化,严密观察引流液的量、性质及颜色。短时间内引流管引出大量鲜红色血液,1小时内引流出200 mL以上或每小时100 mL、持续3小时以上的鲜红色血性液体,应考虑活动性腹腔出血,立即通知医师及时处理。

护理措施:①术后24小时内卧床休息,避免剧烈咳嗽和打喷嚏等,以防止术后肝断面出血。②若短期内或持续引流较大量的鲜红色血性液体,经输血、输液,患者血压、脉搏仍不稳定时,应做好再次手术的准备。③若明确为凝血机制障碍性出血,可遵医嘱给予凝血酶原复合物、纤维蛋白原,输新鲜血等。

2.膈下积液及脓肿

膈下积液及脓肿发生在术后1周。患者术后体温下降后再度升高,或术后发热持续不退,同时伴右上腹胀痛、呃逆、脉速、白细胞计数升高,中性粒细胞百分比达90%以上,应疑有膈下积液或膈下脓肿。B超检查可明确诊断。

护理措施:①协助医师行B超定位引导穿刺抽脓或置管引流,后者应加强冲洗和吸引护理。②患者取半坐位,以利于呼吸和引流。③严密观察体温变化,鼓励患者多饮水。④遵医嘱加强营养支持和抗菌药物的应用护理。

3.胸腔积液

观察患者胸闷、气促、发热情况。

护理措施:①协助医师行穿刺抽胸腔积液,行胸腔闭式引流者做好胸腔闭式引流护理。②遵医嘱加强保肝治疗,给予高蛋白饮食,必要时遵医嘱给予白蛋白、血浆及利尿剂应用。

4.胆汁漏

观察患者有无腹痛、发热和腹膜刺激征,切口有无胆汁渗出和/或腹腔引流液有无含胆汁。

护理措施:①胆汁渗出者,注意保护局部皮肤。②协助医师调整引流管,保持引流通畅,并注意观察引流液的颜色、量与性状。③如发生局部积液,应尽早行B超定位穿刺置管引流。④如发生胆汁性腹膜炎,应尽早手术。

四、健康教育

(一)预防复发

(1)有胆道感染等疾病者应积极治疗原发病灶。

(2)多饮水,进食高热量、高蛋白、富含维生素和纤维素等营养丰富易消化的食物,增强体质,提高机体免疫力。

(3)注意劳逸结合,避免过度劳累。

(4)遵医嘱按时服药,不得擅自改变药物剂量或随意停药。

(5)合并糖尿病患者,让其了解控制血糖在本病治疗中的重要性,应注意维持血糖。嘱遵医嘱按时注射胰岛素或口服降糖药物,定时监测血糖,控制空腹血糖在 5.8～7.0 mmol/L,餐后 2 小时血糖 8～11 mmol/L。

(6)注意饮食卫生,不喝生水,不进食不卫生、未煮熟食物。

(二)自我观察与复查

遵医嘱定期复查。若出现发热、腹部疼痛等症状,警惕有复发的可能,应及时就诊。

(刘海维)

第五节 门静脉高压症

门静脉高压症指门静脉血流受阻、血液淤滞、门静脉系统压力升高,继而引起脾大及脾功能亢进、食管和胃底静脉曲张及破裂出血、腹水等一系列症状和体征的疾病。门静脉主干由肠系膜上、下静脉和脾静脉汇合而成,其左、右两干分别进入左、右半肝后逐渐分支。门静脉系与腔静脉系之间存在 4 个交通支,即胃底-食管下段交通支、直肠下端-肛管交通支、前腹壁交通支和腹膜后交通支,其中以胃底-食管下段交通支为主。正常情况下上述交通支血流量很少,于门静脉高压症时开放。门静脉血流量占全肝血流的 60%～80%,门静脉压力超过正常值 0.7～1.3 kPa(5～10 mmHg)或肝静脉压力梯度超过 0.7 kPa(5 mmHg)就可诊断为门静脉高压症。

一、病因与病理生理

门静脉无瓣膜,其压力由流入的血量和流出阻力形成并维持。门静脉血流阻力增加是门静脉高压症的始动因素。按阻力增加的部位,可将门静脉高压症分为肝前型、肝内型和肝后型 3 类,其中肝内型门静脉高压症在我国最常见。门静脉高压形成后发生下列病理变化。

(一)脾大、脾功能亢进

门静脉高压时可见脾窦扩张,单核-吞噬细胞增生和吞噬红细胞现象。外周血细胞计数减少,以白细胞和血小板计数减少明显,称为脾功能亢进。

(二)静脉交通支扩张

门静脉高压时正常的门静脉通路受阻,加之门静脉无静脉瓣,因而 4 个交通支大量开放,并扩张、扭曲形成静脉曲张。其中最有临床意义的是食管下段、胃底形成的曲张静脉,因离门静脉主干和腔静脉最近,压力差最大,因而受门静脉高压的影响最早,最明显。肝硬化患者常因胃酸反流而腐蚀食管下段黏膜,引起反流性食管炎,或由于坚硬、粗糙食物的机械性损伤,以及咳嗽、呕吐、用力排便、重负等因素使腹腔内压力突然升高,造成曲张静脉破裂,可引起致命性大出血。

(三)腹水

门静脉压力升高,门静脉系统毛细血管床的滤过压增加,肝硬化引起的低蛋白血症,血浆胶体渗透压下降及淋巴液生成增加,都是促使液体从肝表面、肠浆膜面漏入腹腔而形成腹水的原因,且中心静脉血流量降低,继发性醛固酮分泌增多,导致钠、水潴留而加剧腹水形成。

(四)门静脉高压性胃病

约 20%的门静脉高压症患者有门静脉高压性胃病,占门静脉高压症上消化道出血的 5%～

20%。门静脉高压性胃病是由于门静脉高压时，胃壁淤血、水肿、胃黏膜下层的动-静脉交通支大量开放，胃黏膜微循环发生障碍，导致胃黏膜防御屏障的破坏而形成。

（五）肝性脑病

门静脉高压症时由于自身门体血流短路或手术分流，造成大量门静脉血流绕过肝细胞或因肝实质细胞功能严重受损，致使有毒物质（如氨、硫醇和 γ-氨基丁酸）不能代谢与解毒而直接进入体循环，对脑产生毒性作用并出现精神神经综合征，称为肝性脑病或门体性脑病。常因胃肠道出血、感染、过量摄入蛋白质、镇静药和利尿剂而诱发肝性脑病。

二、临床表现

门静脉高压症多见于中年男子，病情发展缓慢。主要表现是脾大、脾功能亢进、呕血或黑粪、腹水或非特异性全身症状（如疲乏、嗜睡、畏食）。曲张的食管、胃底静脉一旦破裂，可发生急性大出血。因肝功能损害引起凝血功能障碍，以及脾功能亢进引起血小板计数减少，因此出血不易停止。由于大出血引起肝组织严重缺氧，可导致肝性脑病。

三、辅助检查

（一）血常规

脾功能亢进时，血细胞计数减少，以白细胞计数降至 3×10^9/L 以下和血小板计数减少至 70×10^9/L以下最为明显。

（二）肝功能检查

肝功能检查表现为血浆清蛋白降低而球蛋白升高，白、球蛋白比例倒置。血清总胆红素＞51 μmol/L(3 mg/dL)，血浆清蛋白＜30 g/L 提示肝功严重失代偿。

（三）影像学检查

腹部超声可显示腹水、肝密度及质地、血流情况；食管吞钡 X 线检查和内镜检查可见曲张静脉形态；腹腔动脉造影的静脉相或直接肝静脉造影，可明确静脉受阻部位及侧支回流情况，对于术式选择有参考价值。

四、治疗

（一）预防和控制急性食管、胃底曲张静脉破裂出血

肝硬化患者中仅有 40%出现食管、胃底静脉曲张，其中 50%～60%并发大出血。控制大出血的具体治疗方案需依据门静脉高压症的病因、肝功能储备、门静脉系统主要血管的可利用情况，以及医师的操作技能和经验来制定。

目前常用 Child 肝功能分级评价肝功能储备（表 1-1）。Child A 级、B 级和 C 级患者的手术死亡率分别为 0～5%、10%～15%和超过 25%。

表 1-1　Child 肝功能分级

项目	异常程度得分		
	1	2	3
血清胆红素(μmol/L)	＜34.2	34.2～51.3	＞51.3
血浆清蛋白(g/L)	＞35	28～35	＜28

续表

项目	异常程度得分		
	1	2	3
腹水	无	少量，易控制	中等量，难控制
肝性脑病	无	轻度	中度以上
凝血酶原延长时间(秒)	1～3	4～6	＞5
(凝血酶原比率%)	(30)	(30～50)	(＜30)

注：总分 5～6 分者肝功能良好(A 级)，7～9 分者中等(B 级)，10 分以上肝功能差(C 级)。

1.非手术治疗

食管胃底曲张静脉破裂出血，肝功能储备 Child C 级的患者，尽可能采用非手术治疗。对有食管胃底静脉曲张但没有出血的患者，不宜做预防性手术。

(1)初步处理：输液、输血、防治休克。但应避免过度扩容，防止门静脉压力反跳性增加而引起再出血。

(2)药物治疗：首选血管收缩药，或与血管扩张药硝酸酯类合用。如三甘氨酰赖氨酸加压素、生长抑素及其八肽衍生物奥曲肽。药物治疗早期再出血率较高，须采取进一步措施防止再出血。

(3)内镜治疗：包括硬化剂注射疗法和经内镜食管曲张静脉套扎术两种方法。但二者对胃底曲张静脉破裂出血无效。

(4)三腔管压迫止血：利用充气的气囊压迫胃底和食管下段的曲张静脉，达到止血目的。常适用于药物和内镜治疗无效的患者。三腔管压迫可使 80%的食管、胃底曲张静脉出血得到控制，但约 50%的患者排空气囊后又再出血。

结构：三腔管有 3 腔，一通圆形气囊，充气后压迫胃底；一通椭圆形气囊，充气后压迫食管下段；一通胃腔，通过此腔可行吸引、冲洗和注入止血药。

用法：先向两个气囊各充气约 150 mL，将气囊置于水下，证实无漏气后抽出气体。液状石蜡润滑导管，由患者鼻孔缓慢插管至胃内。插入 50～60 cm，抽出胃内容物为止。此后，先向胃气囊充气 150～200 mL 后，向外拉提管直到三腔管不能被拉出，并有轻度弹力时予以固定；也可利用滑车装置，于尾端悬挂重量 0.25～0.50 kg 的物品做牵引压迫。观察止血效果，如仍有出血可再向食管气囊注气 100～150 mL。放置三腔管后，应抽除胃内容物，并反复用生理盐水灌洗，同时观察胃内有无鲜血吸出。如无鲜血，且脉搏、血压渐趋稳定，说明出血已基本控制。三腔管一般放置 24 小时，持续时间不宜超过 3～5 天。出血停止时先排空食管气囊，后排空胃气囊，观察 12～24 小时，如明确出血已停止，将管慢慢拉出。

并发症及预防：包括吸入性肺炎、食管破裂和窒息等，其发生率为 10%～20%。故应在严密监护下进行三腔管压迫止血，注意下列事项。①置管期间严密观察患者的呼吸情况，慎防气囊上滑或胃囊破裂食管囊堵塞咽喉引起窒息。②做好肺部护理，以防发生吸入性肺炎。③置管期间每隔 12 小时将气囊放空 10～20 分钟，避免食管或胃底黏膜因长时间受压而发生溃烂、坏死、食管破裂。

(5)经颈静脉肝内门体分流术(TIPS)：采用介入放射方法，经颈静脉在肝内肝静脉与门静脉主要分支间建立通道，置入支架以实现门体分流。TIPS 用于食管胃底曲张静脉破裂出血经药物和内镜治疗无效，肝功能失代偿(Child C 级)不宜行急诊门体分流手术的患者。并发症包括肝性脑病和支架狭窄或闭塞。

2.手术治疗

手术治疗包括分流手术和断流手术两种方法。此外，肝移植是治疗终末期肝病并发门静脉高压食管胃底曲张静脉出血患者的最理想方法。

(二)解除或改善脾大、脾功能亢进

对于严重脾大，合并明显的脾功能亢进者，单纯行脾切除术效果良好。

(三)治疗顽固性腹水

对于肝硬化引起的顽固性腹水，有效的治疗方法是肝移植。

五、护理措施

(一)术前护理

1.休息与活动

肝功能代偿较好的患者应适当休息，注意劳逸结合，肝功能代偿差的患者应卧床休息，避免腹压增加活动，如咳嗽、打喷嚏，用力大便，提举重物等，防止食管、胃底静脉因腹内压升高而破裂出血。

2.心理护理

对门静脉高压出血者，应稳定患者的情绪，避免恐惧，防止出血量增多或因误吸而造成窒息。

3.饮食护理

进食高热量、高维生素、无渣软食，避免粗糙、干硬及刺激性食物，以避免诱发大出血。为减少腹水形成，需限制液体和钠的摄入，每天钠摄入量限制在500～800 mg(氯化钠1.2～2.0 g)，少食含钠高的食物，如咸肉、酱菜、酱油、罐头和含钠味精等。

4.维持体液平衡

定时、定部位测量体重和腹围，了解患者腹水变化情况。遵医嘱使用利尿剂，记录24小时出入液量，并观察有无低钾、低钠血症。

5.预防和处理出血

择期手术患者可于术前输全血，补充B族维生素、维生素C、维生素K及凝血因子，防止术中和术后出血。术前一般不放置胃管，断流术患者必须放置时应选择细、软胃管，插入时涂大量润滑油，动作轻巧，在手术室放置。当患者出现出血时应迅速建立静脉通路、备血，及时补充液体及输血。肝硬化患者宜用新鲜血，有利止血和预防肝性脑病；严密监测患者的生命体征、中心静脉压和尿量，呕吐物的颜色、性状、量，大便的颜色、性状、量；遵医嘱给予止血药物，注意药物不良反应。

6.预防肝性脑病

急性出血时，肠道内血液在细菌作用下分解成氨，肠道吸收氨增加而导致肝性脑病。故使用弱酸性溶液灌肠(禁忌碱性溶液灌肠)清除肠道内积血，减少氨的吸收；或使用肠道杀菌剂，减少肠道菌群，减少氨的生成。择期手术术前日口服肠道杀菌剂，术前晚灌肠，防止术后肝性脑病。

(二)术后护理

1.体位

脾切除术患者血压平稳后取半卧位；行分流术者，为使血管吻合口保持通畅，1周内取平卧位或低坡半卧位(<15°)，1周后可逐渐下床活动。

2.引流管护理

膈下置引流管者应保持负压引流系统的无菌、通畅;观察和记录引流液的颜色、性状和量。如引流量逐日减少、色清淡、每天少于 10 mL 时可拔管。

3.并发症的预防和护理

(1)出血:密切观察血压、脉搏、呼吸及有无伤口、引流管和消化道出血情况。若 1～2 小时经引流管引出 200 mL 以上血性液体应警惕出血的发生。

(2)感染:加强基础护理,预防皮肤、口腔和肺部感染的发生。

(3)静脉血栓:脾切除术后 2 周内隔天检查血小板,注意观察有无腹痛、腹胀和便血等肠系膜血栓形成的迹象。必要时,遵医嘱给予抗凝治疗,注意用药后的凝血时间延长、易出血等不良反应。

4.肝性脑病的观察和预防

(1)病情观察:分流术后患者按时监测肝功能和血氨浓度,观察有无性格异常、定向力减退、嗜睡与躁动,黄疸是否加深,有无发热、畏食、肝臭等肝衰竭表现。

(2)饮食:术后 24～48 小时进流质饮食,待肠蠕动恢复后逐渐过渡到普食。分流术后患者严格限制蛋白质摄取量(＜30 g/d),避免诱发或加重肝性脑病。

(3)肠道准备:为减少肠道细菌量,分流术后应用非肠道吸收的抗菌药;采用生理盐水灌肠或缓泻剂刺激排泄;保持大便通畅,促进氨由肠内排出。

5.其他

分流术取自体静脉者需观察局部有无静脉回流障碍;取颈内静脉者需观察有无头痛、呕吐等颅内压升高表现,必要时根据医嘱快速滴注甘露醇。

六、健康指导

(一)饮食

少量多餐,养成规律进食习惯。进食无渣软食,避免粗糙、干硬及刺激性食物,以免诱发大出血。进食高热量、丰富维生素饮食,维持足够的能量摄入。肝功能损害较轻者,可酌情摄取优质高蛋白(50～70 g/d);肝功能严重受损及分流术后患者,限制蛋白质摄入;腹水患者限制水和钠摄入。指导患者戒烟戒酒。

(二)活动

逐步增加活动量,一旦出现头晕、心慌、出汗等症状,应卧床休息。避免劳累和过度活动,保证充分休息。

(三)避免腹内压升高

避免咳嗽、打喷嚏、用力大便、提举重物等活动,以免诱发曲张静脉破裂出血。

(四)维持良好心理状态

避免精神紧张、抑郁等不良情绪,保持乐观、稳定的心理状态。

(五)注意自身防护

避免牙龈出血,用软毛牙刷刷牙,防止外伤。

(六)观察病情和及时就诊

指导患者及家属注意避免出血的诱因及掌握出血先兆。掌握急救电话号码、紧急就诊的途径和方法。

(刘海维)

第六节 胆 石 症

胆石症是指胆道系统任何部位发生的结石，包括发生在胆囊和胆管内的结石，是胆道系统的最普遍疾病。其发病率随年龄增长而增高。在我国，胆石症的患病率为0.9%～10.1%，平均5.6%；男女比例为1∶2.57。近二十余年来，随着影像学(B超、CT及MRI等)检查的普及，在自然人群中，胆石症的发病率达10%左右，国内尸检结果报告，胆石症的发生率为7%。随着生活水平的提高及饮食习惯的改变，胆石症的发生率有逐年增高的趋势，我国的胆结石以胆管的胆色素结石为主逐渐转变为以胆囊的胆固醇结石为主。

一、胆囊结石

(一)定义

胆囊结石是指发生在胆囊内的结石，常与急性胆囊炎并存。是胆道系统的常见病、多发病。在我国，其患病率为7%～10%，其中70%～80%的胆囊结石为胆固醇结石，约25%为胆色素结石。多见于女性，男女比例为1∶(2～3)。40岁以后发病率随着年龄增长呈增高的趋势，随着年龄增长性别差异逐渐缩小，老年男女发病比例基本相等。

(二)临床表现

部分单发或多发的胆囊结石，在胆囊内自由存在，不易发生嵌顿，很少产生症状，被称为无症状胆囊结石。约30%的胆囊结石患者可终身无临床症状。仅于体检或手术时发现的结石称为静止性结石。单纯性胆囊结石，未合并梗阻或感染时，在早期常无临床症状，大多数是在常规体检、手术或尸体解剖中偶然发现，或仅有轻微的消化系统症状被误认为是胃病而没有及时就诊。当结石嵌顿时，则可出现明显症状和体征。

1.症状

(1)胆绞痛：典型的首发症状，表现为突发的右上腹、阵发性剧烈绞痛。临床症状也可在几小时后自行缓解。常发生于饱餐、进食油腻食物后或睡眠时，是由于油腻饮食后胆囊素大量分泌，胆囊平滑肌痉挛，收缩功能增强，引起胆囊内压力增高；加之胆汁酸刺激胆囊黏膜，胆囊壁充血、水肿、炎性物质渗出，导致急性胆囊炎发生；或由于睡眠时体位改变，导致结石移位并嵌顿于胆囊颈部，胆汁不能通过胆囊颈和胆囊管排出，导致胆囊内压力增高，胆囊强烈收缩所致。有部分患者可以在几小时后临床症状自行缓解。如果胆囊结石嵌顿持续不缓解，胆囊继续增大、积液，甚至合并感染，从而进展为急性胆囊炎。如果治疗不及时，少部分患者可以进展为急性化脓性胆囊炎或胆囊坏疽，严重时可发生胆囊穿孔，临床后果严重。多数患者有右肩部、肩胛部或背部放射性疼痛，常伴有恶心、呕吐、厌油、腹胀等消化不良症状。

(2)消化道症状：主要表现为上腹部或右上腹部闷胀不适、饱胀、嗳气、恶心、呕吐、厌食、呃逆等非特异性的消化道症状。大多数患者仅在进食后，特别是进食油腻食物后，胃肠道症状更明显，服用治“胃病”药物多可缓解，易被误诊。

2.体征

(1)腹部体征：有时可在右上腹部触及肿大的胆囊。可有右上腹胆囊区压痛，若继发感染，右上腹部可有明显压痛、肌紧张或反跳痛。检查者将左手平放于患者右肋部，拇指置于右腹直肌外缘于肋弓交界处，嘱患者缓慢深吸气，使肝脏下移，若患者因拇指触及肿大的胆囊引起疼痛而突然屏气，称为墨菲征阳性。

(2)黄疸：胆囊结石形成 Mirizzi 综合征时黄疸明显。黄疸时常有尿色变深、粪色变浅。

二、胆管结石

(一)定义

胆管结石为发生在肝内、外胆管的结石，又分为原发性和继发性胆管结石。原发于胆囊的结石迁徙到肝外胆管，称继发性胆管结石；不是来自胆囊，而是直接在肝外胆管生成的结石，称原发性胆管结石。因此，凡是不伴有胆囊结石者可确认为原发性胆管结石。但伴有胆囊结石的胆管结石是原发性还是继发性，要具体分析。肝内胆管结石无论是否合并胆囊结石，均为原发性胆管结石。

(二)临床表现

临床表现取决于胆道有无梗阻、感染及其程度。当结石阻塞胆道并继发感染时，典型的表现是反复发作的腹痛、寒战高热和黄疸，称为查科三联征。

1.肝外胆管结石

(1)腹痛：多为剑突下或右上腹部阵发性绞痛，或持续性疼痛、阵发性加剧，呈阵发性刀割样，疼痛常向右肩背部放射。这是由于结石下移嵌顿于胆总管下端或壶腹部，刺激胆管平滑肌，引起 Oddi 括约肌痉挛收缩和胆道高压所致。

(2)寒战、高热：结石阻塞胆管并继发感染后引起的全身性中毒症状。由于胆道梗阻，胆管内压升高，感染随胆管逆行扩散，细菌和毒素通过肝窦入肝静脉进入体循环，引起菌血症或毒血症。多发生于剧烈腹痛后，体温可高达 39～40 ℃，呈弛张热热型，伴有寒战。

(3)黄疸：胆管梗阻后胆红素逆流入血所致。胆管结石嵌于 Vater 壶腹部不缓解，2 天后即可出现黄疸。患者首先表现为尿黄，接着出现巩膜黄染，然后出现皮肤黄染伴瘙痒。黄疸的程度取决于梗阻的程度及是否继发感染，若梗阻不完全或结石有松动，则黄疸程度轻，且呈波动性；若为完全性梗阻，则黄疸呈进行性加深。若梗阻性黄疸长期未得到解决，将会导致严重的肝功能损害。部分患者结石嵌顿不重，阻塞的胆管近端扩张，胆石可漂移上浮，或小结石通过壶腹部排入十二指肠，使上述症状缓解。间歇性黄疸是肝外胆管结石的特点。

(4)消化道症状：多数患者有恶心、腹胀、嗳气、厌食油腻食物等。

2.肝内胆管结石

肝内胆管结石常与肝外胆管结石并存，其临床表现与肝外胆管结石相似。一般没有肝外胆管结石那样典型和严重。位于周围胆管的小结石平时可无症状。当胆管梗阻和感染仅发生在部分肝叶、段胆管时，患者可无症状或仅有轻微的肝区和患侧背部胀痛。位于Ⅱ、Ⅲ级胆管的结石平时只有肝区不适或轻微疼痛。结石位于Ⅰ、Ⅱ级胆管或整个肝内胆管充满结石，患者会有肝区胀痛，常无胆绞痛，一般无黄疸。若一侧肝内胆管结石合并感染而未能及时治疗，并发展为叶、段胆管积脓或肝脓肿时，则出现寒战、高热、轻度黄疸，甚至休克，称为急性梗阻性化脓性胆管炎(AOSC)。1983 年，我国胆道外科学组建议将原“AOSC”改称为“急性重症胆管炎(ACST)”，因为，胆管梗阻引起的急性化脓性胆管炎并非全部表现为 AOSC，还有一部分表现为没有休克的轻型急性化脓性胆管炎，而且后者为多数。因此，目前在我国，AOST 一词已逐渐被废弃，被更能反映实际病因、病例特点的ACST替代。患者可由于长时间发热、消耗而出现消瘦、体弱等表现。部分患者可有肝大、肝区压痛和叩痛等体征。

三、护理评估

(一)一般评估

1.生命体征

胆石症患者如与细菌感染并存,可出现体温偏高,疼痛刺激可能会导致心率加快、呼吸频率加快、血压上升,应监测生命体征的变化。还要注意评估患者的神志、皮肤色泽、肢端循环、尿量等,以判断有无休克的发生。

2.患者主诉

腹痛、腹胀、恶心等不适症状,发病及诊治经过等。

3.相关记录

体重、体位、饮食、面容与表情、皮肤、出入量等。

(二)身体评估

1.视诊

面部表情、皮肤黏膜颜色(黄疸、贫血)、体态、体位、腹部外形等。

2.触诊

(1)腹部触诊:腹壁紧张度、压痛与反跳痛、腹腔内包块。

(2)胆囊触诊:胆囊肿大、墨菲征等。

3.叩诊

胆囊叩击痛(胆囊炎的重要体征)。

4.听诊

一般无特殊。

(三)心理-社会评估

患者在疾病治疗过程中的心理反应与需求,家庭及社会支持情况,引导患者正确配合疾病的治疗与护理。

(四)辅助检查阳性结果评估

1.实验室检查

胆管结石血常规检查可见血白细胞计数和中性粒细胞比例明显升高;血清胆红素、转氨酶和碱性磷酸酶升高,凝血酶原时间延长。尿液检查示尿胆红素升高,尿胆原降低甚至消失,粪便检查示粪中尿胆原减少。

2.影像学检查

胆囊结石B超检查可显示胆囊内结石影;胆管结石可显示胆管内结石影,近端胆管扩张。PTC、ERCP或MRCP等检查可显示梗阻部位、程度、结石大小和数量等。

(五)治疗效果的评估

1.非手术治疗评估要点

生命体征平稳、疼痛缓解。

2.手术治疗评估要点

(1)患者自觉症状:有无腹痛、恶心、呕吐的情况。

(2)生命体征稳定,无腹部疼痛(术后伤口疼痛除外)。

(3)腹部及全身体征:腹部无阳性体征、肠鸣音恢复正常、皮肤无黄染及瘙痒等不适。

(4)伤口愈合情况:一期愈合。

(5)T 管引流的评估:引流液色泽正常、引流量逐渐减少。

(6)结合辅助检查:如胆道造影无结石残留或结合 B 超检查判断。

四、主要护理问题

(一)疼痛

疼痛与胆囊结石突然嵌顿、胆汁排空受阻致胆囊强烈收缩及手术后伤口疼痛有关。

(二)体温过高

体温过高与细菌感染致急性胆囊炎或胆管结石梗阻导致急性胆管炎有关。

(三)知识缺乏

知识缺乏与缺乏胆石症和腹腔镜手术相关知识、引流管及饮食保健知识有关。

(四)有体液不足的危险

有体液不足的危险与恶心、呕吐及感染性休克有关。

(五)营养失调

低于机体需要量与胆汁流动途径受阻有关。

(六)焦虑

焦虑与手术及不适有关。

(七)潜在并发症

(1)术后出血与术中结扎血管线脱落、肝断面渗血及凝血功能障碍有关。

(2)胆瘘与胆管损伤、胆总管下端梗阻、T 管引流不畅等有关。

(3)胆道感染与腹部切口及多种置管(引流管、尿管、输液管)有关。

(4)胆道梗阻与手术及引流不畅有关。

(5)水、电解质平衡紊乱与患者恶心、呕吐、体液补充不足有关。

(6)皮肤受损与胆管梗阻、胆盐沉积致皮肤黄疸、瘙痒及术后胆汁渗漏有关。

五、主要护理措施

(一)减轻或控制疼痛

根据疼痛的程度,采取非药物或药物方法止痛。

1.加强观察

观察疼痛的程度、性质;发作的时间、诱因及缓解的相关因素;与饮食、体位、睡眠的关系;腹膜刺激征及墨非征是否阳性等,为进一步治疗和护理提供依据。

2.卧床休息

协助患者采取舒适体位,指导其有节律的深呼吸,达到放松和减轻疼痛的效果。

3.合理饮食

根据病情指导患者进食清淡饮食,忌食油腻食物;病情严重者予以禁食、胃肠减压,以减轻腹胀和腹痛。

4.药物止痛

对诊断明确的剧烈疼痛者，可遵医嘱通过口服、注射等方式给予消炎利胆、解痉或止痛药，以缓解疼痛。

(二)降低体温

根据患者的体温情况，采取物理降温和/或药物降温的方法尽快降低患者的体温。遵医嘱应用足量有效的抗菌药，以有效控制感染，恢复患者正常体温。

(三)营养支持

对于梗阻未解除的禁食患者，通过胃肠外途径补充足够的热量、氨基酸、维生素、水、电解质等，以维持良好的营养状态。对梗阻已解除、进食量不足者，指导和鼓励患者进食高蛋白、高碳水化合物、高维生素和低脂饮食。

(四)皮肤护理

1.提供相关知识

胆道结石患者常因胆道梗阻致胆汁淤滞、胆盐沉积而引起皮肤瘙痒等，应告知患者相关知识，不可用手抓挠，防止抓破皮肤。

2.保持皮肤清洁

可用温水擦洗皮肤，减轻瘙痒。瘙痒剧烈者，遵医嘱使用外用药物和/或其他药物治疗。

3.注意引流管周围皮肤的护理

若术后放置引流管，应注意其周围皮肤的护理。若引流管周围见胆汁样渗出物，应及时更换被胆汁浸湿的敷料，局部皮肤涂氧化锌软膏，防止胆汁刺激和损伤皮肤。

(五)心理护理

关心体贴患者，使患者保持良好情绪，减轻焦虑，安心接受治疗与护理。

(六)并发症的预防与护理

1.出血的预防和护理

术后早期出血的原因多由于术中结扎血管线脱落、肝断面渗血及凝血功能障碍所致，应加强预防和观察。

(1)卧床休息：对于肝部分切除术后的患者，术后应卧床 3～5 天，以防过早活动致肝断面出血。

(2)改善和纠正凝血功能：遵医嘱予以维生素 K_1 10 mg 肌内注射，每天 2 次，以纠正凝血机制障碍。

(3)加强观察：术后早期若患者腹腔引流管内引流出血性液增多，每小时 100 mL，持续 3 小时以上，或患者出现腹胀、腹围增大，伴面色苍白、脉搏细速、血压下降等表现时，提示患者可能有腹腔内出血，应立即报告医师，并配合医师进行相应的急救和护理。治疗上如经积极的保守治疗效果不佳，则应及时采用介入治疗或手术探查止血。

2.胆瘘的预防和护理

胆管损伤、胆总管下端梗阻、T 管引流不畅等均可引起胆瘘。

(1)加强观察：术后患者若出现发热、腹胀、腹痛等腹膜炎的表现，或患者腹腔引流液呈黄绿色胆汁样，常提示患者发生胆瘘。应及时与医师联系，并配合进行相应处理。

(2)妥善固定引流管：无论是腹腔引流管还是 T 管，均应用缝线或胶布将其妥善固定于腹壁，避免将管道固定在床上，以防患者在翻身或活动时被牵拉而脱出，T 管引流袋挂于床旁应低于引流口平面。对躁动及不合作的患者，应采取相应的防护措施，防止脱出。

(3)保持引流通畅：避免腹腔引流管或 T 管扭曲、折叠及受压，定期从引流管的近端向远端挤捏，以保持引流通畅，术后 5～7 天内，禁止加压冲洗引流管。

(4)观察引流情况：定期观察并记录引流管引出胆汁的量、颜色及性质。正常成人每天分泌胆汁的量为 800～1 200 mL，呈黄绿色、清亮、无沉渣、有一定黏性。术后 24 小时内引流量为 300～500 mL，恢复进食后，每天可有 600～700 mL，以后逐渐减少至每天 200 mL 左右。术后 1～2 天胆汁的颜色可呈淡黄色、混浊状，以后逐渐加深、清亮。若胆汁突然减少甚至无胆汁引出，提示引流管阻塞、受压、扭曲、折叠或脱出，应及时查找原因和处理；若引出胆汁量较多，常提示胆管下端梗阻，应进一步检查，并采取相应的处理措施。

3.感染的预防和护理

(1)采取合适体位：病情允许时应采取半坐或斜坡卧位，以利于引流和防止腹腔内渗液积聚于膈下而发生感染；平卧时引流管的远端不可高于腋中线，坐位、站立或行走时不可高于腹部手术切口，以防止引流液和/或胆汁逆流而引起感染。

(2)加强皮肤护理：每天清洁、消毒腹壁引流管口周围皮肤，并覆盖无菌纱布，保持局部干燥，防止胆汁浸润皮肤而引起炎症反应。

(3)加强引流管护理：定期更换引流袋，并严格执行无菌技术操作。

(4)保持引流通畅：避免腹腔引流管或 T 管扭曲、折叠和滑脱，以免胆汁引流不畅、胆管内压力升高而致胆汁渗漏和腹腔内感染。

(七)T 管拔管的护理

若 T 管引流出的胆汁色泽正常，且引流量逐渐减少，可在术后 10 天左右，试行夹管 1～2 天，夹管期间应注意观察病情，患者若无发热、腹痛、黄疸等症状，可经 T 管做胆道造影，如造影无异常发现，在持续开放 T 管 24 小时充分引流造影剂后，再次夹管 2～3 天，患者仍无不适时即可拔管。拔管后残留窦道可用凡士林纱布填塞，1～2 天可自行闭合。若胆道造影发现有结石残留，则需保留 T 管 6 周以上，再做取石或其他处理。

六、健康教育

(1)告诉患者手术可能放置引流管及其重要性，带 T 形管出院的患者解释 T 形管的重要性，告知出院后注意事项。

(2)指导饮食，告诉患者理解低脂肪饮食的意义并能够执行。

(3)低脂肪饮食，避免暴饮暴食，劳逸结合、保持良好心态。

(4)不适随诊，告诉胆囊切除术后常有大便次数的增多，数周数月后逐渐减少。由于胆管结石复发率高，若出现腹痛、发热、黄疸等不适时应及时来医院复诊。

(刘海维)

第七节 胆道感染

胆道感染主要是胆囊炎和不同部位胆管炎。胆道感染与胆石病互为因果关系。急性胆囊炎是一种常见的急腹症，女性多见。主要表现为右上腹阵发性绞痛或胀痛，常在饱餐、进食油腻食物后或夜间发作。慢性胆囊炎是胆囊持续、反复发作的炎症过程，临床表现不典型，多数患者有胆绞痛史。急性梗阻性化脓性胆管炎又称急性重症胆管炎，主要与胆道梗阻所致胆汁淤积，继而细菌移位有关。本病发病急，病情进展迅速，主要表现为 Reynolds 五联症（腹痛，寒战、高热，黄疸，神志淡漠、嗜睡等神经系统症状及休克）。主要辅助检查方法为 B 超和实验室检查。处理原则：非手术治疗（抗炎、解痉止痛、护肝营养等）与手术治疗（胆囊切除、胆总管切开取石、胆总管切开减压等）。

一、胆囊炎

胆囊炎是指发生在胆囊的细菌性和/或化学性炎症。根据发病的缓急和病程的长短分为急性胆囊炎和慢性胆囊炎。约 95%的急性胆囊炎患者合并胆囊结石，称为急性结石性胆囊炎；未合并胆囊结石者，称为急性非结石性胆囊炎，后者较少见。

（一）病因

1.急性胆囊炎

（1）急性结石性胆囊炎病因有以下几个方面。①胆囊管梗阻：由于结石阻塞或嵌顿于胆囊管或胆囊颈，导致胆汁排出受阻，胆汁淤积，胆汁中的胆汁酸刺激胆囊黏膜而引起水肿、炎症、甚至坏死。另外，结石亦可直接损伤受压部位的胆囊黏膜引起炎症；②细菌感染：致病菌通过胆道逆行、直接蔓延或经血液循环和淋巴途径入侵胆囊。

（2）急性非结石性胆囊炎：多见于严重创伤、长期胃肠外营养、大手术后的患者。

2.慢性胆囊炎

慢性胆囊炎大多继发于急性胆囊炎，是急性胆囊炎反复发作的结果。

（二）临床表现

1.急性胆囊炎

（1）症状表现如下。①腹痛：表现为右上腹阵发性绞痛，常在饱餐、进食油腻食物后或夜间发作，疼痛可放射至右肩及右背部；②消化道症状：腹痛发作时常伴有恶心、呕吐、厌食等消化道症状；③发热：根据胆囊炎症反应程度的不同，患者可出现不同程度的体温升高和脉搏加速。

（2）体征：右上腹可有不同程度和不同范围的压痛、反跳痛和肌紧张。将左手压于右上肋缘下，嘱患者腹式呼吸，如出现突然吸气暂停称墨菲征阳性，是急性胆囊炎的典型体征。

2.慢性胆囊炎

症状常不典型，主要表现为上腹部饱胀不适、厌食油腻和嗳气等消化不良的症状以及右上腹和肩背部隐痛。多数患者曾有典型的胆绞痛病史。

（三）治疗原则及要点

1.急性胆囊炎

主要为手术治疗。手术时机和手术方式取决于患者病情。

（1）非手术治疗：禁食水、解痉、输液、抗感染、营养支持、纠正水电解质及酸碱代谢失调等。

（2）手术治疗措施如下。①胆囊切除术：胆囊炎症较轻者可应用腹腔镜胆囊切除术，急性化脓性、坏疽穿孔性胆囊炎采用开腹胆囊切除术；②胆囊造口术：病情危重、一般情况极差或术中发现局部解剖关系不清、粘连严重者。

2.慢性胆囊炎

临床症状明显伴有胆囊结石者行胆囊切除术，对年老体弱或伴有器官严重器质性病变者，可选择非手术治疗，方法包括限制脂肪饮食、口服胆盐和消炎利胆药物，中药制剂等。

（四）护理评估

1.术前评估

（1）健康史：⑤一般情况。②发病情况及程度。③腹痛的原因及诱因。④腹痛的性质。⑤既往史。

（2）身体状况包括以下几个方面的内容。①局部：了解疼痛部位、性质、放射痛等，有无腹膜刺激征表现，能否触及肿大的胆囊，墨菲征是否阳性；②全身情况：有无恶心、呕吐、寒战高热、黄疸、神志淡漠、烦躁、谵妄、昏迷等；③辅助检查：白细胞计数和中性粒细胞计数是否升高；肝功是否异常；B超及影像学检查结果。

（3）心理-社会情况评估。

2.术后评估

生命体征，了解患者麻醉方式、手术方式、T管及其他引流管的引流情况、术中出血、补液、输血情况和术后诊断、并发症发生情况、患者及家属对术后康复知识掌握情况。

（五）护理措施

1.术前护理

（1）减轻或控制疼痛的措施有以下几种。根据疼痛的程度和性质，采取非药物或药物的方法止痛。①卧床休息：协助患者采取舒适体位，指导其进行有节律的深呼吸，达到放松和减轻疼痛的目的；②合理饮食：病情较轻且决定采取非手术治疗的急性胆囊炎患者，指导其清淡饮食，忌油腻食物，病情严重且拟急诊手术的患者予以禁食水和胃肠减压，以减轻腹胀和腹痛；③药物止痛：对诊断明确的剧烈疼痛者，可遵医嘱通过口服、注射等方式给予消炎利胆、解痉或止痛药，以缓解疼痛；④控制感染：遵医嘱及时合理应用抗菌药。通过控制胆囊炎症，减轻胆囊肿胀和胆囊压力达到减轻疼痛的效果。

（2）维持体液平衡：在患者禁食期间，根据医嘱经静脉补充足够的水、电解质能量和维生素等，以维持水、电解质及酸碱平衡。

（3）并发症的预防及护理如下。①加强观察：严密监测患者生命体征及腹痛程度、性质和腹部体征变化。若腹痛进行性加重，且范围扩大，出现压痛、反跳痛、肌紧张等，同时伴有寒战、高热的症状，提示胆囊穿孔或病情加重；②减轻胆囊内压力：遵医嘱应用敏感抗菌药，以有效控制感染，减轻炎性渗出，达到减少胆囊内压力、预防胆囊穿孔的目的；③及时处理胆囊穿孔：一旦发生胆囊穿孔，应及时报告医师，并配合做好紧急手术准备。

2.术后护理

（1）病情观察：①注意有无出血及感染性休克征象。②密切观察腹部体征及伤口渗出情况，注意有无胆汁渗漏和腹膜炎征象。③肠蠕动恢复后，逐渐由流质饮食过渡到低脂正常饮食。④黄疸程度、大便及尿液颜色变化。

（2）营养支持：禁食水、胃肠减压的患者，通过静脉营养方式提供足够的热量、水、电解质等，以保证患者的基本营养供应。待胃肠功能恢复，拔出胃管后，根据病情给予无脂流食，逐步过渡到低脂饮食。

(六)健康教育

(1)合理安排作息时间,劳逸结合,避免过度劳累及精神高度紧张。

(2)低脂饮食,忌油腻食物,宜少量多餐,避免过饱。

(3)非手术治疗及行胆囊造口术的患者,应遵医嘱服药,定期到医院检查,以确定是否手术治疗和手术时机;年老体弱不能耐受手术的慢性胆囊炎患者,应严格限制油腻饮食,遵医嘱服用消炎利胆及解痉药物。若出现腹痛、发热和黄疸等症状时,应及时就诊。

二、急性梗阻性化脓性胆管炎

急性梗阻性化脓性胆管炎又称急性重症胆管炎,是胆道感染疾病中的严重类型,急性胆管炎和急性梗阻性化脓性胆管炎是胆管感染发生和发展的不同阶段和程度。

(一)病因

1.胆道梗阻

引起胆道梗阻最常见的原因为胆总管结石。胆道发生梗阻时,胆盐不能进入肠道,易造成细菌移位。此外,胆道蛔虫、胆管狭窄、胆管及壶腹部肿瘤等亦可引起胆道梗阻而导致急性化脓性炎症。

2.细菌感染

胆道内细菌大多来自胃肠道,可经十二指肠逆行进入胆道或经门静脉系统入肝到达胆道引起感染,致病菌以大肠埃希菌、变形杆菌、克雷伯杆菌、铜绿假单胞菌等革兰阴性杆菌多见,常合并厌氧菌感染。

(二)临床表现

本病发病急骤,病情进展迅速,除了具有急性胆管炎的 Charcot 三联征外,合并休克及中枢神经系统受抑制的表现,称为 Reynolds 五联征。

1.症状

(1)腹痛:表现为突发的剑突下或右上腹持续性疼痛,阵发性加重,并向右肩胛下及腰背部放射。腹痛及其程度可因梗阻部位的不同而有差异,肝内梗阻者疼痛较轻,肝外梗阻时症状明显。

(2)寒战、高热:体温呈持续升高达 39～40 ℃或更高,呈弛张热型。

(3)黄疸:多数患者可出现不同程度的黄疸。

(4)神志系统症状:主要表现为神志淡漠、烦躁、谵妄或嗜睡、神志不清、甚至昏迷。

(5)休克:口唇发绀、呼吸浅快、四肢湿冷、脉搏细速达 140 次/分以上,血压在短时间内迅速下降,可出现全身发绀或皮下瘀斑。

(6)胃肠道症状:多数患者伴恶心、呕吐。

2.体征

腹部压痛或腹膜刺激征,剑突下或右上腹部可有不同程度压痛或腹膜刺激征,肝常肿大及肝区叩痛和压痛,肝外梗阻时可触及肿大的胆囊。

(三)治疗原则及要点

紧急手术解除胆道梗阻并引流,尽早和有效降低胆管内压力,积极控制感染和抢救患者生命。

1.非手术治疗

非手术治疗既是治疗手段,又是手术前准备。主要措施包括以下几个方面。

(1)禁食、持续胃肠减压及解痉止痛。

(2)抗休克治疗:补液扩容,恢复有效循环血量。

(3)纠正水、电解质及酸碱平衡紊乱。

(4)抗感染治疗:联合应用足量、有效、广谱的针对革兰阴性杆菌及厌氧菌的抗菌药物。

(5)其他:吸氧、降温、支持治疗等,以保护重要内脏器官功能。

2.手术治疗

手术治疗主要目的是解除梗阻、胆道减压,挽救患者生命。手术力求简单有效,多采用胆总管切开减压、T 管引流术、经内镜鼻胆管引流术。

(四)护理评估

1.术前评估

(1)健康史。①发病情况及程度:是否为突然发病,有无急性病容,有无精神症状、是否迅速合并感染性休克表现;②发病的原因、诱因及性质:腹痛发生的时间,是否为突发性腹痛,腹痛为绞痛还是隐痛,是阵发性或持续性疼痛,有无放射痛,此次发病与饮食、活动等的关系;③既往史:有无胆道手术史;有无肝内、外胆管结石或胆管炎反复发作史,有无类似疼痛史;有无用(服)药史、过敏史及其他腹部手术史。

(2)身体状况的评估有以下几个方面。①全身症状的评估如下。a.生命体征:患者是否在发病初期即出现畏寒发热,体温持续升高至 39~40 ℃或更高。有无伴呼吸急促、出冷汗、脉搏细速及血压在短时间内迅速下降等;b.黄疸:患者有无巩膜及皮肤黄染及黄染的程度;c.神志:有无神志改变的表现,如神志淡漠、谵妄或嗜睡、甚至昏迷等;d.感染:有无感染、中毒的表现;②局部:腹痛的部位、性质、程度及有无放射痛等;腹部有无不对称性肿大;肝区有无压痛及叩痛;腹膜刺激征是否为阳性等;③辅助检查:血常规检查白细胞计数及中性粒细胞比例是否明显升高,细胞质内是否出现中毒颗粒;尿常规检查有无异常;凝血酶原时间有无延长;血生化检查是否提示肝功能损害、电解质紊乱;血气分析检查是否出现血氧分压降低。B 超及其他影像学检查是否提示肝、内外胆管扩张和结石。心、肺、肾等器官功能有无异常。

(3)心理和社会支持状况:患者及其家属对疾病的认知、家庭经济状况及心理承受程度。

2.术后评估

(1)术中情况:了解术中胆总管探查及解除梗阻、胆道减压、胆汁引流情况;术中患者生命体征是否平稳;肝内、外胆管结石清除及引流的情况;有无多发性肝脓肿及处理情况;各引流管放置的位置及目的等。

(2)术后病情:生命体征是否平稳;T 管及其他引流管是否通畅及引流的情况。

(3)心理及认知状况:患者及其家属对手术的认知及对术后康复的期望程度。

(五)护理措施

1.术前护理

(1)病情观察:严密观察神志、生命体征、腹部体征的变化,监测血常规、电解质、血气分析指标,若出现寒战、高热、腹痛加重、范围扩大、提示病情加重;如出现神志淡漠、黄疸加重、少尿或无尿、肝功能异常、凝血时间延长、代谢性酸中毒等提示发生全身器官衰竭,及时通知医师,积极处理。

(2)维持体液平衡的措施如下。①加强观察:严密监护患者的生命体征和循环功能,如脉搏、血压、中心静脉压和每小时尿量等;及时准确记录出入水量;②补液扩容。a.迅速建立静脉输液通路,补液扩容,尽快恢复血容量;b.必要时应用肾上腺皮质激素和血管活性药物,以改善和保证组织器官的血流灌注及供氧;③纠正水、电解质及酸碱平衡紊乱:根据病情、中心静脉压、胃肠减压及每小时尿量等情况,确定补液的种类和输液量,合理安排输液的顺序和速度。

(3)发热护理如下。①根据患者体温升高的程度,采用温水擦浴、冰敷等物理方法,必要时采用药物降温;②控制感染:物理降温的基础上,联合应用足量有效的广谱抗菌药,有效控制感染,使体温恢复正常。

(4)疼痛护理:对诊断明确的剧烈疼痛患者,可给予消炎利胆、解痉或止痛药,减轻疼痛,协助患者采取舒适体位,指导其进行有节律的深呼吸,达到放松和减轻疼痛的目的。

(5)维持有效呼吸的措施如下。①加强观察:密切观察患者呼吸的频率、节律和深浅度;动态监测血氧饱和度的变化,定期进行动脉血气分析检查,以了解患者的呼吸功能状况。若患者呼吸急促、血氧饱和度下降、氧分压降低,提示患者呼吸功能受损;②采取合适体位:协助患者卧床休息,以减少耗氧量。非休克患者取半卧位,有助于改善呼吸和减轻疼痛;休克患者取仰卧中凹位;③禁食和胃肠减压:禁食可减少消化液的分泌,减轻腹部胀痛;通过胃肠减压,可吸出胃内容物,减少胃内积气和积液,从而达到减轻腹胀、避免膈肌抬高和改善呼吸功能的效果;④氧气吸入:根据患者呼吸的频率、节律、深浅度及血气分析情况选择给氧方式和确定氧气流量或浓度,如可通过鼻导管、面罩、呼吸机辅助等方法给氧,以维持患者正常的血氧饱和度及动脉血氧分压,改善缺氧症状,保证组织器官的氧气供给。

(6)营养支持:不能进食或禁食及胃肠减压的患者,可从静脉补充能量、氨基酸、维生素、水及电解质,以维持和改善营养状况。对凝血机制障碍的患者,遵医嘱予以维生素 K_1 肌内注射。

(7)完善术前检查及准备:积极完善术前相关检查,如心电图、B 超、血常规、凝血常规、肝肾功能等,按上腹部手术要求进行相关准备。

2.术后护理

(1)病情观察:①注意有无出血及感染性休克征象。②密切观察腹部体征及伤口渗出情况,注意有无胆汁渗漏和腹膜炎征象。③肠蠕动恢复后,逐渐由流质饮食过渡到低脂正常饮食。④黄疸程度、大便及尿液颜色变化。

(2)营养支持:禁食水、胃肠减压的患者,通过静脉营养方式提供足够的热量、水、电解质等,以保证患者的基本营养供应。待胃肠功能恢复,拔出胃管后,根据病情给予无脂流食,逐步过渡到低脂饮食。

(六)健康教育

(1)合理安排作息时间,劳逸结合,避免过度劳累及精神高度紧张。

(2)低脂饮食,忌油腻食物,宜少量多餐,避免过饱。

(3)非手术治疗及行胆囊造口术的患者,应遵医嘱服药,定期到医院检查,以确定是否手术治疗和手术时机;年老体弱不能耐受手术的慢性胆囊炎患者,应严格限制油腻饮食,遵医嘱服用消炎利胆及解痉药物。若出现腹痛、发热和黄疸等症状时,应及时就诊。

(刘海维)

第八节 胆道蛔虫症

胆道蛔虫症是由于饥饿、胃酸降低、驱虫不当等因素致肠道内环境改变，肠道蛔虫上行钻入胆道所致的一系列临床症状，是常见的外科急腹症之一。多见于农村儿童和青少年。随着生活环境、卫生条件、饮食习惯的改善及防治工作的开展，本病的发病率已明显下降，但不发达地区仍是常见病。胆道蛔虫症的发病特点为突发性剑突下钻顶样剧烈绞痛与较轻的腹部体征不相称，所谓“症征不符”。首选 B 超检查，可见平行强光带或蛔虫影。处理原则以非手术治疗为主，主要包括解痉镇痛、利胆驱虫、控制胆道感染、纤维十二指肠镜驱虫；在非手术治疗无效或合并胆管结石或有急性重症胆管炎、肝脓肿、重症胰腺炎等并发症者，可行胆总管切开探查、T 管引流术。

一、常见护理诊断

(一)急性疼痛

急性疼痛与蛔虫进入胆管引起 Oddis 括约肌痉挛有关。

(二)知识缺乏

缺乏预防胆道蛔虫症、饮食卫生保健知识。

二、非手术治疗的护理

(一)缓解疼痛

1.卧床休息

将患者安置于安静、整洁的病室，协助患者采取舒适体位；指导患者做深呼吸、放松以减轻疼痛。

2.解痉止痛

疼痛发作时，给予床档保护，专人床旁守护，保证患者安全；遵医嘱给予阿托品、山莨菪碱等药物；疼痛剧烈时可用哌替啶。

3.心理护理

主动关心、体贴患者，尤其在疼痛发作时，帮助其缓解紧张、恐惧心理。

(二)对症处理

患者呕吐时应及时清除口腔呕吐物，防止误吸，保持皮肤清洁；大量出汗时应及时协助患者更衣，并保持床单元清洁干燥。疼痛间歇期指导患者进食清淡、易消化饮食，保证足量水分摄入，忌油腻食物。

三、手术治疗的护理

(一)术前护理

1.护理评估

(1)健康史及相关因素的评估有以下几个方面。

1)发病情况：是否为突然发病，是否表现为起病急、症状重、进展快等特点，间歇期有无症状。

2)发病的原因及诱因:此次发病与饮食、活动等的关系,有无胃肠道功能紊乱、饥饿、发热、驱虫不当、妊娠、Oddi 括约肌功能失调及胆管炎反复发作史,有无类似疼痛史等。

3)病情及其程度:是否表现为急性病容,有无神经精神症状,有无胰腺炎、肝脓肿、胆管炎的表现。

4)既往史:有无不洁饮食及胆道手术史;有无用(服)药史、过敏史及其他腹部手术史。

(2)身体状况的评估有以下几个方面。

1)全身情况评估如下。①生命体征:患者是否在发病初期即出现畏寒发热,体温持续升高至39～40 ℃或更高。是否伴呼吸急促、出冷汗、脉搏细速及血压在短时间内迅速下降等;②黄疸:患者有无巩膜和皮肤黄染及黄染的程度;③神志:有无神志改变的表现,如神志淡漠、谵妄或嗜睡、神志不清甚至昏迷等;④感染:有无感染、中毒的表现,如全身皮肤湿冷、发绀或皮下瘀斑等。

2)局部:腹痛的部位、性质、程度及有无放射痛等;腹部有无不对称性肿大;肝区有无压痛及叩痛;腹膜刺激征是否为阳性等。

3)辅助检查:血常规检查白细胞计数及嗜酸性粒细胞比例是否明显升高;尿常规检查有无异常;凝血酶原时间有无延长;血生化检查是否提示肝功能损害、电解质紊乱、代谢性酸中毒及尿素氮、血尿淀粉酶升高等;血气分析是否出现血氧分压降低,B 超及其他影像学检查是否提示肝内外胆管扩张和蛔虫体。心、肺、肾等器官功能有无异常。

(3)心理和社会支持状况:患者及其家属对疾病的认知、家庭经济状况及心理承受程度。

(二)术后护理

1.术后评估

(1)手术中情况:了解术中胆总管探查及解除梗阻、胆管减压、胆汁引流情况;术中患者生命体征是否平稳;肝内、外胆管虫体清除及引流的情况;有无多发性肝脓肿、胰腺炎及处理情况;各引流管放置的位置及目的等。

(2)术后病情:生命体征是否平稳,T 管及其他引流管是否通畅及引流的情况。

(3)心理及认知状况:患者及其家属对手术的认知及对术后康复的期望程度。

2.护理措施

(1)减轻或控制疼痛的措施如下。①卧床休息。②禁食、胃肠减压及指导患者深呼吸、放松等,以缓解疼痛。③对诊断明确的剧烈疼痛患者,可遵医嘱通过口服、注射等方式给予消炎利胆、解痉或止痛药。

(2)降低体温的措施如下。

1)降温:根据患者的体温情况,采取物理降温和/或药物降温的方法尽快降低患者的体温。

2)控制感染:遵医嘱应用足量有效的抗菌药,以有效控制感染,恢复患者正常体温。

(3)营养支持的措施如下。

1)对梗阻未解除的禁食患者:通过胃肠外途径补充足够的热量、氨基酸、维生素、水、电解质等,以维持良好的营养状态。

2)对梗阻已解除、进食量不足者,指导和鼓励患者进食高蛋白、高碳水化合物、高维生素和低脂饮食。

(4)防止皮肤破损的措施如下。

1)提供相关知识:胆道蛔虫症患者可因胆管梗阻而致胆汁淤积、胆盐沉积而引起皮肤瘙痒等。应告知患者相关知识,不可用手抓挠,防止抓破皮肤。

2)保持皮肤清洁:可用温水擦洗皮肤,减轻瘙痒。

3)注意引流管周围皮肤的护理：若术后放置引流管，应注意其周围皮肤的护理。若引流管周围见胆汁样渗出物，应及时更换被胆汁浸湿的敷料，局部皮肤涂敷氧化锌软膏，防止胆汁刺激和损伤皮肤。

(5)并发症的预防和护理的措施如下。

1)出血的预防和护理包括以下几个方面。术后早期出血的原因多由于术中结扎血管线脱落、肝断面渗血及凝血功能障碍所致，应加强预防和观察。①卧床休息：协助患者卧床休息和采取舒适体位；②改善和纠正凝血功能：遵医嘱予以维生素 K_1 10 mg 肌内注射，每天 2 次，以纠正凝血机制障碍；③加强观察：术后早期若患者腹腔引流管内引流出血性液增多，每小时超过 100 mL，持续 3 小时以上，或患者出现腹胀、腹围增大，伴面色苍白、脉搏细数、血压下降等表现时，提示患者可能有腹腔内出血，应立即报告医师，并配合医师进行相应的急救和护理。

2)胆瘘的预防和护理措施如下。胆管损伤、胆总管下端梗阻、T 管引流不畅等均可引起胆瘘。①加强观察：术后患者若出现发热、腹胀和腹痛等腹膜炎的表现，或患者腹腔引流液呈黄绿色胆汁样，常提示患者发生胆瘘。应及时与医师联系，并配合进行相应的处理。②妥善固定引流管：无论是腹腔引流管还是 T 管均应用缝线或胶布将其妥善固定于腹壁，避免将管道固定在床上，以防患者在翻身或活动时被牵拉而脱出。对躁动及不合作的患者，应采取相应的防护措施，防止脱出。③保持引流通畅：避免腹腔引流管或 T 管扭曲、折叠及受压，定期从引流管的近端向远端挤捏，以保持引流管通畅。④观察引流情况：定期观察并记录引流管引出胆汁的量、颜色及性质。正常成人每天分泌胆汁的量为 800～1 200 mL，呈黄绿色、清亮、无沉渣、有一定黏性。术后 24 小时内引流量为 300～500 mL，恢复进食后，每天可有 600～700 mL，以后逐渐减少至每天 200 mL 左右。术后 1～2 天胆汁的颜色可呈淡黄色混浊状，以后逐渐加深、清亮。若胆汁突然减少甚至无胆汁引出，提示引流管阻塞、受压、扭曲、折叠或脱出，应及时查找原因和处理；若引出胆汁量过多，常提示胆管下端梗阻，应进一步检查，并采取相应的处理措施。

3)感染的预防和护理的措施有以下几个方面。①采取合适体位：病情允许时应采取半坐或斜坡卧位，以利于引流和防止腹腔内渗液积聚于膈下而发生感染；平卧时引流管的远端不可高于腋中线，坐位、站立或行走时不可高于腹部手术切口，以防止引流液和/或胆汁逆流而引起感染。②加强皮肤护理：每天清洁、消毒腹壁引流管口周围皮肤，并覆盖无菌纱布，保持局部干燥，防止胆汁浸润皮肤而引起炎症反应。③加强引流管的护理：定期更换引流袋，并严格执行无菌技术操作。④保持引流通畅：避免 T 管扭曲、受压和滑脱，以免胆汁引流不畅、胆管内压力升高而致胆汁渗漏和腹腔内感染。

(6)T 管拔管的护理：若 T 管引流出的胆汁色泽正常，且引流量逐渐减少，可在术后 10 天左右，试行夹管 1～2 天，夹管期间应注意观察病情，患者若无发热、腹痛、黄疸等症状，可经 T 管作胆道造影，如造影无异常发现，在持续开放 T 管 24 小时充分引流造影剂后，再次夹管 2～3 天，患者仍无不适时即可拔管。拔管后残留窦道可用凡士林纱布填塞，1～2 天内可自行闭合。若胆管造影发现有虫体残留，则需保留 T 管 6 周以上，再作取虫或其他处理。

四、健康教育

(一)胆道蛔虫症的预防

1.养成良好饮食卫生习惯

饭前便后洗手，不饮生水，不食生冷不洁食物；蔬菜应洗净煮熟，水果应洗净或削皮后食用；

切生食、熟食的刀、板应分开。

2.注意个人卫生

勤剪指甲，不吮手指，防止病从口入。

(二)饮食指导

给予低脂、易消化的流质或半流质饮食，如面条、菜粥等；驱虫期间不宜进食过多油腻食物，避免进食甜、冷、生、辣食物，以免激惹蛔虫。

(三)用药指导

遵医嘱正确服用驱虫药。应选择清晨空腹或晚上临睡前服用，服药后注意观察大便中是否有蛔虫排出，并复查大便是否有蛔虫卵。

(四)复查

指导患者定期来院复查，必要时定期行驱虫治疗。当出现恶心、呕吐、腹痛等症状时，及时就诊。

关键点：①良好的饮食卫生习惯与合理服用驱虫药是防治胆道蛔虫症的有效措施。②肠道蛔虫患者，应及时规范治疗，以免蛔虫钻入胆道。

(刘海维)

第九节 胰岛素瘤

胰岛素瘤是胰岛 B 细胞组成的肿瘤，因为 B 细胞分泌胰岛素，大量的胰岛素释放进入血流，引起以低血糖为主的一系列症状，主要表现为胰岛素过多或低血糖综合征。

一、临床表现

胰岛素瘤的首发症状是低血糖症的表现，多数患者可能首次发生低血糖时无法得到确诊，平均误诊时间为 3 年。胰岛素瘤的典型症状为清晨自发性低血糖，进食延误、运动、劳累、精神刺激或发热等也可诱发低血糖，给予葡萄糖后症状缓解。定时加餐可减轻神经糖肽症状和交感肾上腺症状，因此胰岛素瘤患者经常夜间加餐以避免低血糖发作，结果短期内体重激增。

(一)Whipple 三联征

Whipple 三联征即空腹时低血糖症状发作；空腹或发作时血糖低于 2.8 mmol/L；口服或静脉注射葡萄糖后症状缓解。经典 Whipple 三联征对诊断具有重要意义。

(二)低血糖诱发儿茶酚胺释放症

低血糖诱发儿茶酚胺释放症表现为心慌、震颤、面色苍白、出汗、心动过速、乏力、饥饿等。

(三)神经性低血糖症

神经性低血糖症是因低血糖造成脑组织缺乏葡萄糖而引起的症状，表现为记忆力减退、视物不清、人格改变、精神错乱、癫痫发作和昏迷等。

二、流行病学

胰岛素瘤是胰腺内分泌肿瘤中最常见的良性肿瘤，90%以上为单发良性，直径多为 1～

2 cm。任何年龄均可发病，但多发于中、老年人，男女比例为 2∶1。

三、辅助检查

(一)实验室检查

1.空腹血糖测定

反复测空腹血糖可低至 2.2 mmol/L 以下。

2.葡萄糖耐量试验

葡萄糖耐量试验可呈低平曲线。

3.血清胰岛素水平

正常情况下空腹免疫活性胰岛素水平很低，几乎测不到，90%胰岛素瘤患者空腹免疫活性胰岛素水平 15～20 μU/mL。

4.饥饿实验

患者禁食 12～18 小时后，约有 2/3 的病例血糖可降低至 3.3 mol/L 以下，24～36 小时后绝大部分患者发生低血糖（血糖低于 2.8 mol/L，而胰岛素水平不下降）。血胰岛素与血糖比值大于0.3，表示存在不为低血糖所抑制的自律性胰岛素分泌。如禁食 72 小时不发生低血糖者，可排除此病。

(二)影像学检查

明确肿瘤部位、数目以及转移与否。

1.动脉造影

动脉造影可发现界限较清楚的圆形浓染图像，即“灯泡征”，诊断率可达 80%。胰腺薄层扫描增强 CT 及三维重建检查可以对绝大多数的胰岛素瘤进行准确定位，同时进行胰腺灌注扫描，能够进一步提高胰岛素瘤的定位诊断率。

2.生长抑素受体显像

该法利用核素标记的生长抑素显示胰岛素瘤，有利于多发病变和转移灶的检出。

3.术中探查

准确的定位诊断有赖于开腹后的术中探查，特别是术中超声检查。手术探查、触诊结合术中超声可定位 95%～100%的胰岛素瘤。

四、治疗原则

(一)饮食调节

为了尽量减少低血糖的发作，应严格按时按量加餐。

(二)药物治疗

对于无法彻底切除转移灶的恶性胰岛素瘤以及无法手术的患者可予药物治疗，如链脲霉素联合 5-氟尿嘧啶或多柔比星等。联合化疗效果优于单一化疗。

(三)手术治疗

一旦确诊，应尽早切除。手术方式包括单纯瘤体摘除（腹腔镜、达芬奇机器人）；包括肿瘤周围一部分正常胰腺组织的局部切除；胰体尾切除，尽可能保留脾脏；胰头十二指肠切除术。

五、常见护理诊断

(一)焦虑

焦虑与低血糖引起的全身症状和缺乏疾病相关知识有关。

(二)营养失调

营养失调与血糖水平降低后过量进食有关。

(三)血糖水平不稳定

血糖水平不稳定与术前过量胰岛素释放、术后应激反应有关。

(四)潜在并发症

潜在并发症有高血糖或低血糖、胰瘘、坏死性胰腺炎、出血等。

六、护理措施

(一)术前护理

1.心理护理

多与患者沟通,向患者及家属讲解低血糖症状和处理方法,减轻焦虑情绪。

2.监测血糖

通过监测血糖发现患者低血糖发作规律,及时加餐(尤其是夜间),减少发作次数。

3.低血糖发作时的处理

保证患者的安全,防止低血糖发作跌倒或坠床。立即取静脉血测定血糖和胰岛素,同时测定毛细血管末梢血糖值;根据医嘱静脉推注葡萄糖;观察症状有无缓解。

4.饮食指导

详细了解患者低血糖发作的时间和已有的加餐规律,提醒和督促患者严格按时加餐,避免低血糖发作;同时指导患者合理饮食,避免营养失调。

5.协助术前准备

协助做好术前检查,术前常规准备,协助术前手术定位。

(二)术后护理

1.病情观察

观察患者生命体征、腹部体征、面色、意识及腹腔引流液的颜色和量、切口情况等。

2.其他

其他一般护理同术前。

(三)并发症的观察及护理

1.血糖异常

(高血糖或低血糖)术后部分患者因正常胰岛分泌未及时恢复,加之机体出现应激反应,可发生血糖升高;也可因肿瘤未切除干净而出现低血糖。

(1)观察:术后应动态监测血糖;

(2)护理:血糖升高时遵医嘱使用胰岛素,维持血糖在正常范围;若术后仍有低血糖,应查明原因,必要时遵医嘱使用药物治疗。

2.其他并发症

胰瘘、坏死性胰腺炎、出血等。

七、健康教育

(1)家属应了解患者低血糖好发时间和常见症状,加强低血糖症状的自我观察,随身携带含糖食品预防低血糖发生,如糕点、糖果、巧克力等。若出现大汗淋漓、神志淡漠等严重低血糖症状,应及时送医院急救。

(2)教会患者自我监测血糖的方法。

(3)随访指导,告知患者来院复诊的时间和用药注意事项。

(4)嘱患者劳逸结合,避免劳累,合理饮食,进高蛋白、高维生素、易消化、无刺激的饮食,少食多餐,避免暴饮暴食,戒烟戒酒。

关键点:①注意低血糖的观察与发作规律,提醒和督促患者按时加餐,避免低血糖发作。②术中应监测血糖,不常规输入葡萄糖,尽量用等渗盐水。

(马　丽)

第十节　胰 腺 损 伤

胰腺损伤占腹部损伤的1%～2%,但因其位置深而隐蔽,早期不易发现,甚至在手术探查时也有漏诊的可能。因胰腺损伤常系上腹部的严重挤压所致(如司机急刹车时上腹挤压在方向盘上),如暴力直接作用在上腹中线,损伤常在胰的颈部、体部,如暴力作用在脊柱左侧,则多损伤胰尾部。常合并腰椎压缩性骨折和十二指肠损伤。

胰腺破裂或断裂后,胰液可积聚于网膜囊内而表现为上腹明显压痛和腹肌紧张,还可因膈肌受刺激而出现肩部疼痛,很快出现弥漫性腹膜炎。诊断性腹腔穿刺液或灌洗液淀粉酶含量测定,对胰腺损伤的诊断价值较大。胰腺损伤时血、尿淀粉酶含量多增高。治疗可分别采取褥式缝合修补术、胰体尾切除与进行空肠"Y"式吻合,个别病例行胰十二指肠切除术。各类胰腺手术之后,腹内均应留置引流管。

一、发病特点

(一)穿透性损伤

穿透性损伤多见于战伤,为高速子弹、破片、刀或其他利器所致。除可直接造成胰腺断裂、组织缺损等外,胰腺的其他部位还可因冲击、强烈振荡等而致严重的挫伤。

(二)闭合性损伤

闭合性损伤多见于平时交通事故、高处坠落、撞击、暴力打击等引起。在外力较大时,特别是在伤者无防备的情况下,腹壁肌肉无自卫性收缩时,暴力可直接作用于胰腺,致胰腺直接受到挤压,后方又有椎体,胰腺可在腹壁与胃等无严重或明显损伤的情况下,造成损伤。汽车驾驶员在撞车或紧急刹车时,上腹部在无防备的情况下撞在汽车方向盘上,是常见的,也是典型的胰腺闭合性损伤致伤形式。

二、分类

根据胰腺损伤的临床病理,可分为轻度挫裂伤、严重挫裂伤、部分或完全断裂伤等。胰腺损伤的临床病理是胰腺损伤分型的基本依据。

(一)轻度挫裂伤

仅引起胰腺组织水肿和少量出血,或形成胰腺被膜下小血肿。有时少量胰腺腺泡及小胰管也可能遭到破坏,致少量胰液外溢及轻度的胰腺组织自身消化,临床上可表现为外伤性胰腺炎。无较大胰管损伤的胰腺表浅小裂伤应归为轻度挫裂伤,这种损伤一般不引起严重后果,多能自行愈合。

(二)严重挫裂伤

胰腺局部挫裂伤严重,部分胰腺组织坏死失去活力,同时有比较广泛或比较粗的胰管破裂致大量胰液外溢。外溢的胰液中消化酶被激活后,又可将胰腺组织自身消化,引起更多的胰腺组织进一步坏死及胰腺周围组织的腐蚀、皂化等,若消化酶腐蚀胰周的较大血管致破裂,可引起严重内出血。若胰液外溢比较缓慢,且被周围组织所包裹,可形成胰腺假性囊肿。比较大的胰腺裂伤或可能伴有大胰管损伤的比较深的胰腺裂伤(如刀刺伤),虽然没有广泛和严重的胰腺组织损伤、坏死,也应归于严重挫裂伤。

(三)部分或完全断裂伤

小于胰腺周径 1/3 的裂伤归于严重挫裂伤;超过胰腺周径 1/3 的裂伤归于部分断裂伤;超过胰腺周径 2/3 的裂伤归于完全断裂伤。断裂的部位一般位于脊柱前方、肠系膜上血管的左侧,即胰颈或胰体近侧,有时也可发生于胰体尾交界处。部分断裂部位可在胰腺的背侧或腹侧,若在胰背侧,术中不易被发现。断面多表现为整齐的断裂,也有的可呈不规则形。这种胰腺损伤的主要问题是累及大胰管(主胰管或较大的副胰管),使其部分或完全断裂,致大量胰液外溢。胰管断裂部位越接近胰头侧,胰液外溢越多,其所导致的继发性自身组织消化和感染也越严重。

三、临床表现

胰腺位于腹膜后,位置较深,且伴有其他脏器损伤,故症状和体征常不明显或为其他脏器损伤的症状、体征所掩盖。因此,上腹部创伤时,不论作用力来自何方,均应考虑到有胰腺损伤的可能。

(一)轻度胰腺损伤

由于胰腺组织损伤不重,临床症状轻微,往往易被忽视。胰腺虽为轻度挫伤,但如果合并有浅表性裂伤,出现渗血或胰液漏出,伤员则可表现有上腹疼痛不适,或轻度腹膜刺激症状等。有的伤员在数周或数月以致数年后可形成胰腺假性囊肿,出现上腹肿块或消化道压迫症状。

(二)严重胰腺损伤

可引起休克或虚脱。因出血、胰液外溢而出现腹膜刺激症状。伤员诉有上腹部剧烈疼痛,肩部或肩胛部放射性疼痛,腹胀、恶心、呕吐、呃逆等症状,局限性腹直肌强直与压痛,有时可在脐周围或腰部皮肤见有不规则瘀斑。

四、手术处理原则

(一)胰腺创面止血要彻底

要求术中对胰腺创面每个出血点进行严格止血,这是有效避免继发性出血、感染并发症的最主要措施。因胰腺的血供丰富,血管壁薄,胰腺组织质地脆弱,故胰腺的出血点不能靠钳夹止血,而应用细丝线做与创面平行的间断褥式缝合,注意缝线打结不能过紧,否则缝扎线往往易割裂胰腺组织,缝合不宜过深,以免误伤主胰管而导致并发症。一些浅表的渗血或小出血点可用电凝止血或热盐水纱布压迫止血。

(二)切除失去生机的胰腺组织

若损伤的胰腺组织色泽黯黑、无出血,表明已无生机,必须手术清除。但彻底清创必须同时兼顾尽可能多地保留正常的胰腺组织,以能维持胰腺功能。如清创不彻底,遗留已失去生机的胰腺组织,术后可能发生胰瘘、胰周脓肿等并发症,有时是术后死亡的直接原因。当胰腺损伤严重,广泛的胰腺切除可导致暂时性或永久性的胰腺功能不全。当两者不能充分兼顾时,彻底清创和切除已失去活力的胰腺组织,对于防止术后发生致命的胰瘘和胰周脓肿等并发症显得更为重要。

(三)胰周充分引流

胰腺损伤可程度不同地伴有小胰管的破裂,如果在手术探查中,忽略或遗漏了一些小的裂伤,术后即可能形成胰瘘,漏出的胰液被包裹局限后形成胰腺假性囊肿或继发感染形成脓肿。另外,严重的胰腺损伤,由于胰液和十二指肠液的强烈刺激,可致腹腔及腹膜后产生大量的炎症渗出,极易发生腹水和并发感染。因此,胰瘘和腹腔感染,是胰腺损伤或胰腺手术后的最严重并发症,如果处理不当,将导致不良后果,甚至死亡。所以术后进行充分有效的腹腔及胰周间隙引流,是保证胰腺损伤治疗效果、防治并发症的关键措施之一。引流虽不能完全防止胰瘘,但可以减少胰液在胰周的积聚,减轻胰液对自身组织的消化腐蚀,从而起到防止腹腔内感染、胰周脓肿形成和胰腺囊肿复生的作用,并可使小的胰瘘早日封闭,以免除再次手术。

根据胰腺损伤的部位、严重程度及所采用的术式,可应用一根或多根引流管。有时需同时使用几种引流,常选用较粗的硅胶管或双套管引流。引流管可置于胰头十二指肠后、胰体尾上下缘或后方、肝上、膈下及盆腔等处。引出体外的每根引流管应清楚地标明其置放处。术后务必保持引流管通畅,必要时可用生理盐水反复冲洗。根据引流液的性状及引流量,决定保留引流管的时间,胰周的引流管一般至少保留 5 天,多根引流管应分次逐个拔除,如疑有胰瘘、十二指肠瘘或胆瘘发生,引流管可保留更长时间。若已发生胰瘘,引流管即成为胰瘘的治疗手段,有时可能需维持数月之久。直至胰瘘完全闭合或决定再手术治疗时为止。引流管可采用负压吸引,以促进液体的排出,但负压吸引力不应过大。若术中已发现有腹腔内或腹膜后间隙严重感染,可在双套管旁另置入细导尿管或塑料管,用以滴注敏感抗生素溶液冲洗脓腔,有利于控制感染。

(四)严重胰腺损伤时应附加胆管引流术

严重胰腺损伤手术后,为防止胆汁逆流入胰管内激活胰酶,诱发创伤性胰腺炎,多主张采用胆总管 T 形管引流术。对于严重胰头及胰十二指肠损伤所采用的十二指肠憩室化手术,行胆总管 T 形管引流即是此术式的一个组成部分,大部分胆汁经旁路引出体外,可减少胰液的分泌,有利于损伤胰腺的愈合。但胆管在不扩张情况下的 T 形管引流术有时可能致晚期胆管狭窄,因此需权衡两者的利弊。对于胰腺轻度挫伤一般不考虑附加胆管引流术,但对于较严重的胰腺损伤还是应考虑胆管引流的问题。

(五)正确处理其他脏器和血管合并伤

胰腺损伤常合并有肝、脾、空腔脏器及大血管的损伤(如门静脉、肠系膜上静脉、脾静脉、下腔静脉及肝动脉等),并发腹腔内大出血及休克,如治疗不及时可因失血性休克死亡。因此,伤后早期应及时、正确地处理内脏合并伤及血管损伤,如有多脏器损伤,胰腺损伤可留在最后处理,首先进行快速有效地止血,先行损伤血管的结扎或修补、肝脾破裂的修补或切除等,然后处理对于腹腔污染较重的空腔脏器破裂,最后再处理胰腺损伤。

(六)胰腺损伤后延误诊治的处理

部分患者可因漏诊、误诊等原因,以致在伤后数天才施行剖腹探查术。此时胰腺组织因炎性充血、水肿,质地极为脆弱,并与周围组织广泛粘连,稍作分离便可出血不止,探查和游离胰腺非常困难,又由于与毗邻脏器的解剖关系不清,大大增加了手术的风险性。对此,手术可仅清除损伤坏死组织,细致止血后,用细丝线将胰腺断裂处行褥式缝合,并在局部放置多根引流管。术后胰瘘难以避免,但若注意保持引流通畅、积极抗感染、加强全身营养支持,维持水、电解质和酸碱平衡,胰瘘仍有自愈的可能。胰瘘经久不愈者,可待伤员全身情况好转后,再次手术治疗。但应认识到,严重胰腺损伤的延误治疗,又采取比较姑息的外科处理,患者往往预后不良,术后严重并发症发生率及病死率均较高。

五、临床护理

(一)术前护理

严密观察病情,做好护理记录,迅速做好剖腹探查的术前准备。备好各种引流管。禁饮食,持续胃肠减压,静脉补液,同时给予奥曲肽或施他宁等药物以减少胰液分泌,减轻水肿。尽早应用西咪替丁或奥美拉唑以预防应激性溃疡的发生,应用广谱抗生素以防治感染。开放性损伤应以无菌敷料覆盖伤口,防止继续感染,并肌内注射破伤风抗毒素 1 500 U。对诊断不明确的患者,应按腹部损伤观察护理。

(二)术后护理

(1)一般患者术后应监测血压、呼吸、脉搏及血、尿淀粉酶的变化。严重胰腺损伤及伴有多发性损伤的患者,应特别注意观察呼吸情况,保持呼吸道通畅,鼓励与帮助患者咳痰,鼻管或面罩给氧,必要时可行人工辅助呼吸,危重患者还需监测中心静脉压及尿量。行胰十二指肠切除及远侧胰腺切除的患者,还应监测血糖及尿糖。

(2)加强支持疗法,补充血容量,纠正水、电解质和酸碱失衡,可应用肠外营养或空肠造瘘补充营养。

(3)管理好各种引流管,避免脱出,分清各自的位置、作用,分别观察记录引流液的量及性质。腹腔引流液应每天送检,检测淀粉酶的变化。

(4)可应用抑肽酶、生长抑素等药物,抑制和减少胰液的分泌。

(5)做好各种实验室检查和尿淀粉酶的测定。

(三)术后并发症的观察与护理

1.胰瘘

胰瘘为胰腺损伤术后最常见的并发症,一般在 6～8 周后可自行愈合,少数则延至几个月。治疗胰瘘除加强全身支持疗法、应用药物抑制胰液分泌、保护瘘口周围皮肤外,最主要的是保证彻底有效的引流。

2.假性胰腺囊肿

假性胰腺囊肿为胰腺外伤的后期并发症，胰液外溢致其周围纤维组织增生而成，因其囊壁无上皮细胞覆衬，故称为假性囊肿。患者主诉中上腹或左上腹痛，由间歇性逐渐转为持续性钝痛，可向背部或左肩部放射。检查中上腹部有一肿块，呈进行性增大，囊肿可使邻近的胃、十二指肠等移位。B 超、CT 有助于诊断。手术方式有囊肿内引流术、囊肿切除术等。

六、康复护理

胰腺损伤的病程长，康复指导相当重要，医务人员要关心、体贴患者，增强战胜疾病的信心。在饮食方面，要协助患者选择高热量、高蛋白、高维生素、易消化的饮食。胰腺损伤术后应告诉患者预防和了解肠粘连及粘连性肠梗阻的基本知识，如饮食要有规律、避免剧烈活动、一旦出现腹痛、腹胀及时去医院就诊等，并定期检查胰腺功能。

（马　丽）

第十一节　脾　破　裂

一、概述

脾脏是一个血供丰富而质脆的实质性器官，脾脏是腹部脏器中最容易受损伤的器官，发生率占各种腹部损伤的40%左右。它被与其包膜相连的诸韧带固定在左上腹的后方，尽管有下胸壁、腹壁和膈肌的保护，但外伤暴力很容易使其破裂引起内出血。以真性破裂多见，约占85%。根据不同的病因，脾破裂分成两大类：①外伤性破裂，占绝大多数，都有明确的外伤史，裂伤部位以脾脏的外侧凸面为多，也可在内侧脾门处，主要取决于暴力作用的方向和部位。②自发性破裂，极少见，且主要发生在病理性肿大（门静脉高压症、血吸虫病、淋巴瘤等）的脾脏。如仔细追询病史，多数仍有一定的诱因，如剧烈咳嗽、打喷嚏或突然改变体位等。

二、护理评估

（一）健康史

了解患者腹部损伤的时间、地点及致伤源、伤情、就诊前的急救措施、受伤至就诊之间的病情变化，如果患者神志不清，应询问目击人员。患者一般有上腹火器伤、锐器伤或交通事故、工伤等外伤史或病理性（门静脉高压症、血吸虫病、淋巴瘤等）的脾大病史。

（二）临床表现

脾破裂的临床表现以内出血及腹膜刺激征为特征，并常与出血量和出血速度密切相关。出血量大而速度快的很快就出现低血容量性休克，伤情十分危急；出血量少而慢者症状轻微，除左上腹轻度疼痛外，无其他明显体征，不易诊断。随着时间的推移，出血量越来越大，才出现休克前期的表现，继而发生休克。由于血液对腹膜的刺激而有腹痛，起始在左上腹，慢慢涉及全腹，但仍以左上腹最为明显，同时有腹部压痛、反跳痛和腹肌紧张。

（三）诊断及辅助检查

创伤性脾破裂的诊断主要依赖：①损伤病史或病理性脾大病史。②临床有内出血的表现。③腹腔诊断性穿刺抽出不凝固血液。④对诊断确有困难、伤情允许的病例，采用腹腔灌洗、B型超声、核素扫描、CT或选择性腹腔动脉造影等帮助明确诊断。B型超声是一种常用检查，可明确脾脏破裂程度。⑤实验室检查发现红细胞、血红蛋白和血细胞比容进行性降低，提示有内出血。

（四）治疗原则

随着对脾功能认识的深化，在坚持“抢救生命第一，保留脾脏第二”的原则下，尽量保留脾脏的原则已被绝大多数外科医师接受。彻底查明伤情后尽可能保留脾脏，方法有生物胶黏合止血、物理凝固止血、单纯缝合修补、部分脾切除等，必要时行全脾切除术。

（五）心理、社会因素

导致脾破裂的原因均是意外，患者痛苦大、病情重，且在创伤、失血之后，处于紧张状态，患者常有恐惧、急躁、焦虑，甚至绝望，又担心手术能否成功，对手术产生恐惧心理。

三、护理问题

（一）体液不足

体液不足与损伤致腹腔内出血、失血有关。

（二）组织灌注量减少

组织灌注量减少与导致休克的因素依然存在有关。

（三）疼痛

疼痛与脾部分破裂、腹腔内积血有关；或与意外创伤的刺激、出血及担心预后有关。

（五）潜在并发症

主要的潜在并发症是出血。

四、护理目标

（1）患者体液平衡能得到维持，不发生失血性休克。

（2）患者神志清楚，四肢温暖、红润，生命体征平稳。

（3）患者腹痛缓解。

（4）患者焦虑或恐惧程度缓解。

（5）护士要密切观察病情变化，如发现异常，及时报告医师，并配合处理。

五、护理措施

（一）一般护理

1.严密观察监护伤员病情变化

把患者的脉率、血压、神志、氧饱和度及腹部体征作为常规监测项目，建立治疗时的数据，为动态监测患者生命体征提供依据。

2.补充血容量

建立两条静脉通路，快速输入平衡盐液及血浆或代用品，扩充血容量，维持水、电解质及酸碱平衡，改善休克状态。

3.保持呼吸道通畅

及时吸氧，改善因失血而导致的机体缺氧状态，改善有效通气量，并注意清除口腔中异物、义齿，防止误吸，保持呼吸道通畅。

4.密切观察患者尿量变化

怀疑脾破裂患者应常规留置导尿管，观察单位时间的尿量，如尿量>30 mL/h，说明患者休克已纠正或处于代偿期。如尿量<30 mL/h甚至无尿，则提示患者已进入休克或肾衰竭期。

5.术前准备

观察中如发现继续出血（48 小时内输血超过 1 200 mL）或有其他脏器损伤，应立即做好药物皮试、备血、腹部常规备皮等手术前准备。

（二）心理护理

对患者要耐心做好心理安抚，让患者知道手术的目的、意义及手术效果，消除紧张恐惧心理，还要尽快通知家属并取得其同意和配合，使患者和家属都有充分的思想准备，积极主动配合抢救和治疗。

（三）术后护理

1.体位

术后应去枕平卧，头偏向一侧，防止呕吐物吸入气管，如清醒后血压平稳，病情允许可采取半卧位，以利于腹腔引流。患者不得过早起床活动。一般需卧床休息 10～14 天。以 B 超或 CT 检查为依据，观察脾脏愈合程度，确定能否起床活动。

2.密切观察生命体征变化

按时测血压、脉搏、呼吸、体温，观察再出血倾向。部分脾切除患者，体温持续 2～3 周在 38～40 ℃，化验检查白细胞计数不高，称为“脾热”。对“脾热”的患者，按高热护理及时给予物理降温，并补充水和电解质。

3.管道护理

保持大静脉留置管输液通畅，保持无菌，定期消毒。保持胃管、导尿管及腹腔引流管通畅，妥善固定，防止脱落，注意引流物的量及性状的变化。若引流管引流出大量的新鲜血性液体，提示活动性出血，及时报告医师处理。

4.改善机体状况，给予营养支持

术后保证患者有足够的休息和睡眠，禁食期间补充水、电解质，避免酸碱平衡失调，肠功能恢复后方可进食。应给予高热量、高蛋白、高维生素饮食，静脉滴注复方氨基酸、血浆等，保证机体需要，促进伤口愈合，减少并发症。

（四）健康教育

（1）患者住院 2 周后出院，出院时复查 CT 或 B 超，嘱患者每月复查 1 次，直至脾损伤愈合，脾脏恢复原形态。

（2）嘱患者若出现头晕、口干、腹痛等不适，均应停止活动并平卧，及时到医院检查治疗。

（3）继续注意休息，脾损伤未愈合前避免体力劳动，避免剧烈运动，如弯腰、下蹲、骑摩托车等。注意保护腹部，避免外力冲撞。

（4）避免增加腹压，保持排便通畅，避免剧烈咳嗽。

（5）脾切除术后，患者免疫力低下，注意保暖，预防感冒，避免进入拥挤的公共场所。坚持锻炼身体，提高机体免疫力。

（马　丽）

第十二节 小肠破裂

一、概述

小肠是消化管中最长的一段肌性管道，也是消化与吸收营养物质的重要场所。人类小肠全长 3～9 m，平均 5～7 m，个体差异很大。其分为十二指肠、空肠和回肠三部分，十二指肠属上消化道，空肠及其以下肠段属下消化道。

各种外力的作用所致的小肠穿孔称为小肠破裂。小肠破裂在战时和平时均较常见，多见于交通事故、工矿事故、生活事故如坠落、挤压、刀伤和火器伤。小肠可因穿透性与闭合性损伤造成肠管破裂或肠系膜撕裂。小肠占满整个腹部，又无骨骼保护，因此易于受到损伤。由于小肠壁厚，血运丰富，故无论是穿孔修补或肠段切除吻合术，其成功率均较高，发生肠瘘的机会少。

二、护理评估

(一)健康史

了解患者腹部损伤的时间、地点及致伤源、伤情、就诊前的急救措施、受伤至就诊之间的病情变化，如果患者神志不清，应询问目击人员。

(二)临床表现

小肠破裂后在早期即产生明显的腹膜炎的体征，这是因为肠管破裂肠内容物溢出至腹腔所致。症状以腹痛为主，程度轻重不同，可伴有恶心及呕吐，腹部检查肠鸣音消失，腹膜刺激征明显。

小肠损伤初期一般均有轻重不等的休克症状，休克的深度除与损伤程度有关外，主要取决于内出血的多少，表现为面色苍白、烦躁不安、脉搏细速、血压下降、皮肤发冷等。若为多发性小肠损伤或肠系膜撕裂大出血，可迅速发生休克并进行性恶化。

(三)辅助检查

1.实验室检查

白细胞计数升高说明腹腔炎症；血红蛋白含量取决于内出血的程度，内出血少时变化不大。

2.X 线检查

X 线透视或摄片，检查有无气腹与肠麻痹的征象，因为一般情况下小肠内气体很少，且损伤后伤口很快被封闭，不但膈下游离气体少见，且使一部分患者早期症状隐匿。因此，阳性气腹有诊断价值，但阴性结果也不能排除小肠破裂。

3.腹部 B 超检查

该检查对小肠及肠系膜血肿、腹水均有重要的诊断价值。

4.CT 或磁共振检查

该检查对小肠损伤有一定诊断价值，而且可对其他脏器进行检查，有时可能发现一些未曾预料的损伤，有助于减少漏诊。

5.腹腔穿刺

腹腔穿刺有混浊的液体或胆汁色的液体说明肠破裂，穿刺液中白细胞、淀粉酶含量均升高。

(四)治疗原则

小肠破裂一旦确诊，应立即进行手术治疗。手术方式以简单修补为主。肠管损伤严重时，则应做部分小肠切除吻合术。

(五)心理、社会因素

小肠损伤大多在意外情况下突然发生，加之伤口、出血及内脏脱出的视觉刺激和对预后的担忧，患者多表现为紧张、焦虑、恐惧。应了解其患病后的心理反应，对本病的认知程度和心理承受能力，家属及亲友对其支持情况、经济承受能力等。

三、护理问题

(一)有体液不足的危险

体液不足与创伤致腹腔内出血、体液过量丢失、渗出及呕吐有关。

(二)焦虑、恐惧

焦虑、恐惧与意外创伤的刺激、疼痛、出血、内脏脱出的视觉刺激及担心疾病的预后等有关。

(三)体温过高

体温过高与腹腔内感染毒素吸收和伤口感染等因素有关。

(四)疼痛

疼痛与小肠破裂或手术有关。

(五)潜在并发症

腹腔感染、肠瘘、失血性休克。

(六)营养失调

低于机体需要量与消化道的吸收面积减少有关。

四、护理目标

(1)患者体液平衡得到维持，生命体征稳定。

(2)患者情绪稳定，焦虑或恐惧减轻，主动配合医护工作。

(3)患者体温维持正常。

(4)患者主诉疼痛有所缓解。

(5)护士密切观察病情变化，如发现异常，及时报告医师，并配合处理。

(6)患者体重不下降。

五、护理措施

(一)一般护理

1.伤口处理

对开放性腹部损伤者，妥善处理伤口，及时止血和包扎固定。若有肠管脱出，可用消毒或清洁器皿覆盖保护后再包扎，以免肠管受压、缺血而坏死。

2.病情观察

密切观察生命体征的变化,每15分钟测定脉搏、呼吸、血压1次。重视患者的主诉,若主诉心慌、脉快、出冷汗等,及时报告医师。不注射止痛药(诊断明确者除外),以免掩盖伤情。不随意搬动伤者,以免加重病情。

3.腹部检查

每30分钟检查1次腹部体征,注意腹膜刺激征的程度和范围变化。

4.禁食和灌肠

禁食和灌肠可避免肠内容物进一步溢出,造成腹腔感染或加重病情。

5.补充液体和营养

注意纠正水、电解质及酸碱平衡失调,保证输液通畅,对伴有休克或重症腹膜炎的患者可进行中心静脉补液,这不仅可以保证及时大量的液体输入,而且有利于中心静脉压的监测,根据患者具体情况,适量补给全血、血浆或人血清蛋白,尽可能补给足够的热量和蛋白质、氨基酸及维生素等。

(二)心理护理

关心患者,加强交流,讲解相关病情、治疗方式及预后,使患者了解自己的病情,消除患者的焦虑和恐惧,保持良好的心理状态,并与其一起制订合适的应对机制,鼓励患者,增加治疗的信心。

(三)术后护理

1.妥善安置患者

麻醉清醒后取半卧位,有利于腹腔炎症的局限,改善呼吸状态。了解手术的过程,查看手术的部位,对引流管、输液管、胃管及氧气管等进行妥善固定,做好护理记录。

2.监测病情

观察患者血压、脉搏、呼吸、体温的变化。注意腹部体征的变化。适当应用止痛药,减轻患者的不适。若切口疼痛明显,应检查切口,排除感染。

3.引流管的护理

腹腔引流管保持通畅,准确记录引流液的性状及量。腹腔引流液应为少量血性液,若为绿色或褐色渣样物,应警惕腹腔内感染或肠瘘的发生。

4.饮食

继续禁食、胃肠减压,待肠功能逐渐恢复、肛门排气后,方可拔除胃肠减压管。拔除胃管当日可进清流质饮食,第2天进流质饮食,第3天进半流质饮食,逐渐过渡到普食。

5.营养支持

维持水、电解质和酸碱平衡,增加营养。维生素主要是在小肠被吸收,小肠部分切除后,要及时补充维生素C、维生素D、维生素K和复合维生素B等维生素和微量元素钙、镁等,可经静脉、肌内注射或口服进行补充,预防贫血,促进伤口愈合。

(四)健康教育

(1)注意饮食卫生,避免暴饮暴食,进易消化食物,少食刺激性食物,避免腹部受凉和饭后剧烈活动,保持排便通畅。

(2)注意适当休息,加强锻炼,增加营养,特别是回肠切除的患者要长期定时补充维生素B_{12}等营养素。

(3)定期门诊随访。若有腹痛、腹胀、停止排便及伤口红、肿、热、痛等不适，应及时就诊。

(4)加强社会宣传，增进劳动保护、安全生产、安全行车、遵守交通规则等知识，避免损伤等意外的发生。

(5)普及各种急救知识，在发生意外损伤时，能进行简单的自救或急救。

(6)无论腹部损伤的轻重，都应经专业医务人员检查，以免贻误诊治。

(闵　琨)

第十三节　肠　梗　阻

任何原因引起的肠内容物通过障碍统称肠梗阻，是常见的外科急腹症。以粘连性肠梗阻最为常见，多见于有腹部手术、损伤、炎症史及嵌顿性或绞窄性疝的患者。新生儿多因肠道先天性畸形所致，2岁以内小儿多为肠套叠，儿童可因蛔虫团所致，老年人则以肿瘤和粪块堵塞为常见原因。

一、临床表现

(一)症状

1.腹痛

机械性肠梗阻表现为阵发性腹部绞痛伴高调肠鸣音。当患者出现腹痛间歇期缩短，腹痛持续、剧烈时，应考虑为可能出现绞窄性肠梗阻。

2.呕吐

早期可出现反射性呕吐，呕吐物多为食物或胃液。

3.腹胀

腹胀一般出现较晚，程度与梗阻部位有关。高位梗阻腹胀不明显，低位梗阻腹胀明显，遍及全腹。

4.停止排气排便

完全性肠梗阻的患者不再有排气排便，但梗阻初期、不全性肠梗阻可有少量的排气排便。绞窄性肠梗阻可排出血性黏液样便。

(二)体征

1.腹部

视诊时，机械性肠梗阻常可见胃型、肠型和异常蠕动波；扭转性肠梗阻腹部隆起多不均匀对称；麻痹性肠梗阻则呈均匀性全腹膨胀。触诊时，绞窄性肠梗阻可有固定压痛和腹膜刺激征；叩诊时，绞窄性肠梗阻腹腔内有渗液，移动性浊音可呈阳性。听诊时，机械性肠梗阻肠鸣音亢进，可闻及气过水声或金属音；麻痹性肠梗阻则肠鸣音减弱或消失。

2.全身

肠梗阻早期多无明显全身改变，晚期可有唇干舌燥、眼窝凹陷、皮肤弹性差、尿少脱水体征。绞窄性肠梗阻或脱水严重时可出现中毒和休克征象。

(三)治疗

尽快解除梗阻，纠正因梗阻引起的全身生理功能紊乱。无论是否手术，都需要基础治疗。包括禁食、胃肠减压；纠正水、电解质紊乱及酸碱平衡失调；防治感染和中毒；及对症治疗，如明确诊断后应用镇静剂、镇痛剂等。必要时手术治疗。

二、护理评估

(一)术前评估

1.健康史

(1)个人情况：患者年龄、发病前有无体位不当、饮食不当或饱餐后剧烈运动等诱因及个人卫生情况等。

(2)既往史：既往有无腹部手术、外伤史或炎症史，有无急慢性肠道疾病史。

2.身体状况

(1)腹痛、腹胀的程度、性质，有无进行性加重。

(2)肠鸣音情况。

(3)呕吐物、排泄物及胃肠减压液的量及性状。

(4)有无腹膜刺激征。

(5)有无水、电解质及酸碱失衡。

(6)X线、血常规、血生化检查有无异常。

3.心理社会状况

(1)是否了解疾病相关知识。

(2)有无恐惧或焦虑等不良情绪反应。

(3)患者的家庭、社会支持情况。

(二)术后评估

(1)麻醉、手术方式，术中出血、补液、输血情况。

(2)生命体征是否稳定。

(3)有无切口疼痛、腹胀、恶心呕吐等。

(4)引流是否通畅有效，引流液的颜色、量及性状。

(5)有无肠粘连、腹腔感染、肠瘘等并发症发生。

三、常见护理问题

(一)疼痛

疼痛与肠壁缺血或肠蠕动增强有关。

(二)体液不足

体液不足与频繁呕吐、腹腔及肠腔积液和胃肠减压等有关。

(三)潜在并发症

术后肠粘连、腹腔感染、肠瘘。

四、护理措施

(一)非手术治疗的护理

1.缓解腹痛和腹胀

(1)胃肠减压:治疗肠梗阻的主要措施之一,多采用鼻胃管置入并持续低负压吸引,将积聚于胃肠道内的气体和液体吸出,降低胃肠道内的压力和张力,改善胃肠壁血液循环,有利于局限炎症;并可改善因膈肌抬高所致的呼吸与循环障碍。胃肠减压期间应保持鼻胃管的通畅和减压装置的有效负压,观察并记录引流液的颜色、量及性质,以协助判断梗阻的部位、程度。

(2)体位:取半卧位,降低腹肌张力、减轻疼痛,以利呼吸。

(3)应用解痉剂:若无肠绞窄,可给予山莨菪碱、阿托品等抗胆碱类药物,以抑制胃肠道腺体分泌,解除胃肠道平滑肌痉挛,缓解腹痛。

(4)使用生长抑素,抑制胃肠道腺体分泌,减轻水肿,有利于肠功能恢复。

(5)低压灌肠:采用肥皂水灌肠,刺激肠道排出大便,使肠道减压。但应注意压力过大可引起肠穿孔。

2.腹痛的护理

遵医嘱使用解痉止痛药物,确定无肠绞窄或肠麻痹后,可使用阿托品类解痉药解除胃肠道平滑肌痉挛,以缓解腹痛。还可热敷腹部、针灸双侧足三里穴。

注意禁用吗啡类止痛药物,以免掩盖病情而延误治疗。

3.呕吐的护理

患者呕吐时应将头转向一侧或坐起,以防呕吐物吸入气管,导致窒息或吸入性肺炎。呕吐后及时清除呕吐物,协助其漱口,保持口腔清洁。观察并记录呕吐物的颜色、性状、量及呕吐的时间、次数等。

4.维持体液与营养平衡

(1)输液、维持水电解质酸碱平衡:根据病情、年龄及出量的多少、性状并结合血气分析和血清电解质的结果补充液体及电解质,以维持水、电解质及酸碱平衡。

(2)饮食:肠梗阻患者一般禁食、补液,待病情好转,梗阻缓解(患者恢复排气及排便,腹痛、腹胀消失)后方可试进少量流食,忌甜食和牛奶(以免引起肠胀气),逐步过渡到半流食和恢复正常饮食。

5.防治感染

遵医嘱正确、按时使用抗菌药物以防治细菌感染,减少毒素吸收,减轻中毒症状。

6.观察病情,及早发现绞窄性肠梗阻

(1)病情观察的内容:①严密观察患者的生命体征及腹痛、腹胀、呕吐等变化,是否存在口渴、尿少等脱水表现及有无呼吸急促、烦躁不安、面色苍白、脉率增快、脉压减小等休克前期症状;②密切观察并准确记录出入液量,包括胃肠减压量、呕吐物量、尿量及输液总量;③监测血常规、血清电解质及血气分析结果;④观察患者腹部体征变化。

(2)及早发现绞窄性肠梗阻。病情观察期间如出现以下情况,应考虑绞窄性肠梗阻可能:①腹痛发作急骤,开始即表现为持续性剧痛,或持续性疼痛伴阵发性加剧;②腹部有局限性隆起或触痛性肿块;③呕吐出现早、剧烈而频繁;④呕吐物、胃肠减压液、肛门排出液或腹腔穿刺均为血性液体;⑤有腹膜炎表现,肠鸣音可由亢进转弱甚至消失;⑥体温升高、脉率增快、白细胞计数升高;⑦病情发展迅速,早期即出现休克,抗休克治疗效果不明显;⑧经积极非手术治疗但症状体征无明显改善。

此类患者病情危重,应在抗休克、抗感染的同时,积极做好术前准备。

(二)手术治疗的护理

1.术前护理

(1)协助做好术前检查,行术前常规准备。慢性不完全性肠梗阻需行肠切除者,需遵医嘱做好肠道准备。肠道准备尽量不口服导泻剂,应予清洁灌肠。

(2)心理护理:加强护患沟通,关心、体贴患者,详细向患者和家属解释疾病发生、发展、治疗方法及预后等,消除其心理顾虑,树立战胜疾病的信心。

2.术后护理

(1)病情观察:监测生命体征,如有异常及时报告、处理。

(2)饮食:禁食期间予以静脉输液;肠蠕动恢复后可进少量流质饮食;进食后如无不适,逐渐过渡至半流质饮食。

(3)体位与活动:平卧位头偏向一侧;术后 6 小时后如血压、心率平稳,可取半卧位,如病情允许可鼓励早期下床活动。

(4)管道护理:妥善固定各引流管并保持通畅,防止管道受压、打折、扭曲或脱出;观察并记录引流液的颜色、性状及量;更换引流装置时注意无菌操作。

(三)术后并发症的观察与护理

1.肠梗阻

(1)观察:观察有无腹痛、腹胀、呕吐、停止排气排便等。

(2)护理:一旦发生,积极配合医师采取非手术治疗措施。鼓励患者术后早期活动,可有效促进胃肠蠕动和机体功能恢复,防止肠粘连。

2.切口和腹腔感染

(1)观察:监测生命体征和切口情况。如术后 3～5 天出现体温升高、切口红肿、剧痛应考虑切口感染。如术后出现腹膜炎表现,需警惕腹腔内感染可能。

(2)护理:根据医嘱进行积极的全身营养支持和抗感染治疗。

3.肠瘘

(1)观察:腹腔引流管周围流出液体有粪臭味时,应考虑肠瘘。

(2)护理:发生肠瘘后应温水擦净瘘口周围污物,涂氧化锌软膏保护局部皮肤,防止发生皮炎,并保持瘘口周围皮肤清洁干燥。遵医嘱进行全身营养支持和抗感染治疗,局部双套管负压冲洗引流,保持引流通畅。引流不畅或感染不能局限者需再次手术。

五、健康教育

(一)饮食指导

进食高蛋白、高维生素、易消化食物,少食辛辣食物;避免暴饮暴食;饱餐后勿剧烈活动,特别是弯腰、打滚、连续下蹲和起立等动作,防止发生肠扭转。

(二)保持大便通畅

老年便秘者可通过调整饮食、腹部按摩、适量活动等方法保持大便通畅,视情况适当给予缓泻剂;避免用力排便。

(三)自我观察

指导患者和家属监测病情,如出现腹痛、呕吐、腹胀及肛门停止排气排便等,应及时就诊。

(闵 琨)

第十四节 肠 瘘

肠瘘是指肠管与其他脏器、体腔或体表之间存在病理性通道,肠内容物经此进入其他脏器、体腔或至体外,引起严重感染、体液失衡,营养不良等改变。肠瘘是腹部外科中常见重症疾病之一,可引起一系列病理生理紊乱及严重并发症,甚至危及患者生命。

一、病因

(一)先天性

先天性肠瘘与胚胎发育异常有关,如脐肠瘘所致脐肠瘘。

(二)后天性

后天性肠瘘占肠瘘发生率的95%以上,主要有以下几个方面的原因。

(1)腹部手术损伤:绝大多数肠瘘都是由于手术误伤肠壁或吻合口愈合不良而引起。

(2)腹部创伤:无论是腹部开放性或闭合性损伤,受损的肠管若未经及时处理可发展为肠瘘。

(3)腹腔或肠道感染:如憩室炎、腹腔脓肿、克罗恩病、溃疡性结肠炎、肠结核、肠系膜缺血性疾病。

(4)腹腔内脏器或肠道的恶性病变:如肠道恶性肿瘤。

(三)治疗性

根据治疗需要而施行的人工肠造瘘,如空肠造瘘、结肠造瘘等。

二、分类

(一)按肠腔是否与体表相通

1.肠外瘘

肠外瘘较多见,指肠腔通过瘘管与体表相通。肠外瘘又可根据瘘口的形态分为管状瘘及唇状瘘。前者常见,是指肠壁瘘口与腹壁外口之间存在一瘘管;后者可直接在创面观察到破裂的肠管及在瘘口处外翻成唇状的肠黏膜。

2.肠内瘘

肠内瘘指肠腔通过瘘管与腹内其他脏器或肠管的其他部位相通,如胆囊横结肠瘘、直肠膀胱瘘、十二指肠空肠瘘等。

(二)按肠道连续性是否存在

1.侧瘘

肠壁瘘口范围小,仅有部分肠壁缺损,肠腔仍保持其连续性。

2.端瘘

肠腔连续性完全中断,其近侧端与体表相通,肠内容物经此全部流出体外,亦称为完全瘘。

此类瘘很少见，多为治疗性瘘。

(三)瘘管所在的部位

1.高位瘘

高位瘘包括胃、十二指肠、位于 Treitz 韧带 100 cm 范围内空肠上段的瘘，如胃十二指肠瘘、十二指肠空肠瘘。

2.低位瘘

低位瘘指距离 Treitz 韧带 100 cm 以远的空肠下段、回肠与结肠的瘘。

(四)按肠瘘的日排出量

1.高流量瘘

高流量瘘指每天消化液排出量在 500 mL 以上。

2.低流量瘘

低流量瘘指每天消化液排出量在 500 mL 以内。

三、病理生理

肠瘘形成后的病理生理改变与瘘管的部位、大小、数目等相关。一般而言，高位肠瘘以水、电解质紊乱及营养丢失较为严重，而低位肠瘘则以继发性感染更为明显。

(一)水、电解质及酸碱失衡

发生肠瘘时，消化液可经瘘管排出体外、其他脏器或间隙，或因消化道短路过早地进入低位消化道，重吸收率大大降低，导致消化液大量丢失，严重时导致周围循环和肾衰竭。伴随消化液的流失，还可出现相应电解质的丧失；如以胃液丢失为主，丧失的电解质主要为 H^+、CL^-、K^+，患者可出现低氯低钾性碱中毒；而伴随肠液丢失的电解质主要为 Na^+、K^+ 及 HCO_{-3}，患者表现为代谢性酸中毒及低钠、低钾血症。

(二)营养不良

肠瘘患者由于消化液大量流失，影响消化道的消化吸收功能，加之消化液中大量消化酶和蛋白质的丧失，以及炎症、创伤的额外消耗，均可导致蛋白质的分解代谢增加引起负氮平衡以及多种维生素缺乏。患者表现为体重骤减，并发贫血、低蛋白血症，若未及时处理，终可因恶病质而死亡。

(三)消化液腐蚀及感染

由于排出的消化液中含有大量消化酶，可消化腐蚀瘘管周围的组织及皮肤，引起局部糜烂、出血并继发感染。其次消化液若流入腹膜腔或其他器官内，还可引起弥漫性腹膜炎、腹腔内器官感染、腹腔脓肿等。

四、临床表现

肠瘘的临床表现可因瘘管的部位及其所处的病理阶段不同而表现各异。

(一)腹膜炎期

腹膜炎期多发生于腹部手术后 3～5 天。

1.局部

由于肠内容物的外漏，对周围的组织器官产生强烈刺激，患者有腹痛、腹胀、恶心呕吐、乏力、大便次数增多或由于麻痹性肠梗阻而停止排便、排气。肠外漏者，可于体表找到瘘口，有消化液、肠内容物及气体排出，周围皮肤被腐蚀，出现红肿、糜烂、剧痛，甚至继发感染，破溃出血。

2.全身

继发感染的患者可体温升高，达 38 ℃以上；患者可出现严重的水、电解质及酸碱平衡失调等全身症状，严重脱水者可出现低容量性休克现象，表现为脸色苍白、皮肤湿冷和血压下降。患者若未得到及时、有效的处理，则有可能出现脓毒血症、多系统多器官功能障碍或衰竭，甚至死亡。

(二)腹腔内脓肿期

该期多发生于瘘发生后 7～10 天，肠内容物漏入腹腔后引起纤维素性渗出等炎性反应，若漏出物和渗出液得以局限，则形成腹腔内脓肿。患者除了继续表现为发热外，还可因脓肿所在部位不同而有不同的临床表现，如恶心呕吐、腹痛、腹胀、腹泻或里急后重等；部分患者的腹部可触及压痛性包块。若腹腔冲洗和引流通畅，患者的全身症状可逐渐减轻。

(三)瘘管形成期

该期大多发生于肠瘘发生后 1～2 个月，在引流通畅的情况下，腹腔脓肿逐渐缩小，沿肠内容物排出的途径形成瘘管。此时患者的感染已基本控制，营养状况逐渐恢复，全身症状减轻甚至消失，仅留有瘘口局部刺激症状或肠粘连表现。

(四)瘘管闭合

瘘管炎症反应消失、愈合，患者临床症状消失。

五、辅助检查

(一)实验室检查

1.血常规

由于体液及营养素的丢失，可出现血红蛋白值及血细胞比容下降；白细胞计数及中性粒细胞比例升高，严重感染时可出现中毒颗粒、核左移，血小板计数下降等。

2.血生化检查

血生化检查可有低钾、低钠等血清电解质紊乱的表现；反映营养及免疫状态的血清蛋白、转铁蛋白、前清蛋白水平和总淋巴细胞计数下降。肝酶谱及胆红素值升高。

(二)特殊检查

1.口服染料或药用炭

口服染料或药用炭是最简便实用的检查手段。适用于肠外瘘形成初期。通过口服或胃管内注入亚甲蓝、骨炭末等染料后，观察、记录其从瘘口排出的情况，包括部位、排出量及时间等，以初步判断瘘的部位和瘘口大小。

2.瘘管组织活检及病理学检查

该检查可明确是否存在结核、肿瘤等病变。

(三)影像学检查

1.B 超及 CT 检查

该法有助于发现腹腔深部脓肿、积液、占位性病变及其与胃肠道的关系等。

2.瘘管造影

该法适用于瘘管已形成者。有助于明确瘘的部位、长度、走向、大小、脓腔范围及引流通畅程度，同时还可了解其周围肠管或与其相通的肠管情况。

六、治疗原则

(一)非手术治疗

1.输液及营养支持

给予补液,纠正水、电解质及酸碱平衡失调;根据病情给予肠外或肠内营养支持。

2.控制感染

根据肠瘘的部位及其常见菌群或药物敏感性试验结果选择抗生素。

3.药物治疗

生长抑素制剂如奥曲肽等,能显著降低胃肠分泌量,从而降低瘘口肠液的排出量,以减少液体丢失。当肠液明显减少时,改用生长激素,可促进蛋白质合成,加速组织修复。

4.经皮穿刺置管引流

对肠瘘后腹腔感染比较局限,或者少数脓肿形成而患者全身情况差、不能耐受手术引流者,可在B超或CT引导下,经皮穿刺置管引流。

5.封堵处理

对于瘘管比较直的单个瘘,可用胶片、胶管、医用胶等材料进行封堵瘘口,也能取得一定疗效。

(二)手术治疗

1.早期腹腔引流术

肠瘘发生后,腹膜炎症状明显,甚至有明显中毒症状者,以及有局限性腹腔内脓肿或瘘管形成早期经皮穿刺置管引流有困难者,应早期行腹腔引流术。术中可在瘘口附近放置引流管或双套管,以有效引流外溢肠液,促进局部炎症消散、组织修复及瘘管愈合。

2.直接缝合瘘口

该法适用于慢性单纯性小瘘,切除瘘管后缝合瘘口。

3.切除有瘘的肠段

该法适用于较大的唇状瘘、病理性肠瘘、伴有肠腔狭窄的肠瘘。切除有瘘的肠段对端吻合。

4.改变肠道方向

因有瘘的肠段不能切除,在肠瘘的近端切断肠段,远端切断闭合,近切端吻合于瘘远侧的正常肠袢口,最好距离瘘远些(30 cm左右),采用端侧吻合防止肠内容物流至瘘处,瘘可以自行愈合。

七、常见护理诊断

(一)体液不足

体液不足与禁食、消化液大量漏出有关。

(二)营养失调

营养失调与消化液大量丢失、炎症或创伤引起的机体高消耗状态有关。

(三)皮肤完整性受损

皮肤完整性受损与消化液腐蚀瘘口周围皮肤有关。

(四)潜在并发症

潜在并发症有出血、腹腔感染、粘连性肠梗阻。

八、护理措施

(一)非手术治疗的护理

1.维持体液及营养平衡

(1)补液:根据患者生命体征、精神状态、皮肤弹性、出入量、血电解质及血气分析结果,及时调整输液量、电解质种类及补充量。

(2)营养支持:发病初期停止经口进食,可通过中心静脉置管给予全胃肠外营养。待漏出液减少、肠功能恢复,逐渐恢复肠内营养,可通过鼻肠管或空肠营养管给予要素饮食,但应注意逐渐增加灌注量及速度。

2.控制感染

(1)体位:取低半坐卧位,可使漏出液积聚于盆腔,减少毒素吸收,有利于引流及呼吸。

(2)遵医嘱合理应用抗菌药物。

3.腹腔冲洗的护理

行腹腔冲洗并持续负压吸引者,应注意以下几个方面。

(1)引流管的放置:引流管的顶端应放置在肠壁内口附近,但不可放入肠腔内,妥善固定并覆盖引流管。

(2)正确调节负压:一般情况下负压保持在 10.0～20.0 kPa(75～150 mmHg),且应根据肠液黏稠度,每天排出量调整,避免负压过大致肠黏膜吸附于管壁引起损伤、出血,或负压过小导致引流不充分。

(3)调节灌洗液的量和速度:灌洗液常用等渗盐水,温度宜保持在 30～40 ℃。灌洗量取决于引流液的量和性状,一般每天灌洗量为 2 000～4 000 mL,速度为 40～60 滴/分。如引流量多且较黏稠,可适当加大灌洗液的量和速度;当瘘管形成,肠液漏出减少后,灌洗量可相应减少。

(4)保持引流通畅:妥善固定引流管,避免管道受压、打折、扭曲或脱落;及时清除双套管内凝血块、坏死组织等,并定时挤压引流管,防止堵塞。

(5)观察和记录:观察并记录引流液的颜色、性质及量,并减去灌洗量,以计算每天肠液排出量;灌洗过程中密切观察患者有无畏寒、心慌、气急、面色苍白等,如出现应立即停止灌洗并及时处理。

注意:若冲洗量大于引流量,常提示吸引不畅。

4.堵塞瘘管的护理

(1)外堵法:适用于经过充分引流、冲洗,已形成完整且管径较直的瘘管。可用有盲端的橡胶管或塑料管、医用黏合胶和水压等方法将瘘管堵塞,使肠液不外溢,瘘口自行愈合。使用外堵法后,护士应注意观察外堵物是否合适,肠液是否继续外溢,瘘口周围组织有无红肿,患者有无主诉局部疼痛以及生命体征有无变化等。

(2)内堵法:适用于须手术才能治愈的唇状瘘和瘘管短且口径大的瘘。可用乳胶片或硅胶片放入肠腔内等方法将瘘口堵住,使肠液不外溢,瘘口自行愈合。使用内堵法后,应注意观察有无因堵片损伤周围组织而致炎症;堵片位置、质地、弹性是否合适,肠液是否继续外溢;瘘口周围组织有无红肿;听取患者的主诉并观察腹部体征,如有腹部疼痛、恶心呕吐、腹胀、肠鸣音亢进等,需怀疑是否因堵片位置不合适引起机械性肠梗阻,应及时予以处理。

5.瘘口周围皮肤护理

由于漏出的肠液具有较强的腐蚀性,常导致瘘口周围皮肤糜烂、出血,故须保持有效、充分的腹腔引流，以减少肠液漏出。此外还应及时清除漏出的肠液，清洁皮肤后可涂抹复方氧化锌软膏、皮肤保护粉等保护瘘口周围皮肤，保持清洁干燥。如局部皮肤糜烂，可用红外线或超短波理疗。

6.心理护理

肠瘘多发生于术后，病程较长，且初期全身和局部症状严重，患者易产生焦虑或悲观情绪。应加强护患沟通，关心、体贴患者，详细向患者及家属解释疾病发生、发展、治疗方法及预后等。并可向其介绍愈合良好的康复患者，通过经验交流，消除其心理顾虑，树立战胜疾病的信心。

(二)手术治疗的护理

1.术前护理

协助做好术前检查和准备，同时还应做好以下工作。

(1)肠道准备：术前 2 天进食少渣半流质饮食，术前 1 天进无渣流质饮食；术前 3 天起每天生理盐水灌洗瘘口 1 次，术晨从肛门或瘘管清洁灌肠。

(2)皮肤准备：清除瘘口周围皮肤的污垢及油膏残迹，保持皮肤清洁。

(3)口腔护理：观察口腔黏膜情况，每天生理盐水或漱口液漱口 2 次。

2.术后护理

(1)病情观察：密切观察患者的生命体征、伤口敷料及引流液情况；观察伤口局部有无红、肿、痛等感染征象；观察有无持续高热、腹痛、恶心呕吐、腹胀、腹部压痛、腹肌紧张等腹腔内感染的征象；有无因肠道远端不通畅、功能失调、胃肠减压不充分或营养状况欠佳等发生再次瘘，临床可能有“先胀后瘘”的表现。

(2)体位：术后 6 小时若血压、心率平稳，可取半卧位。

(3)管道护理：肠瘘术后留置多根引流管道，如胃管、导尿管、腹腔负压引流管等，应分别标识清楚、妥善固定，防止管道受压、打折或扭曲，避免脱出；更换引流装置时注意无菌操作，保证连接紧密；负压引流管根据引流情况及时调整负压大小；观察并记录引流液的颜色、性状及量。

(4)饮食：为避免再次发生肠瘘，可适当延长禁食时间，禁食期间给予全胃肠外营养。

(三)术后并发症观察及护理

1.术后出血

(1)观察：严密监测生命体征，观察切口渗液、渗血情况以及引流液的颜色、性状及量。如短时间内引流管引出大量鲜红色液体或切口渗血，应警惕出血可能。

(2)护理：如有出血及时通知医师，遵医嘱补液、应用止血药物、输血等。

2.腹腔感染

(1)观察：密切观察有无腹部疼痛、腹胀、恶心呕吐等不适，腹部有无压痛、反跳痛、腹肌紧张等腹膜刺激征表现以及生命体征变化，及早发现感染征象。

(2)护理：一旦发现，积极配合医师处理。包括应用抗菌药物，保持引流通畅等。

九、健康教育

(一)饮食指导

恢复进食时宜给予低脂、适量蛋白质、高碳水化合物饮食，随着肠道代偿功能的建立，可逐步增加蛋白质及脂肪的摄入。食物应细、烂、清淡少渣，逐渐增加摄入量。

(二)保持皮肤清洁干燥

肠液漏出应及时清除,清洁皮肤后可涂抹复方氧化锌软膏、皮肤保护粉等保护瘘口周围皮肤。

(三)自我观察

指导患者和家属监测病情,定期门诊随访,如出现腹痛、呕吐、腹胀及停止排气排便等,应及时就诊。

关键点:①肠瘘导致大量消化液的丢失,须警惕水、电解质失衡。②做好瘘口周围皮肤护理,预防皮肤糜烂、出血、感染。适合使用造口袋者,可用造口袋收集肠液。

(闵　琨)

第十五节　腹　外　疝

体内某个脏器或组织离开其正常解剖部位,通过先天或后天形成的薄弱点、缺损或孔隙进入另一部位,成为疝。疝多发生于腹部,腹部疝分为腹内疝和腹外疝。腹内疝是由脏器或组织进入腹腔内的间隙囊内形成,如网膜孔疝。腹外疝是腹腔内的脏器或组织连同壁腹膜,经腹壁薄弱点或孔隙,向体表突出所形成。常见的有腹股沟疝、股疝、脐疝、切口疝等。临床上以腹外疝多见。

一、相关病理生理

典型的腹外疝由疝环、疝囊、疝内容物和疝外被盖等组成。

(一)疝环

疝环也称为疝门,是疝突出体表的门户,也是腹壁薄弱点或缺损所在。各类疝多以疝门而命名,如腹股沟疝、股疝、脐疝、切口疝等。

(二)疝囊

疝囊是壁腹膜经疝门向外突出形成的囊袋。一般分为疝囊颈、疝囊体、疝囊底三部分。疝囊颈是疝囊与腹腔的连接部,其位置相当于疝环,常是疝囊比较狭窄的部分,也是疝内容物脱出和回纳的必经之处,因疝内容物进出反复摩擦刺激易产生瘢痕而增厚,若疝囊颈狭小易使疝内容物在此处受到嵌闭和狭窄,如股疝和脐疝等。

(三)疝内容物

疝内容物是进入疝囊的腹内脏器和组织,以小肠多见,大网膜次之。比较少见的还可有盲肠、阑尾、乙状结肠、横结肠、膀胱等。卵巢及输卵管进入则罕见。

(四)疝外被盖

疝外被盖是指疝囊以外的腹壁各层组织,一般为筋膜、皮下组织及皮肤。

二、病因与诱因

(一)基本病因

腹壁强度降低是腹外疝发病的基本病因。腹壁强度降低有先天性和后天性两种情况。

1.先天性因素

先天性因素最常见的是在胚胎发育过程中某些组织穿过腹壁的部位，如精索或子宫圆韧带穿过腹股沟管、腹内股动静脉穿过股管、脐血管穿过脐环等处；其他如腹白线发育不全等。

2.后天性因素

后天性因素见于手术切口愈合不良、外伤、感染造成的腹壁缺损，腹壁神经损伤、年老、久病、肥胖等所致肌萎缩等。

（二）诱发因素

腹内压力增高易诱发腹外疝的发生。引起腹内压力增高的常见原因有慢性咳嗽、慢性便秘、排尿困难（如前列腺增生症、膀胱结石）、腹水、妊娠、搬运重物、婴儿经常啼哭等。正常人因腹壁压力强度正常，虽时有腹内压增高的情况，但不致发生疝。

三、临床表现

腹外疝有易复性、难复性、嵌顿性和绞窄性等临床类型，其临床表现各异。

（一）易复性疝

该种最常见，疝内容物很容易回纳入腹腔，称为易复性疝。在患者站立、行走、咳嗽等导致腹内压增高时肿块突出，平卧、休息或用手将疝内容物向腹腔推送时可回纳入腹腔。除疝块巨大者可有行走不便和下坠感，或伴腹部隐痛外，一般无不适。

（二）难复性疝

疝内容物不能或不能完全回纳入腹腔内，但并不引起严重症状者，称为难复性疝。此类疝内容物大多数为大网膜，滑动性疝也属难复性疝的一种。患者常有轻微不适、坠胀、便秘或腹痛等。

（三）嵌顿性疝

疝环较小而腹内压突然增高时，较多的疝内容物强行扩张疝环挤入疝囊，随后由于疝囊颈的弹性回缩，使疝内容物不能回纳，称为嵌顿性疝。此时疝内容物尚未发生血运障碍。多发生于股疝、腹股沟斜疝等。患者可有腹部或包块部疼痛，若嵌顿为肠管可有腹痛、恶心呕吐、肛门停止排便排气等。

（四）绞窄性疝

嵌顿若不能及时解除，嵌闭的疝内容物持续受压，出现血液回流受阻而充血、水肿、渗出，并逐渐影响动脉血供，成为绞窄性疝。发生绞窄后，包块局部出现红、肿、痛、热，甚至形成脓肿，全身有畏寒、发热、脱水、腹膜炎、休克等症状。

四、辅助检查

（一）透光试验

用透光试验检查肿块，因疝块不透光，故腹股沟斜疝呈阴性，而鞘膜积液多为透光（阳性），可以此鉴别。但幼儿的疝块，因组织菲薄，常能透光，勿与鞘膜积液混淆。

（二）实验室检查

疝内容物继发感染时，血常规检查提示白细胞和中性粒细胞比例升高；粪便检查显示隐血试验阳性或见白细胞。

(三)影像学检查

疝嵌顿或绞窄时X线检查可见肠梗阻征象。

五、治疗原则

除少数特殊情况外，腹股沟疝一般均应尽快施行手术治疗。腹股沟疝早期手术效果好、复发率低；若历时过久，疝块逐渐增大后，加重腹壁的损伤而影响劳动力，也使术后复发率增高；而斜疝又常可发生嵌顿或绞窄而威胁患者的生命。股疝因极易嵌顿、绞窄，确诊后应及时手术治疗。对于嵌顿性或绞窄性股疝，则应紧急手术。

(一)非手术治疗

1.棉线束带法或绷带压深环法

该法适用于1岁以下婴幼儿。因为婴幼儿腹肌可随躯体生长逐渐强壮，疝有自行消失的可能。可采用棉线束带或绷带压住腹股沟深环，防止疝块突出。

2.医用疝带的使用

此方法适用于年老体弱或伴有其他严重疾病而禁忌手术者，可用疝带压迫阻止疝内容物外突。但长期使用疝带可使疝囊颈增厚，增加疝嵌顿的发病率，易与疝内容物粘连，形成难复性疝和嵌顿性疝。

3.嵌顿性疝的复位

复位方法是将患者取头低足高位，注射吗啡或哌替啶以止痛、镇静并放松腹肌，后用手持续缓慢地将疝块推向腹腔，同时用左手轻轻按摩浅环和深环以协助疝内容物回纳。复位方法应轻柔，切忌粗暴，以防损伤肠管，手法复位后必须严密观察腹部体征，若有腹膜炎或肠梗阻的表现，应尽早手术探查。

(二)手术治疗

手术是治疗腹外疝的有效方法，但术前必须处理慢性咳嗽、便秘、排尿困难、腹水、妊娠等腹内压增高因素，以免术后复发。

1.疝囊高位结扎术

暴露疝囊颈，予以高位结扎或是贯穿缝合，然后切去疝囊。单纯性疝囊高位结扎适用于婴幼儿或儿童，以及绞窄性斜疝因肠坏死而局部严重感染者。

2.无张力疝修补术

将疝囊内翻入腹腔，无需高位结扎，而用合成纤维网片填充疝环的缺损，再用一个合成纤维片缝合于后壁，替代传统的张力缝合。传统的疝修补术是将不同层次的组织强行缝合在一起，可引起较大张力，局部有牵拉感、疼痛，不利于愈合。现代疝手术强调在无张力情况下，利用人工高分子修补材料进行缝合修补，具有创伤小、术后疼痛轻、无需制动、复发率低等优点。

3.经腹腔镜疝修补术

其基本原理是从腹腔内部用网片加强腹壁缺损或用钉(缝线)使内环缩小，可同时检查双侧腹股沟疝和股疝，有助于发现亚临床的对侧疝并同时予以修补。该术式具有创伤小、痛苦少、恢复快、美观等特点，但对技术设备要求高，需全身麻醉，手术费用高，目前临床应用较少。

4.嵌顿疝和绞窄性疝的手术处理

手术处理嵌顿或绞窄性疝时，关键在于准确判断肠管活力。若肠管坏死，应行肠切除术，不做疝修补，以防感染使修补失败；若嵌顿的肠袢较多，应警惕有无逆行性嵌顿，术中必须把腹腔内有关肠管牵出检查，以防隐匿于腹腔内坏死的中间肠袢被遗漏。

六、护理评估

（一）术前评估

1.健康史

（1）个人情况：患者的年龄、性别、职业、饮食习惯、生育史等。

（2）既往史：有无长期便秘、慢性咳嗽、腹水等腹内压增高的情况；有无腹部外伤、手术、切口感染等病史。

2.身体状况

（1）腹股沟区疝块大小、部位、质地、能否回纳、有无压痛。

（2）腹部有无绞痛、恶心、呕吐、肛门停止排气排便等。

（3）是否有腹膜刺激征。

（4）是否有感染征象。

（5）是否有电解质紊乱征象。

（6）透光试验，实验室检查，影像学检查是否有异常。

3.心理社会状况

（1）是否了解腹外疝的治疗方法。

（2）是否担心腹外疝的预后。

（3）患者和家属是否知晓腹外疝的预防方法。

（二）术后评估

（1）手术方式、麻醉方式，术中情况。

（2）术后伤口愈合情况，有无红肿等感染迹象。

（3）是否存在腹内压升高的因素。

（4）有无阴囊水肿、伤口感染、人工气腹并发症等并发症发生。

七、常见护理诊断

（一）疼痛

疼痛与疝块嵌顿、绞窄有关。

（二）潜在并发症

有术后阴囊水肿、伤口感染、人工气腹并发症。

（三）知识缺乏

缺乏腹外疝发生的原因、预防腹内压升高的有关知识。

八、护理目标

（1）患者自述疼痛缓解，舒适感增强。

（2）患者未发生并发症或并发症被及时的发现与处理。

（3）患者了解腹外疝发生的原因，并能够说出预防腹内压升高的相关知识。

九、护理措施

(一)非手术治疗的护理

1.消除引起腹内压升高的因素

(1)积极治疗原发病:有长期便秘、排尿困难、慢性咳嗽、腹水、妊娠等致腹内压升高的因素而暂不进行手术者,应当积极治疗原发病,控制症状。

(2)合理饮食:进食富含粗纤维的蔬菜、水果及食物,多饮水,保持排便通畅。

(3)保暖,预防呼吸道感染,指导患者戒烟。

2.嵌顿性/绞窄性疝患者的护理

(1)预防疝嵌顿:疝块较大者应多卧床休息,尽量减少活动。离床活动时使用疝带压住疝环口,以避免腹腔内容物脱出而造成疝嵌顿。

(2)病情观察:当患者出现腹部绞痛、恶心、呕吐、肛门排气排便停止、腹胀等肠梗阻表现时,应首先考虑疝嵌顿、绞窄的发生,即刻报告医师,并配合相应的处理。

(3)疝嵌顿的护理主要包括以下几个方面。①禁食、胃肠减压,输液、纠正水电解质和酸碱失衡,必要时备血。②手法复位及护理的要点如下。a.适应证:嵌顿时间在3~4小时内,腹痛与腹膜刺激征不明显者。b.复位方法:让患者取头低足高卧位,注射吗啡等解痉止痛药物,松弛腹肌,然后托起阴囊,持续缓慢地将疝块还纳回腹腔。手法必须轻柔,切忌粗暴导致肠管损伤。c.手法复位前:可遵医嘱注射吗啡或盐酸哌替啶注射液,以缓解疼痛、镇静并松弛腹肌,提高手法复位的成功率。d.手法复位后:24小时内严密观察患者生命体征与腹部情况。若出现腹痛、腹胀、肛门排气/排便停止等腹膜炎或肠梗阻的表现,积极协助医师做好急诊手术探查的准备。

(二)手术治疗的护理

1.术前准备

(1)解释:向患者和家属解释手术相关护理问题及配合要求;指导患者术前1~2周戒烟,练习腹式呼吸和胸式咳嗽,练习床上使用便器,以降低术后腹内压升高的危险性;指导长期口服阿司匹林、华法林等抗凝药物者,术前应遵医嘱停药或使用拮抗药物。

(2)排空膀胱:进手术室前排空膀胱,必要时留置导尿。

(3)检查:协助做好术前检查,术前1天备皮。

2.术后护理

(1)病情观察:观察患者生命体征,切口有无红、肿、疼痛,阴囊有无出血、水肿。

(2)卧位:术后当日取仰卧位,膝下垫一软枕,使膝关节、髋关节微屈,以松弛腹股沟区切口的张力,减小腹腔内压力,有利于伤口愈合和减轻切口疼痛。次日可改为半卧位。

(3)活动:①行传统疝修补术者,术后3~5天可下床活动;②行无张力疝修补术者,次日即可下床活动;③行切口疝修补术者,术后1~2天卧床休息,第3天可下床活动;④卧床期间鼓励患者床上勤翻身,以促进肠功能恢复、预防压疮发生。年老体弱、巨大疝、疝术后复发再次手术者,可适当推迟下床活动时间。

(4)饮食:①因嵌顿疝/绞窄疝致肠管坏死行肠切除-肠吻合术者,术后应按肠切除术护理常规进食;②行疝修补术者,术后6小时若无恶心、呕吐等,即可进流质饮食,次日可进软食或普食;③指导患者术后多进食易消化、富含纤维素的新鲜蔬菜水果,保持大便通畅。

(5)预防切口出血:术后切口可放置沙袋(盐袋)压迫6~8小时,以防止切口出血而导致继发感染。

(6)防止腹内压升高:避免受凉感冒而引起咳嗽。如有剧烈咳嗽,指导患者在咳嗽时用手掌按压、保护切口,以减轻对切口的牵拉;保持排便通畅;因麻醉或手术引起尿潴留者,可留置尿管。

(三)术后并发症的观察与护理

1.切口感染

(1)观察:若患者出现体温升高、脉搏频速、白细胞计数增高,切口局部有红、肿、热、痛等,应警惕切口感染。

(2)护理:保持切口敷料清洁干燥,一旦被粪、尿污染或敷料脱落,应立即通知医师及时予以更换。绞窄性疝行肠切除、肠吻合术后,易发生切口感染,术后须合理应用抗菌药物。

2.阴囊水肿

(1)观察:由于阴囊比较松弛且位置低,因此渗血、渗液易积聚于此。术后密切观察阴囊肿胀情况。

(2)护理:术后使用棉垫托起阴囊,既可避免渗血、渗液的积聚,也可促进淋巴回流,起到预防阴囊水肿的作用。

3.人工气腹并发症

(1)主要观察以下几个方面。①皮下气肿:多发生于胸腹、阴囊等部位,触之局部有捻发感;②疼痛:残留的 CO_2 可引起患者背部、肩部、胸部、腹部等部位胀痛;③高碳酸血症:可由 CO_2 弥散入血而引发,患者可出现呼吸浅慢,血二氧化碳分压升高。

(2)护理:一旦出现高碳酸血症,应及时遵医嘱给予低流量(1～2 L/min)氧气吸入 3～4 小时,以提高血氧饱和度,促进腹腔内 CO_2 气体尽快排出;做好患者的心理护理,缓解疼痛;密切观察皮下气肿吸收消散情况并记录,若出现异常,及时报告医师进行处理。

十、健康教育

(一)日常保健

注意保暖,天气变化时及时增减衣物,预防呼吸道感染;指导患者戒烟;妊娠妇女在活动时可使用疝带压住疝环口。

(二)防止便秘

饮食规律,尽量避免辛辣刺激的食物;多饮水,进食富含纤维素的新鲜蔬菜水果,保持大便通畅;养成定时排便习惯,注意切勿用力排便。

(三)休息与活动

生活规律,注意休息,活动适当有度;术后 3 个月内,应避免剧烈运动、提举重物及参加重体力劳动等。

(四)切口的自我护理

保持切口周围皮肤清洁、干燥,术后 1 个月内尽量避免使用肥皂水擦洗切口。注意观察切口情况,若切口出现红、肿、热、痛,须及时联系医护人员。

(五)复查

定期复诊,若出现腹痛、腹胀、恶心、呕吐、排便异常等不适症状及时就诊。

十一、护理评价

(1)患者疼痛程度是否减轻。

(2)患者是否出现并发症,若出现是否得到及时发现和处理。

(3)患者是否了解腹外疝发生的原因和诱发因素,能否说出引起腹内压升高的因素。

关键点:①嵌顿性疝与绞窄性疝是腹外疝的急症,需及时发现与处理。②腹内压增高是腹外疝复发的主要因素,应采取措施进行预防。③术后3个月内避免剧烈运动、提重物、重体力劳动,防止疝复发。

(闵　琨)

第二章

康复科护理

第一节　康复护理程序

一、康复护理评估

评估是指有目的地、系统地收集资料。此步骤在康复护理程序中很关键，是顺利进行康复护理工作的基础和制定护理计划的重要依据。评估阶段包括收集资料、整理分析资料和资料的记录。

(一)康复护理评定的作用

康复功能评定是康复治疗的基础，客观地、准确地评定功能障碍的性质、部位、范围、程度、发展趋势和预后，为制定康复治疗原则、计划奠定科学、合理依据。工作中又分初期、中期、末期评定，评定的项目和内容主要包括躯体方面、精神方面、言语方面和社会方面四大方面的功能。

康复评定不同于临床医学的疾病诊断，它不是寻找疾病的病因和论断，而是客观地评定功舒障碍的性质、部位、严重程度、发展趋势、预后和转归。

康复护理评定是一个反馈过程，通过评定可以为提出护理诊断提供依据，了解护理计划、实施护理活动的效果以及患者的康复进展情况。利用康复评定我们可以检验原有康复计划的有效性，为下一个护理计划的制定提供新的起点。

(二)康复护理评定的要求

康复护理评定的方法很多，无论是仪器评定还是非仪器评定都要求有足够的准确性和可靠性，也就是要求评定的方法具有一定的效度、信度、灵敏度和统一性。

1.效度

效度又称准确性，是指一种评定方法的评定结果与评定目的的符合程度。

2.信度

信度又称可靠性，是指评定方法的可重复性和稳定性。

3.灵敏度

进行评定时选择的评定方法应该能敏感的反应评定的内容，也就是能够灵敏地反映出评定内容的微小变化。

4.统一性

统一性是指选择的评定内容和方法要有全国甚至全世界统一的标准，这样可以比较治疗的效果，便于经验的交流。

(三)康复护理评定分类

1.分类

(1)残疾评定。

(2)运动功能评定。

(3)感觉功能评定。

(4)日常生活活动功能评定。

(5)言语评定。

(6)心血管功能评定。

(7)呼吸功能评定。

(8)心理评定。

2.残疾评定

WHO的国际病损、失能、残障分类，已被世界各国康复医学界所普遍采用。此标准根据残疾的性质、程度及日常生活的影响，把残疾分为病损、失能和残障三类。

(1)病损：病损是指由于各种原因造成患者身体的结构、功能以及心理状态的暂时或永久性的异常或丧失，影响个人的正常生活、学习或工作，但仍能生活自理。病损可以理解为器官或系统水平上的功能障碍，即它对患者的某个器官或系统的功能有较大影响，从而影响患者功能活动，生活和工作的速度、效率、质量，而对整个个体的独立影响较小。

(2)失能：失能是指患者身体结构、功能及心理状态的缺损较严重，以至于使按照正常方式进行独立的日常生活活动、工作或学习的能力减弱或丧失。失能应被理解为个体水平的能力障碍。

(3)残障：残障是指患者的功能缺陷及个体能力障碍严重，以致限制或妨碍了患者正常的社会活动、交往及适应能力。残障是社会水平的障碍。

(四)康复护理评定方法

1.收集资料

(1)资料的来源：①资料的主要来源是康复对象。②与康复对象有关人员，如亲属、朋友、邻居、同事、其他医务人员。③有关文字记录，如病案、各种检查、检验报告、既往健康检查记录、儿童预防接种记录以及查阅的文献等。

(2)资料的种类。①主观资料：指康复对象的主诉和主观感觉。是康复对象对其所经历、感觉、担心以及所听到、看到、触到的内容的诉说。②客观资料：指通过观察、体格检查或借助医疗器械检查而获得的患者的症状、体征，以及通过实验室检查而获得的有关资料。

(3)收集资料的方法：有使用仪器和不使用仪器两种方法。

不使用仪器：①与康复对象及其家属或陪护人员交谈。②直接观察康复对象的ADL能力、水平以及残存的功能。③直接检查和评定康复对象的ADL能力、水平以及残存功能的程度等。

使用仪器：肌电图、诱发电位、等速运动、测定仪，计算机评定认知等。

(4)资料的内容。①基本情况：如姓名、性别、出生年月、民族、职业、文化程度、宗教信仰、个人爱好、婚否、工作单位、工作性质、住址等。②既往史：过去健康情况及有无药物过敏史。③生活状况及自理程度：包括饮食、睡眠、排泄、清洁卫生、生活自理情况以及现在有无并发症等。④护理体检：主要项目包括生命体征、身高、体重、意识、瞳孔、皮肤黏膜、四肢活动度以及呼吸、循环、消化等系统的阳性体征；重点是对现有残存功能的检查，如感觉、运动、认知、语言及ADL能力水平状况。⑤致残原因:包括致残性质是先天性的,还是后天外伤所致,起始时间和经过等。⑥康复对象的心理状态:如有无精神抑郁、焦虑、恐惧等心理;对残障有无认识、对康复有无信心等。⑦康复愿望:包括了解康复对象和家属对康复的要求,希望达到的健康状态等。⑧家庭环境:包括经济状况、无障碍设施条件如何,康复对象和家属有无康复方面的常识等。

2.整理分析资料

整理分析资料即将资料进行整理、分类、比较,对含糊不清的资料进一步复查,以便能迅速地发现康复对象出现的健康问题。

将资料进行分类的方法很多,可按 Maslow 的基本需要层次分类或按上 Gordon 的 11 个功能性健康形态分类。目前临床应用较多的是按后者分类法。

3.资料的记录

目前临床上常采用表格形式记录资料,根据各医院、甚至同一医院中各病区的特点先将表格设计好,收集资料时可边询问、检查,边填写记录,这样不仅可以指导应该收集哪些资料,还可以避免遗漏。

记录资料时应注意,主观资料应尽量记录患者的原话,客观资料应使用医学术语,同时尽量避免使用无法衡量的词语,如佳、尚可、增加、减少等。

二、康复护理诊断

康复护理诊断是根据收集到的资料确定康复对象功能障碍和健康问题的过程,是康复护理程序的第二步。

(一)护理诊断的定义

北美护理诊断协会(NANDA)提出并通过的定义为:护理诊断是有关个人、家庭、社区对现存的或潜在的健康问题或生命过程的反应的一种临床判断。

(二)护理诊断的陈述

护理诊断的陈述即在分析资料和确定问题后,对问题进行描述。目前常用的陈述方式有三种。

1.三部分陈述

三部分陈述即 PSE 公式,问题+症状或体征+原因。P——问题(护理诊断的名称),S——临床表现(症状或体征),E——原因(相关因素)。常用于现存的护理诊断。当能较熟练使用时可省略掉 S 部分。

例如:清理呼吸道无效:发绀、肺部有啰音与痰液黏稠有关。如厕自理缺陷:自述下蹲或站起费力,不能自己解开或系上裤带与关节僵直有关。

2.二部分陈述

二部分陈述即 PE 公式,问题+原因。常用于"有……危险"的护理诊断,因危险尚未发生,故没有 S 部分,只有 P、E。

例如:有皮肤完整性受损的危险:与长期卧床无力翻身有关。

3.一部分陈述

一部分陈述只有 P 一部分。常用于健康的护理诊断。

例如:执行治疗方案有效,潜在的精神健康增强。

在陈述护理诊断时需注意以下问题。

(1)问题这部分应尽量使用我国在 NADNA 128 项护理诊断的基础上增加修订的148 项护理诊断的名称。

(2)原因的陈述,应用“与……有关”来连接。

(3)一项护理诊断只针对一个问题。

(4)以收集的主、客观资料为依据。

(5)护理诊断必须是用护理措施能够解决的问题。

(三)护理诊断的种类

1.自现存的护理诊断

这是对康复对象已经存在的健康问题或目前已有的反应的描述。如:进食自理缺陷;沐浴或卫生自理缺陷;功能障碍性缺陷等。

2.有……危险的护理诊断

这是对康复对象可能出现的健康问题或反应的描述。虽然目前尚未发生问题,但有发生的危险因素。如:有活动无耐力的危险;有废用综合征的危险;有感染的危险等。

3.健康的护理诊断

这是对康复对象具有保持或进一步加强健康水平潜能的描述。1994 年才被 NANDA 认可。如潜在的婴儿行为调节增强;执行治疗方案有效等。

三、康复护理计划

(一)康复护理计划的概念

康复护理计划是针对康复护理诊断制定的具体康复护理措施,是对患者实施康复护理的行动指南。它以康复护理诊断为依据,以使康复对象尽快地恢复功能、重返社会为目标。

康复护理计划应体现个体差异性,一份护理计划只对一个患者的护理活动起指导作用。康复护理计划还应具有动态发展性,随着患者病情的变化、康复护理效果的优劣而补充调整。

(二)康复护理计划的实施

1.排列康复护理诊断顺序

康复护理诊断应按轻、重、缓、急确定先后顺序,以保证护理工作高效、有序地进行。

(1)首优问题:首优问题指威胁患者的生命,需立即解决的问题。

(2)中优问题:中优问题指虽然不直接威胁患者的生命,但给其精神上或躯体上带来极大的痛苦,严重影响健康的问题。

(3)次优问题:次优问题指那些人们在应对发展和生活中变化时所产生的问题。这些问题往往不很急迫或需要较少帮助即可解决。

2.排序原则

(1)优先解决危及生命的问题。

(2)按需要层次理论先解决低层次问题,后解决高层次问题,特殊情况下可作调整。

(3)在无原则冲突的情况下,患者主观上迫切需要解决的问题应优先解决。

(4)潜在的问题应根据性质决定其顺序。

3.确定康复护理目标

康复护理目标是护理活动预期的结果,是针对护理诊断而提出,指患者在接受护理后,期望能够达到的健康状态,即最理想的护理效果,是评价护理效果的标准。

(1)目标分类:康复护理目标可分为短期目标和长期目标两类。短期目标指在相对较短的时间内(一般指一周)可达到的目标。长期目标指需要相对较长时间(一般指数周或数月)才能实现的目标。长期目标需通过若干短期目标才能逐步实现。

例如,运动受损与右侧偏瘫有关。

短期目标:一周后,患者能独立地从床转移到轮椅。

长期目标:3 个月后,患者能独立地在家活动。

(2)目标要求:①目标应是康复护理活动的结果,而非护理活动本身。②目标应具有明确的针对性。③目标必须切实可行,属于康复护理工作范畴。④目标应与康复医疗工作相协调。⑤目标必须具体、可测量。

4.制定康复护理措施

康复护理措施是康复护士协助患者实现护理目标的具体方法与手段,规定了解决康复问题的护理活动方式与步骤,也可称为护嘱。

(1)护理措施的类型。护理措施可分为依赖性、独立性和协作性护理三类。①依赖性护理措施:是指护士执行医嘱的措施。②独立性护理措施:是指护士根据所收集资料,独立思考、判断后做出的决策。③协作性护理措施:是指康复护士与其他康复医务人员合作完成的护理活动。

(2)护理措施的内容:护理措施内容主要包括病情观察、基础护理、检查及手术前后护理、心理护理、功能锻炼、健康教育、执行医嘱及症状护理等。

(3)制定康复护理措施的要求:①与康复医疗工作协调一致,与其他康复治疗师相互配合。②针对康复护理目标,一个康复护理目标可通过几项护理措施来实现,按主次、承启关系排列。③护理措施必须切实可行。④护理措施应明确、具体、全面,应保证患者安全,使患者乐于接受。⑤护理措施应以科学的理论为依据。

5.构成康复护理计划

康复护理计划是将护理诊断、目标、措施等各种信息按一定规格组合而形成的护理文件。

康复护理计划一般都制成表格形式。各医院的规格不完全相同,大致包括日期、诊断、目标、措施、效果评价等几项内容。

四、康复护理措施的实施

(一)康复护理措施实施的概念

康复护理实施是将康复护理计划付诸行动,实现康复护理目标的过程。从理论上讲,实施是在康复护理计划制定之后,但在实际工作中,特别是抢救危重患者时,实施常先于计划之前。

(二)康复护理措施的实施

1.实施的步骤

(1)准备:准备包括进一步审阅计划,分析实施计划所需要的护理知识与技术;预测可能会发生的并发症及如何预防,安排实施计划的人力、物力与时间。

(2)执行:在执行护理计划过程中要充分发挥患者及家属的积极性,并与其他医护人员相互协调配合;熟练准确地运用各项护理技术操作;同时密切观察执行计划后患者的反应,有无新的问题发生;及时收集、分析资料,迅速、正确地处理一些新的健康问题以及病情的变化。

(3)记录:实施各项康复护理措施的同时,要准确进行记录,此记录也称护理病程记录或护理记录。记录内容包括实施护理措施后患者和家属的反映及护士观察到的效果,患者出现的新的功能问题与障碍变化，所采取的临时性治疗、康复护理措施，患者身心需要及其满意情况；各种症状、体征，器官功能的评价，患者的心理状态等。护理记录可采用PIO记录格式：P(问题)I(措施)O(结果)。

例如，P：运动受损与右侧偏瘫有关。I：①指导患者用健侧的上肢和下肢帮助患侧的上肢和下肢进行身体移动。②连续3天指导患者在早晨将自身移动到床边。O：一周后，患者能独立地从床移动到轮椅。

2.实施的方法

(1)分管护士直接为康复护理对象提供康复护理。

(2)与其他康复医师、康复治疗师合作。

(3)教育护理对象及其家属共同参与康复护理。

在教育时应注意了解患者及其家属的年龄、职业、文化程度和对改变患者目前状况的信心与态度，患者目前的残疾状态和功能障碍，掌握教育的内容与范围，采取适当的方法和通俗的语言，以取得良好的效果。

五、康复护理效果的评价

(一)康复护理效果评价的概念

康复护理评价是将实施康复护理计划后所得到的患者康复状况的信息有计划、有系统地与预定的护理目标逐一对照，按评价标准对护士执行护理程序的效果、质量做出评定。

评价还可以帮助再次发现问题，引出其他护理诊断，使护理活动持续进行，康复评价贯穿于患者康复的全过程。

(二)康复护理效果评价步骤

1.收集资料

根据收集各类主，客观资料，列出执行护理措施后患者的反应。

2.对照检查

将患者的反应与预期目标进行比较，来衡量目标实现程度及各项工作达标情况。衡量目标实现程度的标准有三种：目标完全实现、目标部分实现、目标未实现。

3.分析原因

对目标未实现部分及未达标的工作内容进行分析讨论，以发现导致目标未实现的原因。

4.重新修订护理计划

对已经实现的护理目标与解决的问题，停止原有的护理措施。对继续存在的健康问题，修正不适当的诊断、目标或措施。对出现的新问题，在收集资料的基础上做出新的诊断和制定新的目标与措施，进行新一轮循环的护理活动，直至最终达到护理对象的最佳健康状态。应在不同阶段对患者的情况进行评价。通常采用三次评价(早期、中期、后期)制度，每次评价会同康复医师、康复护士、物理治疗师、作业治疗师、语言治疗师、心理治疗师及社会工作者等专业人员组成。护士在评价会上要通报护理的评价结果，并认真记录其他专业人员的意见和措施，以便全面掌握患者康复的情况，并全面评价康复护理目标的执行情况。患者出院时，护士要根据其康复效果对患者住院期间康复护理目标指定的是否合适，护理措施是否完全落实等情况进行评价，促使不断提高康复护理工作的质量。

(高婷婷)

第二节　康复护理常用评定

一、躯体一般状况评定

（一）性别

通常以性征来区别，正常人性征很明显，性别也易区分。某些疾病可以引起性征发生改变，如肾上腺皮质肿瘤可以导致男性女性化。

（二）年龄

问诊或观察。通过观察皮肤的光泽、弹性、肌肉状况、毛发颜色及分布、面与颈部皮肤及皱纹、牙齿状态等判断。由于人的健康状态及衰老速度存在个体差异，这些可影响对年龄的判断。

（三）生命体征（体温、脉搏、呼吸和血压）

1.体温

人体内部的温度称为体温。机体深部的体温较为恒定和均匀，称为深部体温；体表温度受多种因素的影响，变化和差异较大，称为表层温度。临床所指的体温是平均深部温度。体温测量采用腋测法，正常值为 36～37 ℃。

（1）操作方法：患者卧位或坐位，解开衣扣→将腋窝汗液擦干→体温计水银端放置腋窝深处，屈肘过胸夹紧→10 分钟后查看体温计度数。

（2）注意事项：①测量体温前后，清点体温计数目，甩表时勿碰及他物，以防破碎。②沐浴、乙醇擦浴后应在 30 分钟后再测量。③体温与病情不相符时，应守护在身旁重新测量。④体温过高或过低，及时联系医师，严密观察、处理。

2.脉搏、呼吸

（1）脉搏：动脉有节律的搏动称为脉搏。正常成人安静时脉率 60～100 次/分。

（2）呼吸：机体在新陈代谢过程中，不断地从外界吸取氧气排出二氧化碳，这种机体与环境之间的气体交换，称为呼吸。成人安静时呼吸频率为 16～20 次/分。

（3）测脉搏方法：患者卧位，手臂处于舒适位置→示指、中指和无名指的指端按住患者桡动脉（力度以能清楚触及脉搏波动为宜）→数 30 秒（异常不规则时应数一分钟。短绌脉者，应两人同时分别测量，一人测心率，一人测脉搏）→报数/记录。测呼吸方法为测脉搏后手按住桡动脉不动→观察患者胸部或腹部起伏（一呼一吸为一次）→数 1 分钟→报数/记录。

（4）注意事项：①环境安静，患者情绪稳定。活动或情绪激动时，休息 20 分钟后再测量。②不用拇指诊脉，以免拇指小动脉搏动与患者脉搏相混淆。③偏瘫患者应选择健侧肢体。④测量呼吸次数同时，注意观察呼吸的节律、深浅度及呼出气味等。

3.血压

血压是指在血管内流动的血液对血管壁的侧压力。临床所谓的血压一般是指动脉血压。理想血压为收缩压＜16.0 kPa（120 mmHg），舒张压＜10.7 kPa（80 mmHg），正常血压收缩压＜17.3 kPa（130 mmHg），舒张压＜11.3 kPa（85 mmHg）；正常血压的高值是收缩压 16.0～18.0 kPa（120～139 mmHg），舒张压 10.7～11.9 kPa（80～89 mmHg）；收缩压≥18.7 kPa

(140 mmHg)和/或舒张压≥12.0 kPa(90 mmHg)则为高血压;收缩压≤12.0 kPa(90 mmHg)和/或舒张压≤8.0 kPa(60 mmHg)为低血压。

(1)上肢血压测量:测量方法为平卧位或坐位,暴露被测量的上肢→手掌向上,肘部伸直→打开血压计开关→驱除袖带内空气,缠置袖带于上臂中部,袖带下缘距肘窝上 2～3 cm(松紧以能放入一手指为宜)→手持听诊器置于肱动脉搏动处,轻轻加压→另一只手关闭气门后向袖带内平稳充气,水银高度以动脉搏动音消失后再升高 2.7～4.0 kPa(20～30 mmHg)为宜→松开气门缓缓放气,听搏动音并双眼平视观察水银柱→听到第一声搏动时水银柱所指刻度为收缩压→继续放气,听到声音突然减弱或消失,此时的刻度数值为舒张压→报数/记录。

(2)注意事项:①定期检查血压计。②测血压时,心脏、肱动脉在同一水平位上。③做到"四定",即定时间,定部位,定体位,定血压计。④当发现血压异常或听不清时,应重测,重测时先将袖带内气体驱尽,将汞柱降至"0"点,稍待片刻后,再测量。⑤打气不可过猛、过高,以免水银溢出。⑥偏瘫患者测血压,应测量健侧,以防患侧血液循环障碍,不能真实地反映血压的动态变化。

(四)发育

发育状态是以年龄与智力、体格成长状态(如身高、体重、第二性征)的关系进行综合判断。发育正常者,其年龄与智力水平、体格成长状态之间均衡一致。发育正常的常用指标包括:头部长度为身高的1/7～1/8,胸围约为身高的 1/2,双上肢展开长度约等于身高,坐高约等于下肢的长度。

通过观察患者,体型可以分为以下三种类型:无力型(瘦长型)、超力型(矮胖型)、正力型(匀称型)。

(五)营养状态

营养状态与食物摄入、消化、吸收和代谢等多种因素有关,是判断机体健康状况、疾病程度以及转归的重要指标之一。通常有以下两种方法判断营养状态。

1.综合判断营养状态

观察皮肤黏膜、皮下脂肪、肌肉、毛发的发育情况综合判断。最简便的方法是判断皮下脂肪的充实程度。可分为良好、中等和不良三个等级。评估部位有三角肌下缘、肩胛骨下缘以及脐旁的皮下脂肪厚度。

(1)营养良好:毛发和指甲润泽,皮肤光泽,弹性良好,黏膜红润,皮下脂肪丰满,肌肉结实,体重和体重指数在正常范围或略高于正常。

(2)营养不良:毛发稀疏,干燥,易脱落,皮肤黏膜干燥,弹性减退,皮下脂肪菲薄,肌肉松弛无力,指甲粗糙无光泽。体重和体重指数明显低于正常。

(3)营养中等:介于良好和不良两者之间。

2.根据体重判断

根据患者身高计算其标准体重,再将实际体重与标准体重比较。实际体重在标准体重±10%范围内属于正常。

$$\text{标准体重(kg)}=\text{身高(cm)}-105\text{(男性)}$$

$$\text{标准体重(kg)}=\text{身高(cm)}-107.5\text{(女性)}$$

$$\text{体重指数(BMI)}=\text{体重(kg)}/\text{身高(m)}^2$$

成人的 BMI 正常标准为 18.5～23.9,BMI 在 24～27.9 者为超重,BMI≥28 者为肥胖,BMI＜18.5者为消瘦。

（六）面容与表情

健康人表情自然、神态安逸。疾病及情绪变化等可引起面容与表情的变化。

（七）体位

健康人为自动体位。疾病常可使体位发生改变，常见有强迫体位、被动体位。

（八）姿势与步态

姿势指一个人的举止状态，靠骨骼结构和各部分肌肉的紧张度来保持，并受健康状况及精神状态的影响。步态指一个人在走路时的姿态。健康成人躯干端正，肢体动作灵活自如，步态稳健。某些疾病可使姿态、步态发生变化。

二、皮肤评估

（一）颜色

在自然光线下观察，检查患者皮肤黏膜有无苍白、黄染、发绀等改变，有无色素沉着等。

（二）弹性

弹性即皮肤的紧张度。检查皮肤弹性常用示指和拇指将手背或前臂内侧皮肤捏起，1～2 秒后松开，观察皮肤平复情况。弹性好者于松手后皱褶立即恢复。弹性减弱时，皮肤皱褶恢复缓慢，见于长期消耗性疾病、营养不良和严重脱水患者。

（三）湿度

皮肤湿度与皮肤的排泌功能有关。排泌功能是由汗腺和皮脂腺完，出汗增多见于甲状腺功能亢进、佝偻病、淋巴瘤等。夜间睡后出汗为盗汗，常见于结核病。汗液中尿素过多则有尿味，称尿汗，见于尿毒症。

（四）皮疹

正常人无皮疹。若有皮疹，应仔细观察其出现和消失的时间、发展顺序、皮疹分布、颜色、状态大小、平坦或隆起、压之是否褪色及有无瘙痒、脱屑等。常见皮疹如下。

1.斑疹

局部皮肤发红，一般不隆起，不凹陷，常见于斑疹伤寒、丹毒等。

2.丘疹

局部皮肤颜色改变且突出于皮面，常见于药物疹、麻疹、湿疹等。

3.斑丘疹

在丘疹周围有皮肤发红的底盘，见于药物疹、风疹、猩红热等。

4.荨麻疹

荨麻疹为隆起皮面苍白色或红色的局限性水肿，见于食物或药物变态反应。

5.玫瑰疹

玫瑰疹为一种鲜红色的圆形斑疹，直径 2～3 mm，一般出现于胸、腹部，常见于伤寒、副伤寒。

（五）皮下出血

1.紫癜

皮下出血直径 3～5 mm 者。

2.瘀斑

直径 5 mm 以上者。

3.血肿

片状出血伴有皮肤显著隆起，常见于造血系统疾病、重症感染、外伤等。

（六）蜘蛛痣与肝掌

1.蜘蛛痣

皮肤小动脉末端分支性血管扩张所形成的血管痣，形似蜘蛛。压迫蜘蛛痣中心，其辐射状小血管网即褪色或消失，压力去除则又出现。常见于急慢性肝炎、肝硬化，健康的妊娠妇女也可出现。

2.肝掌

慢性肝病的大、小鱼际肌处，皮肤常发红，加压后褪色。

（七）水肿

检查部位一般为足背、踝部、胫骨前、腰骶部，用拇指直接由下至上顺序压迫检查部位并停留 3～5 秒，观察有无凹陷及其平复速度。按压后该处出现凹陷即为可凹性水肿，水肿按程度分为 3 种。

1.轻度

眼睑、眶下软组织、胫骨前、踝部皮下组织，指压后轻度凹陷，平复较快。

2.中度

全身软组织均可见明显水肿，指压后明显凹陷，平复较慢。

3.重度

全身组织明显水肿，身体低垂部位皮肤紧张发亮，有液体渗出，胸腔、腹腔、鞘膜腔有积液，外阴处可见明显水肿。

（八）压疮

压疮是由于局部组织长期受压，持续缺血、缺氧、营养不良而致组织溃疡坏死。好发于受压和缺乏脂肪组织保护、无肌肉包裹或肌层较薄的骨骼隆突处。仰卧时好发于枕外隆凸、肩胛部、肘部、脊椎体隆突处、骶尾部、足跟部等处。侧卧时好发于耳部、肩峰、肋部、髋部、膝关节的内外侧、内外踝。俯卧位时好发于耳、颊部、肩部、女性乳房、男性生殖器、髂嵴、膝部、脚趾。压疮分为四期。两种特殊情况：①不可分期；②可疑深部组织损伤。

1.淤血红润期

皮肤出现红、肿、热、麻木或有触痛。

2.炎性浸润期

局部红肿向外浸润、扩大、变硬，皮肤表面呈紫红色，压之不褪色，皮下有硬结，表皮有小水疱形成，有疼痛感觉，表皮或真皮破损，极易破溃。

3.浅度溃疡期

表皮水疱扩大，破溃，真皮创面有黄色渗出液，感染后表面有脓液覆盖，导致浅层组织坏死，疼痛加剧。

4.坏死溃疡期

坏死组织浸入真皮下层和肌肉层，脓液较多，坏死组织边缘呈黑色，有臭味。向周围和深部组织扩展，可达到骨面，严重者可引起脓毒败血症，造成全身感染，危及生命。

三、淋巴结

正常人可触及耳前、耳后、颌下、颏下、颈部、锁骨上窝、腋窝、腹股沟的浅表淋巴结，直径 0.1～0.5 cm，光滑，质软，无粘连，无压痛。

检查方法：滑动触诊法。

（一）颌下、颏下

患者坐位，头稍低或偏向评估侧，护士面向患者，左手（四指并拢）触摸右颌下淋巴结，同法用右手检查左颌下淋巴结。

（二）颈部

患者坐位，护士面向患者，双手（四指并拢）进行触诊，以胸锁乳突肌为界分前、后两区。

（三）锁骨上窝

患者坐位或卧位，护士双手（四指并拢）进行触诊，分别触摸两侧锁骨上窝。

（四）腋窝

护士以左（右）前臂扶持患者左（右）前臂使其放松并稍外展，右（左）手手指并拢微弯曲触诊左（右）侧腋窝，触摸患者左（右）腋窝处，沿胸壁表面从上向下移动。

（五）腹股沟

患者平卧，下肢自然伸直，护士用双手触摸两侧腹股沟。

四、日常生活活动能力评定

（一）定义

日常生活活动（activities of daily living，ADL）能力是指人们为独立生活而每天反复进行的、最基本的、具有共同性的一系列活动，即衣、食、住、行、个人卫生等的基本动作和技巧，对每个人都是至关重要的。康复训练的基本目的就是要改善患者的日常生活活动能力，因此，必须了解患者功能状况，进行日常生活活动能力评定。就是用科学的方法，尽可能准确地了解并概括患者日常生活的各项基本功能状况。它是患者功能评估的重要组成部分，是确立康复目标、制订康复计划、评估康复疗效的依据，是康复医疗中必不可少的重要步骤。

（二）分类

根据日常生活活动的性质可分为基础性日常生活活动和工具性日常生活活动。

1.基础性日常生活活动（basic activities of daily living，BADL）

其又称为躯体日常性生活活动（physical activities of daily living，PADL），是指人们为了维持基本的生存、生活需要而每天必须反复进行的基本活动，包括进食、更衣、个人卫生等自理活动和转移、行走、上下楼梯等身体活动。

2.工具性日常生活活动（instrumental activities of daily living，IADL）

其是指人们为了维持独立的社会生活所需的较高级的活动，完成这些活动需借助工具进行，包括购物、炊事、洗衣、交通工具的使用、处理个人事务、休闲活动等。

IADL 是在 BADL 的基础上发展起来的体现人的社会属性的一系列活动，它的实现是以 BADL 为基础的。BADL 评定反映较粗大的运动功能，适用于较重的残疾，常用于住院患者。IADL 评定反映较精细的功能，适用于较轻的残疾，常用于社区残疾病者和老年人。

（三）评定目的

ADL 的各项活动对于健康人来说易如反掌，但对于病、残者来说其中的任何一项都可能成为一个复杂和艰巨的任务，需要反复的努力和训练才能获得。科学的评估是进行有效康复训练的基础，ADL 评定的目的是综合、准确地评价患者进行各项日常生活活动的实际能力，为全面的康复治疗提供客观依据。其评定的目的如下。

1.确定日常生活独立情况

通过评定全面、准确地了解患者日常生活各项基本活动的完成情况，判断其能否独立生活和独立的程度，并分析引起日常生活活动能力受限的来自躯体、心理、社会等各方面的原因。

2.指导康复治疗

根据 ADL 评定结果，针对患者存在的问题、日常生活活动能力的状况，结合患者的个人需要，制订适合患者实际情况的治疗目标，进行有针对性的 ADL 训练。在训练过程中要进行动态评估，总结阶段疗效，根据患者日常生活活动能力恢复的情况调整下阶段训练方案。

3.评估治疗效果

日常生活活动能力是一种综合能力，反映患者的整体功能状态，是康复疗效判定的重要指标。临床康复告一段落后，根据治疗后情况作出疗效评价，并对预后作出初步的判断。通过观察不同治疗方案对患者 ADL 恢复的影响情况，还可以进行治疗方案之间的疗效比较。

4.安排患者返家或就业

根据评定结果，对患者回归社会后的继续康复和家庭、工作环境的改造及自助具的应用等作出指导和建议。

(四)评定的注意事项

1.加强医患合作

评定前应与患者交流，使其明确评定的目的，取得患者的理解与合作。

2.了解相关功能情况

评定前应了解患者的一般病情和肌力、肌张力、关节活动范围、平衡能力、感觉、知觉及认知状况等整体情况。

3.选择恰当的评定环境和时间

评定应在患者实际生活环境中或 ADL 评定训练室中进行，若为再次评定而判断疗效应在同一环境中进行，以避免环境因素的影响。评定的内容若是日常生活中的实际活动项目，应尽量在患者实际实施时进行，避免重复操作带来的不便。

4.正确选择评定方式和内容

由于直接观察法能更为可靠、准确地了解患者的每一项日常生活活动的完成细节，故评定时应以直接观察为主，但对于一些不便直接观察的隐私项目应结合间接询问进行评定。评定应从简单的项目开始，逐渐过渡到复杂的项目，并略去患者不可能完成的项目。

5.注意安全、避免疲劳

评定中注意加强对患者的保护，避免发生意外。不能强求在一次评定中完成所有的项目，以免患者疲劳。

6.注意评定实际能力

ADL 评定的是患者现有的实际能力，而不是潜在能力或可能达到的程度，故评定时应注意观察患者的实际活动，而不是依赖其口述或主观推断。对动作不理解时可以由评定者进行示范。

7.正确分析评定结果

在对结果进行分析判断时，应考虑患者的生活习惯、文化素质、工作性质、所处的社会和家庭环境、所承担的社会角色以及患者残疾前的功能状况、评定时的心理状态和合作程度等有关因素，以免影响评定结果的准确性。

(高婷婷)

第三节 康复护理实践模式

一、康复护理主要任务

康复护理是实现康复总体计划中的重要组成部分，并且贯穿于康复全过程。特别是在维持生命，保障健康，促进与提高患者自立生活能力，尽快重返家庭和社会的过程中承担着重要职责。

(一)信息的采集

采集康复对象相关信息是康复护理工作的第一步，同时也是开展康复护理工作的基础和制订护理计划的重要依据。信息的采集工作要求做到及时、准确、全面，应当由护理人员直接采集获得。

1.信息收集途径

(1)康复护士与康复对象及其家属或陪护人员的交谈，康复护士直接观察康复对象的 ADL 能力、水平以及残存的功能。

(2)康复护士直接检查和评定康复对象的 ADL 能力、水平以及残存功能的程度等。

2.信息收集的内容

可根据对象的病种、病情、残障程度等而有所侧重，但主要应当包括以下几个方面。

(1)一般情况：包括姓名、年龄、性别、民族、婚否、工作单位、工作性质、住址等。

(2)以往的生活习惯，是否有宗教信仰，有何兴趣与爱好等。

(3)身体一般状况：包括精神、心理、生命体征、饮食、排泄、生活自理等情况及有无并发症的发生，如压疮、呼吸系统及泌尿系统感染等并发症的发生及其程度如何。

(4)致残原因：包括致残性质是先天性的，还是后天外伤所致，起始时间和经过；康复对象的心理状态如何。

(5)现有残存功能：包括感觉、运动、认知、语言等及其 ADL 能力水平状况。

(6)康复愿望：包括了解康复对象和家属对康复的要求和目标等。

(7)家庭环境：包括经济状况，无障碍设施条件如何，康复对象(或家属)有无康复及康复护理的常识。

(8)康复对象的家庭和社区环境条件对康复的影响：信息的收集由康复护士自己完成，以掌握的第一手资料为依据，不可抄写病历或者仅听家属的介绍作为对患者信息的收集依据，因为它直接涉及康复护理下一步的工作，即康复护理计划制订要符合实际情况。

(二)康复护理计划的制订

责任护士依据信息收集情况，提出患者实际或潜在的健康问题，确立其康复护理目标，制订出护理方案及措施，由责任护士负责组织实施。在患者住院期间进行初、中、末(出院前)的康复护理效果评价，根据功能恢复情况进行计划及措施的调整。

1.找出康复护理问题

护理问题是指康复对象实际的或潜在的护理问题，这些护理问题是通过护理措施可以解决的问题。例如：脊髓损伤所造成的肌肉萎缩、关节挛缩、肢体运动感觉及二便等功能障碍的患者，会出现生活不能自理、大小便功能障碍等情况，针对以上情况可以找出相应的护理问题，如心理改变、躯体移动障碍、生活自理缺陷、排泄状况改变、有皮肤完整性受损的危险、有外伤的危险、有潜在的尿路及肺部感染等并发症发生的危险等护理问题。

2.确立康复护理目标

根据存在的护理问题，提出解决问题的护理目标。并针对患者存在问题的严重程度及其康复时间的长短，制订出短期及长期康复护理目标。护理目标必须明确、具体、可行。

3.制订康复护理措施

康复护理措施是指为了达到护理目标，根据患者的护理问题所采取的具体护理方法。如脊髓损伤所导致的膀胱功能障碍，可以通过计划饮水、间歇导尿、残余尿量测定等膀胱功能训练促使其建立反射性膀胱。

二、康复护理质量管理的任务

（一）提高全员素质，树立质量意识

进行康复护理职业素质教育和质量意识教育，使康复护士确立为伤、残、康复患者服务的思想和质量第一的意识，建立三级质量体系，做到人人关心康复护理质量。

（二）建立质量标准体系

将康复护理的每项服务以及每项操作，实行质量标准化。

（三）建立质量控制体系

使质量控制系统化，达到三级控制，即要素质量（基础质量）、环节质量和终末质量。

（四）建立质量信息反馈管理系统

其包括质量标准化、量化、信息输入、反馈、分析处理、指令下达等一系列程序。

（五）建立质量管理规章制度

整个康复护理质量管理应有一套严格的制度和程序，必须立法使之成为法规，并不断充实和完善。

三、康复小组

（一）康复小组是一种专业的康复治疗小组

为使患者达到最大水平的康复，小组成员应互相合作，制订计划和目标。康复小组代表的是以患者为主导的专家团体，目的是改善由于残疾给患者和家属带来的影响。合作是康复小组的特点之一，也是成功实施全面康复计划的重要元素。支持康复小组概念的一个重要观点就是运用合作理念，充分利用各成员的力量共同达到目标。康复护士是康复小组重要成员之一。

（二）康复小组在给予患者最恰当的服务方面起了关键作用

确保患者尽可能获得最大水平的功能恢复和最高的生活质量。在资源利用上，服务必须符合需求。这也要求在开始执行一项计划之前要对患者进行全面的康复评定，对小组成员进行合理分工。一个高效的康复小组，不仅在单个专业机构甚至在多个机构间都能满足康复患者长期需要。

当代康复小组的功能包括：①根据患者需要组成以康复医师为组长的康复小组。②通过康复评定为患者和家庭制订切实可行的康复目标。③确保康复治疗的连续性，协调可利用资源。④作为一种机构来评定患者的康复进程和康复疗效及康复质量。

(三)康复对象

康复对象是指有着不同生理或心理损伤的患者,康复过程包括从患者生病到死亡的过程。患者的管理是复杂的,因为在评估和治疗过程中必须考虑患者生活的所有方面,这样才能达到预期康复目标。康复小组还必须关注不同生命阶段所需要的康复服务,关注于整体人的康复治疗、护理。对患者实施成功的康复还需要把家庭和社区作为一个整体。

(四)康复小组成员

康复小组的一个明显特征是从来没有固定的小组成员。患者的需要决定小组组成,并在一定程度上扩大每个小组成员充当的角色。然而,患者是康复小组最重要的成员,是制订康复计划和目标的积极参与者。康复小组的其他成员包括护士、医师、物理治疗师、作业治疗师、言语治疗师、娱乐治疗师、社会工作者、病例管理者、营养师、职业咨询师和心理学家。不仅指以上这些成员,现实生活中还应根据患者康复计划和目标的需要,增加相应的专业人员。

四、康复病房工作流程

(一)组织实施

主要由康复责任护士依据康复评定小组总的康复治疗方案制订患者病房内康复延伸的服务计划并组织实施,康复医师和治疗师应积极配合康复护士,并对技术性问题进行指导;康复护士轮转 OT、PT 等治疗室掌握、规范康复治疗技术及康复护理技术。

(二)及时了解患者康复治疗进展情况

康复护士应及时对康复的延伸计划做出适当的调整,并定期对患者进行康复延伸训练指导的效果评价。

(三)康复医师和治疗师应定期与康复护士沟通

通过沟通以了解康复护理延伸服务计划对患者是否合适并提出相应调整意见。其沟通形式:①通过康复评价会进行讨论。②康复护士到康复治疗现场了解患者训练情况。③治疗师定期到病房对患者康复治疗进行督导。

(高婷婷)

第四节　脑卒中的康复护理

一、概述

脑卒中又称脑血管意外,由于急性脑血管破裂或闭塞,导致局部或全脑神经功能障碍所引起的神经功能缺损综合征,持续时间>24 小时或死亡。脑卒中后一周的患者 73%～86%有偏瘫,71%～77%有行动困难,47%不能独坐,75%左右不同程度地丧失劳动能力,40%重度致残。在我国目前需要和正在进行康复的患者中,脑卒中患者占有相当大的比例。随着科学技术和医疗服务水平的不断提高,脑卒中的致死率呈现逐渐下降的趋势,同时,由于发病率的逐年增高,导致脑卒中的致残率亦呈现逐年增高的趋势,这样造成了大量的需要进行康复的残疾人。脑卒中的康复开展最早,也是目前研究最多的领域,早期康复介入已成为共识。

早期康复的意义：早期康复运动功能恢复 1 个月可提高 92.11%；2 个月可提高 56.67%；3 个月可提高 18.18%；3 个月后 96%手功能恢复可能性较小。

（一）流行病学

脑血管疾病的发病率、死亡率和致残率很高，它与恶性肿瘤、心脏疾病是导致全球人口死亡的三大疾病。根据新近的流行病学资料，我国脑血管疾病在人口死因中居第二位，仅次于恶性肿瘤，在不少城市中已占首位。我国脑卒中年发病率为 120/10 万～180/10 万，局部地区有逐渐上升的趋势，死亡率为60/10 万～120/10 万，据此估计我国脑卒中新发病例 150 万/年，死亡约 100 万/年，病后存活的 600 万患者中，残障率高达 75%。发病率、患病率和死亡率随年龄增长，45 岁后增长明显，65 岁以上人群增长更显著，75 岁以上发病率是 45～54 岁组的 5～8 倍。此外，脑卒中发病率与环境、饮食习惯和气候（纬度）等因素有关，我国脑卒中总体分布呈北高南低、西高东低，纬度每增高 5 度，脑卒中发病率增加 64.0/10 万，死亡率增加 6.6/10 万。

（二）病因

1.血管病变

动脉粥样硬化和高血压性动脉硬化最常见，其次为结核性、梅毒性、结缔组织病和钩端螺旋体等所致的动脉炎，先天性脑血管病如动脉瘤、血管畸形和先天性血管狭窄、外伤、颅脑手术、插入导管和穿刺所致的血管损伤，以及药物、毒物和恶性肿瘤等导致的血管病损。

2.心脏病和血流动力学改变

如高血压、低血压或血压急骤波动，心功能障碍、传导阻滞、风湿性或非风湿性瓣膜病、心肌病等，以及心律失常特别是心房纤颤。

3.血液成分和血液流变学改变

如高黏血症（见于脱水、红细胞增多症、高纤维蛋白血症和白血病等），凝血机制异常（应用抗凝剂、口服避孕药和弥散性血管内凝血等），血液病及血液流变学异常可导致血黏度增加和血栓前状态。

4.其他病因

其他病因包括空气、脂肪、癌细胞和寄生虫等栓塞，脑血管痉挛，受压和外伤等。部分脑卒中原因不明。

（三）促发因素

1.血流动力学因素

（1）血压过高或过低：瞬时高血压是出血性脑卒中重要诱发因素，一过性低血压可诱发缺血性脑卒中。

（2）血容量改变：血容量不足，血液浓缩可诱发缺血性脑血管病。

（3）心脏病：心功能不全，心律失常可诱发脑梗死。

2.血液成分异常

（1）血黏度改变：红细胞增多症、异常球蛋白血症等引起异常高血黏度，可诱发脑梗死。

（2）血小板数量或功能异常：血小板减少常引起出血性脑卒中；增多时可引起脑梗死，但是由于此时血小板功能低下，也可致出血性脑卒中。

（3）凝血或纤溶系统功能障碍：如血友病、白血病可引起出血性或缺血性脑卒中。

（四）危险因素

危险因素是当前脑血管病研究的一个重大课题。脑卒中的危险因素可分为可干预和不可干预两类，其中可干预的有高血压、糖尿病、高脂血症、(冠心病)心脏病、高同型半胱氨酸血症、短暂性脑缺血性发作或脑卒中史、肥胖、无症状性颈动脉狭窄、酗酒、吸烟、抗凝治疗、脑动脉炎等；不可干预的有年龄、性别、遗传、种族等因素。其中高血压是各类型脑卒中最重要的独立危险因素。

(五)分类

脑卒中分为三大类：蛛网膜下腔出血、脑出血和脑梗死。其中脑梗死又分为7类：动脉粥样硬化性血栓性脑梗死、脑栓塞、腔隙性梗死、出血性梗死、无症状性梗死、其他梗死和原因未明的脑梗死。

二、临床表现

(一)主要症状和体征

1.起病突然

立即出现相应的症状和体征，是脑卒中的主要特点。

2.全脑症状

头痛、恶心、呕吐和不同程度的意识障碍。这些症状可轻重不等或不出现，主要与脑卒中类型和严重程度有关。

3.局灶症状和体征

根据损害的部位不同而异。

(1)颈内动脉系统损害表现：主要由大脑半球深部或额、颞、顶叶病变所致，可表现为：①病灶对侧中枢性面、舌下神经瘫痪和肢体瘫痪；②对侧偏身感觉障碍；③优势半球损害时可有失语；④对侧同向偏盲。

(2)椎-基底动脉系统损害表现：主要由脑干、小脑或枕叶病变所致，可表现为：①眩晕伴恶心、呕吐；②复视；③构音、吞咽困难；④交叉性瘫痪或感觉障碍；⑤小脑共济失调；⑥皮质盲。

(3)脑膜刺激征：颅内压增高或病变波及脑膜时发生。表现为颈项强直、Kernig征和Brudzinski征阳性。

(二)常见并发症

压疮、关节挛缩、肩关节半脱位、肩-手综合征、失用综合征、误用综合征、骨折、肺炎等。

三、主要功能障碍

由于病变性质、部位、病变严重程度等的不同，患者可能单独发生某一种障碍或同时发生几种障碍。其中以运动功能和感觉功能障碍最为常见。

(一)运动功能障碍

运动功能障碍是最常见的功能障碍之一，多表现为一侧肢体瘫痪，即偏瘫。脑卒中患者运动功能的恢复，一般经过弛缓期、痉挛期和恢复期3个阶段。

(二)感觉功能障碍

偏瘫侧感觉受损但很少缺失。据报道，65%的脑卒中患者有不同程度和不同类型的感觉障碍。主要表现为痛觉、温度觉、触觉、本体觉和视觉的减退或丧失。44%的脑卒中患者有明显的本体感觉障碍，并可影响整体残疾水平。

(三)共济障碍

共济障碍是指四肢协调动作和行走时的身体平衡发生障碍，又称共济失调。脑卒中患者常见的共济失调障碍有大脑性共济障碍、小脑性共济障碍。肢体或躯干的共济失调在小脑损害的患者较常见。常因小脑、基底核、反射异常、本体感觉丧失或运动无力、反射异常、肌张力过高、视野缺损等所致。

(四)言语障碍

脑卒中患者常发生言语障碍,发生率高达40%~50%。包括失语症和构音障碍。失语症是由于大脑半球优势侧(通常为左半球)语言区损伤所致,表现为听、说、读、写的能力障碍。构音障碍是由于脑损害引起发音器官的肌力减退、协调性不良或肌张力改变而导致语音形成的障碍。

(五)认知障碍

认知障碍主要包括意识障碍、智力障碍、失认症和失用症等高级神经功能障碍。

1.意识障碍

意识障碍是指大脑皮质的意识功能处于抑制状态,认识活动的完整性降低。脑卒中患者的意识障碍的发生率约40%。

2.智力障碍

智力是个人行动有目的、思维合理、应付环境有效聚集的较全面的才能。思维能力(包括推理、分析、综合、比较、抽象、概括等),特别是创造性思维是智力的核心。脑卒中可引起记忆力、计算力、定向力、注意力、思维能力等障碍。

3.失认症

常因非优势侧半球(通常为右半球)损害,尤其是顶叶损害而导致的认知障碍。其病变部位多位于顶叶、枕叶、颞叶交界区。如视觉失认、听觉失认、触觉失认、躯体忽略、体像障碍等。

4.失用症

失用症是指在没有感觉和运动损害的情况下不能进行以前所学过的、有目的的运动。脑卒中常见的失用症有:意念性失用、结构性失用、意念运动性失用、步行失用等。

(六)ADL能力障碍

日常生活活动是指一个人为独立生活每天必须反复进行的、最基本的、一系列的身体动作或活动,即衣、食、住、行、个人卫生等基本动作和技巧。脑卒中患者,由于运动功能、感觉功能、认知功能等多种功能障碍并存,导致ADL能力障碍。

(七)继发性功能障碍

1.心理障碍

心理障碍是指人的内心、思想、精神和感情等心理活动发生障碍。患者的行为也可因认知障碍而受影响,表现为易怒、顽固、挑剔、不耐心、冲动、任性、淡漠或过于依赖他人。这种行为使患者的社会适应性较差,甚至环境也可增加其孤独感和压力。

2.膀胱与直肠功能障碍

表现为尿失禁、二便潴留等。

3.肩部功能障碍

多因肩痛、半脱位和肩手综合征所致。肩关节疼痛多在脑卒中很长时间后发生,发生率约为72%;肩关节半脱位在偏瘫患者很常见,发生率为81%。肩手综合征在脑卒中发病后1~3个月很常见,表现为肩痛、手肿、皮肤温度上升、关节畸形。

4.关节活动障碍

因运动丧失与制动导致关节活动度降低、痉挛与变形，相关组织弹性消失，肌肉失用性萎缩进而导致关节活动障碍。

5.面神经功能障碍

主要表现为额纹消失、口角歪斜及鼻唇沟变浅等表情肌运动障碍。核上性面瘫表现为眼裂以下表情肌运动障碍，可影响发音和饮食。

6.疼痛

丘脑腹后外侧核受损的患者最初可表现为对侧偏身感觉丧失，数周或数月后感觉丧失将可能被一种严重的烧灼样疼痛所代替，称为丘脑综合征。疼痛可因刺激或触摸肢体而加重。疼痛的后果常使患者功能降低，注意力难以集中，发生抑郁并影响康复疗效。

7.骨质疏松

脑卒中后继发性骨质疏松是影响患者运动功能恢复和日常生活能力的一个重要因素。

8.失用综合征

长期卧床，活动量明显不足，可引起压疮、肺感染、尿路感染、直立性低血压、心肺功能下降、异位骨化等失用综合征。

9.误用综合征

病后治疗或护理方法不当可引起关节肌肉损伤、骨折、肩髋疼痛、痉挛加重、异常痉挛模式和异常步态、足内翻等。

10.吞咽功能障碍

吞咽困难是脑卒中后的常见并发症，脑卒中患者为29%～60.4%伴有吞咽功能障碍。临床表现为进食呛咳、食物摄取困难、哽咽、喘鸣、食物通过受阻而鼻腔反流；体征为口臭、流涎、声嘶、吸入性肺炎、营养不良、脱水和面部表情肌的不对称等。部分患者可能需要长期通过鼻饲管进食。

11.深静脉血栓形成

主要症状包括小腿疼痛或触痛、肿胀和变色。约50%的患者可不出现典型的临床症状，但可通过静脉造影或其他一些非侵入性技术进行诊断。

四、康复评定

（一）脑损伤严重程度的评定

1.格拉斯哥昏迷量表（Glasgowcomascale，GCS）

GCS是根据睁眼情况（1～4分）、肢体运动（1～6分）和语言表达（1～5分）来判定患者脑损伤的严重程度。GCS≤8分为重度脑损伤，呈昏迷状态；9～12分为中度脑损伤；13～15分为轻度脑损伤。

2.脑卒中患者临床神经功能缺损程度评分标准

评分为0～45分，0～15分为轻度神经功能缺损；16～30分为中度神经功能缺损；31～45分为重度神经功能缺损。

（二）运动功能的评定

脑卒中后运动功能障碍多表现为偏侧肢体瘫痪，是致残的重要原因。评定常采Bobath、上田敏、Fugl-Meyer评定等方法。运动功能评估主要是对运动模式、肌张力、肌肉协调能力进行评估(见第五节)。

肢体的运动功能障碍按照脑卒中后各期(软瘫期、痉挛期、相对恢复和后遗症期)的状况,采用 Brunnstrom6 阶段评估法,可以简单分为:Ⅰ期——迟缓阶段;Ⅱ期——出现痉挛和联合反应阶段;Ⅲ期——连带运动达到高峰阶段;Ⅳ期——)异常运动模式阶段;Ⅴ期——出现分离运动阶段;Ⅵ期——正常运动状态。

(三)感觉功能评估

感觉功能评估包括浅感觉、深感觉和复合感觉。评估患者的痛温觉、触觉、运动觉、位置觉、实体觉和图形觉是否减退或丧失。脑卒中感觉功能评定的目的在于了解感觉障碍的程度和部位,指导患者正确选用辅助用具及避免在日常生活活动中发生伤害事故。

(四)平衡功能评定

1.三级平衡检测法

三级平衡检测法在临床经常使用。

Ⅰ级平衡是指在静态下不借助外力,患者可以保持坐位或站立位平衡;Ⅱ级平衡是指在支撑面不动(坐位或站立位)身体某个或几个部位运动时可以保持平衡;Ⅲ级平衡是指患者在外力作用或外来干扰下仍可以保持坐位或站立平衡。

2.Berg 平衡评定量表

是脑卒中康复临床与研究中最常用的量表,一共 14 项检测内容,包括坐→站;无支撑站立;足着地,无支撑坐位;站→坐;床→椅转移;无支撑闭眼站立;双足并拢,无支撑站立;上肢向前伸;从地面拾物;转身向后看;转体 360°;用足交替踏台阶;双足前后位,无支撑站立;单腿站立。每项评分 0~4 分,满分 56 分,得分高表明平衡功能好,得分低表明平衡功能差。

(五)认知功能评估

评估患者对事物的注意、识别、记忆,理解和思维有无出现障碍。

(1)意识障碍是对外界环境刺激缺乏反应的一种精神状态。根据临床表现可分为嗜睡、昏睡、浅昏迷、深昏迷 4 个程度。临床上通过患者的语音反应,对针刺的痛觉反射、瞳孔对光反射、吞咽反射、角膜反射等来判断意识障碍的程度。

(2)智力障碍主要表现为定向力、计算力、观察力等思维能力的减退。

(3)记忆障碍可表现为短期记忆障碍或长期记忆障碍。

(4)失用症常见的有结构性失用、意念运动性失用、运动性失用和步行失用。

(5)失认症可表现为视觉失认、听觉失认、触觉失认、躯体忽略和体像障碍。

(六)言语功能评估

评估患者的发音情况及各种语言形式的表达能力,包括说、听、读、写和手势表达。脑卒中患者常有以下言语障碍表现。

1.构音障碍

构音障碍是由于中枢神经系统损害引起言语运动控制障碍(无力、缓慢或不协调),主要表现为发音含糊不清,语调及速率、节奏异常,鼻音过重等言语听觉特性的改变。

2.失语症

失语症是由于大脑皮质与语言功能有关的区域受损害所致,是优势大脑半球损害的重要症状之一。常见的失语类型有运动型失语、感觉性失语、传导性失语、命名性失语、经皮质运动性失语、经皮质感觉性失语、完全性失语等。

(七)摄食和吞咽功能评估

1.临床评估

对患者吞咽障碍的描述:吞咽障碍发生的时间、频率;在吞咽过程发生的阶段;症状加重的因素(食物的性状,一口量等);吞咽时的伴随症状(梗阻感、咽喉痛、鼻腔、反流、误吸等而不同)。

2.实验室评定

视频荧光造影检查(video-fluorography,VFG):即吞钡试验,它可以精确地显示吞咽速度和误吸的存在,以了解吞咽过程中是否存在食物残留或误吸,并找出与误吸有关的潜在危险因素,帮助设计治疗饮食,确定安全进食体位。

3.咽部敏感试验

用柔软纤维导管中的空气流刺激喉上神经支配区的黏膜,根据感受到的气流压力来确定感觉障碍的阈值和程度。脑卒中患者咽部感觉障碍程度与误吸有关。

(八)日常生活活动能力(ADL)评估

脑卒中患者由于运动功能、认知功能、感觉功能、言语功能等多种功能障碍并存,常导致衣、食、住、行、个人卫生等基本动作和技巧能力的下降或丧失。常采用改良 Barthel 指数或功能独立性评估法(FIM)。

(九)心理评估

评估患者的心理状态,人际关系与环境适应能力,了解有无抑郁、焦虑、恐惧等心理障碍,评估患者的社会支持系统是否健全有效。

(十)社会活动参与能力评估

采用社会活动与参与量表评定。该量表分为理解与交流、身体移动、生活自理、与人相处、生活活动、社会参与 6 个方面,共 30 个问题,每个问题的功能障碍程度分为“无、轻、中、重、极重度”,相应分值为 1、2、3、4、5 分。

五、康复治疗

(一)康复目标

采用一切有效的措施,预防脑卒中后可能发生的残疾和并发症(如压疮、坠积性肺炎或吸入性肺炎、泌尿系统感染、深静脉血栓形成等)改善受损的功能(如感觉、运动、语言、认知和心理等),提高患者的日常生活活动能力和适应社会生活的能力,即提高脑卒中患者的生活质量,重返家庭和工作岗位,最终成为独立的社会的人。

(二)康复治疗

脑卒中的康复应从急性期开始,只要不妨碍治疗,康复训练开始的越早,功能恢复到可能性越大,预后越好。一般认为康复治疗开始的时间应为患者生命体征稳定,神经病学症状不再发展后 48 小时可开始,应尽可能地减轻失用(包括健侧)。脑卒中康复治疗包括偏瘫肢体综合训练、平衡功能训练、手功能训练、言语功能训练、吞咽功能训练、作业治疗、理疗等。

(三)康复训练的原则

(1)选择合适的早期康复时机。

(2)康复治疗计划是建立在康复评定的基础上,由康复治疗小组共同制订,并在治疗方案实施过程中逐步加以修正和完善。

(3)康复治疗始终贯穿于脑卒中治疗的全过程,做到循序渐进。

(4)康复治疗要有患者的主动参与和家属的积极配合，并与日常生活和健康教育相结合。

(5)采用综合康复治疗，包括物理治疗、作业治疗、言语治疗、心理治疗、传统康复治疗和康复工程等方法。

(四)软瘫期的康复训练

软瘫期是指发病 1～3 周内(脑出血 2～3 周，脑梗死 1 周左右)，患者意识清楚或有轻度意识障碍，生命体征平稳，但患肢肌力、肌张力均很低，腱反射也低。康复护理措施应早期介入，以不影响临床抢救，不造成病情恶化为前提。目的是预防并发症以及继发性损害，同时为下一步功能训练做准备。一般每天2 小时更换一次体位，保持抗痉挛体位，以预防压疮、肺部感染及痉挛模式的发生。

1.桥式运动

在床上进行翻身训练的同时，必须加强患侧伸髋屈膝肌的练习，这对避免患者今后行走时出现偏瘫步态十分重要。

(1)双侧桥式运动：帮助患者将两腿屈曲，双足在臀下平踏床面，让患者伸髋将臀抬离床面。如患髋外旋外展不能支持，则帮助将患膝稳定。

(2)单侧桥式运动：当患者能完成双侧桥式运动后，可让患者伸展健腿，患腿完成屈膝、伸髋、抬臀的动作(图 2-1)。

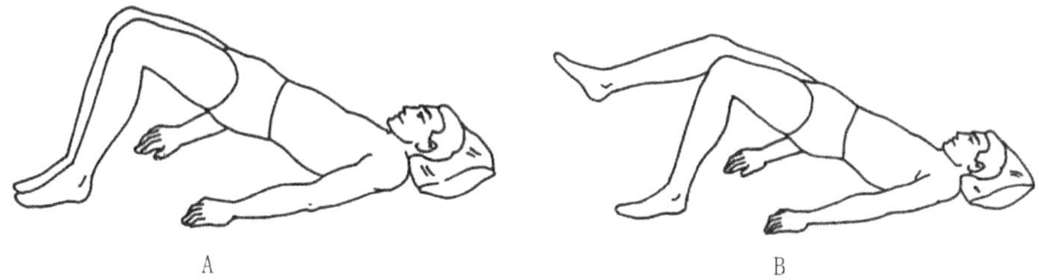

图 2-1　桥式运动

A.双桥运动　B.单桥运动

(3)动态桥式运动：为了获得下肢内收、外展的控制能力，患者仰卧屈膝，双足踏住床面，双膝平行并拢，健腿保持不动，患腿做交替的幅度较小的内收和外展动作，并学会控制动作的幅度和速度。然后患腿保持中立位，健腿做内收、外展练习。

2.软瘫期的被动活动

如病情较稳定，在病后第 3～4 天起患肢所有的关节都应做全范围的关节被动活动，以防关节挛缩。每天 2～3 次，活动顺序从大关节到小关节循序渐进，缓慢进行，切忌粗暴。直到主动运动恢复。

(1)软瘫期的按摩：对患肢进行按摩可促进血液、淋巴回流，防止和减轻水肿，同时又是一种运动感觉刺激，有利于运动功能恢复。按摩要轻柔、缓慢、有节律的进行，不可用强刺激性手法。对肌张力高的肌群用安抚性质的推摩，对肌张力低的肌群则予以摩擦和揉捏。

(2)软瘫期的主动活动：软瘫期的所有主动训练都是在床上进行的。主要原则是利用躯干肌的活动以及各种手段，促使肩胛带和骨盆带的功能恢复。

(3)翻身训练：尽早使患者学会向两侧翻身，以免长期固定于一种姿势，出现继发压疮及肺部感染等并发症。①向健侧翻身：患者仰卧位，双手交叉，患侧拇指置于健侧拇指之上(Bobath 式握手)屈膝，健腿插入患腿下方。交叉的双手伸直举向上方，做左右侧方摆动，借助摆动的惯性，让双上肢和躯干一起翻向健侧。康复护理人员可协助或帮助其转动骨盆或肩胛。②向患侧翻身：患者仰卧位，双手呈 Bobath 式握手，向上伸展上肢，健侧下肢屈曲。双上肢左右侧方摆动，当摆向患侧时，顺势将身体翻向患侧。

（五）痉挛期的康复训练

一般在软瘫期 2～3 周开始，肢体开始出现痉挛并逐渐加重。这是疾病发展的规律，一般持续 3 个月左右。此期的康复目标是通过抗痉挛的姿势体位来预防痉挛模式和控制异常的运动模式，促进分离运动的出现。

1.抗痉挛训练

大部分患者患侧上肢以屈肌痉挛占优势，下肢以伸肌痉挛占优势。表现为肩胛骨后缩，肩带下垂，肩内收、内旋，肘屈曲，前臂旋前，腕屈曲伴一定的尺侧偏，手指屈曲内收；骨盆旋后并上提，髋伸、内收、内旋，膝伸，足趾屈内翻。

(1)卧位抗痉挛训练：采用 Bobath 式握手上举上肢，使患侧肩胛骨向前，患肘伸直。仰卧位时双腿屈曲，Bobath 式握手抱住双膝，将头抬起，前后摆动使下肢更加屈曲。此外，还可以进行桥式运动，也有利于抑制下肢伸肌痉挛。

(2)被动活动肩关节和肩胛带：患者仰卧，以 Bobath 式握手用健手带动患手上举，伸直和加压患臂。可帮助上肢运动功能的恢复，也可预防肩痛和肩关节挛缩(图 2-2)。

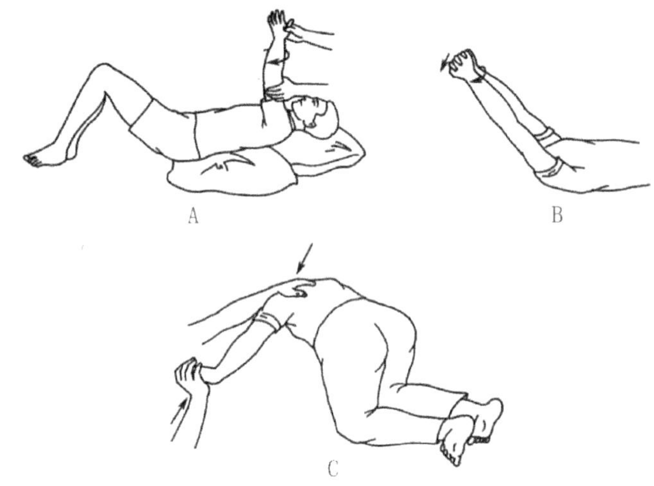

图 2-2 被动活动肩关节和肩胛带

(3)下肢控制能力训练：卧床期间进行下肢训练可以改善下肢控制能力，为以后行走训练做准备。①髋、膝屈曲训练：患者仰卧位，护士用手握住其患足，使之背屈旋外，腿屈曲，并保持髋关节不外展、外旋。待对此动作阻力消失后再指导患者缓慢地伸展下肢，伸腿时应防止内收、内旋。在下肢完全伸展的过程中，患足始终不离开床面，保持屈膝而髋关节适度微屈。以后可将患肢摆放成屈髋、屈膝、足支撑在床上，并让患者保持这一体位。随着控制能力的改善，指导患者将患肢从健侧膝旁移开，并保持稳定。②踝背屈训练：当患者可以控制一定角度的屈膝动作后，以脚踏住支撑面，进行踝背屈训练。护士握住患者的踝部，自足跟向、向下加压，另一只手抬起脚趾使之背屈且保持足外翻位，当被动踝背屈抵抗逐渐消失后，要求患者主动保持该姿势。随后指导患者进行主动踝背屈练习。③下肢内收、外展控制训练：方法见动态桥式运动。

2.坐位及坐位平衡训练

尽早让患者坐起，能防止肺部感染、静脉血栓形成、压疮等并发症，开阔视野，减少不良情绪。

(1)坐位耐力训练：对部分长期卧床患者为避免其突然坐起引起直立性低血压，首先应进行坐位耐力训练。先从半坐位(约30°)开始，如患者能坚持30分钟并且无明显直立性低血压，则可逐渐增大角度(45°、60°、90°)、延长时间和增加次数。如患者能在90°坐位坐30分钟，则可进行从床边坐起训练。

(2)卧位到从床边坐起训练：患者先侧移至床边，将健腿插入患腿下，用健腿将患腿移于床边外，患膝自然屈曲。然后头向上抬，躯干向患侧旋转，健手横过身体，在患侧用手推床，把自己推至坐位，同时摆动健腿下床。必要时护士可以一手放在患者健侧肩部，另一手放于其臀部帮助坐起，注意千万不能拉患肩(图2-3)。

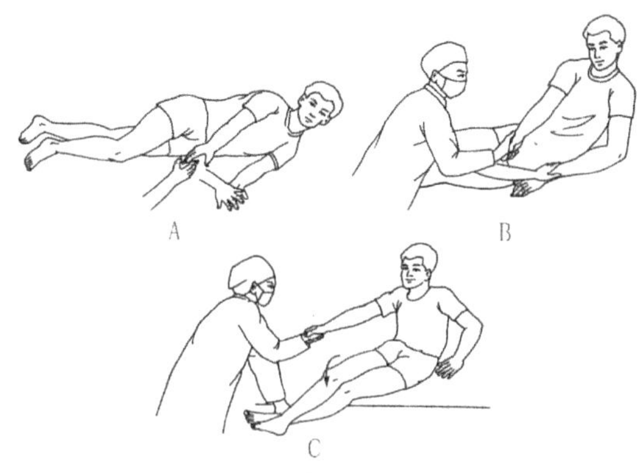

图2-3 床边坐起训练

(六)恢复期康复训练

恢复期早期患侧肢体和躯干肌还没有足够的平衡能力，因此，坐起后常不能保持良好的稳定状态。帮助患者坐稳的关键是先进行坐位耐力训练。

1.平衡训练

静态平衡为一级平衡；自动动态平衡为二级平衡；他动动态平衡为三级平衡。平衡训练包括左右和前后平衡训练。一般静态平衡完成后，进行自动动态平衡训练，即要求患者的躯干能做前后、左右、上下各方向不同摆幅的摆动运动。最后进行他动动态平衡训练，即在他人一定的外力推动下仍能保持平衡。

(1)坐位左右平衡训练：让患者取坐位，治疗师坐于其患侧，嘱其头部保持正直，将重心移向患侧，再逐渐将掌心移向健侧，反复进行。

(2)坐位前后平衡训练：患者在护士的协助下身体向前或后倾斜，然后慢慢恢复中立位，反复训练。静态平衡(一级平衡)完成后，进行自动动态平衡(二级平衡)训练，即要求患者的躯干能做前后、左右、上下各方向不同摆幅的摆动运动。最后进行他动动态平衡(三级平衡)训练，即在他人一定的外力推动下仍能保持平衡(图2-4)。

(3)坐到站起平衡训练：指导患者双手交叉，让患者屈髋、身体前倾，重心移至双腿，然后做抬臀站起动作。患者负重能力加强后，可让患者独立做双手交叉、屈髋、身体前倾，然后自行站立。

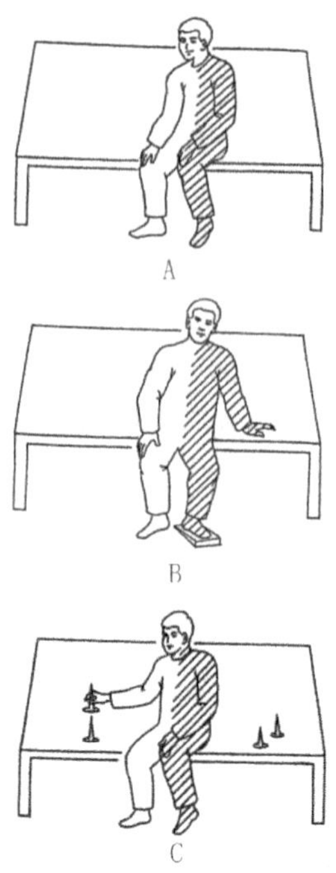

图 2-4　坐位平衡训练

A.坐位Ⅰ级平衡训练；B.Bobath 反射抑制肢位

(4)站立平衡训练：完成坐到站起动作后，可对患者依次进行扶站、平衡杠内站立、独自站立以及单足交替站立的三级平衡训练。尤其做好迈步向前向后和向左向右的重心转移的平衡训练。

2.步行训练

学习平行杠内患腿向前迈步时，要求患者躯干伸直，用健手扶栏杆；重心移至健腿，膝关节轻度屈曲。护士扶住其骨盆，帮助患侧骨盆向前下方运动，防止患腿在迈步时外旋。当健腿向前迈步时，患者躯干伸直，健手扶栏杆，重心前移，护士站在患者侧后方，一手放置于患腿膝部，防止患者健腿迈步时膝关节突然屈曲以及发生膝反张；另一手放置于患侧骨盆部，以防其后缩。健腿开始只迈至与患腿平齐位，随着患腿负重能力的提高，健腿可适当超过患腿。指导患者利用助行器和手杖等帮助练习。

3.上下楼梯训练

原则为上楼时健足先上，患足后上；下楼时患足先下，健足后下。上楼时，健足先放在上级台阶，伸直健腿，把患腿抬到同一台阶；下楼时，患足先下到下一级台阶，然后健足迈下到同一级台阶。在进行训练前应给予充分的说明和示范，以消除患者的恐惧感。步态逐渐稳定后，指导患者用双手扶楼梯栏杆独自上下楼梯。

4.上肢控制能力训练

包括臂、肘、腕、手的训练。

(1)前臂的旋前、旋后训练：指导患者坐于桌前，用患手翻动桌上的扑克牌。亦可在任何体位让患者转动手中的一件小物(图 2-5)。

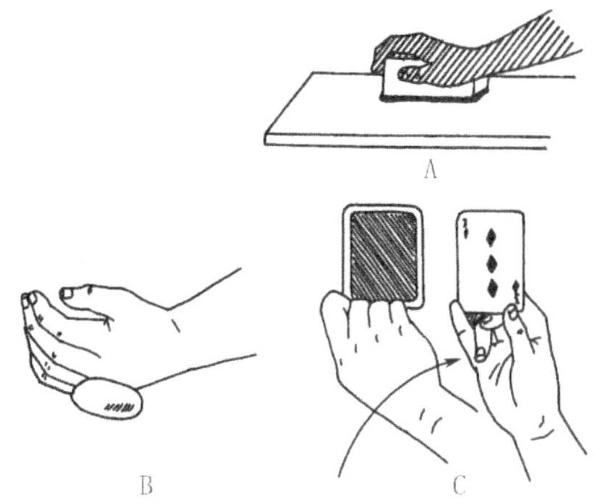

图 2-5　前臂的旋前、旋后训练

(2)肘的控制训练:重点在于再伸展动作上。患者仰卧,患臂上举,尽量伸直肘关节,然后缓慢屈肘,用手触摸自己的口、对侧耳和肩。

(3)腕指伸展训练:双手交叉,手掌朝前,手背朝胸,然后伸肘,举手过头,掌面向上,返回胸前,再向左、右各方向伸肘。

5.改善手功能训练

患手反复进行放开、抓物和取物品训练。纠正错误运动模式。

(1)作业性手功能训练:通过编织、绘画、陶瓷工艺、橡皮泥塑等训练两手协同操作能力。

(2)手的精细动作训练:通过打字、搭积木、拧螺丝、拾小钢珠等以及进行与日常生活动作有关的训练,加强和提高患者手的综合能力(图 2-6)。

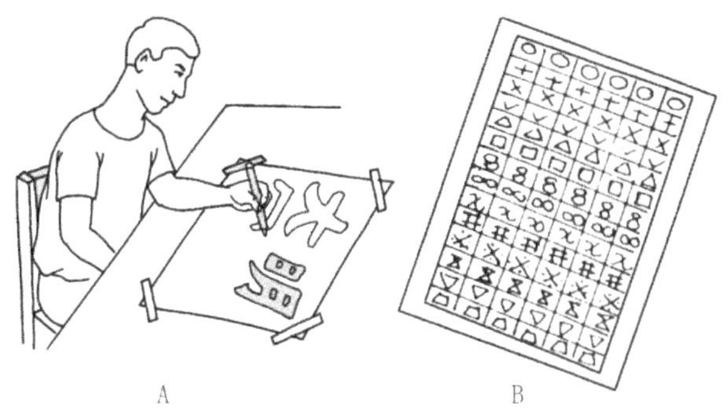

图 2-6　手功能训练

(七)认知功能障碍的康复训练

1.认知功能障碍

常常给患者的生活和治疗带来许多困难,所以认知训练对患者的全面康复起着极其重要的作用。训练要与患者的功能活动和解决实际问题的能力紧密配合。

2.认知行为干预

根据认知过程影响情绪和行为的理论,通过认知和行为来改变患者不良认知和功能失调性态度。首先评估患者认知能力及其与自我放松技巧的关系以及接受新事物的能力,鼓励患者练习自我活动技巧,增加成就感;模仿正面形象,自我校正错误行为,提高患者对现实的认知能力(图 2-7)。

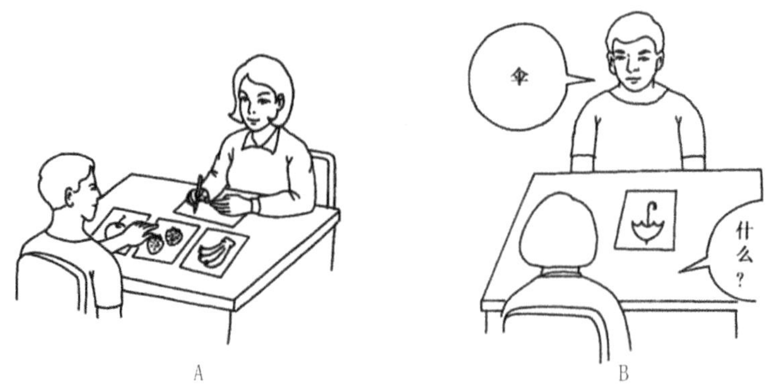

图 2-7 认知行为干预

(1)放松技巧:康复护理人员根据"代偿"和"升华"心理防御机制,符合患者心理的赞赏、鼓励和美好的语言劝导,巧妙转移患者不良心境。教会其自我行为疗法,如转移注意力、想象、重构、自我鼓励、放松训练等减压技巧,有助于减轻患者抑郁程度。

(2)音乐疗法:对脑卒中后抑郁患者有较好的疗效,其中感受式音乐疗法因其简便易行而常被作为首选方法。通过欣赏旋律优美、节奏舒适的轻音乐可引起患者的注意和兴趣,达到心理上的自我调整。

六、康复护理

早期康复护理能够显著改善脑卒中患者的神经功能和日常生活活动能力,有利于提高患者生活质量。早期康复护理是脑卒中早期康复治疗的重要组成部分。早期康复是指脑卒中患者生命体征平稳、神经系统症状不再发展后即可开始康复治疗。只要不影响治疗,早期康复护理介入越早越好,早期康复护理可促进大脑的可塑性,调动脑组织内残余细胞发挥其代偿作用,促进损伤区域组织的重构和细胞的再生,有效地预防脑神经萎缩,从而使患者各种功能尽早恢复和改善,降低致残率。

(一)康复护理目标

(1)改善患侧肢体的运动、感觉功能,改善患者的平衡功能。最大限度发挥患者的残余功能。

(2)改善患者言语功能障碍,调整心态、建立有效沟通方式。

(3)预防潜在并发症及护理不良事件的发生。

(4)提高患者的 ADL 能力,学习使用辅助器具,指导家庭生活自理。

(5)提高患者生活质量以及社会参与的能力。

(6)实施教育学习的原则:强调残疾者和家属掌握康复知识、技能。

(二)康复护理

1.软瘫期抗痉挛体位的摆放

软瘫期抗痉挛体位的摆放是早期抗痉挛治疗的重要措施之一。抗痉挛体位能预防和减轻上肢屈肌、下肢伸肌的典型痉挛模式,是预防预后出现病理性运动模式思维方法之一。

(1)健侧卧位:患侧下肢髋、膝关节自然屈曲向前,放在身体前面另一枕上。健侧肢体自然放置。

(2)患侧卧位:患侧卧位可增加对患侧的知觉刺激输入,并使整个患侧被拉长,从而减少痉挛。

(3)仰卧位:该体位易引起压疮及增强异常反射活动,应尽量少用。

2.恢复期康复护理

日常生活活动能力(ADL)训练:早期即可开始,通过持之以恒的ADL训练,争取患者能自理生活,从而提高生活质量。训练内容包括进食方法、个人卫生、穿脱衣裤鞋袜、床椅转移、洗澡等。为完成ADL训练,可选用一些适用的装置,如便于进食饲喂的特殊器皿、改装的牙刷、各种形式的器具及便于穿脱的衣服(图2-8)。

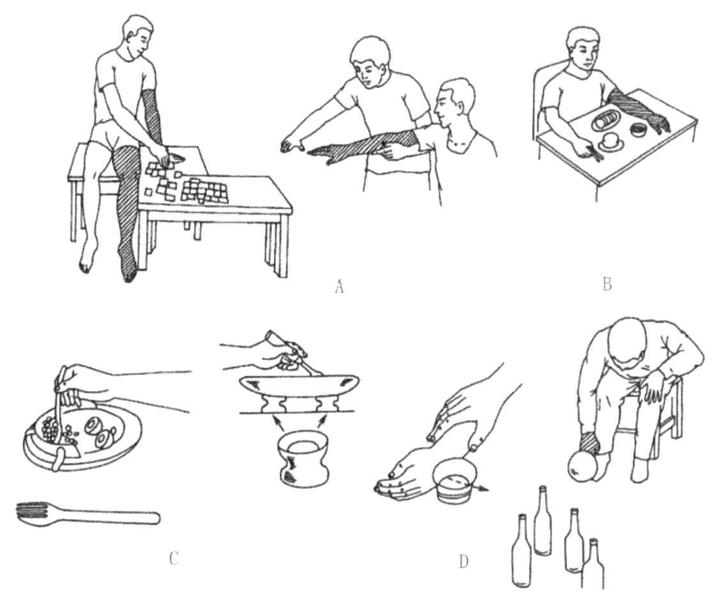

图2-8　ADL训练

3.后遗症期的康复护理

一般病程经过大约1年左右,患者经过治疗或未经积极康复,患者可以留有不同程度的后遗症,主要表现为肢体痉挛、关节挛缩变形、运动姿势异常等。此期康复护理目的是指导患者继续训练和利用残余功能,此外,训练患者使用健侧肢体代偿部分患侧的功能,同时指导家属尽可能改善患者的周围环境,以便于争取最大限度的生活自理。

(1)进行维持功能的各项训练。

(2)加强健侧的训练,以增强其代偿能力。

(3)指导正确使用辅助器,如手杖、步行器、轮椅、支具,以补偿患者的功能。

(4)改善步态训练,主要是加强站立平衡、屈膝和踝背屈训练,同时进一步完善下肢的负重能力,提高步行效率。

(5)对家庭环境做必要的改造,如门槛和台阶改成斜坡,蹲式便器改成坐式便器,厕所、浴室、走廊加扶手等。

4.言语功能障碍的康复护理

语音为了交流沟通,发病后应尽早开始语音训练。虽然失语,但仍需与患者进行言语或非语言交流,通过交谈和观察,全面评价语言障碍的程度,并列举语言功能恢复良好者进行实例宣教,同时还应注意心理疏导,增强其语言训练的信心。

5.摄食和吞咽功能障碍的康复护理

吞咽障碍是急性脑卒中常见的症状，患者可因舌和喉头等运动控制障碍导致吞咽障碍；患者引起误吸、误咽和窒息，甚至引起坠积性肺炎和呼吸困难等；也可因进食困难而引起营养物质摄入不足，水、电解质及酸碱平衡失调等，从而影响患者整体康复。

6.心理和情感障碍的康复护理

心理和情感障碍产生的原因。

(1)对疾病的认识异常：患者往往在脑卒中早期表现出对疾病的否认和不理解，尤其是在患者有半身忽略障碍时，患者自觉四肢仍能活动，完全否认有偏瘫。在护理肢体障碍和半身忽略患者时，要不断给予言语信息，口头述说患侧是患者的一部分，同时以各种方式提醒患者，不能操之过急，以免使患者产生抑郁、失望等严重心理障碍。

(2)抑郁状态：脑卒中急性期过后，由于躯体残疾的挫折，对其后果的担心，不甘成为残疾者和依赖他人，工作和地位的丧失等都可造成患者的抑郁反应，表现为对异性兴趣减退，容易哭泣，经常责怪自己，感到孤独，前途无望等。对抑郁患者应利用各种方式促使患者倾诉及宣泄，具体的帮助患者解决实际问题，如争取家人探望、协调关系，多安排一些他们愿意做的事情，充分发挥他们的生活能力，如安排看电视、报纸、听音乐等，摆脱疾病带来的困扰，帮助他们从心理上树立战胜疾病的信心。

(3)情感失控：由于感觉输入的异常和大部分皮质功能紊乱，伴有假性延髓性麻痹的脑卒中患者，情绪释放不受高级神经系统控制，造成患者情感失控，容易产生强制性哭笑。应在此基础上进行上述各种功能障碍的康复护理。

(4)心理康复护理：要鼓励患者积极治疗，对功能障碍要早期康复，防止误用综合征；还要教育患者认识到后遗症的康复是一个长期的过程，需进行维持性训练以防功能退步。对长期卧床的患者，要教会家属正确的护理方法，以防压疮、感染等并发症及失用综合征。①疾病早期表现出对疾病的不理解和否认的患者，在护理中我们处处给予尊重和照顾，先将治疗的目的、意义、疗效和注意事项等告诉患者，并征求其意见，尊重和保护他们的自尊心，取得合作。使患者感受到在医院有安全感，有信心，避免使患者产生忧郁、失望等严重问题。②对性情急躁，情绪易波动的患者要积极的引导。这类患者情绪易受客观因素的影响，易产生波动，急躁不利于控制病情。讲解脑血管病的发病机制，哪些人易于发病，危险因子是什么，应如何预防等知识告诉患者，用科学的方法保护好自己的身体，引导其扩大自己的爱好面，陶冶情操，增添乐趣；消除心理压抑和急躁情绪，避免诱发本病的因素。③对于缺乏信心，疑虑重重的患者，应给予真诚的安慰和鼓励、这类患者对自己的病情缺乏了解，信心不足，又怕病后残疾无人照料，过度焦虑，破坏了心理平衡，使病情多次出现反复；通过康复健康教育，帮助患者认识和了解疾病发生、发展的因素，消除其紧张、焦虑情绪，运用医学知识，启发和指导其主动配合康复治疗。④对于抑郁型患者，应主动、热情地与他们接近，每天增加与患者的沟通时间。耐心地倾听他们讲述自己的生活挫折和精神创伤，并给予必要的安慰、开导和照顾，使患者感受到大家庭的温暖。⑤注意患者在不同时期的心理变化，有针对性地做好心理护理。偏瘫患者在发病初期由于偏瘫突然发生，坚持否认病情，情绪激动，急躁阶段康复的欲望极为强烈、对此期间的患者要给予安慰疏导，消除其急躁情绪，使其正视病情，积极配合训练。面对较长时间的康复治疗，肢体功能障碍仍未得到完全恢复，患者常感到悲观、失望、情绪低落，对预后缺乏信心，甚至不愿进行康复训练，对此期患者要因势利导，并让康复成功者现身说教，促使患者变悲观失望为主观努力，树立战胜疾病的信心和勇气。

(三)常见并发症的康复护理

1.肩关节半脱位

治疗上应注意矫正肩胛骨的姿势,早期良好的体位摆放,同时鼓励患者经常用健手帮助患臂做充分的上举活动。在活动中禁忌牵拉患肩,肩关节及周围结构不应有任何疼痛,如有疼痛表明某些结构受到累及,必须立即改变治疗方法或手法强度。

(1)预防:坐位时,患侧上肢可放在轮椅的扶手或支撑台上,或采取其他良好的肢位;站立时可用肩托(Bobath 肩托),防止重力作用对肩部的不利影响。

(2)手法纠正肩胛骨位置:护理人员站在患者前方,向前抬起患侧上肢,然后用手掌沿患肢到手掌方向快速反复地加压,并要求患者保持掌心向前,不使肩关节后缩。

(3)物理因子治疗:用冰快速按摩有关肌肉,可刺激肌肉的活动,对三角肌及冈上肌进行功能性电刺激或肌电生物反馈疗。

(4)针灸、电针:可能对肌张力提高有一定作用。

(5)被动活动:在不损伤肩关节及周围组织的情况下,维持全关节无痛性被动活动,应避免牵拉患肢,而引起肩痛和半脱位。

2.肩-手综合征

多见于脑卒中发病后 1～2 个月内,偏瘫性肩痛是成年脑卒中患者最常见的并发症之一。表现为突然发生的手部肿痛,下垂时更明显,皮温增高,掌指关节、腕关节活动受限等症状。

肩-手综合征应以预防为主,早发现,早治疗,特别是发病的前 3 个月内是治疗的最佳时期。

(1)预防措施:避免上肢手外伤(即使是小损伤)、疼痛、过度牵张、长时间垂悬,已有水肿者应尽量避免患手静脉输液。对严重的肩痛,应停止肩部和患侧上肢的运动治疗,适当选用一些理疗,如高频电疗、光疗等。

(2)正确的肢体摆放:早期应保持正确的坐卧姿势,避免长时间手下垂。卧位时患肢抬高,坐位时把患侧上肢放在前面的小桌上或扶手椅的扶手上。在没有上述支撑物时,则应在患者双腿上放一枕头,将患侧上肢置于枕头上。

(3)患侧手水肿:护理人员可采用手指或末梢向心加压缠绕:用 1～2 mm 的长线,从远端到近端,先拇指,后其他四指,最后手掌手背,直至腕关节上。此方法简单,安全,有效。

(4)冷疗:用湿润的毛巾包绕整个肩、肩胛、和手指的掌面,每次 10～15 分钟,每天 2 次;也可以用9.4～11.1 ℃的冷水浸泡患手 30 分钟,每天 1 次,有解痉、消肿的效果。

(5)主被动运动:加强患臂被动和主动运动,以免发生手的挛缩和功能丧失。早期在上肢上举的情况下进行适度的关节活动;在软瘫期,护理人员可对患者做无痛范围内的肩关节被动运动。

(6)药物治疗:星状神经节阻滞对早期肩手综合征有效,但对后期患者效果欠佳。可口服或肩关节腔及手部腱鞘注射类固醇制剂,对肩痛、手痛有较好的效果。对水肿明显者可短时间口服利尿剂。消炎镇痛药物多无效。

(7)手术:对其他治疗无效的剧烈手痛患者可行掌指关节掌侧的腱鞘切开或切除术,有利于缓解手指痛和肩关节痛。

3.压疮的预防及康复护理

防止压疮或减少其加重,对压疮易发生部位积极采取以下措施。

(1)让患者躺在气垫床上,同时保持床单干燥、无皱褶,避免擦伤皮肤。

(2)保护骨头凸起部、脚跟、臀部等易发生压疮的部位,避免受压。

(3)麻痹的一侧不要压在下面,经常更换体位。

(4)对身体不能活动的老人,每2小时要变换体位,搬动时要把其身体完全抬起来。

(5)早期进行下肢、足踝部被动运动,预防下肢深静脉血栓形成。过去对长期卧床的脑卒中患者,凡受压部位变红,都采用按摩方法来防止压疮的发生。近年来认为此法不可取,因软组织受压变化是正常的保护反应称反应性充血,由于氧供应不足引起。解除压力后即可在30~40分钟内褪色,不会使软组织损伤形成压疮,所以不需按摩。如果持续发红,则提示组织损失,此时按摩将更致严重的创伤。

4.失用综合征和误用综合征

(1)“失用综合征”:在急性期时担心早期活动有危险而长期卧床,限制主动性活动的结果。限制活动使肌肉萎缩、骨质疏松、神经肌肉的反应性降低、心肺功能减退等,加之各种并发症的存在和反复,时间一久,形成严重的“失用状态”。正确的康复护理和训练,尽早应用各种方法促进患侧肢体功能的恢复,利用健侧肢体带动患侧肢体进行自我康复训练,可防止或减缓健侧失用性肌萎缩的发生,还能促进患侧肢体康复。随着病情的改善,逐渐增大活动量,同时加强营养,可使肌萎缩逐渐减轻。

(2)“误用综合征”:相当多的患者虽然认识到应该较早的进行主动性训练,但由于缺乏正确的康复知识,一味地进行上肢的拉力、握力和下肢的直腿抬高训练,早早地架着患者下地“行走”,或进行踏车训练下肢肌力,结果是加重了抗重力肌的痉挛,严重地影响了主动性运动向随意运动的发展,而使联合反应、共同运动、痉挛的运动模式强化和固定下来,于是形成了“误用状态”,它是一种不正确的训练和护理所造成的医源性综合征。从脑卒中运动功能的恢复来看,康复训练应该循序渐进,以纠正错误的预防模式为主导。早期应以抗痉挛体位及抗痉挛模式进行康复护理和训练,促进分离运动(即支配能力)的恢复,而不是盲目的进行肌力增强训练,才能早期预防误用综合征。

(四)护理不良事件的预防

1.跌倒的预防

进行跌倒的危险因素评估,高危患者提前与患者及家属沟通。

(1)对意识不清、躁动不安的患者应使用约束带进行保护性约束,并向家属强调保护性约束的重要性。不可私自解开约束带,约束肢体应处于功能位,定时轮流松放。做好交接班,加强巡视,观察约束肢体的血液循环并记录。

(2)向患者及家属强调24小时留陪伴的重要性,强调患者不能单独活动和如厕。指导患者服用降压药、安眠药或感头晕时,应暂时卧床休息,避免下床活动致跌倒。

(3)改变体位动作应缓慢;告知患者穿防滑鞋,切勿打赤脚、穿硬底鞋,慎穿拖鞋。

2.环境安全

(1)病房大小要考虑到轮椅活动的空间,不设门槛,地面防滑;浴室应有洗澡凳,墙上安置扶手,淋浴旁安装单手拧毛巾器;便器以坐式为宜,坐便器周围或坐便器上有扶手以方便和保护患者。

(2)病床应低于普通病床,并使用活动床栏,防止患者坠床。

(3)房间的布置应尽可能使患者能接受更多的刺激。床档位置要便于使所有活动(如护理、医师查房、探视等)都发生在患侧;重视患侧功能恢复,床头柜、电视机等应安置在患侧。

3.走失的预防

对于意识障碍、认知功能障碍的患者要提前与家属做好沟通，强调24小时留陪伴的重要性，患者不能离开陪伴的视线。外出检查时应专人陪同，尽量避免到人员杂乱的地方，快去快回。

（五）脑卒中患者饮食指导

饮食治疗是一个长久的过程，许多患者及家属对饮食治疗的重要性缺乏正确的认识，要做到合理的控制饮食，改变长久形成的饮食习惯对患者来说并不容易，只有通过专业人员对患者及家属进行健康教育，帮助患者制订个性化的饮食治疗方案，让他们认识到饮食治疗的重要性，才能有效地提高饮食控制的依从性。通过有效的健康教育可以使患者学会自我管理，纠正生活中的误区，树立战胜疾病的信心。

指导患者戒烟戒酒。因为酒精不含任何营养素，只提供热量，直接干扰机体的能量代谢，长期饮酒对肝脏不利，易引起血清甘油三酯的升高。吸烟有百害而无一利，可诱发血糖升高，导致周围血管收缩，促使动脉粥样硬化形成和心脑血管疾病发生。

（六）康复健康教育

（1）教育患者主动参与康复训练，并持之以恒。

（2）积极配合治疗原发疾病，如高血压、糖尿病、高脂血症、心血管疾病等。

（3）指导有规律的生活，合理饮食，睡眠充足，适当运动，劳逸结合，保持大便通畅，鼓励患者日常生活活动自理。

（4）指导患者修身养性，保持情绪稳定，避免不良情绪的刺激。学会辨别和调节自身不良习惯，培养兴趣爱好，如下棋、写字、绘画、晨晚锻炼、打太极拳等，唤起他们对生活的乐趣。增强个体耐受、应付和摆脱紧张处境的能力，有助于整体水平的提高。

（5）争取获得有效的社会支持系统，包括家庭、朋友、同事、单位等社会支持。通过健康教育，使患者对疾病康复有进一步认识，增强康复治疗信心，调动患者及家属的积极性，使患者在良好的精神状态下积极、主动接受治疗，并指导患者将ADL贯穿生活中，使替代护理转为自我护理，提高患者的运动功能及ADL日常生活能力。使患者最大限度地恢复生活自理能力，降低致残率和复发率，提高生活质量，最大限度的回归家庭，重返社会。

七、社区家庭康复指导

社区康复护理常用的方法有：观察与沟通；纠正残疾者的姿势；帮助患者和家属学习和掌握相关康复技术和训练要点；长期协助患者进行日常生活能力训练以及职业技能的训练。

（一）指导自我护理技术

贯穿“代替护理”为“自我护理”的理念，训练患者和家属自我护理技术和能力；按时吃药，坚持训练，定期到医院检查，让其获得最大的康复机会和效果。

（二）ADL训练指导

指导教会患者家属能协助患者进行生活自理能力的训练（ADL），并将ADL训练贯穿到日常生活中，鼓励患者独立完成穿脱衣服、洗脸、刷牙、进食、体位变换及手功能训练等，教会患者如何利用残存功能学会翻身、起床、从床移到轮椅、从轮椅到厕所的移动动作。将替代护理变为自我护理。

（三）家庭环境改造

理想的环境有利于实现康复目标。必要时协助患者家属进行家庭环境的评估，帮助进行家庭环境的康复功能型改造，尽量做到无障碍，减低家庭意外损伤的发生概率。

(四)定期随访

深入家庭指导与家属建立良好的联络体系，随时关注患者的心理及情绪情况，要做到有问题随时解决，将患者的不良心理情绪消灭的萌芽中。协助家属为患者营造一个宽松、自由、温暖的家庭气氛，使患者全身心地投入到康复训练及自我重建当中去。

(高婷婷)

第五节　帕金森病的康复护理

一、概述

帕金森病(Parkinsondisease，PD)又称震颤麻痹，是一种老年人常见的运动障碍疾病，以黑质多巴胺(dopamine，DA)能神经元变性缺失和路易小体形成为病理特征，临床表现为静止性震颤、运动迟缓、肌强直和姿势步态异常等。65 岁以上的老年人群患病率为 1 000/10 万，随年龄增高，男性多于女性。目前我国的帕金森病患者人数已超过 200 万。在鉴别诊断时需明确区分帕金森病、帕金森综合征、帕金森叠加综合征等疾病，在康复护理中它们具有相同的护理问题和干预措施。

(一)病因

病因和发病机制至今未明，研究主要集中在以下三个方面。

1.环境因素

流行病学研究发现 PD 的发病与乡村生活、农作方式、除草剂、农药及杀虫剂等的接触有关，长期饮用露天井水或食用坚果者发病数增多，吸烟者发病率降低或发病时间延迟，吸毒者易出现帕金森样临床症状。

2.遗传因素

有 10%～15%的 PD 患者有阳性家族史，多呈常染色体显性遗传。PD 的发病与多种基因突变有关，并不断有新的基因突变被发现。另一方面，PD 的发病与遗传易感性有关，这可能与黑质中线粒体复合物Ⅰ基因缺失有关。

3.其他因素

其他因素的研究包括体内氧自由基和羟基自由基的产生增多导致脂质过氧化，兴奋性氨基酸的产生增多和细胞内的钙超载，这些改变在黑质-纹状体中 DA 神经元的变性死亡中具有重要作用。

(二)分类

运动障碍疾病又称锥体外系疾病，主要表现为随意运动调节功能障碍，肌力、感觉及小脑功能不受影响。运动障碍疾病源于基底核功能紊乱，通常分为两大类。①肌张力增高-运动减少。②肌张力降低-运动过多。

前者以运动贫乏为特征，后者主要表现为异常不自主运动。本章以帕金森病为例，探讨该类疾病康复护理问题。

二、临床表现

(一)PD 的主要临床特点

PD 的主要临床特点包括震颤、强直、运动迟缓和姿势障碍等。

1.震颤

是由于协调肌和拮抗肌有节律地交替性收缩所致,多数病例以震颤为首发症状,仅 15%的病例整个病程中不出现震颤。震颤常开始于一侧上肢或下肢,可累及头、下颌、舌和躯体的双侧。休息时明显,运动时减轻或消失,故称静止性震颤。震颤的频率多为 4～6 Hz,情绪激动或精神紧张时加重,睡眠时消失。手的震颤常表现为搓丸样运动。当静止性震颤加剧或与原发性震颤并存时,可出现姿势性震颤。

2.强直

强直常开始于一侧肢体,通常上肢先于下肢,可累及四肢、躯干、颈部和面部,协调肌和拮抗肌的张力均增高,出现头向前倾、躯干和下肢屈曲的特殊姿势,与震颤合并者常出现齿轮样强直或铅管样强直。强直严重者可出现肢体疼痛。

3.运动困难

由于肌肉强直,患者常感肢体僵硬无力,动作缓慢,穿衣、翻身、进食、洗漱等日常活动难以完成,严重病例可出现运动困难。面肌运动减少,形成面具脸;上肢和手部肌肉强直,出现书写困难或写字过小;由于协调运动障碍,行走时上肢的前后摆动减少或消失,步伐变小、变快并向前冲,形成特殊的慌张步态;口、舌、腭、咽部的肌肉运动障碍,常出现流涎或吞咽困难等。

4.其他表现

包括眼睑或眼球运动缓慢,可出现动眼危象、睡眠障碍(失眠和早醒)、情绪障碍(抑郁或焦虑)、静坐不能、疼痛、发凉、麻木等异常感觉,部分病例有皮脂腺分泌增加、口干、下肢水肿、尿频、尿急和认知功能障碍等。

(二)运动迟缓和姿势障碍

尽管有许多例外的情况,但是通常,老年的 PD 患者以步态障碍和运动不能为主,年轻的病例则以震颤为主要表现,儿童和青春期发病者多表现为肌张力异常和帕金森综合征。

三、主要功能障碍

(1)缓慢进行性病程障碍:①静止性震颤。②肌强直。③运动障碍、运动迟缓。④协调运动障碍。⑤姿势步态障碍。

(2)严重时丧失生活自理能力。

(3)心理障碍。

四、康复评定

(一)PD 主要功能障碍程度评定表

十方面内容:①运动过缓。②震颤。③僵直。④姿势。⑤步态。⑥从椅子上起立。⑦用手写字。⑧言语。⑨面部表情。⑩日常生活活动能力(ADL)。

PD 主要功能障碍程度评定表采用 5 级 4 分制评分,分值代表严重程度:①0～2 分——正常。②3～10 分——轻度功能障碍。③11～20 分——中度功能障碍。④21～30 分——重度功能障碍。⑤31～40 分——极重度功能障碍。

(二)辅助检查

(1)检测到脑脊液和尿中 HVA 含量。

(2)基因检测 DNA 印迹技术、PCR、DNA 序列分析。

(3)功能显像检测采用 PET 或 SPECT 与特定的放射性核素检测。

五、康复治疗

(一)药物治疗

药物治疗是主要的治疗手段,需要长期维持。药物治疗遵循的原则是:从小剂量开始,缓慢递增,尽量以较小剂量取得较满意疗效。治疗方案个体化,根据患者年龄、病情等选药:①抗胆碱药;②金刚烷胺;③左旋多巴。

(二)外科治疗

目前常用的手术方法有苍白球、丘脑毁损术和深部脑刺激术(DBS)。

(三)康复运动治疗

1.有效的运动功能训练

(1)松弛和呼吸训练:“变得僵硬”是帕金森病患者心理紧张的主要原因,松弛和腹式呼吸训练有助于减轻症状。可先宽衣,寻找安静地方,放暗灯光,身体姿势尽可能地舒服,闭上眼睛,随后开始深而缓慢的呼吸,并将注意力集中在呼吸上。上腹部在吸气时鼓起,呼气时放松,应经鼻吸气,用口呼气,训练 5～15 分钟。

(2)平衡功能训练:坐位和站立位较慢地重心转移训练,提高患者机体的稳定性。患者身体站直,两足分开 25～30 cm,向左、右、后移动重心取物,或坐位向前、左、右捡物,以训练平衡功能。

(3)步态训练:训练时患者身体站直,两眼向前看,起步时足尖要尽量抬高;先脚跟着地,再脚尖着地,跨步要慢而大,在行走时两上肢作前后摆动。同时进行上下楼梯训练。患者起步和过门槛时容易出现肢体的“僵冻状态”,要先将足跟着地,待全身直立,获得平衡后再开始步行;原地踏步几次可帮助冻结足融解。

(4)关节及肢体功能训练:加强患者的肌肉伸展活动范围,牵引缩短或僵直的肌肉,增加关节功能稳定性。一天 3～5 次,每次 15～30 分钟,尽量保持关节的运动幅度。

(5)手部精细动作训练:主要指导患者进行手的技巧性和四肢的精细性协调训练。将两手心放在桌面上,作手指分开和合并动作 10～20 次;同时左、右手作指屈、伸动作及握掌和屈伸动作。

2.日常生活功能训练

日常生活能力训练能促进随意、协调、分离的正常运动模式的建立,为整体功能恢复训练创造有利条件。主要训练手的功能和日常生活能力,如通过指导如何自行进食,穿脱衣服,处理个人卫生,自解大小便,完成入浴等,以加强上肢活动及上下肢配合训练,不断提高生活自理能力,提高生活质量。

3.语言训练

50%的帕金森病患者有语言障碍,说话声音单调、低沉,有时口吃。训练包括音量、音调、发音和语速等内容。训练时心情应放松,闭目站立,发音应尽量拉长,并反复训练。平时积极参与人与人之间的语言交流。

六、康复护理

(一)康复护理

结合帕金森病的特点,对患者进行语言、进食、走路动作以及各种日常生活功能的训练和指导十分重要。

1.饮食护理

根据患者的年龄和活动量予以足够的热量并评估患者的营养状况,口味需要,提供营养丰富的食物,原则上以高维生素、低脂、适量优质蛋白、易消化饮食为宜。多吃谷类和蔬菜瓜果,以促进肠蠕动,防止便秘。

(1)钙是骨骼构成的重要元素,因此对于容易发生骨质疏松和骨折的老年帕金森病患者来讲,每天晚上睡前喝一杯牛奶或酸奶是补充身体钙质的极好方法。

(2)蚕豆(尤其是蚕豆荚)中含天然的左旋多巴,在帕金森病患者的饮食中加入蚕豆,能使患者体内左旋多巴和卡比多巴复合的释放时间延长。

(3)限制蛋白质的摄入,每天摄入大约 50 g 的肉类,选择精瘦的畜肉、禽肉或鱼肉。一只鸡蛋所含的蛋白质相当于 25 g 精瘦肉类。为了使半天的药效更佳,也可尝试一天中只在晚餐安排蛋白质丰富食物。

(4)不吃肥肉、荤油和动物内脏,有助于防止由于饱和脂肪和胆固醇摄入过多给身体带来的不良影响。饮食中过高的脂肪也会延迟左旋多巴药物的吸收,影响药效。

(5)对偶有呛咳者可在护士指导下正常进食。频繁发生呛咳者指导患者进食时取坐位或半坐卧位,头稍向前倾;对于卧床患者,进食时应抬高床头≥45°,以利于下咽,减少误吸。指导患者家属正确协助患者进食:当患者发生呛咳时应暂停进食,待呼吸完全平稳再喂食物;对频繁呛咳严重者应暂停进食,必要时予以鼻饲。

2.用药护理

对老年人给予明确用药指导是预防药物不良反应最有效的方法之一。遵医嘱及时调整药物剂量和用药时间,空腹用药效果比较好。如多巴丝肼应在餐前 30 分钟或餐后 45 分钟服用。告知患者的服药配伍禁忌:如单用左旋多巴时禁止与维生素 B_6 同时服用。苯海索使老年患者易产生幻听、幻视等精神症状,以及便秘、尿潴留等,应及时发现药物不良反应。抗抑郁剂,尤其是 5-羟色胺(5-HT)再摄取抑制剂,由于起效作用慢应督促患者坚持按时、按量服用。

3.ADL 训练康复护理

室内光线要充足,地面要平坦。病房内尽可能减少障碍物,病床加用防护栏,以防坠床。嘱患者穿防滑拖鞋,卫生间要有扶手,以防跌倒。指导患者衣物尽可能选用按扣、拉链、自粘胶式以代替纽扣,以便于穿脱。裤子与鞋要合身,不能过于肥大,以免自己踩踏导致摔伤。起床或躺下时应扶床沿,动作缓慢进行,避免直立性低血压的发生。患者在外出活动或做检查时应有专人陪护。

4.语言功能训练

因肌肉协调能力异常,导致语言交流能力障碍。护士要多从营造良好语言氛围入手,让患者多说话、多交流、多阅读,沟通时给患者足够时间表达,训练中注意患者的发音力度、音量、语速频率,鼓励患者坚持连续不间断的训练,减缓病情发展。

5.大小便护理

因老年人特点及治疗用药可能产生的不良反应，多数患者伴有不同程度的便秘。对便秘患者，应多摄取粗纤维食物、蔬菜、水果等，可多饮蜂蜜、麻油，以软化食物残渣。可配以效果好，不良反应小的内服及外用药物，如冲饮适量番泻叶，口服芪蓉润肠口服液及排便前外用开塞露等，促进排便。小便困难者可按摩膀胱、听流水声刺激排尿，必要时可导尿，总之以效果最好、不良反应最小的能持久使用的方法，减少患者痛苦，维护正常排二便功能。

（二）运动功能训练康复护理

帕金森病患者在用药物治疗的同时配合正规、系统且有针对性的康复训练是一种既安全可靠又有明显疗效的方法。运动功能训练根据患者的震颤、肌强直、肢体运动减少、体位不稳的程度，尽量鼓励患者自行进食穿衣、锻炼和提高平衡协调能力的技巧，做力所能及的事情，减少依赖性，增强主动运动。随着病情发展，针对每个患者情况注意以下几个方面训练。

1.步态练习

肌肉持续的紧张度致患者肢体乏力，行走不自如，重心丧失，步态障碍。加强患者行走步伐的协调训练。

(1)原地反复起立。

(2)原地站立高抬腿踏步，下蹲练习。

(3)双眼平视合拍节地行走。患者如有碎步时，可穿摩擦力大的胶底鞋防滑倒。有前冲步时，避免穿坡跟鞋，尽量持手杖协助控制前冲，维持平衡等。

2.面部训练

鼓腮、噘嘴、龇牙、伸舌、吹气等训练，以改善面部表情和吞咽困难现象，协调发音，保持呼吸平稳顺畅。

3.基本动作及运动功能训练

(1)上、下肢的前屈、后伸、内旋、外展，起立下蹲。

(2)肩部内收、外展及扩胸运动，腰部的前屈，后仰，左、右侧弯及轻度旋转等。

(3)在有保护的前提下适当运动，进行一些简单的器械运动项目，有助于维持全身运动的协调。

4.功能锻炼注意事项

功能锻炼越早越好，要按照康复治疗方案执行；运动时间及运动量应因人而异，渐渐地增加运动强度；不宜采取剧烈活动，做到劳逸结合，从一项训练过渡到另一项训练应缓慢进行，避免“跳跃式”运动；运动时动作要轻柔、缓慢，注意安全，避免碰伤、摔伤等事故发生。后期患者没有自主运动能力时，可依靠家属帮助进行被动运动，以尽早恢复一定的自主运动。康复锻炼应循序渐进，及时表扬、鼓励；康复效果不要急于求成，以免产生失望、抑郁心理。

（三）预防并发症

帕金森病是一种慢性进展性变性疾病，疾病晚期由于严重肌强直、全身僵硬终致卧床不起。本病本身并不危及生命，肺炎、骨折等各种并发症是常见死因。因此，做好基础护理工作，积极预防并发症不容忽视。①本病老年患者居多，免疫功能低下，对环境适应能力差。护理工作者应注意保持病室的整洁、通风，注意病室空调温度调节适度。天气变化时，嘱患者增减衣服，以免受凉、感冒，加重病情。②对于晚期的卧床患者，要按时翻身，做好皮肤护理，防止尿便浸渍和压疮的发生。③被动活动肢体，加强肌肉、关节按摩，对防止和延缓骨关节的并发症有意义。④皮肤护理，翻身时，应注意有无皮肤压伤，并防止皮肤擦伤。⑤坠积性肺炎、泌尿系统感染是最常见的并发症，因此要给患者定时翻身、叩背，鼓励咳痰，预防肺部感染；鼓励患者多饮水，以稀释尿液，预防尿路感染。

（四）心理康复护理

患者虽然有运动功能障碍，但意识清楚，更需要他人的尊重、友爱，害怕受到歧视。抑郁在帕金森病患者中常见，约有近 1/2 的患者受此困扰，部分患者以抑郁为首发症。患者对疾病会产生较大的心理压力，为自己躯体的康复、功能的恢复、病后给家庭造成的负担和社会生活能力等问题而担忧。在康复锻炼的同时，更应强化心理护理，解决患者的心理问题，只有身心结合的护理才能体现整体护理。早期心理护理配合康复训练，能提高患者的日常生活能力，减少患者对家庭和社会的依赖，减轻患者的心理负担，因而能使患者有足够的信心和勇气面对疾病带来的急性应激。

（1）对收入院的患者从入院时起即给予心理护理，向患者介绍医院环境，科室主要负责人、主管医师和护士，通过与患者交谈，收集患者的资料，了解患者的需要，对患者的心理状况做出评估，并使患者从陌生的环境中解脱出来，以良好的心境接受治疗。

（2）根据患者的心理状况，向患者及家属介绍发病的原因、治疗过程、治疗前景、服药注意事项。

（3）建立良好的护患关系，良好的护患关系是实施心理护理的基础，并能充分调动患者自身的积极性，提高自我认知能力，参与到自我护理中来，消除对疾病的过度注意和恐惧感。

耐心倾听患者的叙述，诚恳、礼貌对待患者。此时要充分理解患者的心理感受，允许患者情感的发泄和表现，给予适度的劝说和安慰。

（4）为患者营造一个温馨的治疗和心理环境，主动与患者交谈，谈话中注意非语言沟通的技巧，如抚摸、握手、点头，使患者感到亲切安全，心情放松。

（5）组织患者参加集体活动，安排病情稳定、康复成功的患者，介绍成功经验，增强进一步治疗的信心；选择适合患者的读物，以改善在治疗之余的心理状态。

（6）生活自理能力训练，肌强直好转、肌张力正常时逐步训练穿衣、如厕、进食等自理能力，鼓励患者完成力所能及的事情。满足患者自尊的心理需要，提高自信心。

（五）康复健康教育

（1）让患者对自己的病情有正确的认识，减缓病情进展，让患者充分认识到康复的作用。向患者和家属介绍主要的治疗措施及方法并取得配合。指导患者注意锻炼的强度从小到大，循序渐进，持之以恒，并根据患者的体力进行调整。

（2）用药指导以及饮食指导　指导患者按时按量正确服药，不可随意增量、减量、停药，戒烟、忌酒，满足患者糖、蛋白质需要，少食动物脂肪，适量海鲜类食物，多食蔬菜、水果，多饮水保持大便通畅。

（3）避免精神紧张和过度劳累，树立正确的生活态度，以积极乐观的情绪对待生活。当患者出现对事物不感兴趣、自我评价过低、绝望感时，给予积极的关注和关爱，一起与患者分析出现的不适，指导患者重视自己的优点和成就，对所取得的点滴成绩给予肯定和鼓励，向亲人、医护人员倾诉内心想法。应协同家属一起做好患者的工作，讲解病情的发展、预后并使患者保持稳定的情绪，对疾病康复具有重要意义。

（4）睡眠指导：由于帕金森病患者常有自主神经功能性紊乱，并伴有不同程度的睡眠障碍。

所以护士要协助患者及家属创造良好的睡眠环境及条件。首先建立比较规律的活动和休息时间表，避免睡前兴奋性运动，吸烟，进食油腻食物以及含有酒精、咖啡因的饮品和药物。建议采用促进睡眠的措施，如睡前排尽大小便，睡前洗热水澡或泡脚，睡前喝适量热牛奶等。

七、社区家庭康复指导

（一）出院指导

增强患者的自我价值观，鼓励患者参加适宜的文娱活动，多接触社会。根据每位患者的家庭情况进行设计，让患者参加力所能及的家务活动。为防止意外，这些活动需在监护下进行。同时嘱患者坚持并合理用药，生活有规律。如有不适及病情变化及时就医。

（二）社会家庭的支持

随着功能丧失加重，将逐渐影响患者的自理能力，常需要配偶或家庭成员的帮助与支持。充分发挥亲友和家属的支持作用，指导家属为患者创造良好的康复环境；注意尊重患者的人格，通过学习了解正确的康复方法，鼓励和督促患者参与各项活动，调动患者的积极性，坚持长期的康复训练，提高康复效果。

（三）坚持进行有效的运动功能训练

指导患者养成良好的生活习惯并坚持进行有效的运动功能训练 每天规律地进行适度的体力活动，患者可采取自己喜爱的运动方式如散步、慢跑、打太极拳、导引养生功、舞剑等。康复训练是一项长期的工作，通过康复训练，还可改善患者的情绪状态，减少焦虑抑郁的发生，增加肢体锻炼的顺应性、锻炼包括：①四肢锻炼；②躯干锻炼；③重心锻炼；④行走锻炼；⑤呼吸和放松训练。要求家属尽量陪同康复运动。

（四）定期复诊

帕金森病属慢性终身性疾病，为了控制疾病的发展，延缓功能的丧失，除了回家后需继续康复锻炼外，并要按医嘱定期复诊，及时进行康复效果的评定，适时调整康复方案，发现症状加重时，应及时去医院做好进一步的检查和治疗。

（高婷婷）

第六节　冠心病的康复护理

冠状动脉粥样硬化性心脏病是指冠状动脉粥样硬化使血管狭窄或阻塞，或因冠状动脉功能性改变（痉挛）导致心肌缺血缺氧或坏死而引起的心脏病，简称冠心病。冠心病康复是指综合采用主动积极的身体、心理、行为和社会活动的训练与再训练，帮助患者缓解症状，改善心血管功能，在生理、心理、社会、职业和娱乐等方面达到理想状态，提高生活质量。同时强调积极干预冠心病危险因素，阻止或延缓疾病的发展过程，减轻和减少疾病再次发作的危险。冠心病康复治疗会影响患者周围人群对冠心病风险因素的认识，从而有利于尚未患冠心病的人改变不良生活方式，达到预防疾病的目的。所以从实质上，冠心病康复可扩展到尚未发病的人群。

目前，在发达国家心血管疾病已经成为第一位的死亡原因，由心血管疾病所导致的残疾也已经超过其他疾病而占首位，因此心血管疾病的康复已成为康复医学的一个重要组成部分，其中以冠心病的康复效果最为显著。近40年来，对冠心病的处理，在观念上发生了变化。过去对急性心肌梗死(acute myocardial infarction，AMI)患者的治疗，主张卧床数周，尽量避免活动。现在从心脏病康复的观点强调三个环节：即早期下床和运动训练、对患者和其家属进行健康教育、早期及重复运动试验。国外以早期活动和心理治疗为中心的急性心肌梗死和冠状动脉旁路移植术后康复，已经积累了丰富经验。

冠心病的病理基础是冠状动脉粥样硬化，是属于发病率高的不可逆性疾病，所以冠心病具有发病率高的特点，冠心病患者的二级预防即为恢复期的防治重点，这无论对冠心病患者或冠心病高发危险人群都十分必要。冠心病的可靠防治应该是从饮食、锻炼、用药、危险因素控制等综合性的进行防治，尤其对已发生的冠心病患者而言，预防的目的就是改善症状，防止进展、复发。冠心病的防治应该包括两个ABCDE，应贯穿在冠心病急性后期、恢复期、后遗症期的各个阶段。

一、病因

本病病因尚未完全明确，目前认为是多种因素作用于不同环节所致，这些因素亦称为危险因素或易患因素。主要的危险因素如下。

(一)年龄、性别

本病多见于40岁以上人群，男性与女性相比，女性发病率较低，但在更年期后发病率增加。

(二)血脂异常

脂质代谢异常是动脉粥样硬化最重要的危险因素。总胆固醇(TC)、甘油三酯(TG)、低密度脂蛋白(LDL)或极低密度脂蛋白(VLDL)增高；高密度脂蛋白尤其是它的亚组分Ⅱ(HDLⅡ)减低，载脂蛋白A(ApoA)降低和载脂蛋白B(ApoB)增高都被认为是危险因素。新近又认为脂蛋白(a)[Lp(a)]增高是独立的危险因素。

(三)高血压

血压增高与本病密切相关。60%～70%的冠状动脉粥样硬化患者有高血压，高血压患者患本病较血压正常者高3～4倍，收缩压和舒张压增高都与本病关系密切。

(四)吸烟

吸烟可造成动脉壁氧含量不足，促进动脉粥样硬化的形成。吸烟者与不吸烟者比较，本病的发病率和死亡率增高2～6倍，且与每天吸烟的支数成正比，被动吸烟也是冠心病的危险因素。

(五)糖尿病和糖耐量异常

糖尿病患者中本病发病率较非糖尿病者高2倍。糖耐量减低者中也常见本病患者。

次要的危险因素包括：①肥胖；②缺少体力活动；③进食过多的动物脂肪、胆固醇、糖和钠盐；④遗传因素；⑤A型性格等。

近年来发现的危险因素：①血中同型半胱氨酸增高；②胰岛素抵抗增强；③血中纤维蛋白原及一些凝血因子增高；④病毒、衣原体感染等。

二、临床表现

(一)分型和临床表现

1.无症状性心肌缺血

患者无症状，但静息、动态时或负荷试验心电图有ST段压低、T波降低、变平或倒置等心肌缺血的客观证据;或心肌灌注不足的核素心肌显像表现。

2.心绞痛

由于心肌暂时性缺血而引起的一种发作性的胸骨后或胸骨略偏左处,或在剑突下的压榨性、闷胀性或窒息性疼痛和不适感。并可放射至左肩或上臂内侧,可达无名指和小指,疼痛可持续1～5 分钟,休息或含服硝酸甘油可缓解。

3.心肌梗死

心肌梗死为冠状动脉闭塞、血流中断,使部分心肌因严重而持久的缺血发生局部坏死,临床上常出现较心绞痛更为严重和持久的胸痛,硝酸甘油不能缓解,多伴有发热、恶心、呕吐等症状,常并发心律失常、心衰和休克等。75%～95%的患者可发生心律失常,24 小时内最多见,以室早最为常见,严重的可出现室性心动过速、室颤、心脏停搏。心力衰竭主要以急性左心衰为主,患者出现呼吸困难、咳嗽、不能平卧,两肺有湿性啰音,有时可听到哮鸣音,心率增快,出现第三心音奔马律,X 线可见肺血管阴影扩大而模糊,心影增大,严重的可出现肺水肿。心源性休克时,患者表现为皮肤湿冷,神志迟钝或烦躁,脉搏细弱,血压明显降低,尿少或无尿。此外,还可并发心脏破裂,常为致命的并发症,可以看作为一种严重泵衰竭,大多数发生于心肌梗死的前 3 天,还有心室游离壁破裂、心室间隔穿孔及乳头肌断裂。

4.缺血性心肌病

表现为心脏增大、心力衰竭和心律失常,为长期心肌缺血或坏死导致心肌纤维化而引起。临床表现与扩张型心肌病类似。

5.猝死

猝死是指突然和出乎意外的死亡。世界卫生组织定义为发病后 6 小时死亡者为猝死,多数学者主张为 1 小时,但也有人将发病后 24 小时内死亡也列为猝死。心源性猝死中冠心病猝死最常见,急性心肌缺血造成局部电生理紊乱引起暂时的严重心律失常,可使心脏突然停搏而引起猝死。心脏停搏的直接原因大多数为心室颤动,这类患者如能得到及时、恰当的急救,有相当一部分可得以幸存。

(二)急性冠状动脉综合征(ACS)

近年来提出的急性冠状动脉综合征包括了不稳定型心绞痛(UA)、非 ST 段抬高心肌梗死(NSTEMI)及 ST 段抬高心肌梗死(STEMI)。

三、主要功能障碍

冠心病患者除了由于心肌供血不足直接导致的心脏功能障碍之外,还有一系列继发性躯体和心理障碍,这些功能障碍往往被临床忽视,然而对患者的生活质量有直接影响,因此是康复治疗的重要目标。

(一)循环功能障碍

冠心病患者往往减少体力活动,从而降低了心血管系统的适应性,导致循环功能降低。这种心血管功能衰退只有通过适当的运动训练才能逐渐恢复。

(二)呼吸功能障碍

长期心血管功能障碍可导致肺循环功能障碍,使肺血管和肺泡气体交换的效率降低,吸氧能力降低,诱发或加重缺氧症状。呼吸功能的训练是需要引起重视的环节。

(三)运动功能障碍

冠心病患者因缺乏运动而导致机体吸氧能力减退、肌肉萎缩和氧化代谢能力降低,从而限制了全身运动耐力。运动训练的适应性改变是提高运动功能的重要环节。

(四)代谢障碍

代谢障碍主要是脂质代谢和糖代谢障碍,血胆固醇和甘油三酯增高,高密度脂蛋白胆固醇降低。脂肪和能量物质摄入过多而缺乏运动是基本原因。缺乏运动还可导致胰岛素抵抗,除了引起糖代谢障碍外,还可以促使形成高胰岛素血症和血脂升高。

(五)行为障碍

冠心病患者往往伴有不良生活习惯、心理障碍等,也是影响患者日常生活和治疗的重要因素。

四、康复评定

(一)危险因素

在冠心病发病的危险因素中,最重要的是高血压、高脂血症、吸烟,其次是肥胖、糖尿病及精神神经因素,还有一些不能改变的因素,如家族遗传史、年龄、性别等。

(二)六分钟步行试验

六分钟步行试验是独立的预测心衰致残率和致死率的方法,可用于评定患者心脏储备功能,在心脏康复中用于评价疾病或手术对运动耐受性的影响,常用于患者在康复治疗前和治疗后进行自身对照。要求患者在走廊里尽可能行走,测定六分钟内步行的距离。在行走中途,允许患者在需要时停下来休息,但不能延长总试验时间。在试验过程中,评定师也可以给予口头鼓励。试验前和试验结束时应立即测量心率、血压、呼吸频率、呼吸困难的程度和血氧饱和度。6 分钟内,若步行距离＜150 m,表明严重心衰,150～425 m 为中度心衰,426～550 m 为轻度心衰。

(三)超声心动图运动试验

超声心动图可以直接反映心肌活动的情况,从而揭示心肌收缩和舒张功能,还可以反映心脏内血流变化情况,所以有利于提供运动心电图所不能显示的重要信息,运动超声心动图比安静时检查更加有利于揭示潜在的异常,从而提高试验的敏感性。检查一般采用卧位踏车的方式,以保持在运动时超声探头可以稳定地固定在胸壁,减少检测干扰。较少采用坐位踏车或活动平板方式。运动方案可以参照心电运动试验。

(四)行为类型评定

1.A 类型

工作主动,有进取心和雄心,有强烈的时间紧迫感(同一时间总是想做两件以上的事),但是往往缺乏耐心,易激惹,情绪易波动。此行为类型的应激反应较强烈,因此需要将应激处理作为康复的基本内容。

2.B 类型

平易近人,耐心,充分利用业余时间放松自已,不受时间驱使,无过度的竞争性。

五、康复治疗

(一)康复治疗分期

根据冠心病康复治疗的特征,国际上将康复治疗分为三期。

1.Ⅰ期

急性心肌梗死或急性冠脉综合征住院期康复，发达国家为3～7天。

2.Ⅱ期

自患者出院开始，至病情稳定性完全建立为止，时间5～6周。由于急性阶段缩短，Ⅱ期的时间也趋向于逐步缩短。

3.Ⅲ期

Ⅲ期指病情处于较长期稳定状态的冠心病患者，包括陈旧性心肌梗死、稳定型心绞痛及隐性冠心病。康复程序一般为2～3个月，自我训练应该持续终生。有人将终生维持的锻炼列为第Ⅳ期。

(二)适应证

1.Ⅰ期

患者生命体征稳定，无明显心绞痛，安静心率<110次/分，无心衰、严重心律失常和心源性休克，血压基本正常，体温正常。

2.Ⅱ期

与Ⅰ期相似，患者病情稳定，运动能力达到3代谢当量(MET)以上，家庭活动时无显著症状和体征。

3.Ⅲ期

临床病情稳定者，包括陈旧性心肌梗死、稳定型劳力性心绞痛、隐性冠心病、冠状动脉分流术和腔内成形术后、心脏移植术后、安装起搏器后。过去被列为禁忌证的一些情况如病情稳定的心功能减退、室壁瘤等现正在被逐步列入适应证的范畴。

(三)禁忌证

凡是康复训练过程中可诱发临床病情恶化的情况都列为禁忌证，包括原发病临床病情不稳定或并发新病症的患者。稳定与不稳定是相对概念，与康复医疗人员的技术水平、训练监护条件、治疗理念都有关系。此外，不理解或不合作者不宜进行康复治疗。

(四)康复治疗

1.Ⅰ期康复

(1)治疗目标：低水平运动试验阴性，可以按正常节奏连续行走100～200 m或上下1～2层楼而无症状和体征。运动能力达到2～3 MET，能够适应家庭生活。患者理解冠心病的危险因素及注意事项，在心理上适应疾病的发作和处理生活中的相关问题。

(2)治疗方案：以循序渐进地增加活动量为原则，生命体征一旦稳定，无并发症时即可开始。要根据患者的自我感觉，尽量进行可以耐受的日常活动。此期康复一般在心脏科进行。①床上活动：从床上的肢体活动开始，包括呼吸训练，肢体活动一般从远端肢体活动开始，从不抗地心引力的活动开始，强调活动时呼吸自然、平稳，没有任何憋气和用力的现象，然后逐步开始抗阻运动，例如捏气球、皮球或拉橡皮筋等，一般不需要专用器械，吃饭、洗脸、刷牙、穿衣等日常生活活动可以早期进行。②呼吸训练：主要指腹式呼吸，要点是吸气时腹部浮起，膈肌尽量下降，呼气时腹部收缩，把肺的气体尽量排出。呼气和吸气之间要均匀、连贯、缓慢，但不要憋气。③坐位训练：坐位是重要的康复起始点。开始坐时可以有靠背或将床头抬高。有依托坐的能量消耗与卧位相同，但是上身直立位使回心血量减少，同时射血阻力降低，心脏负荷实际低于卧位。在有依托坐位适应以后，患者可以逐步过渡到无依托独立位。④步行训练：从床边站立开始，然后床边步行。开始时最好进行若干次心电监护活动。此阶段患者的活动范围明显增大，因此监护需要加强。要特别注意避免上肢高于心脏水平的活动，此类活动的心脏负荷增加很大，常是诱发意外的原因。⑤排便：务必保持大便通畅。卧位大便时由于臀部位置提高，回心血量增加，使心脏负荷增加，同时由于排便时必须克服体位所造成的重力，所以需要额外用力（4 MET），因此卧位大便对患者不利。在床边放置简易坐便器，让患者坐位大便，其心脏负荷和能量消耗均小于卧床大便（3.6 MET），同时也比较容易排便。⑥上楼：上、下楼的活动是保证患者出院后在家庭活动安全的重要环节。下楼的运动负荷不大，而上楼的运动负荷主要取决于上楼的速度。必须保持非常缓慢的上楼速度。一般每上一级台阶可以稍事休息，以保证没有任何症状。⑦出院前评估及治疗策略：当患者顺利达到训练目标后，可以进行症状限制性或亚极量心电运动试验，或在心电监护下进行步行。如果确认患者可连续步行 200m 无症状和无心电图异常，可以安排出院。患者出现并发症或运动试验异常者则需要进一步检查，并适当延长住院时间。⑧发展趋势：由于患者住院时间日益缩短，国际上主张 3～5 天出院。所以Ⅰ期康复趋向于具有并发症及较复杂的患者，而早期出院患者的康复治疗完全不一定遵循固定的模式。

2.Ⅱ期康复

（1）康复目标：逐步恢复一般日常生活活动能力，包括轻度家务劳动、娱乐活动等。运动能力达到 4～6 MET，提高生活质量。对体力活动没有更高要求的患者可停留在此期。此期在患者家庭完成（表 2-1）。

表 2-1　冠心病Ⅱ期康复护理程序

活动内容	第 1 周	第 2 周	第 3 周	第 4 周
门诊宣教	1 次	1 次	1 次	1 次
散步	15 分钟	20 分钟	30 分钟	30 分钟×2 次
厨房工作	5 分钟	10 分钟	10 分钟×2 次	10 分钟×3 次
看书或电视	15 分钟×2	20 分钟×2 次	30 分钟×2 次	30 分钟×2 次
保健按摩	保健按摩学习	保健按摩学习 1 次	保健按摩学习 2 次	保健按摩学习 2 次
缓慢上下楼	1 层×2 次	2 层×2 次	3 层×1 次	3 层×2 次

这一期需要 5～6 周。对于进展顺利，无明显异常表现的患者，6～8 个月即可达到 6 MET 的运动负荷，并顺利地进入心脏康复的第三期。在恢复后期应进行功能性运动试验，以评估身体负荷能力和心血管功能。试验中一旦见 ST 段显著下移即可评估出最大身体负荷能力。功能性试验的结果可用于决定患者是否能恢复工作、锻炼及性活动，并且可用于评价治疗效果。进行运动试验的早晚主要取决于心脏损伤的范围、患者年龄、重返工作的迫切性等。

（2）治疗方案：散步、医疗体操、气功、家庭卫生、厨房活动、园艺活动或在邻近区域购物，活动强度为 40%～50% HR_{max}，活动时主观用力计分（RPE）不超过 15。一般活动无须医务监测；较大强度活动时可用远程心电图监护系统监测，无并发症的患者可在家属帮助下逐步过渡到无监护活动。所有上肢超过心脏平面的活动均为高强度运动，应该避免或减少。日常生活和工作时间应采用能量节约策略，如制定合理的工作或日常活动程序，减少不必要的动作和体力消耗等，以尽可能提高工作和体能效率。每周需要门诊随访一次，任何不适均应暂停运动，及时就诊。

3.Ⅲ期康复

(1)康复目标:巩固Ⅱ期康复成果,控制危险因素,改善或提高体力活动能力和心血管功能,恢复发病前的生活和工作。此期可以在康复中心完成,也可以在社区进行。

(2)治疗方案:全面康复方案包括有氧训练、循环抗阻训练、柔韧性训练、医疗体操、作业训练、放松性训练、行为治疗、心理治疗等。在整体方案中,有氧训练是最重要的核心。本节主要介绍有氧训练的基本方法。

1)运动方式:步行、登山、游泳、骑车、中国传统形式的拳操等。慢跑曾经是推荐的运动,但是其运动强度较大,运动损伤较常见,近年来已经不主张使用。

2)训练形式:可以分为间断性和连续性运动。间断性运动:指基本训练期有若干次高峰靶强度,高峰强度之间强度降低。优点是可以获得较强的运动刺激,同时时间较短,不至于引起不可逆的病理性改变。缺点是需要不断调节运动强度,操作比较麻烦。连续性运动:指训练的靶强度持续不变,这是传统的操作方式,主要优点是简便,患者相对比较容易适应。

3)运动量:运动量是康复治疗的核心,要达到一定阈值才能产生训练效应。合理的每周总运动量为2 931～8 374 kJ(相当于步行10～32 km)。每周运动量＜2 931 kJ只能维持身体活动水平,而不能提高运动能力。每周运动量＞8 374 kJ则不增加训练效应。运动总量无明显性别差异。

运动量的基本要素为:强度、时间和频率。①运动强度:运动训练所必须达到的基本训练强度称之为靶强度,可用心率(HR_{max})、心率储备、最大摄氧量、MET、RPE等方式表达。靶强度与最大强度的差值是训练的安全系数。靶强度一般为40%～85%VO_{2max}或60%～80%HR储备,或70%～85%HR_{max}。靶强度越高,产生心脏中心训练效应的可能性就越大。②运动时间:指每次运动锻炼的时间。靶强度运动一般持续10～60分钟。在额定运动总量的前提下,训练时间与强度成反比。准备活动和结束活动的时间另外计算。③训练频率:训练频率指每周训练的次数。国际上多数采用每周3～5天的频率。

合适运动量的主要标志:运动时稍出汗,轻度呼吸加快,但不影响对话,早晨起床时感觉舒适,无持续的疲劳感和其他不适感。

4)训练实施:每次训练都必须包括准备、训练和结束活动。①准备活动:目的是预热,即让肌肉、关节、韧带和心血管系统逐步适应训练期的运动应激。运动强度较小,运动方式包括牵伸运动及大肌群活动,要确保全身主要关节和肌肉都有所活动,一般采用医疗体操、太极拳等,也可附加小强度步行。②训练活动:指达到靶训练强度的活动,中低强度训练的主要机制是外周适应作用,高强度训练的机制是中心训练效应。③结束活动:主要目的是冷却,即让高度兴奋的心血管应激逐步降低,适应运动停止后血流动力学改变。运动方式可以与训练方式相同,但强度逐步减小。

充分的准备与结束活动是防止训练意外的重要环节(训练心血管意外75%均发生在这两个时期),对预防运动损伤也有积极的作用。

(3)性功能障碍及康复:Ⅲ期康复应该将恢复性生活作为目标(除非患者没有需求),判断患者是否可以进行性生活的简易试验。①上二层楼试验(同时作心电监测)。通常性生活中心脏射血量约比安静时高50%,这和快速上二层楼的心血管反应相似。②观察患者能否完成5～6 MET的活动,因为采用放松体位的性生活最高能耗4～5 MET。日常生活中看精彩球赛时的心率可能会超过性生活。在恢复性生活前应该经过充分的康复训练,并得到经治医师的认可。

应该教育患者采用放松姿势和方式，避免大量进食后进行。必要时在开始恢复性生活时采用心电监测。国外通过质性研究，显示心肌梗死患者对性功能的认识体现在自我概念、交流和环境3个方面，护理人员的职责在于引导患者识别自身角色，提供必要信息，教授患者使用语言和非语言的沟通技巧等。

六、康复护理

(一)康复护理目标

冠心病康复护理的目标是改善心脏功能，减少再梗死和猝死的发生，提高患者生活质量。

(1)从冠心病有临床表现时就开始采取措施进行康复。

(2)康复服务的范围包括生理、心理、社会和职业康复，并维持良好适应性。

(3)对潜在的疾病过程，采取针对性的措施推迟其发展。具体内容包括控制危险因素，增加患者相关知识，减少心理的焦虑和抑郁，进行医院、家庭和社区三阶段康复治疗，提高其再就业的能力。

(二)康复护理

1.无症状性心肌缺血

观察患者有无自觉症状，察看心电图有无心肌缺血的改变。控制诱发因素、合理饮食及合理安排工作与生活，进行药物治疗，按运动处方进行合适的康复运动。

2.心绞痛

心绞痛康复护理实施达到两个目标，即缓解急性发作和预防再发作。

(1)指导患者了解药物治疗的知识，有心绞痛发作时立即停止活动或工作，含服硝酸甘油或复方硝酸甘油片，每次1片舌下含服。用药时要控制剂量，量过大时，易引起血压下降，冠状动脉灌注压过低，增加心肌耗氧，从而加重心绞痛。

(2)有心绞痛多次发作病史的患者，指导正确服用硝酸甘油的方法，随身携带有效期内药片，应放置于棕色瓶内，超出有效期应及时更换。从事运动、爬坡时，先在舌下含1/2片硝酸甘油；情绪处于紧张状态，有发作征兆时，立即舌下含1片，在吞咽前稍保留唾液，使药物完全溶解，用药后尽可能卧位休息。同时向患者说明，初次含服药片时舌上有烧灼感，头部有发胀和搏动感，颜面潮红，这些不良反应在产生耐受性后会减轻或消失，药物不会成瘾，经常服用也不会降低药效。

(3)指导患者控制和减少诱发因素：合理安排日常活动，做到劳逸结合，保证充足的睡眠，并督促患者睡前服用镇静剂，同时床头适当垫高，以减少静脉血回流量，减轻心脏负担。饮食要少食多餐，限制动物脂肪及含胆固醇食物的摄入，肥胖者要限制食量，控制并减轻体重。

3.急性期心肌梗死的护理

(1)急性期12小时绝对卧床休息，一切生活护理要有专人负责，尽可能让患者进监护病房。向患者及其家属介绍监护病房的情况及心电监护仪的作用。

1)氧气吸入。

2)密切观察病情，注意有无合并症的发生和生命体征的改变，对重症者应做全面的监测，包括监测循环状态，测量血压、脉搏、尿量，了解肾灌注和微循环状态，监测心率和心律，观察患者的神志、意识、对外界的反应以及肢体活动情况，了解有无脑缺氧、脑栓塞等。1～2小时记录血压、脉搏和呼吸1次；4小时测量体温1次。记录液体的出入量，保持静脉通道通畅，注意观察液体的滴速(50～60滴/分)，防止输液过快，以免加重心脏负荷和诱发肺水肿。

3)急性心肌梗死恢复后的所有患者均应采用饮食调节,可减少再发,即低饱和脂肪和低胆固醇饮食。

4)心理康复护理:急性心肌梗死是一种威胁生命而需作紧急医疗救护的疾病,患者多有紧张和焦虑、忧郁和压抑的心理,做好心理护理对患者的心身康复至关重要。①护理人员向患者解释病情及各项必需的诊疗措施和康复过程,使患者树立战胜疾病的信心,配合治疗。多数患者初次发生心肌梗死,部分人既往有过心绞痛,但再发时胸痛更剧烈,持续时间更长,从而产生濒死感,表现出极度的恐惧,加之疾病发作时需在短期内采取一系列的检查和治疗措施,特别是一些床边的器械操作,会进一步增加患者的紧张和焦虑,迫切希望获得良好的医疗和护理。故护理人员应多与患者交流,使其尽快习惯监护病房中的环境和气氛。②在不影响监护和治疗情况下,允许鼓励少数亲属来探视及问候,消除患者的抑郁和焦虑情绪,在心理上给予支持。③树立高度的责任感和同情心,护理工作必须一丝不苟,恪守职责。协助医师完成各项诊疗工作。注意康复室内的环境,室内灯光柔和,护理人员操作时动作轻盈,避免惊扰患者。

(2)恢复期康复运动指导。

1)根据患者个体情况指定的运动处方,督促、监护完成训练项目。运动方法宜选用有氧运动,如散步、骑自行车、太极拳等运动方式,要循序渐进。运动时心率增加小于 10 次/分可加大运动量,心率增加 10～20 次/分为正常反应,运动强度逐渐增加到中等强度(运动时脉率＝170－年龄),每次持续时间 40～60 分钟,频率 3～5 次/周。运动以不引起胸痛、心悸、呼吸困难、出冷汗和疲劳为度。康复运动前指导进行 5～10 分钟的热身运动,然后进行 30 分钟的运动锻炼,最后做 5～10 分钟的恢复运动。为了保证活动的安全性,在心电监护下开始所有的新活动。

2)运动监测注意事项:①要教会患者自己数脉搏,在运动后即刻数脉搏 10 秒,然后将所得数乘以 6,即是运动时的最大心率。②只在感觉良好时运动。感冒或发热症状和体征消失 2 天以上再恢复运动。③注意周围环境对运动反应的影响,包括寒冷和炎热气候要相对降低运动量的运动强度,避免在阳光下和炎热气温时剧烈运动(理想环境:温度 4～28 ℃,风速＜7 m/s)穿戴宽松、舒适、透气的衣服和鞋,上坡时要减慢速度,饭后不做剧烈运动。④患者需要了解个人能力的限制,应定期检查和修正运动处方,避免过度训练。药物治疗发生变化时,要注意相应调整运动方案。⑤警惕状态,运动时如发现心绞痛或其他症状,应停止运动,立即汇报医师。⑥训练必须持之以恒,如间隔 4 天以上,再开始运动时宜稍降低强度。⑦避免在运动后即刻用热水洗澡,至少应在休息 15 分钟后,并控制水温在 40 ℃以下。

(三)康复健康教育

1.改变生活方式

(1)合理膳食:宜摄入低热量、低脂、低胆固醇、低盐饮食,多食蔬菜、水果和粗纤维食物如芹菜、糙米等,避免暴饮暴食,注意少量多餐。

(2)控制体重:在饮食治疗的基础上,结合运动和行为治疗等综合治疗。

(3)适当运动:运动方式应以有氧运动为主,注意运动的时间和强度因病情和个体差异而不同,必要时需要在监测下进行。

(4)戒烟。

(5)减轻精神压力:逐渐改变急躁易怒的性格,保持平和的心态,可采取放松技术或与他人交流的方式缓解压力。要养成良好的生活习惯,起居要有规律,科学安排时间,保证充足睡眠,注意劳逸结合,量力而行,不要过于劳累,以免加重病情。

2.避免诱发因素

告知患者及家属过劳、情绪激动、饱餐、寒冷刺激等都是心绞痛发作的诱因,应注意尽量避免。

3.病情自我监测指导

教会患者及家属心绞痛发作时的缓解方法,胸痛发作时应立即停止活动或舌下含服硝酸甘油。如服用硝酸甘油不缓解,或心绞痛发作比以往频繁,程度加重,疼痛时间延长,应立即到医院就诊,警惕心肌梗死的发生。不典型心绞痛发作时可能表现为牙痛、上腹痛等,为防止误诊,可先按心绞痛发作处理并及时就医。

4.用药指导

指导患者出院后遵医嘱服药,不要擅自增减药量,自我监测药物的不良反应。外出时随身携带硝酸甘油以备急需。硝酸甘油见光易分解,应放在棕色瓶内存放于干燥处,以免潮解失效。药瓶开封后每 6 个月更换 1 次,以确保疗效。

5.定期复查

告知患者定期复查心电图、血糖、血脂等。

七、社区家庭康复指导

(一)调节饮食结构

向患者说明饮食与本病的发病率有着密切的关系(但患者出院后立即改变饮食习惯并非容易,护理人员要掌握患者心理,采取针对性教育方法),使患者晓以利害,积极主动配合,巩固疗效。

(1)肥胖者必须减少食物总能量摄入,少食多油、多糖食物,减轻体重。

(2)高血脂者选用豆油、花生油、芝麻油等,瘦肉、鱼、豆制品可适量使用,避免食用猪油、羊油、奶油、肥肉、动物内脏及蛋黄、墨鱼等。

(3)预防便秘,食用高纤维素的食物及含果胶多的水果。高纤维素蔬菜有芹菜、竹笋、豆芽、金针菜等。含果胶多的水果有生梨、苹果等。

(二)合理安排生活和工作

参加力所能及的工作,可使精神愉快、心情舒畅。对增强体力、改善心脏功能、促进血液循环、调整代谢、防止肥胖等均有裨益。要注意劳逸结合,避免连续做过度繁忙的工作,坚持锻炼,如保健操、太极拳、散步、打乒乓球等。保证足够的睡眠时间,避免精神紧张或突然用力的动作,饭后休息 0.5~1.0 小时,冬天注意保暖,避免迎风或在雪地上快步行走。在任何情况下一旦有心绞痛发作及急性心肌梗死先兆,即应停止活动,安静休息。

(三)戒烟

戒烟是心肌梗死后的二级预防的重要措施。研究表明,急性心肌梗死后继续吸烟再梗死和死亡危险增高 22%~47%,每次随诊都必须了解并登记吸烟情况,积极劝导患者戒烟,并实施戒烟计划。

(四)心理指导

心肌梗死后患者焦虑情绪多来自对今后工作能力和生活质量的担心,应予以充分理解并指导患者保持乐观、平和的心情,正确对待自己的病情。告诉家属生活中避免对其施加压力,当患者出现紧张、焦虑等不良情绪时,应设法进行疏导。

(五)康复指导

掌握脉搏测量方法;出院后按照运动处方积极进行康复训练。

(六)用药指导

按医嘱服药,定期门诊随诊。

(七)照顾者指导

心肌梗死是心脏性猝死的高危因素,应教会家属紧急呼救方法及心肺复苏的基本技术以备急用。

(高婷婷)

第七节　慢性充血性心力衰竭的康复护理

慢性充血性心力衰竭是以循环功能衰竭为特征的临床综合征。可以由多种心脏疾病引起,如缺血性心脏病、心肌梗死、高血压性心脏病、瓣膜性心脏病、心肌病及先天性心脏病,是各种进行性心脏病变的晚期表现。其生理病理改变主要为心排血量减少,导致肌肉灌注不足,不能满足做功肌的需要,并造成乳酸堆积和肌肉疲劳,从而限制体力活动能力。同时由于肾素-血管紧张素-醛固酮系统被激活,造成水钠潴留,促使血容量增加和发生水肿,又进一步增加了心脏负担,于是形成恶性循环。近年来的研究表明,肺部因素是限制 CHF 患者运动能力的另一重要因素,主要表现为体力活动能力不同程度的减退,如活动时气短、气促、胸闷等。严重时,在安静状态下也可发生上述症状。

一、病因

(一)基本病因

1.原发性心肌损害

包括冠心病心肌缺血和/或心肌梗死;心肌炎和心肌病;心肌代谢障碍性疾病,以糖尿病心肌病最常见,其他如维生素 B_1 缺乏及心肌淀粉样变性等均属罕见。

2.心脏负荷过重

(1)压力负荷(后负荷)过重:左室压力负荷过重常见于高血压、主动脉瓣狭窄,右室压力负荷过重常见于肺动脉高压、肺动脉瓣狭窄、肺栓塞等。

(2)容量负荷(前负荷)过重:见于心脏瓣膜关闭不全,血液反流,如二尖瓣、主动脉瓣关闭不全等;左、右心或动静脉分流性先天性心脏病,如间隔缺损、动脉导管未闭等。此外,伴有全身血容量增多或循环血量增多的疾病如慢性贫血、甲状腺功能亢进等,心脏的容量负荷也必然增加。

(二)诱因

1.感染

呼吸系统感染,心内膜炎等。

2.心律失常

心房颤动是诱发心力衰竭的重要因素。其他各种类型的快速性心律失常以及严重的缓慢性心律失常亦可诱发心力衰竭。

3.血容量增加

如摄入钠盐过多,静脉输入液体过多、过快等。

4.过度体力劳累或情绪激动

如妊娠后期及分娩过程、暴怒等。

5.治疗不当

如不恰当停用洋地黄类药物或降血压药等。

6.原有心脏病变加重或并发其他疾病

如冠心病发生心肌梗死,合并甲状腺功能亢进或贫血等。

二、临床表现

(一)左心衰竭

1.症状

以肺淤血和心排血量降低表现为主。

(1)呼吸困难:程度不同的呼吸困难是左心衰竭最主要的症状。可表现为劳力性呼吸困难、夜间阵发性呼吸困难或端坐呼吸。

(2)咳嗽、咳痰和咯血:咳嗽、咳痰是肺泡和支气管黏膜淤血所致。开始常发生在夜间,坐位或立位可减轻或消失。痰常呈白色泡沫状,偶可见痰中带血丝。慢性肺淤血,肺静脉压力升高,导致肺循环和支气管血液循环之间形成侧支,在支气管黏膜下形成扩张的血管,一旦破裂可引起大咯血。

(3)疲倦、乏力、头晕、心悸:主要是由于心排血量降低,器官、组织血液灌注不足及代偿性心率加快所致。

(4)少尿及肾损害症状:严重的左心衰竭血液进行再分配时,首先是肾血流量明显减少,患者可出现少尿。长期慢性肾血流量减少可出现血尿素氮、肌酐升高并可有肾功能不全的相应症状。

2.体征

(1)肺部湿性啰音:由于肺毛细血管压增高,液体可渗出到肺泡而出现湿啰音。随着病情由轻到重,肺部啰音可从局限于肺底部直至全肺。

(2)心脏体征:除基础心脏病的固有体征外,患者一般均有心脏扩大、舒张期奔马律及肺动脉瓣区第二心音亢进。

(二)右心衰竭

1.症状

以体静脉淤血表现为主。

(1)消化道症状:胃肠道及肝淤血引起腹胀、食欲缺乏、恶心、呕吐等,是右心衰竭最常见的症状。

(2)劳力性呼吸困难:右心衰竭可由左心衰竭发展而来。单纯性右心衰竭多由分流型先天性心脏病或肺部疾病所致。两者均可有明显的呼吸困难。

2.体征

(1)水肿:体静脉压力增高使皮肤等软组织出现水肿,其特征为首先出现在身体最低垂的部位,为对称性压陷性水肿。胸腔积液也是因体静脉压力增高所致,以双侧多见,如为单侧则以右侧更为多见,可能与右膈下肝淤血有关。

(2)颈静脉征:颈静脉充盈、怒张,是右心衰竭的主要体征,肝颈静脉反流征阳性则更具有特征性。

(3)肝脏体征:肝脏常因淤血而肿大,伴压痛。持续慢性右心衰竭可致心源性肝硬化,晚期可出现肝功能受损、黄疸及大量腹水。

(4)心脏体征:除基础心脏病的体征外,右心衰竭时可因右心室显著扩大而出现三尖瓣关闭不全的反流性杂音。

(三)全心衰竭

右心衰竭继发于左心衰竭而形成的全心衰竭。

三、主要功能障碍

心力衰竭患者功能障碍的主要方面见表2-2。

表2-2　心力衰竭患者主要功能障碍内容及康复干预

功能障碍	心脏康复干预
体征与症状	
呼吸困难	供氧、缩唇呼吸、呼吸训练及呼吸肌训练
乏力	供氧、休息、合理饮食和营养、药物、个体化循序渐进的运动训练方案及患者教育
运动耐量下降	供氧、休息、合理饮食和营养、药物、个体化循序渐进的运动训练方案、缩唇呼吸及患者教育
功能受限	
行走	步法训练,力量及有氧训练,平衡训练
爬楼梯	功能运动训练
家务和院内工作	功能活动训练
消遣娱乐及业余爱好	娱乐、爱好训练
生活质量	
无法与家人和朋友一起做事	患者和家人、朋友教育,功能运动和活动训练
成为家人或朋友的负担	患者和家人、朋友教育,功能运动和活动训练
离家旅行	患者和家人、朋友教育,功能运动和活动训练
工作谋生	职业疗法,职业康复、社会服务,患者和家人、朋友教育,功能运动和活动训练

四、康复评定

(一)病史

1.心衰的病因和诱因

患者有无冠心病、高血压、风湿性心瓣膜病、心肌炎、心肌病等病史;有无呼吸道感染、心律失常、劳累过度、妊娠或分娩等诱发因素。

2.病程发展过程

有无劳力性呼吸困难,患者出现呼吸困难的体力活动类型,如上楼、步行或洗漱等。有无夜间阵发性呼吸困难或端坐呼吸;有无咳嗽、咳痰或痰中带血;有无疲乏、头昏、失眠等。以上症状常是左心衰患者的主诉。还应了解患者是否有恶心、呕吐、腹胀、体重增加及身体低垂部位水肿等右心衰竭表现。了解相关检查结果、用药情况及效果，病情是否有加重趋势。

3.心理-社会状况

心力衰竭往往是心血管病发展至晚期的表现。长期疾病折磨，体力活动受限，生活需要他人照顾，使患者陷于焦虑不安、内疚、绝望，甚至对死亡的恐惧中。家属和亲人可因长期照顾患者而忽略其内心感受。

（二）身体评估

1.一般状态

（1）生命体征：呼吸状况，脉搏快慢、节律，有无交替脉和血压降低。

（2）意识与精神状况。

（3）体位：是否采取半卧位或端坐位。

2.心肺

心脏是否扩大，心尖冲动的位置和范围，心率是否加快，有无心尖部舒张期奔马律、病理性杂音等。两肺有无湿啰音或哮鸣音。

3.其他

有无皮肤黏膜发绀，有无颈静脉怒张、肝颈静脉反流征阳性，肝脏大小、质地，水肿的部位及程度，有无胸腔积液征、腹水征。

（三）实验室检查

1.心脏病的常规检查

心脏病的常规检查都要进行，如心电图检查、X 线检查、超声心动图检查以及有一些患者需要心导管检查和循环时间、动脉及静脉压测量。

2.心衰的常规检查

充血性心衰及肺水肿的患者的中心静脉压通常是升高的，患者用漂浮导管及动脉导管测压，尿量减少（少尿症）尿比重增高，尿中发现蛋白（蛋白尿）、血（血尿）及管型，血生化表明血中氮潴留，系因尿素氮、尿酸、肌酸增加所致。

（四）康复评定

1.心功能分级

目前通用的是美国纽约心脏病协会（NYHA）1 提出的分级方案，主要是根据患者的自觉活动能力来分级。最大的缺点是依赖主观分级，评估者变异较大，但由于已经应用多年，评估方法已被广泛接受，所以目前仍然有较大的价值。

2.运动试验

（1）用途：CHF 患者表现为从低到中等强度运动（3～6 MET）时出现疲劳、呼吸困难和不能耐受。采用 NYHA 评估的误差率达到 50%（特别是Ⅱ级和Ⅲ级）。因此，可以用运动试验方法加以补充。运动试验的主要用途：①提供较精确的功能评定，以确定诊断和评估药物的治疗作用。②确定功能状态不明的患者是否需要作心脏移植以及移植的时机。③预测 CHF 的存活率及预后。其主要指征为射血分数和左心室充盈压力，尽管运动能力和左心功能的相关不良，但运动能力与存活率及预后密切相关。运动时，高水平血浆去甲肾上腺素、心动过速及脉压差减小均为预后不良的指标。④为制定康复治疗和日常活动方案提供可靠的依据。通过运动试验所得到的峰值吸氧量，可以求出相应的 MET，从而指导康复治疗和日常活动，可以提高治疗效果，增加训练的安全性。

(2)运动试验方案:能够直接测定呼吸气交换的心肺运动试验对 CHF 患者功能评定最为可靠。CHF 患者很难达到真正的最大摄氧量,采用峰值吸氧量可能更为恰当。标准运动试验往往由于心脏反应(心率与血压)障碍以及难以确定主观运动终点而产生错误的结果。常规的活动平板试验应该从小负荷开始(1.5～2.0 MET),每 2～3 分钟增加一级,每级增加不超过 1MET。踏车试验应用十分广泛,常用增量负荷(每 2 分钟 15～20 W)和斜坡(ramp)方案(每分钟增加 10 W)。采用额定时间 6 分钟自由节奏步行,计算步行距离的方案简便易行,可以有效地评定疗效。

(3)动力性运动的血流动力学反应:在代偿期运动时心率和血压增高的斜率增大,每搏量开始时可以通过 Frank-Starling 机制提高,但超过一定限度便有可能造成每搏量减少。心排血量在代偿期可维持不变,至失代偿期则减少。体循环阻力随心功能的下降而逐渐增高,同时肺毛细血管楔压也相应增高。但是,即使肺毛细血管楔压超过 4.0～5.3 kPa(30～40 mmHg),这些患者也并不一定发生明显的肺水肿。由于外周阻力增大,所以体循环的脉压差减小。至失代偿期,心率往往不升甚至下降,收缩压可明显下降,甚至低于安静水平。

(4)等长收缩运动的心肺反应:等长收缩运动常常被引证为 CHF 患者发生疲劳和呼吸困难的原因。正常人在 30%～50%最大握力运动时,由于心排血量增加,导致收缩压和舒张压升高,而体循环阻力和左室充盈压变化很小或不变。中至重度 CHF 患者运动时心排血量不变,通过增加体循环阻力来提高血压;左室充盈压有不同程度的增加,但射血分数有不同程度的下降;在进行亚极量等长收缩运动时,血流动力学变化较大,且与功能能力或安静时血流动力学无关;由于骨骼肌受体反应性的改变,在握力运动时肌肉交感神经传递的反应性降低;轻度运动时肺毛细血管楔压和肺动脉压均显著高于正常人。

五、康复治疗

康复治疗应该是全面的治疗,包括运动、心理、饮食或营养、教育,以及针对原发疾病的治疗。由于治疗已经在有关章节中阐述,本节重点介绍心衰的运动治疗及其相关问题。

(一)运动训练

1.作用

CHF 患者运动耐力提高需经过 4～6 个月监护性运动训练(每周 3～5 次,强度 75% VO_{2max}),最大摄氧量明显提高,安静时和亚极量运动时心率降低,最大心排血量有增高的趋势,左心功能指数在训练后无改变,下肢最大血流量和动静脉氧分压差增大,从而增加下肢氧运输;此外,下肢的血管阻力下降,提示骨骼肌血管收缩力提高是可逆的。尽管心功能有所提高,而最大血乳酸水平实际上是增高的,但亚极量运动时骨骼肌乳酸生成和相应的动脉乳酸水平明显降低。运动耐力的提高与安静时及训练后的左心功能无关。

2.作用机制

主要通过外周血管适应性代偿机制以改善血流动力学,从而相对改善心功能。

(1)大肌群的动力性运动使运动肌群的代谢改善,毛细血管的数量(密度)增加,肌氧化酶活性增强,肌收缩的机械效率提高,从而使运动时的血液循环效率提高,相对减少对心脏射血的要求。

(2)长期训练使血液中儿茶酚胺的浓度下降,交感神经兴奋性下降,心率减慢,心肌耗氧量减少,从而有利于心功能的改善。

(3)腹式呼吸训练有利于对肝、脾的按摩,减少内脏淤血和改善内脏功能。

(4)改善血液流变学,减少静脉血栓形成和预防肺炎。

4.运动方式

运动按骨骼肌收缩分为静态的等长收缩和动态的等张收缩,按能量代谢分为有氧运动和无氧运动。有氧运动指动态的等张收缩,无氧运动指静态的等长收缩。目前,认为有氧运动(如散步、游泳等)较无氧运动在心血管康复治疗方面的作用更大。另有研究显示,阻力训练(如体操、哑铃等)的作用也相当于有氧运动,尤其可以改善肌肉的长度、容积和耐力。阻力训练是静态与动态相结合的运动,不分有氧与无氧运动,可以增加肌力和运动耐力,适当的阻力训练有助于心力衰竭患者的康复。

5.运动处方

有心肺监护的极量运动试验对 CHF 患者制定运动方案极有价值。运动强度一般采用症状限制性运动试验中峰值吸氧量的 70%~75%。在训练开始,可采用 60%~65%峰值吸氧量以防止过度疲劳和并发症,也有人研究采用 60%~80%HR_{max}。但 CHF 患者的特征是心率运动反应障碍。故采用心率作为运动训练强度的指征不太可靠。如果不能直接测定气体代谢,应采用恰当的运动方案以尽可能减少估计峰值运动能力的误差,特别要注意防止高估运动能力而造成训练过度。

主观用力计分(RPE)是根据运动者自我感觉用力程度衡量相对运动水平的半定量指标。是衡量运动强度十分有效的指标,RPE 为 15~16 时,往往是达到通气阈和发生呼吸困难的强度。患者一般可以耐受 RPE11~13 的强度,运动训练中不应到通气阈和发生呼吸困难的强度,不应该有任何循环不良的症状和体征(表 2-3)。

表 2-3 主观用力程度计分

分值	7	9	11	13	15	17	19
表现	轻微用力	稍用力	轻度用力	中度用力	明显用力	非常用力	极度用力

运动训练在开始时应该为 5~10 分钟,每运动 2~4 分钟间隔休息 1 分钟。运动时间可按 1~2 分钟的长度逐渐增加,直到 30~40 分钟。运动采用小强度,负荷的增加应小量、缓慢,过快地增加负荷可明显降低患者对运动的耐受性。开始训练时,运动时间过长往往产生过度疲劳。Sullivan 等和 Coats 等均发现,每周 5 次训练可以达到理想的训练效果;也可以采用 1~2 周监护性方案,加 2~3 周低强度家庭步行或踏车训练。准备活动与结束活动必须充分,最好不少于 10 分钟,以防止发生心血管意外。有些患者的活动量很小,持续活动的总时间只有数分钟,运动中心率增加也不超过 20 次/分,可以不要专门的准备和放松活动。

6.康复训练注意事项

(1)运动处方的制定特别强调个性化原则,要充分意识到心力衰竭患者心力贮备能力已经十分有限,避免造成心力失代偿。

(2)在考虑采用运动训练之前应该进行详尽的心肺功能和药物治疗的评定。

(3)活动时,应强调动静结合、量力而行,不可引起不适或症状加重,禁忌剧烈运动,并要有恰当的准备和结束活动。

(4)活动必须循序渐进,并要考虑环境因素对活动量的影响,包括气温、湿度、场地、衣着等,避免在过热(高于 27 ℃)或过冷(低于 10 ℃)时训练。

(5)避免情绪高的活动,如具有一定竞赛性质的娱乐活动。

(6)治疗时应有恰当的医学监护,出现疲劳、心悸、呼吸困难以及其他症状时应暂停活动,查明原因,及时给予处理。

(7)严格掌握运动治疗的适应证,需特别注意排除不稳定型心脏病。

(8)运动治疗只能作为综合治疗的一部分,而不能排斥其他治疗。

7.康复训练的并发症

在运动训练初期有可能发生轻度的不良反应。运动时或运动后恢复期发生低血压较为常见,这可能与采用血管扩张剂和利尿剂有关。如训练前减少药物剂量或改变用药品种,有可能缓解这一反应。在数次训练后疲劳加重可能是运动强度过高或时间过长的表现,需要修订运动处方。训练初期没有表现出有益作用的患者有可能继发心血管状态的恶化。

CHF 恶化的指征有:体重 2 天内增加 1 kg 以上,心率增快,呼吸困难加重,听诊发现肺水肿和异常心音(第三心音奔马律、反流杂音),此时应该立即终止运动,进行功能评定和治疗。心律失常所造成的猝死是 CHF 死亡的常见原因。与心律失常有关的因素有低血钾、低血镁和地高辛中毒。这些异常有时表现为心电图 Q-T 间期延长和室性期前收缩增加,应该定期检查血清电解质和地高辛水平,以防发生并发症。

8.药物治疗与运动反应

CHF 患者在进行运动锻炼时一般都同时应用抗心力衰竭药物,包括洋地黄制剂、利尿剂、ACE 抑制剂和血管扩张剂等,运动能力已用于药物治疗效果评定的定量标准。有研究发现,药物治疗后尽管安静和日常活动时症状有所改善,但最大运动能力没有改变。强心剂可以明确提高心脏功能指数,但并不改善运动能力或峰值吸氧量。这些结果表明,血管扩张能力障碍造成骨骼肌血流恢复延迟。因此,有些药物(如 ACE 抑制剂)的作用要 8 周以上才能充分表现出运动能力提高。最近的研究提示,运动能力改善与下肢血流量增加密切相关,但与左心室功能指数无关。因此,在运动时要特别注意加强对心率、血压的监护。钙通道阻滞剂可以造成踝部水肿和胸部不适感,应注意和心力衰竭病情加重相鉴别。若出现异常情况,随时报告医师。

(二)CHF 的肺部因素及康复训练

1.CHF 的肺功能改变

包括肺活量降低,气道阻力增加,呼吸肌力降低,相对呼吸功耗增高,呼气相延长,第一秒用力呼气量(FEV_1),最大肺活量(FVC)、FEV_1/FVC 和用力呼气流量($FEF_{25\sim75}$)减低,残气量增大。

2.CHF 的呼吸肌训练

(1)如果呼吸肌是呼吸困难的关键因素之一,选择性的呼吸肌训练无疑有助于改善因呼吸限制运动能力的心脏病患者的运动功能。有氧训练已经证实可部分逆转 CHF 患者骨骼肌的代谢异常,增加最大运动能力,降低运动时的过度通气,但对呼吸肌的作用是非选择性的。人类膈肌中 50%为Ⅰ型纤维,50%为Ⅱ型纤维,进行抗阻呼吸训练可以提高膈肌耐力,增加氧化酶和脂肪分解酶的活性。

(2)相应的亚极量和极量主要采用三种方法:主动过度呼吸、吸气阻力负荷和吸气阀负荷。吸气阻力负荷是最常用的方法,即采用小口径呼吸管或可调式活瓣的方式增加呼吸阻力,呼吸 10～20 次/分。

(3)选择性呼吸肌训练促使运动能力的改善,从另一角度证明肺功能对 CHF 患者运动能力的影响，同时也提示应该在心脏康复治疗中附加这一训练内容。过去的 CHF 患者康复只强调有氧训练，有人报道可能会导致病情恶化；而呼吸训练只涉及较小肌群，对心血管的影响较小，不良反应也较小，在 CHF 患者康复中可以增加有氧训练的作用，而不至于增加心脏的不良反应。

六、康复护理

康复护理应该是 CHF 患者全面康复的一部分，包括运动、心理、饮食或营养、教育，以及针对原发疾病的治疗。除一般临床护理，还包括心力衰竭的运动治疗及相关问题的护理。

（一）康复护理目标

（1）监测患者血压、心率、疲劳度等指标和各种危险因素。

（2）配合实施康复治疗，提高运动耐力，改善生活质量。

（3）观察药物治疗的作用与不良反应，尤其是洋地黄类药物的使用。

（4）患者的教育管理。

（5）控制其他危险因素和临床情况，改变生活行为方式。

（二）康复护理

1.休息与体位

为患者提供安静、舒适的环境，保持空气新鲜，定时通风换气，减少探视；协助患者取有利于呼吸的卧位，如高枕卧位、半卧位、坐位，减少回心血量，减少肺淤血，还可增加膈肌活动幅度.增加肺活量。

2.饮食护理

给予低盐易消化饮食，少食多餐，避免过饱，禁食刺激性食物。按病情限盐限水，重度水肿 1 g/d，中度水肿 3 g/d，轻度水肿 5 g/d，每周称体重 2 次。

3.呼吸系统护理

指导患者呼吸训练；根据患者缺氧程度给予合适的氧气吸入，一般患者 1～2 L/min，中度缺氧 3～4 L/min，严重缺氧及肺水肿 4～6 L/min，肺水肿用 20%～30%乙醇湿化氧气吸入；协助患者翻身、拍背，有利于痰液排除，保持呼吸道通畅，教会患者正确的咳嗽与排痰方法。病情许可时，鼓励尽早下床活动，增加肺活量，改善心肺功能。向患者及家属解释预防肺部感染的方法，如禁烟酒、避免受凉等。

4.肢体运动康复

定时更换体位，协助肢体被动运动，预防静脉血栓和肺部感染。鼓励患者参与康复训练计划，根据心功能决定活动量；逐渐增加活动量，避免劳累，活动时注意监测患者心率、心律、呼吸、面色，避免使心脏负荷突然增加的因素，活动以不出现心悸、气促为度，发现异常立即停止活动，报告医师。

5.药物护理

按医嘱严格控制输液量，速度不超过 30 滴/分，并限水钠摄入；准确记录 24 小时出入量，维持水、电解质平衡；观察药物疗效与不良反应，如应用洋地黄类制剂时，要注意患者有无食欲减退、恶心、呕吐、腹泻、黄视、心律失常等；使用利尿剂期间，监测水、电解质水平，及时补钾；对呼吸困难者或精神紧张者，请示医师，予适当镇静、安眠药。

6.心理康复护理

心理行为因素是心血管病的重要原因，其评定和矫正是心衰康复的重要组成部分。慢性充血性心力衰竭患者抑郁、焦虑症状的发生率很高，而且抑郁是慢性充血性心力衰竭患者独立的预后指标。伴有抑郁的心衰患者，再住院率、心脏事件发生率及死亡率明显增加。抑郁和焦虑通过增加交感神经系统的兴奋性，增加血液内肾上腺素、去甲肾上腺素的浓度，增加血管紧张素Ⅱ、白细胞介素-6、肿瘤坏死因子的水平，损害心脏功能，降低慢性心衰患者的生存质量，从而影响预后，增加死亡率。研究也表明心理干预在有效缓解抑郁情绪，降低交感神经系统的兴奋性的同时，有助于慢性心力衰竭患者心脏功能的改善，以改善预后。心理康复护理采用以下心理干预。

(1)通过具体分析和解释，提高患者对疾病的认识，消除顾虑和不必要的悲观失望，提高自信心，克服自卑感。

(2)耐心倾听患者诉说各种症状，对症状改善者及时给予鼓励，对症状较重者给予抗抑郁、焦虑药治疗。

(3)耐心回答患者提出的问题，给予健康指导，提供相关治疗信息，介绍成功病例，引导正面效果，树立信心。

(4)尽量减少外界压力刺激，创造轻松和谐的气氛，必要时寻找合适的支持系统，如单位领导和家属对患者进行安慰和关心。

7.康复健康教育

(1)讲解慢性心力衰竭的原因及诱因、治疗、病程。

(2)讲解慢性心力衰竭的常见症状；如何预防感冒，减少发作次数。

(3)给予运动注意事项教育，嘱患者在运动中应注意以下几点：①循序渐进 从低强度运动开始，切忌在初次活动时即达到负荷量。②患者应根据自己的年龄、病情、体力情况、个人爱好及锻炼基础来选择运动种类及强度。每次活动中可交替进行各种运动。如散步与慢跑交替。③严格按运动处方运动，患病或外伤后应暂停运动，运动中适当延长准备及整理时间。

(4)指导常用药物的名称、剂量、用法、作用、不良反应。

七、社区家庭康复指导

(一)改变行为方式

饮食为低热量、高维生素、清淡、易消化食物，少食多餐，两餐间可用水果。限制钠盐摄入，不食咸肉、咸鱼、酱菜等含钠高的食物，钠盐一般每天 5 g 以下，如长期用利尿剂或出汗多时，适当放宽限盐，监测体重。保持大便通畅，防止便秘。戒烟。避免劳累和情绪激动，保证充足的睡眠。

(二)提高对治疗的依从性

准确及时按医嘱用服药；用利尿剂，记录尿量及低血钾表现。

(三)康复指导

根据病情，循序渐进增加活动量；运动时，有家属陪伴，出现不适，及时终止。

(四)保持良好心态

劳逸结合，建立规律、健康的生活方式。注意保暖，去除诱因，防止呼吸道感染。

(五)定期随访

根据心功能指导运动方式及量。教会自我监测病情及自测脉搏；外出随身携带急救药。定期随访，出现不适，及时就医。

(高婷婷)

第三章

结核病护理

第一节　结核性脑膜炎

结核性脑膜炎简称结脑，是中枢神经系统结核病最常见的类型，是结核分枝杆菌经血液循环或直接途径侵入蛛网膜下腔，引起软脑膜、蛛网膜进而累及脑神经、脑实质、脑血管和脊髓的疾病。早期患者多有发热、乏力、食欲缺乏、恶心、头痛等，可有畏光、易激动、便秘、尿潴留；中期出现脑膜刺激征，表现头痛、呕吐、颈项强直等，当颅内压增高时可出现剧烈头痛、喷射性呕吐、意识障碍、昏迷等；脑实质受损时可出现偏瘫、四肢徐动、震颤；脊髓受损时可出现双下肢肌力下降，尿潴留、尿失禁，便秘结、便失禁等；晚期严重颅内压升高可致脑疝。治疗上采用以有效抗结核药物为主，糖皮质激素应用，降颅压控制脑水肿，促进脑细胞代谢、改善脑功能的综合性治疗措施。

一、一般护理

(1)执行内科一般护理常规。

(2)保持病室清洁、安静，光线柔和，减少周围环境的不良刺激。

(3)保持患者情绪稳定，勿过于激动。减少探视，治疗、护理操作尽量集中进行。

(4)体位的护理，安静卧床休息，避免多次翻动患者颈部及突然改变其体位，颅压增高的患者床头宜抬高 15°～30°，以加速静脉回流，减轻脑水肿。昏迷患者平卧位，头偏向一侧。卧床时间根据病情而定，一般在脑膜刺激症状消失、高颅压缓解、脑脊液改变明显好转后可逐渐起床活动。

(5)重症患者做好皮肤、口腔、会阴护理，落实预防压疮、口腔感染、尿路感染等的护理措施。

二、饮食护理

保证每天的入量和营养需求，给予高热量、清淡、易消化的食物，不能自行进食者给予肠内、肠外营养。保持排便通畅，必要时给缓泻剂或小量灌肠。颅压高者忌用大量溶液灌肠。

三、用药护理

(一)抗结核药物

抗结核药物是治疗结核性脑膜炎的关键，结核性脑膜炎化疗应遵循三个原则。

(1)早期、联合、适量、规律、全程的结核病化疗原则。

(2)尽量选用具有杀菌作用和通过血-脑屏障良好的药物。

(3)注意观察药物不良反应,及时作出调整及相应处理。由于结核性脑膜炎所在部位及病理变化的特殊性,结核性脑膜炎化疗药品剂量一般比肺结核剂量偏大,个别药品宜静脉给药,疗程更长,不适合采用间歇给药方式。在制订化疗方案时,必须考虑药品对血-脑屏障通透性的因素。异烟肼(H,INH)、吡嗪酰胺(Z,PZA)、环丝氨酸(Cs)可通过正常血-脑屏障达到有效药品浓度;利福平(R,RFP)不能或不易通过正常的血-脑屏障,但可透过炎症血-脑屏障达到有效治疗浓度;链霉素(S,SM)、乙胺丁醇(E,EMB)和对氨基水杨酸钠(PAS)难以透过血-脑屏障,即使对炎症血-脑屏障的通透性也有争议。因HRZ疗效确切,为必选药品,总疗程不少于1年。治疗期间向患者讲解服药的方法及注意事项、不良反应等,鼓励并督导患者遵嘱按时按量规律服药,完成疗程。并注意观察疗效和不良反应。

(二)应用脱水剂

应用脱水剂治疗,可提高血浆渗透压,造成血液与脑组织、脑脊液间的压力差,使脑组织、脑脊液的水分向血液转移,再经肾脏排出达到脱水的目的,从而使脑水肿减轻,脑体积缩小,颅内压降低。常用20%甘露醇静脉滴注,注意血管的选择和滴速,一般250 mL在15～30分钟滴完,用药后2～3小时达高峰,可维持4～6小时,需要时6小时可重复使用。用药过程中注意观察患者心、肾功能,同时注意防止药液外渗。

(三)糖皮质激素

糖皮质激素的应用,结核性脑膜炎在强力、有效抗结核治疗基础上合并应用激素治疗已被广泛采纳,对降低病死率、减少后遗症、消除中毒症状,恢复已受损的血-脑屏障等方面有明显疗效。激素用于结核性脑膜炎治疗,可减少脑膜的炎症渗出,促进脑和脑膜的炎症消散和吸收,防止纤维组织增生;减轻继发的动脉内膜炎和脑软化及神经根炎;减轻炎症反应,抑制结缔组织增生,减轻粘连和瘢痕形成;减轻脑水肿,抑制脑脊液分泌,减少脑室系统脑脊液的容量,使高颅压得到控制。对于急性期患者多用大剂量短程地塞米松疗法,在给药方式上因患者多有呕吐、食欲缺乏等症状,服药后不能保证吸收,故以静脉输注为宜。成人起始剂量一般为20～30 mg/d,根据临床症状、脑压、脑脊液生化变化情况酌情减量,并由静脉转为口服,总疗程1～2个月。应用糖皮质激素要严格遵医嘱给药,并督导患者服用,不可随意增药、减药,以免发生反跳现象。

(四)鞘内注药

鞘内注药,适用于较重病例,有意识障碍者;脑脊液蛋白定量明显增高者,高颅压[颅内压>2.9 kPa(300 mmH_2O)]等。在全身用药的基础上选用鞘内注药,常用药物地塞米松5 mg,异烟肼100 mg,每周2～3次。护理人员应配合医师做好注药前的准备和注药的配合,操作过程要严格按无菌要求,注药前可缓慢回抽脑脊液稀释后,再缓慢注入。同时密切观察患者的面色、意识、生命体征变化。

四、并发症护理

(一)意识障碍

结核性脑膜炎并高颅压时,由于颅内压增高,脑灌注降低,导致大脑皮质、脑干网状结构缺血、缺氧,从而引起不同程度的意识障碍,严重时可致昏迷。一旦发生昏迷,需采取积极有效的抢救及治疗护理措施,密切观察。

(二)脑疝

脑疝是颅内压增高的严重后果,是结核性脑膜炎死亡的主要原因之一。需密切观察患者病情变化,防止并及时发现颅内压增高所致脑疝。治疗护理中要避免屏气、剧烈咳嗽、便秘、尿潴留等导致颅内压增加的诱因,如患者出现剧烈头痛、喷射性呕吐,嗜睡、谵妄、昏迷等意识障碍是颅内压增高的表现,需遵嘱及时给予降颅压处理,防止发生脑疝。

(三)脑实质损害

注意患者肢体活动情况,有无偏瘫、四肢手足徐动、震颤、抽搐等脑实质损害的表现,要落实患者安全防护措施,防止损伤,遵嘱给予脑代谢活化剂治疗。

(四)发热

发热患者对症处理,高热时注意保护头部,必要时给冰帽或冰袋。

(五)水、电解质紊乱

患者由于意识障碍、进食减少、呕吐、中枢性高热等原因,在脱水治疗时,可并发水、电解质紊乱,最常见的是低钾血症、低钠血症。需注意观察其临床表现,记录出入量,动态监测电解质,遵嘱给予口服或静脉补钾及钠盐。

五、病情观察

(一)生命体征

密切观察患者生命体征的变化,头痛的性质、程度、部位、持续时间及频次,两侧瞳孔的大小及变化,意识与表情,呕吐的性质及内容物,肢体活动情况,肌力的变化等。

(二)抽搐

观察患者有无抽搐,抽搐的次数、部位、性质、持续时间,进行抽搐护理常规操作。

(三)颅内压

观察患者颅内压的变化,有无脑膜刺激征及颅内压增高表现,如剧烈头痛,喷射性呕吐,颈肌强直,克氏征、布氏征阳性,皮肤感觉过敏,对听觉和视觉刺激过敏等。

(四)脑脊液

行腰椎穿刺的患者,注意观察脑脊液流出的速度、脑压,穿刺中患者的面色、意识、呼吸、脉搏的变化。

(五)不良反应

观察患者应用抗结核药物的不良反应。

六、行脑室或腰大池引流患者的护理

(1)做好引流前的护理评估和用物准备及穿刺中的配合。

(2)做好管路护理,预防管路脱出,保持引流装置的无菌并妥善固定。一般脑室引流瓶(袋)入口处应高于外耳道 10～15 cm;当患者改变体位时,遵医嘱相应调整引流管口高度,使颅内压维持在正常水平。

(3)保持引流管通畅,防止引流装置扭曲、受压、打折等,搬运患者时将引流管夹闭;控制引流速度和引流量,防止引流过多、过快导致低颅压性头痛、呕吐,观察引流液的量、颜色、性状并准确记录。

(4)保持置管部位的贴膜清洁干燥,定时更换。观察置管部位皮肤有无发红、肿胀或穿刺点渗漏等异常现象,发现异常及时通知医师给予处理。

(5)引流期间注意观察患者颅内高压症状的改善情况,有无脑出血、感染等并发症发生。

七、健康指导

(1)宣教疾病知识,使患者及家属认识本病及严重程度,积极配合治疗与护理,提高依从性。

(2)合理安排休息与活动,保证睡眠。注意营养,增强机体抗病能力,避免情绪波动及呼吸道感染。

(3)在应用抗结核药物过程中如出现皮疹、胃肠不适、巩膜黄染、耳鸣、视物模糊、关节疼痛等不良反应时及时就诊。

(4)坚持规律、全程应用抗结核药物的重要性,不可自行减药、停药,取得患者及家属的主动配合完成疗程,防止病情反复。

(5)指导患者及家属肢体运动功能锻炼方法。

(6)遵嘱定期复查,以便了解病情变化,及时调整治疗方案。

(李小青)

第二节　喉　结　核

喉结核乃耳鼻咽喉结核中最常见者。原发性较少见,多为继发性。本病好发于20～30岁的青年男性,然而随着老年性肺结核发病率的增高,喉结核的发病年龄也有增高趋势。

一、病因及发病机制

喉结核多由肺结核继发而来,因肺结核咳出之带菌的痰液黏附于喉部黏膜或黏膜皱褶处,结核分枝杆菌在此经微小创口或腺管开口侵入黏膜深处,并在该处繁殖而致病。

二、病理

喉结核基本病变主要为渗出、溃疡和增生3种类型。

(一)渗出型

渗出型浸润黏膜局限性充血、水肿,黏膜下有淋巴细胞浸润,形成结节。

(二)溃疡型

结核结节中央发生干酪样坏死,形成结核性溃疡,常伴有继发性感染。其特点是溃疡周围有不整齐的潜行边缘。病变发展可侵及喉软骨膜,发生软骨膜炎。

(三)增生型

晚期浸润病灶纤维组织增生,病情好转时,可呈瘢痕愈合,部分病灶形成结核瘤。

三、护理评估

(一)健康史

询问患者有无结核疾病史、吸烟史及家族成员中有无结核病患者。

(二)临床表现

1.喉部不适

早期表现不典型,可有喉部烧灼、干燥等不适。

2.声嘶

声嘶开始较轻,以后逐渐加重,晚期可完全失声。

3.喉痛

说话和吞咽时加重,软骨膜受累时疼痛加剧。喉部病变广泛者,可因肉芽或增生性病变组织,以及黏膜水肿等引起喉阻塞,出现吸入性呼吸困难。

(三)辅助检查

1.细菌学检查

细菌学检查包括痰液集菌涂片查抗酸杆菌,细菌培养等。

2.影像学检查

胸部 X 线平片,但应警惕少数患者肺部亦可无阳性发现,或仅有钙化灶或陈旧性病灶。

3.喉镜检查

喉镜检查可见黏膜肿胀或充血或苍白,可有虫蚀状溃疡,溃疡底部为肉芽及白膜,会厌及杓会厌襞可增厚、水肿。喉部结核性肉芽肿或结核球等增生性病变。

(四)心理-社会状况

因此病主要表现为声嘶和喉痛,患者易误认为喉部恶性肿瘤,家属与患者往往表现出恐惧与焦急,担心预后和生活质量。因此,护士应评估患者对疾病认知程度及情绪状况,受教育水平。了解患者的饮食习惯,生活和工作环境,有无结核病史,有无经常过度疲劳、受寒潮湿、营养不良等。

(五)治疗要点

1.全身抗结核药物治疗

常用药物有异烟肼、链霉素、利福平、乙胺丁醇和对氨基水杨酸钠等。但应注意早期、适量、联合用药,病情轻者两种药物,重者三种或四种药物联合应用。

2.局部治疗

可用生理盐水、异烟肼、地塞米松及糜蛋白酶做雾化吸入。

3.支持疗法

注意全身和喉部休息,减少说话,增加营养。

4.手术治疗

出现喉阻塞者,必要时做气管切开术。

5.适当使用糖皮质激素

在强有力的抗结核药物控制下,糖皮质激素对减轻过强的变态反应,改善重症患者的症状,促进病灶吸收等方面,具有明显的辅助作用。

四、常见的护理诊断/护理问题

(一)焦虑

焦虑与担心疾病预后有关。

(二)有窒息的危险

窒息危险与喉黏膜水肿,喉肉芽及组织增生有关。

(三)有感染的危险

感染危险与气管切开术后切口易被感染,机体抵抗力低有关。

(四)知识缺乏

缺乏疾病相关知识和自我保健知识。

五、护理措施

(一)多与患者交流

患者住院期间因声嘶无法用语言交流,护理人员应多巡视病房,告知患者噤声,指导用肢体语言表达需求和情感,也可使用简单的手语并准备纸笔做书面交流。护士应多与患者交谈,了解其心理变化,及时解决需求。

(二)基础护理

结核活动期,患者可有低热、盗汗等症状,责任护士应重视基础护理,使患者舒适。

(三)气管切开护理

若疾病较重需气管切开应做好气管切开的护理。

(四)消毒隔离

严格做好消毒隔离措施,患者使用过的雾化器具应严格一人一用,专人专用。防止交叉感染。使用抗结核药物因严格按医嘱用药,并注意观察药物疗效及不良反应。

(五)饮食

喉结核是慢性消耗性疾病,患者往往有进食障碍、营养不良,应给予高蛋白、高热量、高维生素、易消化的清淡饮食,忌辛辣刺激性食物,同时禁烟酒等。不能进食者,可遵医嘱给予静脉补充高营养,如脂肪乳剂、氨基酸、清蛋白等。

(六)教育

进行患者或家属相关知识教育。

(七)规范用药

规范应用抗结核药物,应按时、规律,严格按医嘱用药,避免患者漏服或拒服。仔细观察药物的不良反应,如听力、血压、血糖、肝肾功能。如有异常,及时就医。

(李小青)

第三节　颈部淋巴结结核

颈部淋巴结结核80%见于儿童及青壮年,女性多于男性,30岁以上者比较少见。结核分枝杆菌多由扁桃体或口腔龋齿侵入,少数继发于肺或支气管的结核病变。近年来由于非结核分枝杆菌的出现,其发病率有升高的趋势。

一、病因及发病机制

空气中的结核分枝杆菌从口腔、鼻咽部侵入,在口、咽、鼻腔黏膜下淋巴结内形成病灶,通过淋巴管到达淋巴结，大多引起颌下及颈上淋巴结结核。肺部原发性结核灶可经淋巴或血行播散至两侧颈淋巴结；肺门淋巴结结核可经纵隔淋巴结上行感染，主要累及锁骨上或颈下淋巴结。

二、病理

结核分枝杆菌通过上呼吸道或随食物在口腔或鼻咽部，最常见的是扁桃体，引起原发病灶。口腔部原发病灶往往很快愈合，在临床上不易发现。结核分枝杆菌通过淋巴管的传播往往首先在淋巴结周围引起炎症，逐渐向中心蔓延，淋巴结可发生干酪样坏死以致液化，终至穿破淋巴结包膜，感染深部组织；或穿破皮肤形成慢性经久不愈的瘘管。淋巴结周围的炎症使邻近的淋巴结相互粘连成为不规则的肿块。如干酪样物液化后完全排出，伤口可逐渐愈合结疤。继发肺内结核者，其他浅表淋巴结亦可同时受累，病变主要为增生性，很少发生干酪样坏死。

三、护理评估

（一）健康史

了解患者有无口腔（龋齿）、扁桃体等部位的慢性炎症，有无肺、支气管等器官的结核病病史。

（二）临床表现

1.全身症状

轻者仅有淋巴结肿大而无全身症状；重者可伴有体质虚弱、食欲减退或消瘦、低热、盗汗、乏力等症状，并可同时有肺、支气管等器官的结核病病史。

2.局部症状

局部临床表现最初可在下颌下或颈侧发现单个或多个成串的淋巴结，缓慢肿大、较硬，无疼痛，与周围组织无粘连。病变继续发展，肿大淋巴结相互粘连，形成串珠状，轻压痛，若继发感染压痛较明显。炎症波及周围组织时，肿大淋巴结可发生干酪样坏死，彼此粘连成团或与皮肤粘连活动度较差，但皮肤表面并没有通常炎症的特征即红肿、热及明显压痛，扪之有波动感，此种液化现象称为冷脓肿或寒性脓肿。脓肿破溃后形成经久不愈的溃疡或瘘管。

（三）辅助检查

1.间接喉镜、后鼻镜检查

有时可发现喉结核及鼻咽结核等结核病史。

2.结核菌素试验

结核菌素试验尤其是小儿患者，有助于本病的诊断。

3.结核抗体、红细胞沉降率检查

结核抗体、红细胞沉降率检查有助于本病的诊断。

4.胸部 X 线检查或 CT 扫描

胸部 X 线检查或 CT 扫描可发现有无肺结核。

5.病理检查

细针抽吸活检或淋巴结切除行病理学活组织检查可明确诊断。细针抽吸活检是目前对颈部淋巴结结核诊断的首选活检方法。

（四）并发症

寒性脓肿当机体抵抗力下降的时候，结核菌素在淋巴结内大量的繁殖，此时肿大淋巴结可发生干酪样坏死，坏死组织液化形成寒性脓肿。脓肿破溃后可形成溃疡或瘘管。

（五）心理-社会状况

因轻者仅有淋巴结肿大而无全身症状，患者多不予重视，出现症状时多为中晚期。淋巴结结核病程长，用药种类多，疗效慢，且淋巴结破溃后具有传染性，故患者精神压力大，容易因为遭受病痛的折磨而产生焦虑、悲观、恐惧等一系列情绪反应。因此，护士必须安慰患者，做好心理护理，介绍结核病知识，并告诉患者坚持早期、规律、联合、适量、全程用药，可避免耐药菌株产生，确保疗效，消除患者的不良心理因素，积极配合治疗护理，树立战胜疾病的信心。同时注意与患者家属的沟通，了解家属的顾虑，消除家属的焦虑情绪，使患者在最佳状态下接受治疗方案。

（六）治疗要点

结核性淋巴结炎的治疗原则以全身、规则、联合、全程督导抗结核治疗为主，局部治疗为辅。

1.药物治疗

常用抗结核药物包括异烟肼、利福平、吡嗪酰胺、乙胺丁醇、链霉素等。常用的短期标准化疗方案为2HRZ/4HR，异烟肼常用量每次300 mg/d，利福平常用量每次450～600 mg/d，吡嗪酰胺每次1.5～2.0 g/d。局部可用异烟肼50～100 mg加入0.25%普鲁卡因5～10 mL中作病灶周围环形封闭，隔天一次或每周两次。

2.手术摘除

对于局限的、可移动的结核性淋巴结或虽属多个淋巴结但经药物治疗效果不明显者，可予手术摘除。诊断尚不肯定，为了排除肿瘤，也可摘除淋巴结送病理检查。

3.穿刺抽脓

对已化脓的淋巴结结核或小型潜在的冷脓肿，皮肤未破溃者可以施行穿刺抽脓，同时注入异烟肼50～100 mg，隔天一次或每周两次。每次穿刺时应从脓肿周围的正常皮肤进针，以免造成脓肿破溃或感染扩散。

四、常见的护理诊断/护理问题

（一）焦虑

焦虑与颈部淋巴结结核病程长，用药种类多，疗效慢，且淋巴结破溃后具有传染性有关。

（二）知识缺乏

患者缺乏疾病预防与康复的相关知识。

（三）急性疼痛

急性疼痛与肿大淋巴结相互粘连，炎症波及周围组织有关。

（四）有感染的危险

有感染的危险与机体抵抗力下降有关。

（五）潜在并发症

潜在并发症如寒性脓肿等。

五、护理措施

(一)心理护理

淋巴结结核病程长,用药种类多,疗效慢,且淋巴结破溃后具有传染性,患者精神压力大,常产生焦虑、悲观、恐惧等一系列情绪反应。护士应注意多与患者沟通,及时发现其心理变化,给予相应的指导,加强健康宣教,介绍结核病知识,并告诉患者坚持早期、规律、联合、适量、全程用药,可避免耐药菌株产生,确保疗效。使其消除焦虑、悲观心理,正视现实,增强患者战胜疾病的信心及生活的勇气,以积极的心态面对疾病,配合治疗护理,树立战胜疾病的信心。

(二)病情观察

注意观察患者体温的变化,体温高达 38.5 ℃以上时,可给予温水浴并鼓励患者多饮水,注意卧床休息。对颈部左侧软化淋巴结定期给予穿刺排脓及局部抗结核治疗,对破溃流脓处每天给予消毒及异烟肼换药。

(三)药物不良反应的观察

抗结核药物治疗疗程长,并采用联合用药,治疗过程中易发生不良反应,如肝损害、周围神经炎、听神经损害等。要随时观察患者有无厌油、恶心、食欲缺乏、耳鸣、耳聋等症状,每月复查肝肾功能、血常规、尿酸。

(四)消毒隔离

室内每天用紫外线早晚各照射 1 小时,被褥、书籍放在日光下暴晒 2 小时,被单、毛巾、衣服等可在煮沸消毒后洗涤。换药敷料、脓液焚烧处理。

(五)饮食护理

结核病是一种慢性消耗性疾病,因此向患者讲解营养对恢复健康的重要意义,给予高热量、高蛋白、高维生素的食物,以增强抵抗力,促进机体修复能力,使病灶愈合。

(李小青)

第四节　支气管结核

支气管结核是发生在气管、支气管黏膜或黏膜下层的结核病,因此也称支气管内膜结核。

支气管结核的发病率与病例选择有明显关系。如果对结核患者无选择性地进行支气管镜检查,则支气管结核的发病率低,如选择有支气管结核症状的患者做检查,则发病率高。支气管结核的发病率又与肺结核病情有关,重症结核、有空洞者及痰结核分枝杆菌阳性的肺结核患者,支气管结核的发病率较轻症、无空洞,痰菌阴性者高了 3 倍。另据国外统计,支气管结核发病率农村高于城郊,城郊高于城市,这可能与农村重症结核患者较多,且治疗不规则有关。

支气管结核女性多于男性,男女比例为 1∶4.2,各年龄组均可发生。多数支气管结核继发于肺结核,以 20～29 岁年龄组占多数,少数继发于支气管淋巴结结核,以儿童及青年为多。近年由于肺结核患病趋向老年化,老年患支气管结核有增加的趋势。

一、发病机制及病理

(一)发病机制

支气管结核均为继发性,多数继发于肺结核,少数继发于支气管淋巴结结核,经淋巴和血行播散引起支气管内膜结核者极少见。

1.结核分枝杆菌接触感染

此为支气管结核最常见的感染途径。气管支气管是呼吸通道,结核患者含有大量结核分枝杆菌的痰液通过气管,或空洞、病灶内的含结核分枝杆菌的干酪样物质通过引流支气管时,直接侵及支气管黏膜,或经黏液腺管口侵及支气管壁。

2.邻近脏器结核病波及支气管

肺实质结核病进展播散时波及支气管,肺门及纵隔淋巴结发生结核性干酪样坏死时,可浸润穿破邻近支气管壁,形成支气管结核或支气管淋巴瘘,个别脊柱结核患者的椎旁脓肿可波及气管、支气管,形成脓肿支气管瘘。

3.淋巴血行感染

结核分枝杆菌沿支气管周围的淋巴管、血管侵及支气管,病变首先发生在黏膜下层,然后累及黏膜层,但这种淋巴血行感染的发生机会较少。

(二)病理改变

支气管结核早期组织学改变为黏膜表面充血、水肿,分泌物增加,黏膜下形成结核结节和淋巴细胞浸润。此种改变与一般非特异性炎症不易区别。当病变继续发展,可产生支气管黏膜萎缩及纤维组织增生,当病变发生干酪样坏死时,可形成深浅不一、大小不等的结核性溃疡,底部充满肉芽组织,表面覆以黄白色干酪样物,肉芽组织向管腔内生长,可造成管腔狭窄或阻塞。

通过合理有效的抗结核治疗,随着炎症消退,溃疡愈合,少数狭窄或阻塞的支气管可获得缓解,但多数随着支气管壁弹性组织破坏和纤维组织增生,狭窄或阻塞情况反而加重,引起肺不张、肺气肿、张力性空洞及支气管扩张等并发症。

当气管支气管旁淋巴结干酪样坏死时,淋巴结可发生破溃穿透支气管壁,形成支气管—淋巴瘘,瘘孔多为单发,亦可数个同时或相继发生。干酪样物排空后,淋巴结可形成空洞,成为排菌源泉。

二、临床表现

支气管结核患者的临床症状视病变范围、程度及部位有所不同。

(一)咳嗽

几乎所有的支气管结核患者都有不同程度的咳嗽。典型的支气管结核的咳嗽是剧烈的阵发性干咳。镇咳药物不易制止。

(二)喘鸣

支气管结核时,黏膜可发生充血、水肿、肥厚等改变,常造成局部的管腔狭窄,气流通过狭窄部时,便会发生喘鸣。发生于小支气管狭窄所致的喘鸣,只有用听诊器才能听到,发生于较大支气管的喘鸣,患者自己就能听到。

(三)咯血

气管支气管黏膜有丰富的血管供血。支气管结核时,黏膜充血,毛细血管扩张,通透性增加。患者剧烈咳嗽时,常有痰中带血或少量咯血,溃疡型支气管结核或支气管淋巴瘘患者可因黏膜上的小血管破溃而发生少量或中等量咯血，个别患者发生大咯血。

（四）阵发性呼吸困难

呼吸困难程度因病情而异。有支气管狭窄的患者，如有黏稠痰液阻塞了狭窄的管腔，患者可发生一时性的呼吸困难。当痰液咳出后，支气管又通畅，呼吸困难即可解除。淋巴结内干酪样物质突然大量破入气管内腔时，可导致严重呼吸困难，甚至可发生窒息。

三、各项检查

（一）纤维支气管镜检查

纤维支气管镜检查是诊断支气管结核的主要方法。支气管镜不但能直接窥视支气管黏膜的各种病理改变，而且通过活检、刷检、灌洗等检查手段，可获得病因学诊断的依据。但是支气管镜检查时支气管结核的发现率各作者的报告有很大的差别。造成这种情况的原因很多，其中一个很重要的原因是不同作者对纤维支气管镜下支气管结核诊断标准的认识和理解常有很大的不同。例如，同样的支气管黏膜充血、水肿、不同医师可能作出不同的诊断。因此每个进行支气管镜检查的医师应当认真考虑自己在支气管镜检查时所采用的诊断标准，其正确性到底如何？最好的鉴定办法是肺切除标本病理检查和/或支气管黏膜活体组织检查与支气管镜诊断做对照。北京市结核病研究所气管镜室曾对 208 例患者进行了肺切除标本病理检查与气管镜诊断的对照研究，结果显示，支气管镜诊断正确率为 62.9%，诊断不正确者 37.1%，其中结核误诊率为 4.3%，而结核漏诊率为 32.8%。分析漏诊的原因主要为：支气管结核的结核病变位于黏膜下，而黏膜完全正常，因此支气管镜无法发现病变（占有 28.9%）；黏膜及黏膜下均有结核病变，但黏膜病变是微小结核结节，而主要病变位于黏膜下层（占 13.2%）；仅黏膜有微小、局限的结核结节（占 57.9%）。国内外文献曾有作者称这种支气管镜难以发现的微小黏膜或黏膜下结核病变为“隐性支气管结核”。

支气管结核的纤支镜所见通常可分为以下五种类型。

1.浸润型

表现为局限性或弥漫性黏膜下浸润。急性期黏膜高度充血、水肿、易出血，慢性期黏膜苍白、粗糙呈颗粒状增厚，软骨环模糊不清，可产生不同程度的狭窄，黏膜下结核结节或斑块常呈黄白色乳头状隆起突入管腔，可破溃坏死，也可痊愈而遗留瘢痕。

2.溃疡型

可继发于浸润型支气管结核或由支气管淋巴结核溃破而引起，黏膜表面有散在或孤立的溃疡，溃疡底部有肉芽组织，有时溃疡被一层黄白色干酪样坏死物覆盖，如坏死物质阻塞管腔或溃疡底部肉芽组织增生，常可引起管腔阻塞。

3.增殖型

主要是增生的肉芽组织呈颗粒状或菜花状向管腔凸出，易出血，可发生支气管阻塞或愈合而形成瘢痕。

4.纤维狭窄型

支气管结核病变的愈合阶段。支气管黏膜纤维性病变，常造成管腔狭窄，严重者管腔完全闭塞。

5.淋巴结支气管瘘

（1）穿孔前期：支气管镜下可见局部支气管因淋巴结管外压迫而管壁膨隆，管腔狭窄，局部黏膜充血、水肿或增厚。

(2)穿孔期:淋巴结溃破入支气管腔,形成瘘孔,支气管腔除有管外压迫外,局部黏膜可见小米粒大小的白色干酪样物质冒出,犹如挤牙膏状,用吸引器吸除干酪样物后,随着咳嗽又不断有干酪样物从此处冒出,瘘孔周围黏膜可有严重的充血水肿。

(3)穿孔后期:原瘘孔处已无干酪样物冒出,呈光滑的凹点,周围黏膜大致正常,有时瘘孔及周围黏膜有黑灰色炭疽样物沉着,呈现"炭疽样"瘘孔,此种陈旧性瘘孔可持续数年不变。

(二)X线检查

1.直接影像

胸部透视或X线平片不易显示气管、支气管结核。断层摄影可能显示支气管内有肉芽、息肉。管腔狭窄等改变。支气管造影术不但可以清晰显示上述改变,有时还可显示溃疡性病变及淋巴结支气管瘘。

2.间接影像

胸部X线检查发现张力性空洞、肺不张、局限性阻塞性肺气肿、不规则支气管播散病变,提示可能有支气管结核。

四、诊断

根据病史、症状、体征、胸部X线片及痰结核分枝杆菌检查,多数患者可以确诊支气管结核。对于尚不能确诊的病例,可做纤维支气管镜检查,必要时通过活检,刷检及支气管灌洗等检查进一步明确诊断。

凡是原因不明的咯血、咳嗽持续2周以上或胸部经常出现局限性或一侧性哮鸣音,或胸部X线片上出现肺不张、肺门浸润、肺门肿块影、肺门附近张力性空洞或不规则支气管播散病灶者,应做痰涂片检查和进一步的选择性X线检查,除外支气管结核。

原因不明的下列患者应作纤维支气管镜检查以了解有无支气管结核存在:①剧烈干咳或伴有少量黏稠痰超过1个月,胸部X线片上无活动性病灶,抗生素、平喘药治疗无效者;②反复咯血超过1个月,尤其是肺门有钙化灶者;③经常出现局限性或一侧性哮鸣音者;④反复在肺部同一部位发生炎症者;⑤肺不张者。

五、治疗

(一)全身抗结核治疗

无论是单纯的或并发于肺结核的气管、支气管结核均应进行有效的、合理的全身抗结核药物治疗。

(二)局部治疗

由于支气管黏膜有丰富的血运供应,因此全身治疗时,支气管黏膜多能达到有效的药物浓度,因此局部治疗并不是必需的。但如经一定时期的常规抗结核药物治疗而效果不够理想,病变仍较严重,或临床症状明显时,可并用下述局部治疗:

1.雾化吸入

可选用局部刺激性较小的药物,如异烟肼0.2 g和链霉素0.25～0.5 g溶于生理盐水3～5 mL进行雾化吸入,每天1～2次,疗程1～2个月。

2.支气管镜下治疗

深而广泛的溃疡型和肉芽肿型支气管结核,可在全身化疗的同时配合纤支镜下局部给药治疗,每周1次,纤支镜下用活检钳或刮匙,分次清除局部干酪样坏死物和部分肉芽组织,局部病灶黏膜下注入利福霉素每次 125 mg,8～12 次为 1 个疗程。

北京市结核病胸部肿瘤研究所对 62 例支气管内膜结核患者给予全身化疗合并支气管镜下局部给药治疗,取得较好的疗效。其中溃疡型内膜结核 18 例,肉芽肿型内膜结核 44 例,气管内注入利福霉素每周每次 125 mg,经注药 5～12 次,62 例患者中 50 例(82.5%)管腔阻塞解除或改善,12 例(17.5%)无效。本组患者中 17 例患者气管内给药前痰菌阳性已持续 1 年以上,经气管内注药治疗后12 例管腔复通,痰菌阴转。

3.其他

近年来,对于瘢痕狭窄型支气管内膜结核,国内外开展安置镍钛合金支气管支架的治疗方法,对于缓解阻塞性炎症及肺不张,改善肺功能有一定疗效。

六、护理

(1)支气管内膜结核患者治疗时间长,应多与患者沟通,讲解支气管内膜结核的治疗护理过程,使患者对疾病有初步的认识,积极配合治疗和护理。

(2)同种患者人住一室,出人戴口罩,室内每天用含氯消毒液消毒一次,紫外线照射 30 分钟。严格探视制度,以免传染。

(3)活动期卧床休息,病室环境保持安静清洁,阳光充足,空气流通。恢复期患者可参加户外活动和适当体育锻炼。

(4)进食高蛋白、高热量、高维生素、富含钙质的食物。如牛奶、鸡蛋、豆腐、鱼、肉、新鲜蔬菜、水果等。

(5)提醒和督促患者按时服药,在解释药物不良反应时强调药物的治疗效果,让患者了解不良反应发生的可能性小,一旦发生只要及时处理,大部分不良反应可以完全消失。

(6)当患者建立起按时服药习惯后应予以鼓励,反复强调为争取痊愈必须坚持规则、全程化疗。

(7)雾化吸入治疗的患者,说明治疗的目的及注意事项,使患者乐意接受治疗。

(8)手术治疗的患者,按外科手术护理常规执行。

七、健康教育

(1)嘱患者咳嗽或打喷嚏时用二层餐巾纸遮住口鼻,然后将餐巾纸放入袋中直接焚毁。或将痰吐人带盖的痰缸内加人含氯消毒液浸泡。接触痰液后用流动水清洗双手。

(2)嘱患者每天开窗通风,早晚刷牙,饭后漱口,勤更衣,勤洗澡。衣物、被褥、书籍等污染物可采取在烈日下曝晒 2～3 小时等方法进行杀菌处理。

(3)督导患者坚持规则、全程化疗,注意药物不良反应。一旦出现反应及时随诊,听从医师的处理。

(4)雾化吸入治疗的患者用药时间长,应教会患者雾化吸入器的正确使用方法、注意事项、故障的处理等。

(5)定期随诊,接受有关检查,追踪时间至少 1 年。

(李小青)

第五节　肺　结　核

肺结核是结核分枝杆菌引起的肺部慢性传染性疾病。结核分枝杆菌可侵及全身几乎所有脏器，但以肺部最为常见。目前，全球近 20 亿人受结核分枝杆菌的感染。有 2 000 万人患结核病，每年新发患者达 800 万～1 000 万人。每年 300 万人死于结核病，结核病成为传染病的头号杀手。如不立即采取有效的控制措施，今后 10 年将有 3 亿健康人受结核分枝杆菌感染，9 000 万人发生结核病，3 000 万人死于结核病。我国结核病疫情属世界上 22 个高流行国家之一，全国有 5 亿以上人口受结核分枝杆菌感染，活动性肺结核病患者 600 余万，其中传染性肺结核病患者达 200 余万，每年有 113 万新结核病患者发生，还有大量肺外结核病患者存在，每年因结核病死亡者达 25 万，结核病在我国仍然是一个危害人民健康的严重公共卫生问题。

一、病因与发病机制

(一)结核分枝杆菌

结核分枝杆菌属分枝杆菌，分为人型、牛型、非洲型和鼠型 4 类，其中引起人类结核病的主要为人型结核分枝杆菌，少数为牛型结核分枝杆菌感染。结核分枝杆菌的生物学特性如下。

1.抗酸性

结核分枝杆菌耐酸，染色呈红色，可抵抗盐酸酒精的脱色作用，故又称抗酸杆菌。

2.生长条件与速度

结核分枝杆菌为需氧菌，其适宜温度为 37 ℃左右，适合酸碱度为 pH 6.8～7.2。生长缓慢，增殖一代需 14～20 小时、在培养基上 4～6 周才能繁殖成明显的菌落。

3.抵抗力强

结核分枝杆菌对干燥、酸、碱、冷的抵抗力较强，在阴湿环境下能生存数月。结核分枝杆菌对紫外线比较敏感，阳光下曝晒 2～7 小时，病房常用紫外线灯消毒 30 分钟均有明显杀菌作用。75％乙醇接触 2 分钟或煮沸 1 分钟均能被杀灭。将痰吐在纸上直接焚烧是最简易的灭菌方法。除污剂或合成洗涤剂对结核分枝杆菌完全不起作用。

4.菌体结构复杂

结核分枝杆菌的菌壁含有类脂质、蛋白质和多糖类三种复合成分。在人体内蛋白质可引起变态反应、中性粒细胞和大单核细胞浸润。菌体类脂质能引起单核细胞、上皮样细胞和淋巴细胞浸润而形成结核结节，多糖类则引起某些免疫反应。

(二)传播途径

飞沫传播是肺结核最重要的传播途径。传染源主要是痰中带菌的肺结核病患者，尤其是未经治疗者。在咳嗽、打喷嚏或高声说笑时痰沫中附着结核分枝杆菌，接触者直接吸入带菌飞沫而感染。痰滴可以较长时间飘浮于空气中，吸入后可进入肺泡腔，或带菌痰滴飘落于地面或其他物品上，干燥后随尘埃被吸入呼吸道引起感染。次要感染途径是经消化道感染，如饮用消毒不彻底的牛奶，因牛型结核分枝杆菌污染而发生感染，与患者共餐或食用带菌食物而引起肠道感染。其他感染途径，如通过皮肤、泌尿生殖系统等，均很少见。由呼吸道之外入侵的结核分枝杆菌，可在初感染时，或感染后病灶恶化或复燃时经淋巴、血行而传播至肺脏。

（三）人体的反应性

1.免疫力

人体对结核分枝杆菌的免疫力分非特异性免疫力（先天或自然免疫力）和特异性免疫力（后天性免疫力）两种。后者是通过接种卡介苗或感染结核分枝杆菌后所获得的免疫力，其免疫力强于自然免疫。但两者对防止结核病的保护作用都是相对的。机体免疫力强可防止发病或使病情减轻，而营养不良、婴幼儿、老年人、糖尿病、硅沉着病、艾滋病及使用糖皮质激素、免疫抑制剂等使人体免疫功能低下时，容易受结核分枝杆菌感染而发病，或使原已稳定的病灶重新活动。结核病的免疫主要是细胞免疫。

2.变态反应

结核分枝杆菌侵入人体后4～8周，身体组织对结核分枝杆菌及其代谢产物所发生的敏感反应称为变态反应，为Ⅳ型（迟发型）变态反应，可通过结核菌素试验来测定。

二、临床症状

早期结核病无自觉症状，在健康检查时发现。常见的症状主要有呼吸道症状和全身中毒症状。

（一）呼吸道症状

1.咳嗽

咳嗽是肺结核的重要早期症状，也是排除气道分泌物的生理反应。持续2周治疗不愈的咳嗽，应做痰结核分枝杆菌检查及胸部X线检查。如咳嗽伴有血痰、低热、盗汗与易疲倦则高度提示肺结核病的可能。传染性肺结核和具有空洞的肺结核患者咳嗽频率比较高。

2.咳痰

早期肺结核病患者常无痰，当结核病进展出现干酪坏死空洞形成或合并感染时痰量才逐渐增多。痰是检查结核分枝杆菌的有利条件。但当患者化疗后，咳痰减少、消失，患者可能无痰。

3.血痰或咯血

咯血是肺结核病患者常见的症状，发生率为20%～90%。肺结核病变进展、空洞壁、支气管内膜结核侵及血管时，可出现血痰或小量咯血。空洞内壁小动脉溃破可造成大咯血，导致致死性咯血。

4.呼吸困难

一般肺结核病患者无呼吸困难，当气管受压、肺不张、病变广泛严重影响肺功能时，患者才感到呼吸费力。突然发作呼吸困难和胸痛时，应想到并发自发性气胸或肺栓塞。

5.胸痛

一般胸痛部位较固定，并为持续性胸痛。深呼吸或大声说笑、咳嗽时胸痛加剧，说明胸膜已受到结核病的影响。如疼痛部位不固定，为游走性，疼痛与呼吸、咳嗽无关，大多为神经反射引起的疼痛。

（二）全身症状

结核病的早期可出现周身不适、疲倦、无力与盗汗。发热是早期活动性结核病的主要症状之一，轻症患者多为低热，病变恶化，合并感染或重症患者可有寒战高热。结核病患者发热特点是，长期午后低热，次日晨前退热，亦称“潮热”。食欲缺乏、恶心、腹胀、便秘或腹泻、体重下降。重者长期厌食，慢性消耗导致恶病质。月经失调、闭经及面部潮红等自主神经紊乱症状。

三、诊断

(一)结核病的诊断

诊断依据为常见的临床症状和体征、肺结核接触史结合痰结核分枝菌检查、影像学检查、纤维支气管镜检查、结核菌素试验多可作出诊断。

1.原发型肺结核

原发型肺结核为原发结核感染所致的临床病症，包括原发复合征及胸内淋巴结结核。多见于儿童或初进城市的成人。胸部X线片表现为哑铃型阴影，即原发病灶、引流淋巴管炎和肿大的肺门淋巴结，形成典型的原发复合征。

2.血行播散型肺结核

血行播散型肺结核包括急性血行播散型肺结核(急性粟粒型肺结核)及亚急性、慢性血行播散型肺结核。急性粟粒型肺结核常见于婴幼儿和青少年，大量结核分枝杆菌在较短时间内，多次侵入血循环，血管通透性增加，结核分枝杆菌进入肺间质，并侵犯肺实质，形成典型的粟粒大小结节。起病急，有全身毒血症状，常伴发结核性脑膜炎。X线显示双肺满布粟粒状阴影，大小、密度和分布均匀。若人体抵抗力较强，少量结核分枝杆菌分批经血液循环进入肺部，病灶常大小不均匀、新旧不等，在双上、中肺野呈对称性分布，为亚急性或慢性血行播散型肺结核。

3.继发性肺结核

继发性肺结核是成人中最常见的肺结核类型，病程长，易反复。临床症状视其病灶性质、范围及人体反应性而定。

(1)浸润型肺结核：浸润渗出性结核病变和纤维干酪增殖病变多发生在肺尖和锁骨下。X线显示为片状、絮状阴影，可融合形成空洞。渗出性病变易吸收，纤维干酪增殖病变吸收很慢，可长期无变化。

(2)空洞性肺结核：空洞由干酪渗出病变溶解形成，洞壁不明显、有多个空腔，形态不一。空洞性肺结核多有支气管播散，患者痰中经常排菌。

(3)结核球：干酪样坏死灶部分消散后，周围形成纤维包膜，或空洞的引流支气管阻塞，空洞内干酪样物质不能排出，凝成球形病灶，称“结核球”。

(4)干酪样肺炎：发生于免疫力低下、体质衰弱、大量结核分枝杆菌感染的患者，或有淋巴结支气管瘘，淋巴结内大量干酪样物质经支气管进入肺内。大叶性干酪样肺炎X线呈大叶性密度均匀的磨玻璃状阴影，逐渐出现溶解区，呈虫蚀样空洞，可有播散病灶，痰中能查出结核分枝杆菌。小叶性干酪样肺炎的症状和体征比大叶性干酪样肺炎轻，X线呈小叶斑片播散病灶，多发生在双肺中下部。

(5)纤维空洞性肺结核：肺结核未及时发现或治疗不当，使空洞长期不愈，出现空洞壁增厚和广泛纤维化，随机体免疫力的高低，病灶吸收、修复与恶化交替发生，形成纤维空洞。胸部X线片可见一侧或两侧有单个或多个纤维厚壁空洞，多伴有支气管播散病灶和明显的胸膜肥厚。由于肺组织广泛纤维增生，造成肺门抬高，肺纹理呈下垂样，纵隔向患侧移位，健侧呈代偿性肺气肿。

4.结核性胸膜炎

临床上已排除其他原因引起的胸膜炎，包括结核性干性胸膜炎，结核性渗出性胸膜炎和结核性脓胸。

5.其他肺外结核

其他肺外结核按部位及脏器命名,如骨关节结核、结核性脑膜炎、肾结核、肠结核等。

6.菌阴肺结核

菌阴肺结核为3次痰涂片及1次痰培养阴性的肺结核。

(二)鉴别诊断

详见表3-1。

表3-1　咯血与呕血的鉴别

鉴别项目	咯血	呕血
病因	肺结核、肺癌、支气管扩张等	消化性溃疡、肝硬化、胃癌等
出血前症状	咽喉痒感、胸闷、咳嗽等	上腹不适、恶心呕吐等
出血方式	咯出	呕出,可为喷射状
血的颜色	鲜红	棕黑色或暗红色
血中混有物	痰,泡沫	食物残渣,胃液
酸碱反应	碱性	酸性
黑便	无,若咽下血液较多时间可有	有,可为柏油样便,呕血停止后可持续数天
痰的性状	痰中常带血	无痰

四、治疗

确诊的结核病患者应及时给予抗结核药物治疗、合理的化疗是治愈患者,消除传染源,控制流行的最有效措施。严格执行在医务人员直接面视下督导化疗(DOTS)是化疗成功的关键。DOTS方案是指专门针对肺结核患者实施的一种非住院性的全面监督化疗方法,目的是保证患者的规律用药以提高治疗效果。DOTS方案一方面是一项较重要的医疗措施,另一方面也是将现代卫生管理系统的各个方面有效结合在一起的重要方法,主要包括五项基本要素:政府的规划与承诺、痰涂片发现患者、短程化疗、建立正规药物供应系统和建立监督和评价系统。应用化疗的原则是早期、联合、适量、规律和全程用药。

五、护理

(一)一般护理

制订合理的休息与活动计划,肺结核活动期以卧床休息为主,可适当离床活动。恢复期可适当增加户外活动,项目以较缓慢柔和,不过分激烈,能使全身得到活动,如散步、打太极拳等,加强体质锻炼,提高机体的抗病能力。散步应先在平坦的道路上进行,最初每次走10～20分钟,每天一次或隔天一次,适应以后可增至每天两次、时间可延长到20～30分钟。打太极拳时应先练习简化太极拳,一开始只学半套拳,每天上下午各练一次,每次20分钟,然后逐渐进展到练习全套拳,时间也可增至30分钟,每个疗程3个月。部分轻症患者在坚持化疗的同时,可进行正常工作,但应避免劳累和重体力劳动。保证充足的睡眠和休息,劳逸结合。

(二)心理护理

在肺结核的诊断和治疗过程中,患者可能会产生一系列复杂的心理问题,其中最常见的负性情绪是焦虑和抑郁，其发生率分别为37.78%和66.67%。因此加强对患者及家属的心理咨询和卫生宣传，使之了解只有坚持合理、全程化疗，患者才可完全康复。帮助患者增进机体免疫功能，树立信心，尽快适应环境，消除焦虑、抑郁心理，充分调动人体内在的自身康复能力，使患者积极配合治疗，处于接受治疗的最佳心理状态。

(三)用药护理

督促患者按医嘱服药，观察药物不良反应，发现异常及时与医师沟通。对个别不能自理的患者须由家属帮助辨认药、数药，保管药物与监督服药。对于老年患者将服药行为与日常生活相联系，如与饮食联系，设置闹钟提醒服药时间，早、中、晚设置不同颜色的药瓶，同时要求家属共同参与并实施督导。抗结核用药时间较长，患者往往难以坚持，只有加强访视宣传，督促用药，取得患者合作，才能保证治疗计划的顺利完成。过早停药或不规则服药是治疗失败的主要原因。药物常见不良反应与处理如下。

1.胃肠道反应

观察恶心、呕吐发生的时间、频率与进食的关系，应用放松技术，如深呼吸转移患者的注意力，减少恶心、呕吐的发生。患者呕吐时应协助坐起或侧卧，头偏向一侧，呕吐后给予漱口，必要时遵医嘱给予止吐药。观察生命体征和失水征象，及时的补充电解质和水分，恶心、呕吐严重者，通过静脉输液给予纠正。

2.变态反应

(1)发热反应：对体温的升高给予合理的解释，告诉患者这是药物引起的，不是原发疾病没有控制，消除患者的疑虑和恐惧。每4小时测体温一次，体温过高者给予物理降温或药物降温，注意水、电解质的补充，做好皮肤和口腔护理。

(2)皮疹：向患者讲解导致皮疹的有关知识，介绍配合治疗和护理的方法，保持局部皮肤清洁、干燥，每天温水清洗，禁用肥皂水和酒精，床铺保持清洁平整，衣服勤换洗，避免局部压伤、碰撞和损伤。皮疹消退，脱皮不完全者，可用消毒剪刀修剪，忌撕扯，以防出血和感染。皮疹消退皮肤干燥者，可涂润肤露润滑皮肤。穿刺时避开皮疹处。

3.肝功能损害

转氨酶增高者要卧床休息，以减轻肝脏负担，利于肝细胞恢复。遵医嘱给予保肝治疗，定期复查肝功能。

4.血尿酸增高

用药期间要多饮水，必要时服碳酸氢钠，嘱患者定期复查血尿酸。继发痛风的患者要绝对卧床休息，抬高患肢，避免受累关节负重，根据医嘱使用抑制尿酸合成和促进尿酸排泄药物。

(四)饮食指导

蛋白质的补充，因蛋白质除产生热量外，还能增加机体的抗病能力及修复能力。每天摄入新鲜蔬菜和水果以补充维生素，食物中的维生素C有减轻血管渗透性的作用，可以保证渗出病灶的吸收，B族维生素对神经系统及胃肠神经有调节作用。避免烟、酒、辛辣的刺激性食物。增加进食兴趣，注意食物合理搭配，保证色、香、味俱佳，保证摄入足够的营养。患者如无心、肾功能障碍，应补充足够的水分，既保证机体代谢的需要，又有利于体内毒素的排泄。血尿酸增高者避免进食含嘌呤高的食物，如动物内脏、虾类等海味以及肉汤类食物，不食太浓或刺激性强的调味品，指导患者进食碱性食物，如牛奶、鸡蛋、马铃薯、各类蔬菜、柑橘类水果。

(五)咯血的护理

1.咯血的定义

咯血是指喉及喉以下呼吸道或肺组织的出血,经口腔咳出者。包括痰中带血、血痰或者大量咯血。

2.咯血量

每天咯血量小于100 mL为小量咯血,每天咯血量100～500 mL为中等量咯血,每天咯血量500 mL以上或一次咯血量大于300 mL为大量咯血。

3.护理

(1)小量咯血患者亦应静卧休息为主,减少活动,向患侧卧位,一般要求患者在咯血停止后继续卧床休息5～7天,再逐渐下床活动,宜进少量温或凉的流质或半流质饮食,多饮水,多食含纤维素食物,以保持大便通畅,避免排便时腹压增加而引起再度咯血。

(2)中到大量咯血应需绝对的卧床休息,胸部放置冰袋,护理时尽量减少翻动,取平卧位,头偏向一侧,对已知病变部位取患侧卧位,防止病灶向健侧扩散,同时有利于健侧肺的通气功能。大量咯血者暂禁食,可通过静脉营养支持。保持病室安静,避免不必要的交谈。安慰患者,消除精神紧张,使之有安全感。告诉患者咯血时不能屏气,以免诱发喉头痉挛,血液引流不畅形成血块,导致窒息。保持呼吸道通畅,嘱患者轻轻将气管内存留的血咳出。

(3)如有窒息征象,立即将患者上半身拖向床下,提起患者下半身或使患者取45°～90°患侧倾斜、头低脚高体位。用开口器张开患者紧闭的牙关,用舌钳拉出舌体,使患者头部后仰,轻拍背部,迅速排除气道和口咽部的血块,必要时用吸痰管进行机械吸引,并做好气管插管或气管切开的准备与配合工作,以解除呼吸阻塞。

(六)健康指导

(1)早期发现患者并登记管理,及时给予合理化疗和良好护理。

(2)加强结核病的预防和宣传,如注意个人卫生,不可面对他人打喷嚏或咳嗽,严禁随地吐痰。

(3)给未受过结核分枝杆菌感染的新生儿、儿童及青少年接种卡介苗,使人体产生对结核分枝杆菌的获得性免疫力,减轻感染后的发病与病情。

(4)为预防传染,餐具、痰杯应煮沸消毒或用消毒液浸泡消毒,同桌共餐时使用公筷。

(5)被褥、书籍在烈日下曝晒6小时以上。

(6)外出时应戴口罩。

(7)密切接触者应去医院进行有关检查。

(李小青)

第六节 结核性胸膜炎

结核性胸膜炎是胸膜对结核分枝杆菌高度变态反应时产生的胸膜炎症,是最常见的一种胸膜炎,可发生于任何年龄,是儿童和青年最常见的胸膜炎。

结核性胸膜炎是结核分枝杆菌及其代谢产物进入高度过敏状态的机体胸膜腔所引起的胸膜

炎症，是原发或继发结核累及胸膜的结果，属于肺结核病五大类型中的第四型，其虽非肺部病变，但在临床上与肺结核有密切的关系。

一、病因及发病机制

结核性胸膜炎的病原体是结核分枝杆菌，发现结核分枝杆菌达到胸膜腔的途径:病变直接蔓延，淋巴播散和血行播散。结核性胸膜炎的发生，目前认为与两个因素有重要关系，一方面由于结核分枝杆菌及其代谢产物的刺激，另一方面是机体对结核分枝杆菌及其代谢产物的敏感性增高。当机体处于高度变态反应状态，结核分枝杆菌及其代谢产物侵入胸膜，则引起渗出性胸膜炎。当机体对结核分枝杆菌变态反应较低，则只形成局限纤维性胸膜炎(即干性胸膜炎)。少数患者由干性胸膜炎进展为渗出性胸膜炎，胸膜炎症早期有胸膜充血、水肿和白细胞浸润占优势，随后淋巴细胞转为多数，胸膜内皮细胞脱落，其表面有纤维蛋白渗出，继而浆液渗出，形成胸腔积液，胸膜常有结核性结节形成。

二、临床表现

结核性胸膜炎可发生于任何年龄，但多见于儿童和40岁以下的青壮年。按病理解剖可分为干性胸膜炎和渗出性胸膜炎两大类。

(一)干性胸膜炎

干性胸膜炎可发生于胸膜腔的任何部分。症状轻重不一，有些患者很少或完全没有症状，而且可以自愈。有的患者起病较急，有畏寒，轻度或重度低烧，但主要症状是局限性针刺样胸痛。胸痛是因为壁层和脏层胸膜互相贴近摩擦所致，故胸痛多位于胸廓呼吸运动幅度最大的部位。如腋前线或腋后线下方，深呼吸和咳嗽时胸痛更严重。如病变发生于肺尖胸膜，胸痛可沿臂丛放射，使手臂疼痛和知觉障碍，如病变在膈肌中心部，疼痛可放射到同侧肩部。病变在膈肌周边部，疼痛可放射至上腹部和心窝部。由于患者疼痛不敢深呼吸，故呼吸急促而浅表，当刺激迷走神经时可引起顽固性咳嗽。查体可见呼吸运动受限，局部有压痛，呼吸音减低，最主要的是可听到胸膜摩擦音。此摩擦音不论呼气或吸气均可听到，且咳嗽后不变，这是胸膜摩擦音的特点。此时，胸膜摩擦音为重要体征。

(二)结核性渗出性胸膜炎

临床症状因发病部位、病理改变、积液量不同，有着较大的差异，一般常急性发病，但也可以缓慢发病。具体表现如下。

1.全身症状

全身症状常有结核中毒症状，如发热、消瘦、乏力、食欲缺乏、失眠及盗汗等。

2.发热

80%以上患者有发热，多为中、高度热，可持续数天至数周之久。抗结核药物及激素应用，以及胸腔抽液后，体温逐渐下降。

3.胸痛

起初胸腔积液不多，故胸痛明显，多为刺激性剧痛。待胸腔积液增多，将脏层和壁层胸膜分开，胸痛即消失。在病程后期，由于胸腔积液逐渐吸收而两层胸膜又接触摩擦或发生粘连又可出现胸痛，大多为隐痛，直至急性炎症消退为止。

4.咳嗽

80%的患者有咳嗽症状。干咳、无痰或少量黏液痰，这是因胸膜刺激而发生的反射性咳嗽。如大量积液压迫肺组织、支气管分泌物排泄不畅或同时有肺结核则可出现不同性质的咳嗽、咳痰。

5.呼吸困难

呼吸困难见于大量胸腔积液压迫肺组织、心、血管，导致呼吸面积及心排血量减低，患者可出现呼吸困难，端坐呼吸和发绀。胸腔积液越多，发生愈快，症状也愈剧烈。在抽液或渗液逐渐吸收后，呼吸困难即会改善。

三、诊断

由于胸腔积液中结核分枝杆菌检查阳性率低，结核性胸膜炎的诊断需要了解患者结核病接触史，结核病症状、体征、胸部X线、B超检查、PPD皮肤试验、血清抗结核抗体及胸腔积液及相关生化、细菌学、胸膜病理检查，进行综合分析作出诊断。可根据以下作出诊断。

(1)程度不同的咳嗽、胸痛、胸闷、发热、乏力、盗汗、消瘦等，女性可有月经混乱，可有结核病接触史、家族史。

(2)查体患侧胸廓饱满、叩诊呈浊音、听诊呼吸音低有胸膜摩擦音。

(3)胸部X线及B超检查可见胸膜肥厚、胸腔积液影。

(4)末梢血白细胞总数正常或偏高，红细胞沉降率正常或快。

(5)PPD皮肤试验阳性，少数阴性。

(6)胸腔积液为黄色渗出液，少数为红色血性。

(7)胸腔积液结核分枝杆菌涂片、培养阳性。

(8)胸腔积液生化检查腺苷脱氨酶(ADA)升高等。

四、治疗

(一)抗结核药物治疗

以异烟肼、利福平、吡嗪酰胺为主要短程化疗方案，6个月疗程的短程化疗已被普遍公认的标准疗程。复治患者可选用敏感药物或二级药物治疗，疗程以8～10个月为宜。化疗期间应注意肝功能变化。

(二)胸腔穿刺抽液

及早清除积液，可解除肺及心、血管压迫、改善呼吸、减轻毒性症状，更重要的是防止纤维蛋白沉着和胸膜肥厚。少量积液一般不需抽液，或只做诊断性穿刺。因胸腔积液过多，呼吸困难明显者，经药物治疗渗液吸收缓慢可做胸腔穿刺抽液以缓解症状，避免纤维蛋白沉积使胸膜粘连增厚。首次抽液量不宜超过700 mL，以后每次抽液不得超过1 000 mL，以免胸腔压力骤降，发生纵隔移位，引起循环障碍或休克。操作过程中要密切观察患者有无头晕、面色苍白、出冷汗、心悸、胸部剧痛、刺激性咳嗽等情况。一旦发生立即停止抽液，并给予相应处理，如协助患者平卧，给予氧气吸入。必要时皮下注射1∶1 000肾上腺素。记录抽出液的色、质、量，标本及时送检。

(三)糖皮质激素治疗

具有抗过敏、降低机体敏感性、减少胸腔积液排出、促使吸收、防止胸膜粘连和减轻中毒症状等作用。急性结核性胸膜炎毒性症状严重，胸腔积液较多，在化疗和抽液的同时应用激素治疗，一般主张待体温正常，全身毒性症状消失，积液日渐吸收后逐渐减量，一般疗程为4～6周，个别停药后再次出现渗液，称为反跳现象，故停药速度不宜过快。

五、护理

(一)一般护理

卧床休息，病室保持安静、整洁、通风良好。生活起居要有规律，保持精神舒适，心情愉快，适当的锻炼身体，注意不可过于疲劳。一般卧位取半卧位，以减少耗氧量，若呼吸困难者，可配合氧疗，改善呼吸，有胸腔积液需采取患侧卧位，使健侧肺充分发挥代偿作用。病情允许的情况下，鼓励患者下床活动，增加肺活量。鼓励患者积极排痰，保持呼吸道通畅。

(二)饮食护理

结核病属于慢性消耗性疾病，长期低热加之胸腔积液，使大量蛋白渗出，指导患者选择高蛋白、高热量、高维生素易消化的饮食，如牛奶、豆浆、鸡蛋、鱼等，避免烟、酒、辛辣的刺激性食物，多吃新鲜蔬菜和水果，保证营养的摄入，以增强机体的抗病能力。尽量少吃或不吃海鲜。大量胸腔积液时适当限制食盐的摄入。

(三)高热护理

发热为本病最常见的临床表现，体温大都在38～40 ℃，可持续数天或数周。当患者高热、打寒战时，要做好保暖工作，可以增加不同厚度的被褥，在使用热水袋时谨防烫伤。对于体温在38.5 ℃以上者出现高热问题时，应予每4小时测试体温一次，37.5 ℃以上者每天测试体温4次，直到体温恢复正常后72小时。体温超过38.5 ℃者，应给予物理降温或遵医嘱给药，30分钟后复测体温，如酒精擦洗、冰袋降温、冰帽降温等方式，防止高热后的惊厥。当患者出汗时，要及时擦汗、更衣，以免着凉，预防受凉以后可能导致疼痛或疼痛的加剧。

(四)用药护理

在实施抗结核的治疗过程中，还要遵守早期、联合、适量、规律、全程的原则，让患者可以按时、按量服用药物，杜绝自己停药、减药，服用药物期间如果伴有不良反应应及时就医。对慢性结核性胸膜炎及包裹性的胸膜炎可以进行胸腔内给药，在引流出胸腔积液后可以注入药物，注入药物后嘱患者多活动，不能下床者多翻身，以便药物在胸腔内混匀。用药后加强对患者的观察，以防发生药物反应。

(五)胸痛护理

胸痛是结核性胸膜炎首发或主要症状。疼痛本身是一种主观感觉，可因本身和心理压力加重或减轻。首先让患者采取舒适的卧位，护士要教会患者精神放松术，听听音乐，看有意义的书籍，以转移注意力来减轻疼痛。疼痛患者早期应卧床休息，减少活动，并取半卧位，使膈肌下降、胸腔扩大、肺活量增加而改善呼吸困难，发绀者给予舒适体位，可以抬高床头、半坐卧位或端坐位，必要时给予吸氧。吸氧的患者按照消毒隔离的要求做好鼻导管的相关护理。胸痛轻者可热敷，重者可用胶布紧贴患侧或者胸带外固定，减少胸壁运动，减轻疼痛。疼痛剧烈时也可遵医嘱予以止痛剂。教会患者腹式呼吸，以减少胸膜摩擦，卧床休息时采用患侧卧位。

(六)心理护理

结核疾病由于其发病时间较长，因而患者极易产生一些较为悲观、孤单、自卑以及消极的心理问题。因而为了能够消除患者心理问题，医护人员在评估患者心理状态的同时要建立良好的护患关系，需要积极地开导患者，耐心、热情地向患者讲解结核性胸膜炎的临床治疗手段以及治愈率，告知其只要通过良好的临床治疗，该病是完全可以治愈的，以此来为患者树立坚持治疗的信心，将消极的不良情绪转变为积极向上的心态，进而积极的配合医护人员的治疗与护理。鼓励患者及家人建立良好的社会支持网，多与家人，朋友沟通联系，保持良好的心态与疾病斗争。

(七)健康指导

指导患者及家属充分的认识结核性胸膜炎的相关知识，能够积极主动地配合治疗，并能主动进行相应的康复锻炼。指导患者有意识的控制呼吸，胸腔积液吸收后开始深呼吸训练。方法：先深吸气，稍屏气，再慢慢地呼气。每次持续5～10分钟，每天1～2次。按医嘱按时按量激素治疗，必须根据医嘱调整剂量。坚持有规律的长期服药，定期复查。注意营养、避免疲劳，防止受凉，预防上呼吸道感染。加强体育锻炼，增强身体素质，提高身体的抗病能力。

(八)观察要点

注意观察体温、脉搏、呼吸的变化以及咳嗽、胸闷、胸痛等症状有无改善。定期监测动脉血气分析值的变化，血气分析报告值要及时与医师联系，观察药物的疗效及不良反应，激素应用时注意饮食、四肢活动、牙龈和胃肠道出血情况等。

(李小青)

第七节　结核性腹膜炎

结核性腹膜炎是由结核分枝杆菌引起的慢性弥漫性腹膜感染。在我国，本病患病率虽比解放初期有明显减少，但仍不少见。本病可见于任何年龄，以中青年多见，女性较多见，男女之比约为1∶2。

一、病因和发病机制

本病由结核分枝杆菌感染腹膜引起，多继发于肺结核或体内其他部位结核病。结核分枝杆菌感染腹膜的途径以腹腔内的结核病灶直接蔓延为主，肠系膜淋巴结结核、输卵管结核、肠结核等为常见的原发病灶。少数病例由血行播散引起，常可发现活动性肺结核(原发感染或粟粒性肺结核)、关节、骨、睾丸结核，并可伴结核性多浆膜炎、结核性脑膜炎等。

二、病理

根据本病的病理解剖特点，可分为渗出、粘连、干酪三型，以前两型为多见。在本病发展的过程中，上述两种或三种类型的病变可并存，称为混合型。

(一)渗出型

渗出型充血、水肿，表面覆有纤维蛋白渗出物，有许多黄白色或灰白色细小结节，可融合成较大的结节或斑块。腹腔内有浆液纤维蛋白渗出物积聚，腹水少量至中等量，呈草黄色，有时可为淡血性，偶见乳糜性腹水。

(二)粘连型

粘连型有大量纤维组织增生，腹膜、肠系膜明显增厚。肠袢相互粘连，并和其他脏器紧密缠结在一起，肠管常因受到压迫与束缚而发生肠梗阻。大网膜也增厚变硬，蜷缩成团块。本型常由渗出型在腹水吸收后逐渐形成，但也可因起病隐袭，病变发展缓慢，病理变化始终以粘连为主。

(三)干酪型

干酪型以干酪样坏死病变为主，肠管、大网膜、肠系膜或腹腔内其他脏器之间相互粘连，分隔成许多小房，小房腔内有混浊积液，干酪样坏死的肠系膜淋巴结参与其中，形成结核性脓肿。小房可向肠管、腹腔或阴道穿破而形成窦道或瘘管。本型多由渗出型或粘连型演变而来，是本病的重型，并发症常见。

三、护理评估

(一)健康史

年龄以中青年多见，女性较多见，男女之比约为 1∶2，多有结核病史。

(二)临床表现

结核性腹膜炎的临床表现因病理类型及机体反应性的不同而异。一般起病缓慢，早期症状较轻。少数起病急骤，以急性腹痛或骤起高热为主要表现。有时起病隐袭，无明显症状，仅因和本病无关的腹部疾病在手术进入腹腔时，才被意外发现。

1.全身症状

全身症状结核毒血症常见，主要是发热与盗汗。热型以低热与中等热为最多，1/3 患者有弛张热，少数可呈稽留热。高热伴有明显毒血症者，主要见于渗出型、干酪型，或见于伴有粟粒型肺结核、干酪样肺炎等严重结核病的患者。后期有营养不良，表现为消瘦、水肿、贫血、舌炎、口角炎等。

2.腹痛

早期腹痛不明显，以后可出现持续性隐痛或钝痛，也可始终没有腹痛。疼痛多位于脐周、下腹，有时在全腹。当并发不完全性肠梗阻时，有阵发性绞痛。偶可表现为急腹症，是因肠系膜淋巴结结核或腹腔内其他结核的干酪样坏死病灶溃破引起，也可由肠结核急性穿孔所致。

3.腹壁柔韧感

腹部触诊腹壁柔韧感系腹膜遭受轻度刺激或有慢性炎症的一种表现，是结核性腹膜炎的常见体征。腹部压痛一般轻微，少数压痛严重，且有反跳痛，常见于干酪型结核性腹膜炎。

4.腹水

腹水以少量至中量多见，少量腹水在临床检查中不易查出，因此必须认真检查。患者常有腹胀感，可由结核毒血症或腹膜炎伴有肠功能紊乱引起，不一定有腹水。

5.腹部肿块

腹部肿块多见于粘连型或干酪型，常位于脐周，也可见于其他部位。肿块多由增厚的大网膜、肿大的肠系膜淋巴结、粘连成团的肠曲或干酪样坏死脓性物积聚而成，其大小不一，边缘不整，表面不平，有时呈结节感，活动度小。

6.其他

腹泻常见，一般每天不超过 3～4 次，粪便多呈糊样。腹泻主要由腹膜炎所致的肠功能紊乱引起，偶可由伴有的溃疡型肠结核或干酪样坏死病变引起的肠管内瘘等引起。有时腹泻与便秘交替出现。同时存在结核原发病灶者，有结核原发病灶相应症状、体征及相关检查表现。并发症以肠梗阻为常见，多发生在粘连型。肠瘘一般多见于干酪型，往往同时有腹腔脓肿形成。表 3-2 为肠结核和结核性腹膜炎的临床表现比较。

表 3-2　肠结核和结核性腹膜炎的临床表现

		肠结核	结核性腹膜炎
腹痛	部位	多位于右下腹	多位于脐周、下腹或全腹
	性质	多呈隐痛或钝痛。有时进食可诱发或加重疼痛伴便意，排便后疼痛可有不同程度的缓解，并发肠梗阻时，有腹部绞痛	可呈持续性隐痛或钝痛，也可始终无腹痛。如腹痛呈阵发性加剧，应考虑并发不完全性肠梗阻
腹泻与便秘		溃疡型肠结核的主要表现是腹泻，每天2～4次，重者可达10余次，粪便呈糊状。不含黏液、脓血，无里急后重感。有时腹泻与便秘交替出现。增生型结核的主要表现是便秘	腹泻常见，一般每天不超过3次，粪便呈糊状，患者可有不同程度的腹胀
全身症状		溃疡型肠结核常有结核毒血症的表现，如不同程度热型的长期发热、盗汗伴有倦怠、消瘦，后期可出现营养不良的表现；可同时有肠外结核特别是活动肺结核的表现。增生型者一般情况较好，多不伴有肠外结核表现	结核毒血症常见，主要是发热与盗汗。后期可有消瘦、浮肿、贫血、舌炎等营养不良的表现
体征		主要为腹部肿块，常在右下腹扪及，较固定，质地中等，伴有轻中度压痛	腹壁柔韧感常见。脐周可有大小不一肿块边缘不整，表面粗糙，活动度小。可有轻微腹部压痛，也可有少量至中等量腹水
并发症		肠梗阻多见，慢性穿孔可有瘘管形成	肠梗阻常见，也可出现肠瘘及腹腔内脓肿

（三）实验室及其他检查

1.血常规、红细胞沉降率与结核菌素（PPD）试验

病程较长而有活动性病变的患者有轻度至中度贫血。白细胞计数多正常，有腹腔结核病灶急性扩散或在干酪型患者，白细胞计数可增高。病变活动时红细胞沉降率增快，病变趋于静止时逐渐正常。PPD试验呈强阳性有助本病诊断。

2.腹水检查

腹水检查对鉴别腹水性质有重要价值。本病腹水为草黄色渗出液，静置后有自然凝固块，少数为淡血色，偶见乳糜性，比重一般超过1.018，蛋白质含量在30 g/L以上，白细胞计数超过500×10^{6}/L，以淋巴细胞为主。但有时因低白蛋白血症，腹水蛋白含量减少，检测血清-腹水清蛋白梯度有助诊断。结核性腹膜炎的腹水腺苷脱氨酶活性常增高，有一定特异性。本病的腹水普通细菌培养应为阴性，结核分枝杆菌培养的阳性率很低。腹水细胞学检查目的是排除癌性腹水，宜作为常规检查。

3.腹部B超

少量腹水需靠B超检查发现，并可提示穿刺抽腹水的准确位置。对腹部包块性质鉴别有一定帮助。

4.X线检查

腹部X线平片检查有时可见到钙化影，提示钙化的肠系膜淋巴结结核。胃肠X线钡餐检查可发现肠粘连、肠结核、肠瘘、肠腔外肿块等征象，对本病诊断有辅助价值。

5.腹腔镜检查

腹腔镜检查对诊断有困难者有确诊价值。一般适用于有游离腹水的患者,可窥见腹膜、网膜、内脏表面有散在或集聚的灰白色结节,浆膜失去正常光泽,呈混浊粗糙。活组织检查有确诊价值。腹腔镜检查在腹膜有广泛粘连者属禁忌。

(四)心理-社会评估

病情重有并发症者,可有焦虑抑郁等心理障碍。经济负担也较重。

四、主要护理诊断及医护合作性问题

(一)疼痛

腹痛与结核侵犯肠壁,结肠痉挛、肠蠕动增加,或腹膜炎症及伴有活动性肠结核、肠梗阻或盆腔结核有关。

(二)腹泻

与结核分枝杆菌感染致肠功能紊乱有关。

(三)潜在并发症

潜在并发症有肠梗阻、肠穿孔、肠瘘等。

五、护理目标

疼痛、腹泻减轻或消失,情绪稳定,营养状况改善。

六、护理措施

(一)一般护理

1.休息

与活动嘱患者尽量卧床休息,减少活动,以降低代谢率。

2.合理饮食

患者多摄入高蛋白、高热量、高维生素、易消化的饮食,如新鲜蔬菜、水果、鲜奶及蛋黄等。

3.生活护理

患者若有发热、盗汗等表现,护理人员应做好皮肤护理。

(二)病情监测

定时监测体温、脉搏,密切注意腹痛、腹胀等情况。对突发急性腹痛要考虑腹腔内其他结核病灶破溃或穿孔所致的并发症,及时报告医师处理。

(三)慢性腹痛及腹水的护理

腹痛可用热敷、艾灸足三里等方法缓解。腹水量多时可配合医师做腹腔穿刺以缓解症状。操作前应向患者解释腹穿的意义及过程,以取得患者合作。操作中嘱患者采取半卧位,并协助医师做好腹穿的放液治疗,穿刺后应用无菌敷料遮蔽穿刺孔,以预防感染。

(四)药物治疗

向患者及家属讲解有关抗结核药物的知识,使他们了解药物的作用和不良反应,并嘱发现不良反应,及时报告医护人员。对应用糖皮质激素治疗的患者,需定期检查血压、血糖及大便潜血。

(五)心理护理

耐心解答患者所担心的问题,向患者解释治疗过程及疾病的预后,使患者树立对疾病治疗的信心，消除焦虑等心理障碍，主动积极配合治疗。

(六)健康指导

告知患者及家属有关抗结核药物治疗的知识，嘱其规律服药，全程治疗直至疾病彻底治愈。发现药物的不良反应要及时就医。保证休息与营养，尤其在结核病活动期，应以阳光充足、空气新鲜的环境为宜。根据患者原发结核灶的不同，对患者及家属进行有关消毒、隔离、生活安排等方面的知识教育，嘱患者要定期复查。

七、护理评价

无发热与盗汗，及时发现并处理并发症，疼痛、腹泻减轻或消失。情绪稳定。

(李小青)

第八节　肠　结　核

肠结核是结核分枝杆菌侵入肠道引起的慢性特异性感染，多继发于肠外结核，特别是开放性肺结核，且好发于回盲部。其临床表现为腹痛，大便习惯改变，腹部包块及发热、盗汗、消瘦等结核毒性反应，但缺乏特异的症状和体征。本病患者大多为青壮年，其治疗以抗结核药为主。通过合理、充分用药，本病一般可获痊愈。

一、主要表现

肠结核多见于10～29岁的青少年(60%)，女性多于男性。患者常有体弱、消瘦、贫血、食欲下降、不规则发热和盗汗等全身症状。但增殖型肠结核全身症状较轻。

(一)溃疡型

溃疡型肠结核的临床表现主要是肠炎症状。患者多有慢性右下腹痛及脐周痛，有时疼痛可波及全腹。腹痛为隐痛或痉挛性疼痛，餐后加重，排便后减轻。除腹痛外，常有腹泻和便秘交替出现。腹泻多为水泻或稀便。病变累及结肠时，可有黏液和脓血便及里急后重感。尚有低热、盗汗、消瘦、食欲减退等全身症状。体验时右下腹有压痛，肠鸣音活跃，伴有肠腔狭窄时可见肠型。急性穿孔时，可出现剧烈腹痛和弥漫性腹膜炎体征。

(二)增殖型

增殖型病变在临床上主要表现为慢性不完全性低位肠梗阻症状。随着肠腔的缩小，梗阻趋向完全，此时有典型的肠梗阻症状：患者有腹胀、阵发性腹痛，停止排便排气，时有呕吐。体检时可见腹部胀气和肠型、肠鸣音亢进。有时也可扪及腹部肿块，肿块多位于右下腹、质地较硬，不易推动，较难与癌性肿块相鉴别。

二、治疗要点

(一)抗结核药物

常采用异烟肼0.3 g，口服，1次/天；利福平0.45 g，口服，1次/天，联合化疗，疗程6～9个月。对严重肠结核或伴有肠外结核者，一般加用链霉素0.75 g，肌内注射，1次/天，或吡嗪酰胺

0.5 g，口服，3 次/天，或乙胺丁醇 0.25 g，口服，3 次/天。

(二)全身支持疗法

全身支持治疗，加强营养支持。

(三)对症治疗

腹痛时用颠茄 16 mg，口服，3 次/天，或山莨菪碱 10 mg，肌内注射。腹泻严重应补液，纠正电解质紊乱。合并完全性肠梗阻、急性穿孔及大出血者，应及时采用外科手术治疗。

(四)手术治疗

伴有活动性肺结核的溃疡型肠结核患者不宜行外科治疗，因该型肠结核病变广泛，不易全部切除，术后复发可能甚大，且可导致结核播散。

三、护理措施

(一)疾病观察

(1)疼痛情况。

(2)腹泻及肠功能改变情况。

(3)消瘦及发热。

(二)护理要点

肠结核患者应注意劳逸结合，避免劳累，应加强营养，进食富含多种维生素、蛋白质和热量的饮食，腹痛可口服阿托品 0.3～0.6 mg、颠茄合剂 10～15 mL；腹泻可口服止泻药及钙剂，严重腹泻者应注意维持水、电解质平衡。

1.疼痛的护理

(1)与患者多交流，分散其注意力。

(2)严密观察腹痛特点，正确评估病程进展状况。

(3)采用按摩、针灸方法，缓解疼痛。

(4)根据医嘱给患者解痉、止痛药物。

(5)如患者突然疼痛加剧，压痛明显，或出现便血等应及时报告医师并积极抢救。

2.营养失调的护理

(1)给患者解释营养对治疗肠结核的重要性。

(2)与患者及家属共同制订饮食计划。应给予高热量、高蛋白、高维生素饮食。

(3)严重营养不良者应协助医师进行静脉营养治疗，以满足机体代谢需要。

(4)每周测量患者的体重，并观察有关指标，如电解质、血红蛋白。

四、保健

(一)休息与营养

活动性肠结核患者，须卧床休息，积极改善营养，必要时给予静脉高营养治疗，以增强抵抗力。

(二)预防

主要是针对肠外结核，特别是肺结核的预防。对于肺结核应早期诊断、早期治疗，肺结核患者不要吞咽痰液。加强防治结核病的卫生宣传教育，牛奶要经过灭菌消毒，提倡分餐制，切实做好卫生监督。

(李小青)

第九节 耐药结核病

一、分类

(一)耐药结核病

体外试验证实结核病患者感染的结核分枝杆菌对 1 种或多种抗结核药物耐药。

(二)单耐药结核病

体外试验证实结核病患者感染的结核分枝杆菌对 1 种抗结核药物耐药。

(三)多耐药结核病

体外试验证实结核病患者感染的结核分枝杆菌对包括异烟肼和利福平在内的 2 种以上抗结核药物耐药。

(四)耐多药结核病

体外试验证实结核病患者感染的结核分枝杆菌至少对一线抗结核药物中的异烟肼和利福平耐药。

(五)广泛耐药结核病

体外试验证实结核病患者感染的结核分枝杆菌至少对一线抗结核药物中的异烟肼和利福平耐药外,同时对卡那霉素、阿米卡星、卷曲霉素中的任一注射类药物和氧氟沙星、左氧氟沙星、莫西沙星中的任喹诺酮类药物耐药。

(六)全耐药结核病

体外试验证实结核病患者感染的结核分枝杆菌对所有一线抗结核药物(H、R、Z、S、E)和进行药敏试验的所有二线抗结核药物[氧氟沙星(Ofx)、卡那霉素(Km)、阿米卡星(Amk)、卷曲霉素(Cm)、乙硫异烟胺(Eto)、丙硫异烟胺(Pto)、环丝氨酸(Cs)、对氨水杨酸(PAS)等]均产生耐药。

二、护理评估

(一)健康史

耐药结核病的产生原因如下。

1.不合理化疗

如对有初始耐异烟肼或利福平的新发涂阳患者,在强化期仅给 2～3 种药物,造成强化期不强。强化期一般至少要有 2 种敏感的杀菌药物,加上 1～2 种抑菌药物,才能发挥有效的杀菌作用。又如对治疗失败者增加 1 种其他药物,或对复发病例重新单一加药,结果造成单药化疗,极易产生耐药性。

2.化疗管理不善

化疗过程中,未实施督导管理,特别在强化期,患者依从性差,造成不规则服药,中断治疗,随意更改方案,甚至未满疗程而过早停药。这是产生耐药性的常见且重要的原因。

3.药品供应问题

贫困患者由于经济上的原因或缺乏社会保障而不能获得所需要的全部抗结核病药物;抗结

核药由于管理上的失误，或发展中国家经费有限等原因而致短缺频繁或长期缺货，以及药品质量致药物生物利用度差，影响疗效。

4.耐药结核的多发人群

(1)复治失败患者或慢性患者。

(2)耐药结核病患者接触者。

(3)初治失败。

(4)短程化疗2个或3个月末痰菌仍阳性患者。

(5)复发或复治患者。

(6)暴露于耐药结核病暴发或流行地区者。

(7)耐药结核病高流行地区。

(8)服用质量差或质量不明抗结核药物史者。

对以上患者均应行痰的结核分枝杆菌培养及药物敏感试验明确是否为耐药结核病患者。

(二)身体状况

1.全身性结核病中毒症状

最主要表现是发热和盗汗，最早期的症状是困倦和乏力，最普遍的症状是食欲缺乏、体重减轻。女性患者还可能出现月经不调、自主神经功能紊乱等表现少数急性发展的肺结核可能出现高热等急性发病症状。

2.呼吸系统症状

最主要的表现是不同程度的咳嗽、咳痰或伴有不同程度的咯血。次要症状是间断反复“感冒”或胸部隐痛，呼吸困难，胸痛常与病变牵扯胸膜有关。呼吸困难在病变广泛或伴有胸腔积液、自发性气胸等情况时出现。

(三)辅助检查

判断结核病患者是否耐药，需要进行痰或胸腔积液、脑脊液、尿液等体液的结核分枝杆菌培养及药物敏感试验，如体外试验结果证实对一种或多种抗结核药耐药即可诊断为耐药结核病。如果培养阴性，无法获得细菌学耐药结果，根据临床表现及影像学等检查结果可综合判断是否治疗有效及有无耐药可能，并酌情按照耐药方案进行治疗。

(四)心理-社会状况

耐药结核病是一种慢性传染病，治愈率低、病死率高，故一旦患了结核病，患者就认为是患了不治之症，会出现紧张、害怕、恐惧、焦虑的心理，常担心疾病是否可以治好、治疗需多长时间和治疗费用等问题，且因活动期具有传染性，常需要隔离治疗，易产生焦虑、抑郁、孤寂和被人嫌弃感及自卑、多疑心理；而不良的精神、心理因素又影响疾病的治疗和康复。因此，应根据患者的性格特征进行心理护理，教会患者保持情绪稳定，不可有悲观情绪让患者保持乐观、积极的心理，增强战胜疾病的信心。家庭成员应注意患者的心理变化，尽量为患者创造一个温馨、轻松的家庭氛围，与患者一起多了解结核病的防治知识，使其保持积极的生活态度和良好的心理状态。

三、常见护理诊断/问题

(一)低效性呼吸形态

低效性呼吸形态与痰多或咯血有关。

(二)有窒息的危险

有窒息的危险与大咯血有关。

(三)营养失调:低于机体需要量

营养失调与结核病消耗增加、摄入不足有关。

(四)焦虑

焦虑与疾病病程长有关。

(五)恐惧

恐惧与咯血或疾病恶化有关。

(六)知识缺乏

知识缺乏与医疗知识的复杂性有关。

(七)遵守治疗方案无效

遵守治疗方案无效与长期化疗及药物的不良反应有关。

(八)娱乐活动缺乏

娱乐活动缺乏与病程长、疾病有传染性有关。

四、护理措施

(一)一般护理

1.做好消毒、隔离工作

做好耐药结核病患者与其他患者、医务人员和工作人员的隔离工作,以防止耐药结核病在医院内传播。告知患者不能随地吐痰,可将痰吐于纸上回收焚烧处理,咳嗽、打喷嚏时要遮住口鼻,减少耐药结核分枝杆菌的传播。家属与患者接触不可避免,易感性高,如感染耐药结核分枝杆菌,要让家属掌握消毒隔离方法,保护易感人群。

2.床位安排

根据痰检结果,将痰菌阳性患者通过调换床位,集中安置在一定区域;对耐药结核病患者,安排在病房下风侧,通过卫生宣教,督促其戴口罩、不相互串病房,以减少交叉感染。

3.饮食指导

耐药肺结核是一种慢性消耗性疾病,丰富的营养对疾病的恢复起着重要的作用,应鼓励患者进高蛋白、高热量、高维生素的饮食,如牛奶、豆浆、鸡蛋、瘦肉、蔬菜水果等饮食应当尽量多样化,不吃刺激性强的食物。

4.休息、活动指导

保持充足的睡眠,进行适宜的活动锻炼。咯血者应卧床休息,待症状明显改善后进行活动,活动量应根据患者的病情而定。

(二)病情观察

严密观察患者的生命体征及病情变化。由于患者长期用药,注意观察有无巩膜及皮肤的黄染,若出现不良反应应及时向医师报告予以对症处理。

(三)用药护理

(1)耐药结核病的治疗同样应坚持早期、联合、适量、规律、全程的原则,要向患者宣传不规则治疗的危害性及对预后的影响,使患者在治疗中能积极主动地接受治疗、配合治疗、规则治疗、完成治疗。嘱患者及家属切记规范服药和谨遵医嘱,做到按时、按量,不自行增、减药量和药物种类，不能漏服。

(2)对年龄偏大或记忆力减退患者，应让家属全面了解所用药物的治疗作用及不良反应以做好监督工作。

(3)由于临床患者对抗结核药的耐受性和肝肾功能情况不同及耐药结核病患者的存在，因此，治疗方案应个体化，要注意观察药物的不良反应，确保合理化疗的完成及提高耐药结核病痰菌阴转率。

(四)对症护理

(1)咯血的护理:见“肺结核”的相关内容。

(2)促进排痰:除按医嘱用祛痰药外，还应采取协助患者排痰措施。①指导患者有效咳嗽:适用于神志清醒、尚能咳嗽的患者。患者取舒适体位，先行5～6次深呼吸，然后于深吸气末保持张口状，连续咳嗽数次使痰到咽部附近，再用力咳嗽将痰排出;或患者取坐位，两腿上置一枕顶住腹部，咳嗽时身体前倾，头、颈屈曲，张口咳嗽将痰液排出。嘱患者取侧卧屈膝位，有利于膈肌、腹肌收缩和增加腹压，并经常变换体位有利于痰液咳出。②拍背与胸壁震荡:适用于长期卧床、久病体弱、排痰无力的患者。患者取侧卧位，医护人员指关节微屈、手呈扶碗状，从肺底由外向内、由下向上轻拍胸壁震动气道，边拍边鼓励患者咳嗽，以利于痰液排出;或指导患者双侧前臂屈曲，两手掌置于锁骨下，咳嗽时以上前臂同时叩击前胸及侧胸壁，振动气管分泌物，以增加咳嗽、排痰效率。③吸入疗法:分湿化和雾化治疗法，适于痰液黏稠和排痰困难者。湿化治疗法是通过湿化器装置，将水或溶液蒸发成水蒸气或小水滴，以提高吸入气体的湿度，达到湿润气道黏膜、稀释痰液的目的。雾化治疗法常用超声发生器薄膜的高频震荡，使液体成为雾滴，其高密度而均匀的气雾颗粒能到达末梢气道，排痰效果好。若在雾化液中加入某些药物如痰溶解剂、平喘药、抗生素等，排痰、平喘、消炎的效果更佳。④体位引流:是利用重力作用使肺、支气管内分泌物排出体外。适用于痰液量较多、呼吸功能尚好者，根据患者病灶部位，采取相应的体位，使痰液潴留部位高于主支气管，同时辅以拍背，以便借助重力使痰液流出。⑤机械吸痰:适用于痰量较多、排痰困难、咳嗽反射弱的患者，尤其是昏迷患者行气管插管或气管切开时，可预防窒息。

(3)潜在并发症的预防与处理:见“肺结核”的相关内容。

(五)饮食指导

(1)结核病患者应给予高蛋白和热量。结核病的任何症状都会使组织蛋白和热能严重消耗，因此在食物蛋白质和热量的供应上，都要高于正常人，以奶类、蛋类、动物内脏、鱼虾、瘦肉、豆制品等食物作为蛋白质的来源。牛奶中含酪蛋白及钙质较丰富，是结核病患者较为理想的营养食品。热量供给量以维持患者正常体重为原则，糖类主食可按食量满足供给，不必加以限制，但脂肪不宜多吃，以免引起消化不良和肥胖。同时多食新鲜蔬菜、水果。维生素和无机盐对结核病康复促进作用很大。其中维生素A，有增强身体抗病能力的作用;B族维生素和维生素C可提高体内各代谢过程，增进食欲;如有反复咯血的患者，还应增加铁质供应，多吃绿叶蔬菜、水果及杂粮，可补充多种维生素和矿物质。

(2)对因抗结核药物不良反应致药物性肝病患者，指导其应避免进食过高热量的食品，如煎、炸食物、巧克力等，以防肝脂肪变性，妨碍肝细胞的修复。进食量少的患者则给予静脉补充适量清蛋白、氨基酸、葡萄糖和维生素。同时嘱患者戒烟、戒酒，合理安排休息，避免劳累，以促进身体的康复。

(六)心理护理

耐药肺结核患者因活动期具有传染性,常需隔离治疗,易产生焦虑、抑郁被人嫌弃感及自卑、多疑心理。且治疗疗程长,部分患者疗效不佳,常担心疾病预后、治疗费用等问题,而不良的精神、心理因素又影响疾病的治疗和康复。因此,应根据患者的性格特征进行心理护理,让患者保持乐观、积极的心理,增强战胜疾病的信心。嘱家庭成员注意患者的心理变化,尽量为患者创造一个温馨、轻松的家庭氛围,与患者一起多了解结核病的防治知识,使其保持积极的生活态度和良好的心理状态。

(七)健康指导

1.公共卫生指导

结核病是呼吸道传染病,在痰菌结果阴转之前一定要注意与家人及周围人群的适当隔离;不要随地吐痰,吐痰入盂(痰盂内放石灰水或消毒液),不要对着别人咳嗽,咳嗽时可用餐巾纸捂嘴,然后将纸烧掉,每次吐痰后应当漱口,不要吞咽痰液,应当用公筷,碗筷餐具用水煮沸至少 5 分钟可杀死结核分枝杆菌,面巾和耐热的衣服可用开水烫,不耐热的衣服、书籍应在阳光下暴晒6 小时。

2.药物治疗指导

坚持按医师制订的化疗方案治疗,服从医护人员的管理,树立坚定信心,充分与医师配合,完成规定的疗程是治好结核病的关键。

3.结核病的督导

耐多药结核病不同于一般的结核病,疗程长达 24 个月甚至更长,每天要按时服药,服药期间如果出现不良反应,应及时与督导医师沟通,不要随便自行停药,要定期复查胸部 X 线片和肝肾功能,如果出现肝功能异常,应及时保肝治疗

五、护理评价

通过积极的治疗,观察患者是否达到以下标准。

(1)按照化疗原则遵医嘱服药。

(2)科学膳食、规律生活。

(3)有良好的心理状态,正确面对疾病。

(4)积极采取预防传播的方法。

(李小青)

第四章

消毒供应中心护理

第一节　消毒供应中心管理制度

消毒供应中心是医院内承担各科室所有重复使用诊疗器械、器具和物品清洗消毒、灭菌以及无菌物品供应的部门，在医院感染/医源性预防与控制中发挥着举足轻重的作用。医院 CSSD 管理模式分为集中式和分布式。集中式是将医院所有需要清洗消毒和灭菌的器械、器具和物品回收至消毒供应中心进行处理。分散型的特点为既有消毒供应中心，又有手术部消毒物品供应中心，也有的医院采用在手术室清洗、打包后送消毒供应中心（室）灭菌，使用物品由各个使用部门分别进行管理，消毒供应中心处于从属地位。20 世纪 80 年代以前，消毒供应中心称为供应中心或消毒供应中心，供应中心或消毒供应中心的主要任务是满足科室对玻璃注射器、针头、输液（血）器以及共享的导尿包、腰穿包等的需要；专科器械种类和数量较少，手术器械、妇产科、五官科、口腔等科室的诊疗护理器械以及急诊科的开胸包等，由手术室和各临床科室自行负责清洗包装，部分供应中心或消毒供应中心仅承担灭菌工作，输液热源反应及注射部位感染时有发生，有时甚至威胁患者生命。

加强医疗机构消毒供应中心的管理，可以从源头上预防和控制医源性传播工作，保障医疗安全。医疗机构应按照集中管理的方式，对所有重复使用并需要清洗消毒、灭菌的诊疗器械、器具、物品集中由消毒供应中心处理和供应，对一次性使用的医疗用品和卫生用品由消毒供应中心统一提供。医疗机构的消毒供应中心为其他医疗部门提供消毒供应服务，必须经辖区卫生行政部门审核、批准。医疗机构消毒供应中心的建设应当与其规模、任务和发展规划相适应，将消毒供应工作管理作为医疗质量管理的重要组成部分，保障医疗安全。医疗机构消毒供应中心的消毒工作必须符合《医院感染管理办法》与《消毒管理办法》的基本要求。特殊感染性疾病（破伤风、炭疽、朊毒体等）污染的器械应执行专门的操作规程和处理流程。

一、消毒供应中心工作制度

（1）在院长和相关职能部门的领导下进行工作。

（2）工作人员要有高度的责任心，着装整洁，服务热情，严格遵守供应中心各项规章制度。

（3）严格执行各项技术操作程序和标准。按照每月预算向有关科室请领器材，凡需要新添或改装医疗器械时，必须经院长或主管业务副院长批准。

(4)严格执行消毒供应中心人员的岗位职责培训和相关制度的培训工作。

(5)消毒或灭菌后重复使用的诊疗器械、器具和物品由消毒供应中心(CSSD)回收,集中清洗、消毒、灭菌和供应。对内镜、口腔诊疗器械以及朊毒体、气性坏疽以及突发原因不明的传染病的病原体污染的诊疗器械、器具及物品按照《医院消毒供应中心管理规范》由CSSD统一清洗、消毒、灭菌。

(6)执行质量管理追溯制度,完成质量管理的相关记录,保证供应的物品安全。

二、供应手续等回收规范

(1)实行下收下送办法,有计划的安排到各科室发放兑换物品,兑换中若有错误和损坏,应立即纠正和复核。

(2)各科室如需特殊器材,应预先订好计划,供应中心定时收取,以便准备。

(3)各种用过的物品,由科室先行清洗后,再进入供应中心。传染病者所用物品要严格进行消毒后单独交供应中心处理。

(4)凡无菌物品超过规定时间或封口已被拆开者,一律不得再次使用。

(5)按预定计划将护理用一次性物品定时送至各科室。临时急用电话通知,供应中心及时送到科室。

(6)不在诊疗区对污染的诊疗器械、器具和物品进行清点,采取封闭方式回收,避免重复装卸。

三、准备器材敷料规范

(1)包布、治疗巾或毛绒布、皱纹纸及洞巾必须清洁无损,有破洞时,要及时进行更换,每次用后一律换洗。

(2)金属器械每次清洗后上油,以免生锈损坏。

(3)玻璃类器皿应按规定冲洗、清洁。严格灭菌。

(4)刀、剪类锐利器械应与一般器械分开,单独包装保管。

(5)橡皮类物品应保存于阴凉地方,禁止折叠。

(6)各种穿刺针应做到清洁、通畅、锐利、无卷钩、无断裂、无弯曲。

(7)所有包装物品,必须挂牌标明品名、包装者与核对者编号,以便检查。

(8)敷料轻松、柔软、平滑易于吸水。所有毛边折在里面,无异物,大小适宜,使用前严格灭菌。

四、消毒灭菌工作规范

(1)采用高压蒸汽灭菌法,灭菌前检查包布必须是双层无破损,物品清洁,包扎严密,放置玻璃器材不得挤压,消毒员不得擅自离开,应严格掌握压力时间,以保证灭菌效果。灭菌完毕后,必须待气压表的指标下降至“0”处,方可打开锅门,以免发生危险,定期监测高压锅的灭菌效能并有记录,注意高压灭菌器的保养工作,每天使用前要洗刷一次,并按时维修。

(2)各类人员取无菌物品时,必须洗净双手,戴口罩、帽子,穿工作服。进入无菌区时,要更换衣裤及鞋。

(3)三区划分标志牌醒目,无菌物品和有菌物品严格分开放置,以免混淆。

(4)操作室每天空气消毒一次,每月做空气、细菌培养、消毒物品抽样培养,化验单保留。

(5)每周卫生大扫除一次，水池经常用消毒液擦洗。

(6)下班前认真检查水、电、高压锅阀门和门窗关闭情况，以确保安全。

(7)常用急救无菌物品，适量多备，以供“突发事件”发生时急用。

五、业务学习制度

(1)根据供应中心工作性质，每月进行业务学习一次。

(2)学习与本专业有关的医学基础理论，专业知识及技术操作。

(3)学习新的消毒技术规范，更新知识，跟上消毒学科的不断发展。

(4)若有特殊情况，学习未能保证，应及时补课。

(5)对新引进的医疗仪器应熟练掌握使用、保养和清洁维护。

(6)认真完成护理部安排的各种业务学习，积极参加院内的考核考试。

六、消毒隔离制度

(1)消毒供应中心工作区应严格区分去污区、检查包装及灭菌区、无菌物品存放区，三区之间要设有实际屏障。

(2)进入消毒供应中心人员必须更衣换鞋，按规定的路线和入口进入，在制订区域中进行操作，外部人员未经许可不得进入操作区。

(3)物品由污到洁不交叉、不逆流。地漏应采用防逆溢式。污水应集中至医院污水集中处理系统。

(4)严格执行《医院消毒供应中心管理规范》要求，对诊疗器械、器具和物品进行处理。

(5)操作人员要认真进行消毒灭菌效果的监测，并做好登记。

(6)操作区域门、窗需保持关闭状态，人员进入要随手关门。

(7)去污区工作人员接触污染物品时应配备个人防护用具，包括圆帽、口罩、隔离衣或防水围裙、手套、专用鞋、护目镜、面罩等。并配备洗眼装置。

(8)被朊毒体、气性坏疽以及突发原因不明的传染病的病原体污染的诊疗器械、器具及物品要严格按照《医院消毒供应中心管理规范》要求的处理流程进行操作。

七、无菌物品保管制度

(1)灭菌后物品应分类、分架存放在无菌物品存放区。一次性使用无菌物品应去除外包装后，进入无菌物品存放区。物品存放架或柜应距地面高度 20～25 cm，离墙 5～10 cm，距天花板 50 cm。

(2)物品放置应固定位置，设置标识。接触无菌物品前应洗手或手消毒。消毒后直接使用的物品应干燥、包装后专架存放。

(3)无菌物品储存有效期：①环境的温度低于 24 ℃、湿度低于 70%，机械通风每小时 4～10 次时，使用纺织品材料包装的无菌物品的有效期宜为 14 天；未达到环境标准时，有效期宜为 7 天。②医用一次性纸袋包装的无菌物品，有效期宜为 1 个月；使用一次性医用皱纹纸、医用无纺布包装的无菌物品，有效期宜为 6 个月；使用一次性纸塑袋包装的无菌物品，有效期宜为 6 个月。硬质容器包装的无菌物品，有效期宜为 6 个月。

(4)运送无菌物品的工具每天清洗和消毒并保持清洁干燥，当受到意外污染时，应立即进行清洁消毒，物品顺序摆放，并加防尘罩，以防再污染。

(5)无菌物品包装应密封完整,标明灭菌日期、灭菌合格标志,若包装破损不可作为无菌包。

(6)无菌物品、无菌包要保持清洁干燥,若湿包有明显水渍的不可作为无菌包。

(7)用化学指示胶带贴封或其中放有化学指示剂的包,在灭菌后应检查是否达到已灭菌的色泽或状态,未达到或有疑问者,不可作为无菌包使用。

(8)取出的无菌物品,掉落在地面或误放不洁之处或沾有水渍,均视为受到污染,不可作为无菌物品。

八、安全管理制度

(1)加强安全管理,杜绝事故发生。

(2)贵重仪器固定专人管理。

(3)贵重仪器必须挂牌,注明负责人和保管人。

(4)无菌与非无菌物品,要标记醒目、定点放置,不得混放。

(5)做好个人防护,在配制各种药物及做强酸强碱处理时,必须佩带劳保用品。

九、质量管理制度

(1)建立健全各项质量管理制度,强化科室质量管理,加强质量意识教育。

(2)严格操作规程,各项物品的处理必须按照《医院消毒供应中心管理规范》执行。

(3)严格控制环节质量,对各种物品的处理,不定时抽查,落实各岗位责任制。

(4)发挥质检小组的作用,定期对工作质量进行认真检查,每月至少两次,及时回馈、及时记录和总结。

(5)积极配合医院护理部组织的质量考核工作,虚心接受有关质量回馈问题,并及时纠正不足之处。

十、质量监督制度

(1)消毒供应中心应设专职或兼职质量监督员。

(2)对购进的原敷料材料,消毒供应中心本身的半成品或成品质量进行监督。

(3)对各岗位操作规程执行情况,各种检测中操作方法的正确性进行监督指导。

(4)对各岗位尤其是灭菌岗位操作和记录进行核实审查。收集全院有关科室对供应中心工作质量评价的信息,总结质量检查中的经验与教训,提出制订或修改各种操作规程、质量标准的意见供有关部门参考认定。

十一、差错事故防范制度

(1)对工作要有高度的责任心,工作时严肃认真,一丝不苟。

(2)严格执行各项操作规程,各类物品严格按照标准处理,各种包均须两人核对后包装。

(3)严格交接班制度,定点放置,做到“交的准”“接的明”,每周大交班一次。

(4)各种物品器械定点放置,并保证性能良好,护士长合理安排,分清轻重缓急,有计划性,做到忙而不乱。

(5)对新调入的人员、实习同学、进修人员由专人带领,使其尽快熟悉工作。

(6)高压的物品经监测不合格者,不允许进入无菌间,要重新灭菌。

(7)消毒员在进行消毒工作前,要仔细检查仪器的性能,发现异常及时报告检修。

十二、供应中心查对制度

(1)准备器械包时,要查对品名、数量、质量和清洁度。

(2)发放无菌物品时,要查对名称、消毒日期及灭菌效果。

(3)回收用过的物品时,要查数量、质量、有无破损及清洁处理情况。

十三、热源反应追查制度

(1)本制度由病房、消毒供应中心、制剂室共同遵守,设专人负责监督本制度执行。

(2)发生热源反应后,由病房立即送检全套输液器及其中的药液和原瓶的存留液。

(3)立即由护士登记"输液热源反应登记表"。

(4)热源检验人员为判断热源原因,可根据需要抽检其他样品。被抽检单位不得拒绝。

(5)由负责人分析热源原因,得出结论,提出防范措施,送交有关部门。

(6)供应中心每月将输液反应人次及热源反应原因进行汇总,上报护理部。

十四、消毒灭菌效果监测制度

(1)消毒供应中心应配有质量监督员。

(2)消毒后直接使用物品应每季度进行监测,监测方法及监测结果符合标准要求,每次检测3～5件有代表性的物品。

(3)物理、化学、生物监测不合格的灭菌物品不得发放,并应分析原因进行改进,直至监测结果符合要求。

(4)灭菌植入型器械应每批次进行生物监测,生物检测合格后,方可发放。

(5)按照灭菌装载物品的种类,可选用具有代表性的 PCD 进行灭菌效果的监测。

(6)蒸汽灭菌器必须进行工艺监测、化学监测和生物监测。每次消毒均应做工艺监测,并做具体详细记录,化学监测每包进行,生物监测每月一次,并保留监测结果。

(7)预真空压力蒸汽灭菌器每天灭菌前进行 B-D 测试。

(8)新灭菌器使用前必须先进行生物监测,合格后才能使用,对拟采用的新包装容器、摆放方式、排气方式及特殊灭菌方式也必须进行生物监测,合格才能采用。

(9)每月空气、物体表面、医务人员手监测一次,并有记录。

十五、一次性医疗用品管理制度

(1)医院所有一次性医疗用品,必须由国家规定统一招标,集中采购、运输、存放,使用科室不得自行购入。

(2)医院采购一次性医疗用品,须向供货单位索要合格证,每次购置必须进行质量验收,符合标准后发放使用。

(3)存放一次性无菌物品有追溯记录,记录其出库日期、名称、规格、数量、生产厂家、生产批号、灭菌日期、失效期等。

(4)所有一次性物品应分类明确,包装完整,包内物品数量准确。

(5)严格保管,库房存放,阴凉干燥,通风良好,存放于地板架上,离地面大于或等于 20 cm,

距房顶 50 cm。

(6)对于一次性医疗用品用后必须毁型和无害化处理，严禁重复使用和回流市场。

十六、下收、下送制度

(1)每天两次由当班护士将灭菌物品送到各个科室，同时要收回需处理的污染物品，工作人员要认真负责，服务热情。

(2)发放与回收要做到数目清楚，质地完好，若数量短缺，质量有损，即当面分清责任，事后妥善处理。

(3)各器械、穿刺针用后立即清水冲净血渍、污渍。否则供应中心人员有权退回，暂不回收，传染患者使用物应由科室先做初步消毒处理后，标明记号，再交供应中心做单独处理。

(4)各种器具包布不得用作其他用处。

(5)穿刺包与治疗包用后，由使用科室护士初步处理，将包内的器具如数清点更换。

(6)如在下收下送中与使用科室发生分歧，由双方护士长稳妥处理。

十七、污物回收制度

(1)各类需供应中心回收的污染物品，必须经污物回收口回收。

(2)工作人员坚守工作岗位，回收污染物品时要仔细清点，账物相符，双方签字，以免误差。

(3)凡传染患者用过的物品，送供应中心要有明确的标志，严格管理，定点放置，单独消毒。

(4)凡沾有脓血和药迹的物品，须经使用科室初步清洗或消毒后再回收。

(5)各科室自用的物品打包后，一律由清洁口进入供应中心。

十八、清洁卫生制度

(1)供应中心是医院内污染医疗器具的集散处，在完成日常工作后，务必坚持室内消毒制度。

(2)根据各房间的工作性质与房间大小的不同特点，灵活选用消毒方法，确定消毒时间，同时要适时做消毒效果监测。

(3)无菌室人员应严格遵守无菌原则，室内门窗及无菌柜要洁净无尘，每天用 500 mg/L 含氯消毒液做地面消毒，空气净化 1 小时。要定期做空气培养，并保留化验单。

(4)洗涤间各洗涤池，工作完毕将池内外洗刷干净，清理滤水口杂物，用 500 mg/L 含氯消毒液消毒池内。空气消毒 1 小时。

(5)各房间每天要进行卫生消毒，每周进行一次全室大扫除。

(李　颖)

第二节　消毒供应中心护理要求

一、消毒供应中心护士长岗位职责

(1)在护理部主任、科主任、总护士长领导下，负责组织医疗器材、敷料的制备、灭菌、保管、供应和供应中心的行政管理。

(2)督导本室人员认真贯彻执行各项规章制度和技术操作规程,严防医院感染和差错事故。

(3)定期检查消毒灭菌设备的效能和各种消毒液的浓度,经常鉴定器材和敷料的灭菌效果,如发现异常,应立即组织检修。

(4)根据临床需要做好敷料供应和维修保养。

(5)负责医疗器材、敷料等物资的请领和一次性医疗器具的验收、发放、回收、销毁,确保使用安全和处理无害化。

(6)组织所属人员深入临床科室,实行下送下收。了解供应器材、敷料的使用意见,不断改进工作,保证临床需求。

(7)组织开展技术革新,不断提高工作效率。

二、供应中心护士职责

(1)在护士长领导下进行工作。负责医用器材的清洗,敷料的制作、包装、消毒、保管、登记和分发、回收工作,实行下收下送。

(2)经常检查医疗器材质量,如有损坏及时修补、登记,并向护士长报告。

(3)协助护士长请领各种医疗器材、敷料和药品,经常与临床科室联系,征求意见,改进工作。

(4)认真执行各项规章制度和技术操作规程,积极开展技术革新,不断提高消毒供应工作质量,严防差错事故。

(5)指导护理员(消毒员)、卫生员进行医疗器材、敷料的制备、消毒灭菌工作。

三、消毒供应中心护理技术

(一)手工清洗器械方法

1.操作前准备

(1)护士准备:穿防水隔离衣、专用防护鞋、戴圆帽、面罩、口罩、手套。

(2)环境准备:清洁、室温湿达标、气压负压。

(3)物品准备:专用清洗刷、多酶清洗液(浓度根据产品要求配制)、蒸馏水或纯水、清洗篮筐、U 型架、回收的静脉切开包一个,清洗容器、90 ℃热水、超声机、干燥机。

2.操作方法与程序

(1)清点、核查污染器械的污染程度、功能完好性、数目。

(2)将直剪关节打开,单独摆放于篮筐中,血管钳、持针器上 u 型架、弯盘、镊子等器械放置篮筐。

(3)冲洗:将器械置于＜45 ℃流动温热水下冲洗,初步去除污染物。

(4)洗涤:冲洗后,应用多酶清洗液浸泡 5 分钟后用在水面下刷洗,精密复杂器械应超声清洗。

(5)漂洗:洗涤后,再用流动水冲洗,水温≤40 ℃。

(6)终末漂洗:应用软水、纯化水或蒸馏水进行冲洗。

(7)消毒:90 ℃热水(蒸馏水)消毒 1 分钟。

(8)将器械放置于干燥机进行干燥。

3.效果评价

(1)操作顺序正确,动作轻柔、熟练。

(2)器械清洗品质达标。

(二)管腔器械的清洗(手工)

1.操作前准备

(1)护士准备:服装整洁、穿防水隔离衣、专用防护鞋、戴圆帽、面罩、口罩、手套。

(2)环境准备:清洁、室温湿度达标、气压负压。

(3)物品准备:专用清洗刷、多酶清洗液(浓度根据产品要求配制)、蒸馏水或纯水、清洗篮筐、清洗容器、90 ℃热水、吸头一根。

2.操作方法与程序。

(1)冲洗:用低于45 ℃的温热水冲洗管腔器械表面的污垢、血渍。用高压水枪冲洗管腔内的残留物、血渍。

(2)洗涤:将管腔器械浸泡于多酶清洗液中5～10分钟后在水面下用长软刷刷洗管腔。将管腔器械再置于多酶清洗液的超声清洗机中清洗5分钟。

(3)漂洗:流动水冲洗。

(4)终末漂洗:用软水(蒸馏水)冲净管腔器械表面的清洗液。

(5)消毒:90 ℃热水(蒸馏水)消毒一分钟。

(6)用气枪干燥管腔内外水渍,使管腔内外无水分。

3.效果评价

(1)操作顺序正确,动作熟练。

(2)器械清洗品质达标。

(三)超声清洗机使用

1.操作前准备

(1)护士准备:着装符合要求,穿防水围裙;戴圆帽、口罩、面罩、手套;着防护鞋。

(2)环境准备:清洁安全,温湿度达标,负压。

(3)物品准备:超声清洗机、清洗剂、清洗篮筐、清洗器械。

2.操作方法与程序

(1)打开设备上的水电开关,再单击操作面板上的电源开关。

(2)配置清洗液:选择“进液”,按比例加入清洗剂。

(3)加热清洗液。

(4)流动水下冲洗器械。

(5)将器械均匀码放入清洗篮筐,直接放置在清洗机腔体底部。

(6)盖上清洗机盖子,选择“超声”。

(7)机器自动停止工作后取出清洗物品。

(8)选择“排液”,关闭电源。

(9)终末处理:超声机表面及内部进行消毒、清洁。

3.效果评价

(1)动作熟练。

(2)操作顺序正确。

(3)周围环境未被污染,标准预防措施得当。

(4)时间、温度等参数正确。

(四)器械清洗质量检查方法

1.操作前准备

(1)护士准备:护士着装整洁,符合要求,洗手、戴圆帽、穿专用防护鞋。

(2)环境要求:环境清洁、无尘。温度、湿度达标。

(3)物品准备:带光源放大镜、血管钳、不锈钢罐、带芯吸引器头、关节轴管器械、纱布、干棉签、喷雾润滑剂。

2.操作方法与程序。

(1)打开血管钳,查血管钳端咬合面、关节轴处、手柄咬合齿处及钳体表面无血渍、无污垢、无锈斑,功能完好。

(2)不锈钢罐:查罐体表面无污垢、无水渍、无锈斑,用纱布擦拭、罐体筒内面、底部无污垢、无锈斑、无水渍,罐盖闭合严密。

(3)带芯吸引器头:查吸引器头表面无血渍、无污垢、无锈渍,抽出吸引器芯,用干棉签插入吸引器头管腔内擦拭无血渍、无残留物、无锈渍,管腔通畅,吸引器头、芯型号吻合。

(4)关节轴管器械:经拆洗干燥后的器械在组装前查器械的表面,轴节管腔内、外,关节螺丝处无污垢、无血渍、无锈斑后再组装,经组装后的器械关轴节灵活无阻力,功能完好。

(5)使用润滑剂进行润滑。

3.效果评价

(1)动作流畅熟练。

(2)器械物品各面无水垢、无血渍、无污渍、无锈斑。

(3)器械无损伤,关轴节灵活无阻力,功能完好。

(五)无菌物品存放

1.操作前准备

(1)护士准备:着装整洁,符合要求。洗手(剪指甲),戴帽。

(2)环境准备:清洁、安静、无尘,温度低于 24 ℃、湿度<70%、换气次数每小时 4～10 次。

(3)物品准备:手消一瓶、清洁干燥货架一个。

2.操作方法与程序

(1)取无菌物品前使用手消。

(2)检查无菌包外化学指示胶带变黑色达标。

(3)检查无菌包的名称。

(4)检查无菌包的灭菌日期、失效期,无菌包在有效期内。

(5)检查灭菌包消毒灭菌时的锅号,锅次。

(6)检查灭菌包的编号。

(7)将灭菌包按灭菌包的名称、灭菌日期、锅号锅次、编号的先后顺序分别放置于清洁、干燥距地面 20 cm、距墙壁 5 cm、距天花板 50 cm 的货架上。

3.效果评价

(1)灭菌观念明确。

(2)灭菌物品放置准确。

(六)无菌物品发放

1.操作前准备

(1)护士准备:着装整齐,符合要求。洗手(剪指甲),戴帽。

(2)环境准备:清洁、安静、无尘,温度<24 ℃、湿度<70%、换气次数每小时 4～10 次。

(3)物品准备:手消一瓶、无菌物品发放质量追溯登记本。

2.操作方法与程序

(1)接到清洁区接收的治疗包通知后,在无菌发放窗接待临床科室人员。

(2)取无菌物品前使用手消。

(3)检查无菌包的名称。

(4)检查灭菌日期、失效日期,无菌包在有效期内。

(5)检查无菌包消毒灭菌时的锅号,锅次。

(6)检查灭菌包的编号。

(7)按灭菌物品先进先出、后进后出的原则,根据无菌包的名称、灭菌日期、锅号锅次、编号先后进行发放。

(8)将无菌包的发放日期、名称、灭菌日期、失效日期、锅号锅次、编号、发放至科室逐项及时记录在无菌物品发放质量追溯登记本。

3.效果评价

(1)无菌观念强。

(2)无菌物品发放正确。

(3)质量追溯登记本记录及时准确。

(七)脉动真空压力蒸汽灭菌法

1.操作前准备

(1)护士准备:服装整洁。

(2)环境准备:清洁、室温达标。

(3)物品准备:标准监测包、待灭菌的器械敷料包、各包注明锅号锅次、按科室标明包的序号。

2.操作方法与程序

(1)将待灭菌的物品放入灭菌柜内,关好柜门。

(2)将蒸汽通入夹层,使压力达107.6 kPa,预热 4 分钟。

(3)启动真空泵,抽除柜室内空气使压力达 8.0 kPa。

(4)停止抽气,向柜室内输入饱和蒸汽,使柜室内压力达 49 kPa,温度达 106～112 ℃,关闭蒸汽阀。

(5)抽气,再次输入蒸汽,再次抽气,如此反复 3～4 次。

(6)最后一次输入蒸汽,使压力达 205.8 kPa,温度达 134 ℃,维持灭菌时间 4 分钟。

(7)停止输入蒸汽,抽气,当压力降到 8.0 kPa,打开进气阀,使空气经滤器进入柜室内,使内外压力平衡。

(8)重复上述抽气进气操作 2～3 次。

(9)待柜室内外压力平衡(恢复到零位),温度降至 60 ℃以下,即可开门取出物品。

3.效果评价

(1)操作动作熟练。

(2)气压表压力指标准确。

(八)消毒液配制法

1.操作前准备

(1)护士准备:穿防护衣、防护鞋、戴圆帽、面罩、口罩、手套。

(2)物品准备:配制消毒液的容器、含氯消毒原液、量杯、量筒、G-1型消毒剂浓度试纸、标识带、搅棒。

(3)环境要求:清洁、温湿度、空气压力、照明达标。

2.操作方法与程序

(1)往配制消毒液容器内用量筒放入自来水40 000 mL。

(2)用量杯盛含氯消毒原液400 mL后倒入消毒液容器内。

(3)用搅棒将含氯消毒液搅拌均匀。

(4)用一条试纸浸入消毒液内,片刻取出,30秒后与标准色块比较,达500 mg/L变色区。

(5)容器上加盖,防止消毒液挥发。

(6)贴上标识带,注明消毒液名称、浓度、配制日期、配制时间、配制人。

(7)整理用物。

3.效果评价

(1)操作动作熟练。

(2)配制溶液精确。

(3)配制浓度达标。

(4)标识清晰。

(九)下收污物法

1.操作前准备

(1)护士准备:穿外出衣、外出鞋、戴帽,着装符合要求。

(2)物品准备:下收车、快速消毒剂、含氯消毒液、高压冲洗设备、专用抹布、清洗盆。

2.操作方法与程序

(1)8:30与15:00推下收车至治疗室门口。

(2)将密闭回收箱放至回收车。

(3)使用快速消毒剂。

(4)特殊感染器械和物品应用医疗废弃物专用袋,双层包扎,标明感染疾病类型,单独放置。

(5)按规定路线,返回消毒供应中心。

(6)交与去污区工作人员。

(7)冲洗下收车后用专用抹布擦拭干净,摆放于专门位置。

(8)回收箱清洗消毒干燥保存于清洁区不锈钢架上。

(9)使用后的抹布消毒清洗晾干。

3.效果评价

(1)操作顺序正确、熟练。

(2)路线正确、不逆流。

(3)下收车标识清楚。

(4)快速消毒剂使用正确、手消无过期。

四、各类突发事件的应对措施

（一）停水

1.预知停水

（1）接到停水通知后，优先处理急需器械，同时做好储水准备，保证重要器械的清洗。

（2）重新安排作息时间，尽可能在停水前完成工作，以适应停水的时间安排。

（3）通知手术室调整手术时间。

2.突然停水

（1）发生突然停水后，立即与动力科联系。尽快了解停水原因，必要时报告院办。

（2）如需要较长时间才能供水，报告护理部、院感科，同时请护理部在局域网通知各科室做好相应的准备工作，消毒供应中心备好一次性物品，满足使用科室需要。

（3）必要时请护理部说明联系去外单位进行清洗、消毒灭菌；同时请院办安排车辆运送物品并指派工作人员随车装载物品。

（4）重新安排作息时间，恢复供水后组织工作人员集中处理物品。

（5）巡查各个水龙头是否关好，以防突然来水造成泛水。做好相关事件记录。

（二）停电

1.预知停电

（1）接到停电通知后，优先处理急需器械，保证重要器械的清洗。

（2）重新安排作息时间，尽可能在停电前完成工作，以适应停电的时间安排。

2.突然停电

（1）即启用应急照明设备，保证工作区域不混乱、有序。

（2）立即与电工组联系，尽快了解停电原因；必要时报告院办。

（3）设备均无法使用，立即关闭设备电源，以防来电后损坏设备。

（4）如需要较长时间才能供电，报告护理部、院感科，同时电话通知各科室做好相应的准备工作，消毒供应中心备好一次性物品，满足使用科室需要。

（5）必要时请护理部说明联系去外单位进行清洗、消毒、灭菌；同时请院办安排车辆运送物品，并指派工作人员随车装载物品。

（6）重新安排作息时间，恢复供电后组织工作人员集中处理物品。做好相关事件记录。

（三）停蒸气

1.预知停气

（1）接到停气通知后，优先处理急需器械，保证重要器械的清洗、消毒、灭菌。

（2）将清洗消毒机及压力蒸气灭菌器由蒸气阀改为电力阀门，由机械清洗改为人工清洗。

（3）重新安排作息时间，尽可能在停气前完成工作，以适应停气的时间安排。

（4）通知手术室调整手术时间。

2.突然停气

（1）发生突然停气后，立即与锅炉房联系，尽快了解停气原因；必要时报告院办。将清洗消毒机及压力蒸气灭菌器由蒸气阀改为电力阀门，由机械清洗改为人工清洗。巡查各个蒸气开关是否关好，以防突然来气造成蒸气阀门的损坏。

（2）如需要较长时间才能供气，报告护理部、院感科，同时专职带教老师在局域网通知各科室做好相应的准备工作，消毒供应中心备好一次性物品，满足使用科室需要。

(3)必要时请护理部说明联系去外单位进行灭菌，同时请院办安排车辆运送物品并指派工作人员随车装载物品。

(4)重新安排作息时间，恢复供气后组织工作人员集中处理物品。做好相关事件记录。

(四)泛水

(1)发生突然泛水后，立即关闭水源总开关。

(2)及时与管道组联系，请他们帮助尽快寻找泛水原因，从源头进行治理。

(3)组织人员在最短时间内转移物资，使损失降低到最小。

(4)泛水停止后，组织人员对环境进行清洁和相应消毒。

(5)每天下班时巡查各个水源开关是否关好。

(6)做好相关事件记录。

(五)环氧乙烷气体泄漏

(1)发现环氧乙烷气体泄漏，立即戴上防毒面具，关闭电源开关和送气开关，打开门窗和排气扇，使环氧乙烷尽快排除，待环氧乙烷气体排尽，请工程师及时查找漏气的原因并进行维修。

(2)工作人员出现中毒症状时应立即离开现场，至通风良好处休息，严重者送医院急诊室进行治疗。

(3)做好相关事件记录。

(六)高压灭菌器故障

(1)由于停水、停气、停电导致灭菌器无法正常工作时，先关闭各开关，按以上停水、停气、停电的处理程序，待供水、供气、供电恢复正常，再进行工作。

(2)由灭菌器的机械问题出现的故障，马上停用。然后根据报警显示代码表寻找原因，同时通知护士长和设备维修工程师进行维修。

(3)灭菌器若需要较长时间才能修好时，报告护理部、院感科，同时请护理部在局域网通知各科室做好相应的准备工作，消毒供应中心备好一次性物品，满足科室的使用需要。

(4)必要时请护理部说明联系去外单位进行灭菌；同时请院办安排车辆运送物品并指派工作人员随车装载物品。

(5)灭菌器维修好后，做 3 次 BD 试验和 3 次生物监测，待生物监测结果全部合格后灭菌物品才能交临床科室使用。

(6)出现严重故障时，如灭菌器爆炸，应立即疏散人员，组织抢救伤员，并报告总值班和派出所。

(7)做好相关事件记录。

(七)环氧乙烷灭菌器故障

(1)操作员在第一时间通知本科室护士长和相关科室护士长，由于灭菌器故障本批次物品无法使用。

(2)科室护士长根据报警显示代码表查找原因，立即通知本院工程师进行维修，同时报告护理部与院感科。

(3)质检员负责协调本院工程师与厂家工程师的联络。

(4)主班负责通知临床各科室由于灭菌器故障，昨日进行的灭菌物品无法使用。

(5)灭菌器若需要较长时间才能修好时，专职带教老师在局域网通知各科室做好相应的准备工作，消毒供应中心备好一次性物品，满足科室的使用需要。

(6)必要时请护理部说明联系去外单位进行灭菌，同时请院办安排车辆运送物品并指派工作人员随车装载物品。

(7)灭菌器维修好后，需做 3 次生物监测，结果合格后方可使用该灭菌器。

(8)做好相关事件记录。

(八)清洗消毒机故障

(1)由于停水、停气、停电导致清洗机无法正常工作时，先关闭各开关，按以上停水、停气、停电的处理程序，待供水、供气、供电恢复正常，再进行工作。

(2)由清洗机的机械问题出现的故障，马上停用。然后根据报警显示代码表寻找原因，同时通知护士长和设备维修工程师进行维修。

(3)清洗机若需要较长时间才能修好时，增加去污区工作人员，由机械清洗改为人工清洗。

(4)质检员加大监测力度，保证清洗效果。

(5)做好相关事件记录。

(九)火灾

(1)一旦发生火灾，立即报告派出所；根据火势情况拨打“119”，准确报告着火地点、部位、目前情况。

(2)初步判断着火原因，进行紧急处理。电起火，马上关闭总电源，然后使用干粉灭火器，忌用水扑火，以免触电。

(3)火势较小时，组织科室人员使用灭火器进行灭火；尽快组织疏散人员，转移贵重物资。

(4)协助维护秩序，为灭火救援人员、救援设备进入现场创造条件。

(5)平时加强消防安全培训，保持安全通道畅通。

(十)灭菌物品质量缺陷

(1)一旦发生灭菌物品质量问题，质检员立即通知科室领导、消毒员、无菌间工作人员和其他相关人员。

(2)立即停用现场灭菌物品，并妥善封存、登记。

(3)立即查找缺陷原因，停发已灭菌物品并召回自上次生物监测合格以来的已发物品。

(4)及时下送一次性无菌物品到使用科室。

(5)及时请专业人员进行灭菌器的检修、监测。

(6)如果是人为原因，追究相关人员的责任并做好相关记录。

五、新形势下消毒供应中心护理人员要求

(一)调整工作流程，改善护理服务

1.转变观念

组织全科人员认真学习优质护理服务活动内容，大家统一认识，明确目标，以“服务临床为中心”，不断拓宽范围，增加服务项目，为临床护理人员提供更好的专业服务，进一步减轻临床护士非专业性，事务性工作。

2.调整工作职责

经过调查并征求临床科室意见，全科讨论，发现目前工作安排和新形势不相适应环节，需要调整、改变的方面，将工作重新定位，调整工作职责。根据 WS 310.1-2009《医院消毒供应中心管

理规范》要求，建立健全消毒供应中心岗位职责，各岗位职责明确，责任到人，为临床做好优质护理服务提供保障。

3.调整工作流程

为满足临床优质护理服务需要，将工作流程和物品供应安排进行调整；内部流程和时间重新安排；下收下送时间重新调整等。打破了以往的常规，将人员在分组和时间上做出相应调整。如将送班人员分成2组，每组1人，分车分人进行下送，减少了人力，节约了时间，同时增加了送无菌物品的次数，每天3次以上，尽量满足临床科室需要。

(二)完善规章制度，设置环节质量监控员

(1)重新修订规章制度，针对消毒供应专业的特殊性，完善了“无菌物品发放前质量控制制度”“无菌物品卸除制度”“无菌物品质量追溯制度”等。

(2)设置环节质量监控员3人，保证无菌物品质量合格。

(三)完善物品质量管理，持续改进质量

(1)从物品回收到清洗、消毒、包装、灭菌、发放等环节均有严格的质量检查标准，并建立灭菌物品质量追溯制度，发现问题及时调查与改正，充分保证供应的物品安全。

(2)加强灭菌质量的监控，做到物理监测每锅进行，化学监测每包进行，压力蒸汽灭菌生物监测每周进行，植入物每批次监测合格才可发放，B-D实验每天灭菌前第一锅监测，B-D实验合格后方可进行物品灭菌。

(3)护士长和质量监控员严把质量关，保证每天有一名质量监控人员在岗，不定期抽查，检查各班各岗位的工作质量，指导工作，对于存在问题及时回馈、改正，并制订改正措施，保证无菌物品质量达到100%合格。

(四)消毒供应中心护士应具备的专业素质

1.具备丰富的专业知识

根据WS 310.1-2009《医院消毒供应中心管理规范》要求，对所有需要消毒或灭菌后重复使用的诊疗器械、器具和物品均由消毒供应中心集中清洗、消毒、灭菌和供应。因此，供应中心人员要胜任消毒供应中心的工作，就必须认真学习、加强培训，把“以患者为中心，服务于临床”作为工作目标和行动指南。全面掌握消毒供应中心专业知识，如各种物品的清洗、消毒、包装、灭菌以及各种仪器设备的使用、保养等知识，供应中心护士都必须做到全面掌握并能灵活运用。

2.具备熟练的操作技能

供应中心护士要为临床做好优质护理服务，必须掌握各种消毒液的性能、功效、浓度、配制、使用方法、注意事项及浓度监测方法；熟练掌握各种医疗用品的消毒、灭菌方法和程序；掌握脉动真空高压蒸汽灭菌器和过氧化氢低温等离子体灭菌器的操作程序、工作原理和常见故障及紧急事故应急预案的处理等，并能熟练操作，只有这样，才能提高工作效率，更好地服务于临床科室。

3.具备良好的沟通技巧和协调能力

消毒供应中心护士与临床科室人员的接触较为密切，需要具备良好的沟通技巧和协调能力。在与临床科室人员交接物品过程中，注意文明礼貌服务，相互信任，相互尊重，耐心解释，与对方达成有效的沟通与理解。这样，既能保证工作的顺利完成，又有利于不断促进护理工作质量的提高。

4.具备不断提高个人素质的能力

医疗护理形势的发展日新月异，要适应新的发展形势，就必须不断提高自身的素质。消毒供应中心护士要注意不断学习新知识、新理论、新方法和新技术，注意掌握新的操作技能，加快知识更新，不断改进工作方法，提高工作效率。

(五)建立特色服务项目，提高临床科室满意度

主动为临床一线提供优质护理服务，发挥团队协作精神，最大限度地提高工作效率。为满足临床科室需求，除了每天日常下收下送外，我们还重新制订送班职责，凡接到临床科室急需物品电话，尽量以最短的时间将急需物品送到，为临床护理工作提供保障。

(六)其他

医院消毒供应中心要适应新的医院管理模式和临床诊疗发展，消毒供应中心护士必须具备高尚的职业道德素质，热爱本职工作，恪守职业道德和行为规范，认真细致地做好消毒供应中心工作。此外还要学习相关学科知识，刻苦钻研业务技术，不断加强自身修养，以适应新形势下护理发展的需要。这样才能更好地履行自己的职责，为临床一线服务，从而圆满地完成消毒供应中心的工作任务，真正做到“将时间还给护士，将护士还给患者”。

(李　颖)

第三节　微波消毒

波长为 0.001～1.000 m，频率为 300～300 000 MHz 的电磁波称为微波。物质吸收微波能所产生的热效应可用于加热，在加热、干燥和食品加工中，人们发现微波具有杀菌的效能，于是又被逐渐用于消毒和灭菌领域。近年来，微波消毒技术发展很快，在医院和卫生防疫消毒中已有较广泛的应用。

一、微波的发生及特性

微波是一种波长短而频率较高的电磁波。磁控管产生微波的原理是使电子在相互垂直的电场和磁场中运动，激发高频振荡而产生微波。磁控管的功率可以做得很大，能量由谐振腔直接引出，而无须再经过放大。现代磁控管一般分为两类：一类是产生脉冲微波的磁控管，其最大输出功率峰值可达 10 000 kW，另一类是产生连续微波的磁控管，如微波干扰及医学上使用的磁控管，其最大输出功率峰值可达 10 kW。用于消毒的微波的频率为 2 450 MHz 及 915 MHz，由磁控管发生，能使物品发热，热使微生物死亡。微波频率高、功率大，使物体发热时，内外同时发热且不需传导，故所需时间短，微波消毒的主要特点如下。

(一)作用快速

微波对生物体的作用就是电磁波能量转换的过程，速度极快，可在 10^{-9} 秒之内完成，加热快速、均匀，热力穿透只需几秒至数分钟，不需要空气与其他介质的传导。用于快速杀菌时是其他因子无法比拟的。

(二)对微生物没有选择性

微波对生物体的作用快速而且不具选择性，所以其杀菌具有广谱性，可以杀灭各种微生物及原虫。

(三)节能

微波的穿透性强,瞬时即可穿透到物体内部,能量损失少,能量转换效率高,便于进行自动化流水线式生产杀菌。

(四)对不同介质的穿透性不同

对有机物、水、陶瓷、玻璃、塑料等穿透性强,而对绝大部分金属则穿透性差,反射较多。

(五)环保、无毒害

微波消毒比较环保、无毒害、无残留物、不污染环境,也不会形成环境高温。还可对包装好的,较厚的或是导热差的物品进行处理。

二、微波消毒的研究与应用

(一)医疗护理器材的消毒与灭菌

微波的消毒灭菌技术是在微波加热干燥的基础上发展而来的,这一技术首先是在食品加工业得到推广应用,随着科技的发展,微波的应用越来越广泛。现在微波除了用于医院和卫生防疫消毒以外,还广泛用于干燥、筛选及物理、化工等行业。但是微波消毒目前仍处于探索研究阶段,许多实验的目的主要是探索微波消毒的作用机制。目前使用较多的有以下几种。

1.微波牙钻消毒器

目前市场上,已有通过国家正式批准生产的牙钻涡轮机头专用微波消毒装置,WBY 型微波牙钻消毒器为产品之一,多年临床使用证明,该消毒器有消毒速度快,效果可靠,不损坏牙钻,操作简单等优点。

2.微波快速灭菌器

型号为 WXD-650A 的微波快速灭菌器是获得国家正式批准的医疗器械微波专用灭菌设备,该设备灭菌快速,5 分钟内可杀灭包括细菌芽孢在内的各种微生物,效果可靠,可重复使用,小型灵活,适用范围广,特别适合用于需重复消毒、灭菌的小型手术用品,它可用于金属类、玻璃陶瓷类、塑料橡胶类材料的灭菌。

3.眼科器材的专用消毒器

眼科器械小而精细、要求高、消毒后要求不残留任何有刺激性的物质,目前眼科器械消毒手段不多,越来越多的眼科器械、仿人工替代品、角膜接触镜(又称隐形眼镜)等物品的消毒开始使用微波消毒。

4.口腔科根管消毒

有学者将 WB-200 型电脑微波口腔治疗仪用于口腔急、慢性根尖周炎及牙髓坏死患者根管的治疗,微波消毒组治愈率 95.2%、好转率 3.1%、无效率 1.8%,常规组分别为 90.0%、5.0%、5.0%,统计学处理显示,两者差别显著。

5.微波消毒化验单

用载体定量法将菌片置于单层干布袋和保鲜袋内,用 675 W 微波照射 5 分钟,杀菌效果与双层湿布袋基本一致,照射 8 分钟,对前两种袋内的大肠埃希菌、金黄色葡萄球菌、枯草杆菌黑色变种芽孢平均杀灭率均达到 99.73%～99.89%,而双层湿布包达到 100%。有研究者报道,利用家用微波炉对人工染菌的化验单进行消毒,结果以 10 张为一本,800 W 照射 5 分钟,以 50 张为一本,照射 7 分钟,均可完全杀灭大肠埃希菌、金黄色葡萄球菌和铜绿假单胞菌,但不能完全杀灭芽孢;以 50 张为一本,800 W 作用 7 分钟可以杀灭细菌繁殖体,但不能杀灭芽孢。

6.微波消毒医用矿物油

医用矿物油类物质及油纱条的灭菌因受其本身特性的影响，仍是医院消毒灭菌的一个难题。常用的干热灭菌和压力蒸汽灭菌都存在一些弊端，而且灭菌效果不理想。采用载体定性杀菌试验方法，观察了微波灭菌器对液状石蜡和凡士林油膏及油纱布条的杀菌效果。结果液状石蜡和凡士林油膏经650 W微波灭菌器照射20分钟和25分钟，可全部杀灭嗜热脂肪杆菌芽孢；分别照射25分钟和30分钟，可全部杀灭枯草杆菌黑色变种芽孢，但对凡士林油纱布条照射50分钟，仍不能全部杀灭枯草杆菌黑色变种芽孢，试验证明，微波照射对液状石蜡和凡士林油膏可达到灭菌效果。

(二)食品与餐具的消毒

由于微波消毒快捷、方便、干净、效果可靠，将微波应用于食品与餐具消毒的报道亦较多。将250 mL酱油置玻璃烧杯中，经微波照射10分钟即达到消毒要求。有学者将细菌总数为312×10^6 CFU/g的塑料袋装咖喱牛肉置微波炉中照射40分钟，菌量减少至413×10^2 CFU/g。市售豆腐皮细菌污染较严重，当用650 W功率微波照射300 g市售豆腐皮5分钟，可使之达到卫生标准。用微波对牛奶进行消毒处理，亦取得了较好的效果。用微波炉加热牛奶至煮沸，可将铜绿假单胞菌、分枝杆菌、脊髓灰质炎病毒等全部杀灭；但白色念珠菌仍有存活。用700 W功率微波对餐茶具，如奶瓶、陶瓷碗及竹筷等照射3分钟，可将污染的大肠埃希菌全部杀灭，将自然菌杀灭99.17%以上；照射5分钟，可将HBsAg的抗原性破坏。专用于餐具和饮具的WX-1微波消毒柜，所用微波频率为2 450 MHz，柜室容积为480 mm×520 mm×640 mm。用该微波消毒柜，将染有枯草杆菌黑色变种(ATCC9372)芽孢、金黄色葡萄球菌(ATCC6538)、嗜热脂肪杆菌芽孢及短小芽孢杆菌(E601及ATCC27142)的菌片放置于成捆的冰糕棍及冰糕包装纸中，经照射20分钟，可达到灭菌要求。

(三)衣服的消毒

用不同频率的微波对染有蜡状杆菌(4 001株)芽孢的较大的棉布包(16 cm×32 cm×40 cm)进行消毒，当微波功率为3 kW时，杀灭99.99%芽孢，2450 MHz频率微波需照射8分钟，而915 MHz者则仅需5分钟。微波的杀菌作用随需穿透物品厚度的增加而降低。如将蜡状杆菌芽孢菌片置于含水率为30%的棉布包的第6、34和61层，用2 450 MHz频率(3 000 W)微波照射2分钟，其杀灭率依次为99.06%、98.08%和91.57%。关于照射时间长短对杀菌效果影响的试验证明，用2 450 MHz频率(3 000 W)微波处理，当照射时间由1分钟增加至2、3、4分钟时，布包内菌片上的残存芽孢的对数值由3.8依次降为1.4、0.7和0。在一定条件下，微波的杀菌效果可随输出功率的增加而提高。当输出功率由116 000 W增至216 000 W和316 000 W时，布包内菌片上的残存蜡状杆菌芽孢的对数值依次为3.0、1.5和0。将蜡状杆菌芽孢菌片置于含水率分别为0、20%、30%、45%的棉布包中，用450 MHz(3 000 W)微波照射2分钟。结果，残存芽孢数的对数值依次为3.31、2.39、1.51和2.62。该结果表明，当含水率在30%左右时最好，至45%其杀菌效果反而有所降低。有报道，用家用微波炉，以650 W微波照射8分钟，可完全杀灭放置于20 cm×20 cm×20 cm衣物包(带有少量水分)中的枯草杆菌黑色变种芽孢。丁兰英等报道，用915 MHz(10 000 W)微波照射3分钟，可使马鬃上蜡状杆菌芽孢的杀灭率达100%。

(四)废弃物等的消毒

用传送带连续照射装置对医院内废物，包括动物尸体及组织、生物培养物、棉签，以及患者的血、尿、粪便标本和排泄物等进行微波处理。结果证明，该装置可有效地杀灭废弃物中的病原微生物。为此，他建议在医院内，可用这种装置代替焚烧炉。在德国，污泥的农业使用有专门法规，如培育牧草用的污泥，必须不含致病微生物。传送带式微波处理为杀灭其中病原微生物的方法之一。用微波-高温压力蒸汽处理医疗废物，效果理想。处理流程见图 4-1。

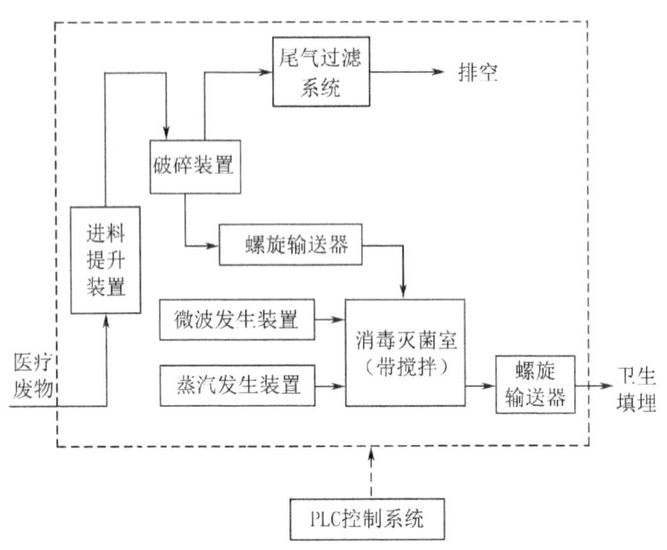

图 4-1　微波高温高压处理医疗废物流程图

(五)固体培养基的灭菌

金龟子绿僵菌是一种昆虫病原真菌，在农林害虫生物防治中应用广泛。为了大批量培养绿僵菌，其培养基的灭菌工作十分重要。目前常用的灭菌方法是传统的压力蒸汽灭菌法，存在灭菌时间长，不能实现流水作业等缺点。微波灭菌具有灭菌时间短、操作简便以及对营养破坏小等特点。

为探讨微波对金龟子绿僵菌固体培养基的灭菌效果及其影响因素，用家用微波炉、载体定量法对农业用绿僵菌固体培养基灭菌效果进行了实验室观察，结果随着负载量的增大，杀菌速度降低。负载量为 200 g 以下时，微波处理 3 分钟，全部无菌生长。负载量为 250 g 时，微波照射 4 分钟，存活菌数仍达 100 CFU/g，试验证明，随着微波处理时间的延长，灭菌效果增强。以 100 g 固体培养基加 60 g 水的比例经微波处理效果比较好，灭菌处理 3 分钟均能达到灭菌目的。微波对绿僵菌固体培养基灭菌最佳工艺为：100 g 的固体培养基加 60 g 水，浸润 3 小时，在 800 W 的微波功率处理 3 分钟，可达到灭菌效果。

三、影响微波消毒的因素

(一)输出功率与照射时间

在一定条件下，微波输出功率大，电场强，分子运动加剧，加热速度快，消毒效果就好。

(二)负载量的影响

有学者以不同重量敷料包为负载，分别在上、中、下层布放枯草杆菌芽孢菌片，经 2 450 MHz、3 000 W 照射 13 分钟，结果 4.25～5.25 kg 者，杀灭率为 99.9%；5.5 kg 者，杀灭率为 99.5%；6.0 kg者，杀灭率为 94.9%。

(三)其他因素

包装方法、灭菌材料含湿量、协同剂等因素对微波杀菌效果的影响也是大家所认同的，这些因素在利用微波消毒时应根据现场情况酌情考虑。

四、微波的防护

微波过量照射对人体产生的影响，可以通过个体防护而减轻，并加以利用，因此在使用微波时需要采取的防护措施如下。

（一）微波辐射的吸收和减少微波辐射的泄漏

当调试微波机时，需要安装功率吸收天线，吸收微波能量，使其不向空间发射。设置微波屏障需采用吸收设施，如铺设吸收材料，阻挡微波扩散。做好微波消毒机的密封工作，减少辐射泄漏。

（二）合理配置工作环境

根据微波发射有方向性的特点，工作点应置于辐射强度最小的部位，尽量避免在辐射束的前方进行工作，并在工作地点采取屏蔽措施，工作环境的电磁强度和功率密度，不要超过国家规定的卫生标准，对防护设备应定期检查维修。

（三）个人防护

针对作业人员操作时的环境采取防护措施。可穿戴喷涂金属或金属丝织成的屏障防护服和防护眼镜。对作业人员每隔 1～2 年进行一次体格检查，重点观察眼晶状体的变化，其次为心血管系统，外周血象及男性生殖功能，及早发现微波对人体健康危害的征象，只要及时采取有效的措施，作业人员的安全是可以得到保障的。

（李　颖）

第四节　超声波消毒

人们一直在努力寻找一种更迅速、更便宜而又能克服高温（饱和蒸汽或干热）消毒灭菌方法和化学消毒法的弱点的消毒方法，超声波消毒就是其中的一种。随着超声波的使用越来越广泛，人们对其安全性产生了担忧。事实上，临床实践证明，即使以超过临床使用数倍的剂量也难以观察到其对人体的损伤，现在普遍认为，强度小于 20 mW/cm^2 的超声波对人体无害，但对大功率超声波照射还是应注意防护。

一、超声波的本质与特性

超声波和声波一样，也是由振动在弹性介质中的传播过程形成的，超声波是一种特殊的声波，它的声振频率超过了正常人听觉的最高限额，达到 20 000 Hz 以上，所以人听不到超声波。

超声波具有声波的一切特性，它可以在固体、液体和气体中传播。超声波在介质中的传播速度除了与温度、压强以及媒介的密度等有关外，还与声源的振动频率有关。在媒介中传播时，其强度随传播距离的增长而减弱。超声波也具有光的特性。可发生辐射和衍射等现象，波长越长，其衍射现象越明显。但由于超声波的波长仅有几毫米，所以超声波的衍射现象并不明显。高频超声波也可以聚焦和定向发射，经聚焦而定向发射的超声波的声压和声强可以很大，能贯穿液体或固体。

二、超声波消毒的研究与应用

(一)超声波的单独杀菌效果

用 2.6 kHz 的超声波进行微生物杀灭实验,发现某些细菌对超声波是敏感的,如大肠埃希菌、巨大芽孢杆菌、铜绿假单胞菌等可被超声波完全破坏。此外,超声波还可使烟草花叶病毒、脊髓灰质炎病毒、狂犬病毒、流行性乙型脑炎病毒和天花病毒等失去活性。但超声波对葡萄球菌、链球菌等效力较小,对白喉毒素则完全无作用。

(二)超声波与其他消毒方法的协同作用

虽然超声波对微生物的作用在理论上已获得较为满意的解释。但是,在实际应用上还存在一些问题。例如超声波对水、空气的消毒效果较差,很难达到消毒作用,而要获得具有消毒价值的超声波,必须首先具有高频率、高强度的超声波波源,这样,不仅在经济上费用较大,而且与所得到的实际效果相比是不经济的。因此,人们用超声波与其他消毒方法协同作用的方式,来提高其对微生物的杀灭效果。例如,超声波与紫外线结合,对细菌的杀灭率增加;超声波与热协同,能明显提高对链球菌的杀灭率;超声波与化学消毒剂合用,即声化学消毒,对芽孢的杀灭效果明显增强。

1.超声波与戊二醛的协同消毒作用

据报道,单独使用戊二醛完全杀灭芽孢,要数小时,在一定温度下戊二醛与超声波协同可将杀灭时间缩短为原来的 1/2～1/12。如果事先将菌悬液经超声波处理,则它对戊二醛的抵抗力是一样的。将戊二醛与超声波协同作用,才能提高戊二醛对芽孢的杀灭能力(表 4-1)。

表 4-1　超声波与戊二醛协同杀菌效果

戊二醛含量(%)	温度(℃)	超声波频率(kHz)	完全杀灭芽孢所需时间(分钟)
1	55	无超声波	60
1	55	20	5
2	25	无超声波	180
2	25	250	30

2.超声波与环氧乙烷的协同消毒作用

Boucher 等用频率为 30.4 kHz,强度为 2.3 W/cm^2 的连续性超声波与浓度 125 mg/L 的环氧乙烷协同,在 50 ℃恒温,相对湿度 40%的条件下对枯草杆菌芽孢进行消毒,作用 40 分钟可使芽孢的杀灭率超过 99.99%,如果单用超声波时只能使芽孢的菌落数大约减少 50%。因此认为环氧乙烷与超声波协同作用的效果比单独使用环氧乙烷或超声波消毒效果好,而且还认为用上述频率与强度的超声波,在上述的温度与相对湿度的条件下,与环氧乙烷协同消毒是最理想的条件。环氧乙烷与超声波协同消毒在不同药物浓度、不同温度条件及不同作用时间的条件下消毒效果有所不同。环氧乙烷与超声波协同消毒在相同药物浓度、相同温度时,超声波照射时间越长,杀菌率越高;在相同药物浓度、相同照射时间下,温度越高,杀菌率越高;而在相同照射时间、相同温度下,药物浓度越高,杀菌率也越高。

3.超声波与环氧丙烷的协同消毒作用

有报道,在 10 ℃,相对湿度为 40%的条件下,暴露时间为 120 分钟时,不同强度的超声波与环氧丙烷协同消毒的结果不同,在环氧丙烷浓度为 500 mg/L,作用时间为 120 分钟时,用强度为

1.6 W/cm^2的超声波与环氧丙烷协同作用，可完全杀灭细菌芽孢。在相同条件下，单独使用环氧丙烷后，不能完全杀灭。而且，在超声波与环氧丙烷协同消毒时，存活芽孢数是随声强的增加而呈指数下降。

4.超声波与强氧化高电位酸性水协同杀菌

强氧化高电位酸性水是一种无毒无不良气味的杀菌水，技术指标是：氧化还原电位（ORP）值≥1 100 MV，pH≤2.7，有效氯≤60 mg/L。如单独使用超声波处理10分钟，对大肠埃希菌杀灭率为89.9%；单独使用强氧化高电位酸性水作用30秒，对大肠埃希菌杀灭率为100%；超声波与氧化水协同作用15秒，杀灭率亦达到100%。单用超声波处理10分钟、单独用强氧化高电位酸性水作用1.5分钟，可将悬液内HBsAg阳性血清的抗原性完全灭活，两者协同作用仅需30秒即可达到完全灭活。

5.超声波与其他消毒液的协同杀菌作用

据闫傲霜等试验表明，用超声波（10 W/cm^2）与多种消毒液对芽孢的杀灭均有协同作用，特别是对一些原来没有杀芽孢作用的消毒剂，如氯己定、苯扎溴铵（新洁尔灭）、醛醇合剂等，这种协同作用不仅对悬液中的芽孢有效，对浸于液体中的载体表面上的芽孢也有同样效果。Ahemd等报道，超声波可加强过氧化氢的杀菌作用，使其杀芽孢时间从25分钟以上缩短到10～15分钟。Jagenberg-Werke用超声波使过氧化氢形成气溶胶，使之均匀附着在消毒物表面，从而提高消毒效果。

Burleson用超声波与臭氧协同消毒污水，有明显增效作用，可能是因为超声波：①增加臭氧溶解量；②打碎细菌团块和外围有机物；③降低液体表面张力；④促进氧的分散，形成小气泡，增加接触面积；⑤加强氧化还原作用。声化学消毒的主要机制是由于超声波快速而连续性的压缩与松弛作用，使化学消毒剂的分子打破细菌外层屏障，加速化学消毒剂对细菌的渗透，细菌则被进入体内的化学消毒剂的化学反应杀死。超声波本身对这种化学杀菌反应是没有作用的，但它能加速化学消毒剂在菌体内的扩散。在声化学消毒中，超声波的振幅与频率最为重要。

（三）超声波的破碎作用

利用高强度超声波照射菌液，由于液体的对流作用，整个容器中的细菌都能被破碎（图4-2）。超声波的破碎作用应用于生物研究中，能提高从器官组织或其他生物学基质中分离病毒及其他生物活性物质（如维生素、细菌毒素等）的阳性率。

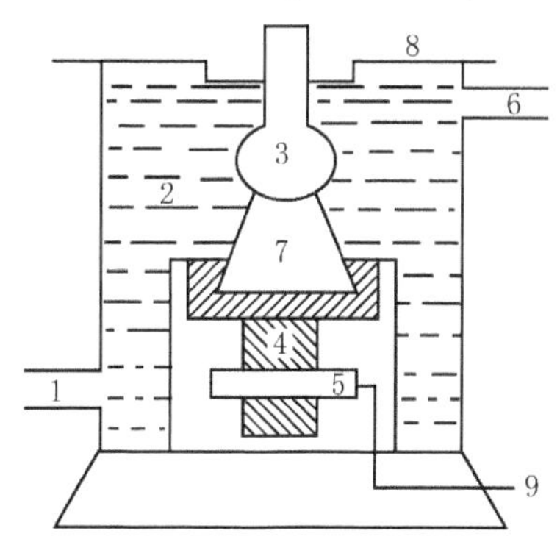

1.冷却水进口；2.冷却水；3.处理容器；4.换能器；5.高频线圈；
6.冷却水出口；7.增幅杆；8.固定容器装置；9.电源输入

图4-2　超声波细胞破碎器结构示意图

三、影响超声波消毒效果的因素

超声波的消毒效果受到多种因素的影响，常见的有超声波的频率、强度、照射时间、媒质的性质、细菌的浓度等。

(一)超声波频率

在一定频率范围内，超声波频率高，能量大，则杀菌效果好，反之，低频率超声波效果较差。但超声波频率太高则不易产生空化作用，杀菌效果反而降低。

(二)超声波的强度

利用高强度超声波处理菌液，由于液体的对流作用，整个容器中的细菌都能被破碎。据报道，当驱动功率为 50 W 时，容器底部的振幅为 10.5 μm，对 50 mL 含有大肠埃希菌的水作用 10～15 分钟后，细菌 100%破碎。驱动功率增加，作用时间减少。

(三)作用时间和菌液浓度

超声波消毒的消毒效果与其作用时间成正比，作用时间越长，消毒效果越好。作用时间相同时，菌液浓度高比浓度低时消毒效果差，但差别不很大。有人用大肠埃希菌试验，发现 30 mL浓度为 3×10^{6} CFU/mL 的菌液需作用 40 分钟，若浓度为 2×10^{7} CFU/mL 则需作用 80 分钟。15 mL浓度为 4.5×10^{6} CFU/mL 的菌液只需作用 20 分钟即可杀死。另有人用大肠埃希菌、金黄色葡萄球菌、枯草杆菌、铜绿假单胞菌（绿脓杆菌）试验发现，随超声波作用时间的延长，其杀灭率皆明显提高，而且在较低强度的超声波作用下以铜绿假单胞菌提高最快，经统计学处理发现，铜绿假单胞菌、枯草杆菌的杀灭率和超声波作用时间之间的相关系数有统计学意义。

(四)盛装菌液容器

R.Davis 用不锈钢管作容器，管长从 25 cm 不断缩短，内盛 50%酵母菌液 5 mL，用 26 kHz 的超声波作用一定时间，结果发现，细菌破碎的百分数与容器长度有关，在 10～25 cm，出现 2 个波峰和 2 个波谷，两波峰或两波谷间相距约 8 cm。从理论上说盛装容器长度以相当于波长的一半的倍数为最好。

(五)菌液容量

由于超声波在透入媒质的过程中不断将能量传给媒质，自身随着传播距离的增长而逐渐减弱。因此，随着被处理菌悬液的菌液容量的增大，细菌被破坏的百分数降低。R. Davis 用 500 W/cm^{2} 的超声波对 43.5%的酵母菌液作用 2 分钟，结果发现，容量越大，细菌被破坏的百分数越低。此外被处理菌悬液中出现驻波时，细菌常聚集在波节处，在该处的细菌承受的机械张力不大，破碎率也最低。因此，最好使被处理液中不出现驻波，即被处理菌悬液的深度最好短于超声波在该菌悬液中波长的一半。

(六)媒质

一般微生物被洗去附着的有机物后，对超声波更敏感，另外，钙离子的存在，pH 的降低也能提高其敏感性。

（李　颖）

第五节 紫外线消毒

紫外线属电磁波辐射，而非电离辐射（图 4-3），根据其波长范围分为3 个波段：A 波段（波长为 400.0～315.0 nm）、B 波段（315.0～280.0 nm）、C 波段（280.0～100.0 nm），是一种不可见光。杀菌力较强的波段为 280.0～250.0 nm，通常紫外线杀菌灯采用的波长为 253.7 nm，广谱杀菌效果比较明显。

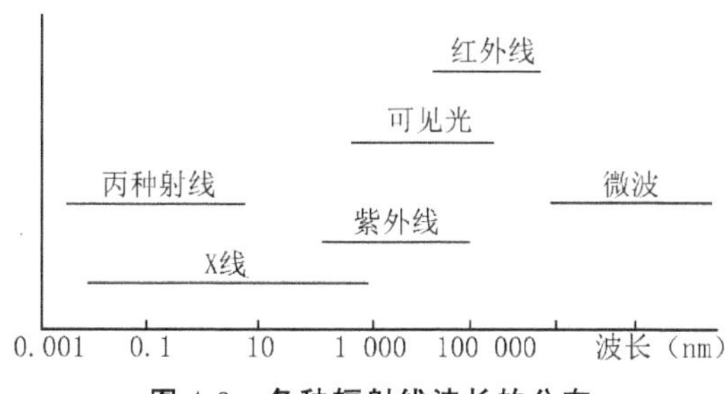

图 4-3 各种辐射线波长的分布

一、紫外线的发生与特性

（一）紫外线的发生

目前用于消毒的紫外线杀菌灯多为低压汞灯，它所产生的紫外线波长 95%为 253.7 nm。用于消毒的紫外线灯分为普通型紫外线灯和低臭氧紫外线灯，低臭氧紫外线灯因能阻挡 184.9 nm 波长的紫外线向外辐射，减少臭氧的产生，因此目前医院多选择低臭氧紫外线灯。

（二）紫外线灯消毒特性

紫外线灯的杀菌特性有以下几点。

（1）杀菌谱广。紫外线可以杀灭各种微生物，包括细菌繁殖体、细菌芽孢、结核杆菌、真菌、病毒和立克次体。

（2）不同微生物对紫外线的抵抗力差异较大，由强到弱依次为真菌孢子＞细菌芽孢＞抗酸杆菌＞病毒＞细菌繁殖体。

（3）穿透力弱。紫外线属于电磁辐射，穿透力极弱，绝大多数物质不能穿透，因此使用受到限制；在空气中可受尘粒与湿度的影响，当空气中含有尘粒 800～900 个/cm^3，杀菌效力可降低 20%～30%，相对湿度由 33%增至 56%时，杀菌效能可减少到 1/3。在液体中的穿透力随深度增加而降低，小、中杂质对穿透力的影响更大，溶解的糖类、盐类、有机物都可大大降低紫外线的穿透力。酒类、果汁、蛋清等溶液只需0.1～0.5 mm 即可阻留 90%以上的紫外线。

（4）在不同介质中紫外线杀菌效果不同。

（5）杀灭效果受物体表面因素影响。紫外线大多是用来进行表面消毒的，粗糙的表面不适宜用紫外线消毒，当表面有血迹、痰迹等污染物质时，消毒效果亦不理想。

（6）协同消毒作用。有报道，某些化学物质可与紫外线起协同消毒作用，如紫外线与醇类化合物可产生协同杀菌作用，经乙醇湿润过的紫外线口镜消毒器可将杀芽孢时间由 60 分钟缩短为

30 分钟，污染有 HBsAg 的玻璃片经 3%过氧化氢溶液湿润后，再经紫外线照射 30 分钟即可完全灭活，而紫外线或过氧化氢单独灭活上述芽孢菌都需要 60 分钟左右。

二、紫外线消毒装置

(一)紫外线杀菌灯分类

紫外线灯管根据外形可分为直管、H 型管、U 型管；根据使用目的不同被分别制成高强度紫外线消毒器、紫外线消毒箱、紫外线消毒风筒、移动式紫外线消毒车、便携式紫外线灯等。

(二)杀菌灯装置

1.高强度紫外线灯消毒器

高强度的紫外线灯是专门研制出的 H 型热阴极低压汞紫外线灯，它在距离照射表面很近时，照射强度可达 5 000μW/cm^2 以上，5 秒内可杀灭物体表面污染的各种细菌、真菌、病毒，对细菌芽孢的杀灭率可达 99.9%以上，目前国内生产的有 9 W、11 W 等小型 H 型紫外线灯，在 3 cm 的近距离照射，其辐射强度可达到 5 000～12 000 μW/cm^2。该灯具适用于光滑平面物体的快速消毒，如工作台面、桌面及一些大型设备的表面等。有学者报道，多功能动态杀菌机内，在常温常湿和有人存在情况下，对自然菌的消除率在 59%～83%之间，最高可达 86%。

2.紫外线消毒风筒

在有光滑金属内表面的圆桶内安装高强度紫外线灯具，在圆桶一端装上风扇，进入风量为 25～30 m^3/min，开启紫外线灯使室内空气不断经过紫外线照射，不间断地杀灭空气中的微生物，以达到净化空气的目的，适合有人存在的环境消毒。

3.移动式紫外线消毒车

有立式和卧式两种，该车装备有紫外线灯管 2 支、控制开关和移动轮，机动性强。适合于不经常使用或临时需要消毒的表面和空气的消毒。

4.循环风空气净化(洁净)器

现在市场上有很多种类的空气净化器，这些净化器大多由几种消毒因素组合而成，紫外线在其中起着非常重要的杀菌作用，而且还具有能在各种动态场所进行空气消毒的显著特点。某公司生产的 MKG 空气洁净器，就是由过滤器、静电场、紫外线、空气负离子等消毒因素和进、出风系统组成。连续消毒 45 分钟，可使空气中喷染的金黄色葡萄球菌和大肠埃希菌的杀灭率达到 99.90%以上，对枯草杆菌黑色变种芽孢的杀灭率达到 99.00%以上。朱伯光等研制了动态空气消毒器(图 4-4)，由循环箱体、风机、低臭氧紫外线灯、初效和中效过滤器、程控系统等组成。结果在 60 m^3 房间，静态开启 30 分钟，可使自然菌下降 80%，60 分钟下降 90%，动态环境下可保持空气在Ⅱ类环境水平。但循环风空气消毒器内可能存在未被破坏的细菌，重复使用的消毒器内可能存在定植菌，进而造成空气二次污染。

5.高臭氧紫外线消毒柜

高臭氧紫外线消毒柜是一种以高臭氧、紫外线为杀菌因子的食具消毒柜。在实验室用载体定量灭活法进行检测，在环境温度 20～25 ℃，相对湿度 50%～70%的条件下，开机 4 分钟，柜内紫外线辐射强度为 1 400～1 600 μW/cm^2，臭氧浓度 40.0 mg/m^3，消毒作用 60 分钟加上烘干 45 分钟，对玻片上脊髓灰质炎病毒的平均灭活对数值≥4.0。以臭氧和紫外线为杀菌因子的食具消毒柜，工作时臭氧浓度为 53.6 mg/L，紫外线辐照值为 675～819 μW/cm^2，只消毒或只烘干均达不到消毒效果，只有两者协同作用 90 分钟，才可达到杀灭对数值>5.0。

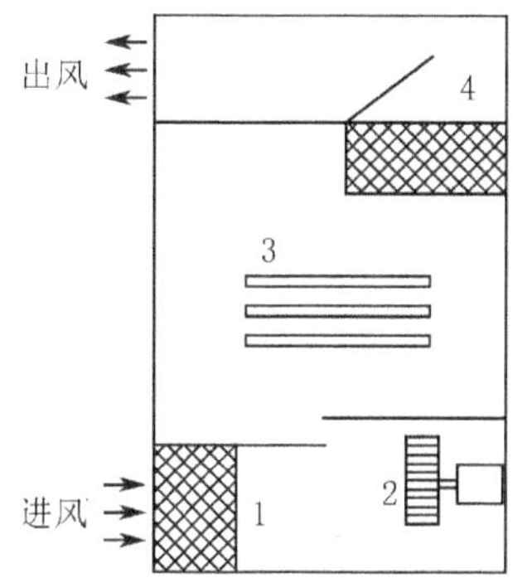

1、4.初、中效过滤器；2.轴流抽风机；3.紫外线灯管

图 4-4　动态空气消毒器结构示意图

三、影响紫外线消毒效果的因素

与紫外线消毒效果有关的因素很多，概括起来可分为两类：影响紫外线辐射强度、照射剂量的因素和微生物方面的因素。

（一）影响紫外线辐射强度和照射剂量的因素

1.电压

紫外线光源的辐射强度明显受到电压的影响，同一个紫外线光源，当电压不足时，辐射强度明显下降。

2.距离

紫外线灯的辐射强度随灯管距离的增加而降低，辐射强度与距离成反比。

3.温度

消毒环境的温度对紫外线消毒效果的影响是通过影响紫外线光源的辐射强度来实现的。一般，紫外线光源在 40 ℃时的辐射强度最强，温度降低时，紫外线的输出减少，温度再高，辐射的紫外线因吸收增多，输出也减少。因此，过高或过低的温度对紫外线的消毒都不利，杀菌试验证明，5～37 ℃范围内，温度对紫外线的杀菌效果影响不大。

4.相对湿度

当进行空气紫外线消毒时，空气的相对湿度对消毒效果有影响，RH 过高时，空气中的水分增多，可以阻挡紫外线，因此用紫外线消毒空气时，要求相对湿度最好在 60%以下。

5.照射时间

紫外线的消毒效果与照射剂量呈指数关系，照射剂量为照射时间和辐照强度的乘积，所以要杀灭率达到一定程度，必须保证足够的照射剂量，在光源达到要求的情况下，可以通过保证足够的时间来达到要求剂量。

6.有机物的保护

有机物对消毒效果有明显影响，当微生物被有机物保护时，需要加大照射剂量，因为有机物可以影响紫外线对微生物的穿透，并且可以吸收紫外线。

7.悬浮物的类型

紫外线是一种低能量的电磁辐射，其能量仅有 6 eV，穿透力很弱，空气尘埃能吸收紫外线而降低杀菌率，当空气中含有尘粒 800～900 个/立方厘米，杀菌效能可降低 20%～30%。如枯草杆菌芽孢在灰尘中悬浮比在气溶胶中悬浮时，对紫外线照射有更大的抗性。

8.紫外线反射器的使用

为了更有效地对被辐照表面进行消毒，必须使用对波长为 253.7 nm 的紫外线具有高反射率的反射罩，反射罩的使用，还可以避免操作者受紫外线的直接照射。

(二)微生物方面的因素

1.微生物的类型

紫外线对细菌、病毒、真菌、芽孢、衣原体等均有杀灭作用，不同微生物对紫外线照射的敏感性不同。细菌芽孢对紫外线的抗性比繁殖体细胞大，革兰阴性杆菌最易被紫外线杀死，紧接着依次为葡萄球菌属、链球菌属和细菌芽孢，真菌孢子抗性最强。抗酸杆菌的抗力，较白色葡萄球菌、铜绿假单胞菌、肠炎沙门菌等要强 3～4 个对数级。即使在抗酸杆菌中，不同种类对紫外线的抗性亦不相同。

根据抗力大致可将微生物分为 3 类：高抗性的有真菌孢子、枯草杆菌黑色变种芽孢、耐辐射微球菌等；中度抗性的有鼠伤寒沙门菌、酵母菌等；低抗性的有大肠埃希菌、金黄色葡萄球菌、普通变形杆菌等。

2.微生物的数量

微生物的数量越多，需要产生相同致死作用的紫外线照射剂量也就越大，因此，消毒污染严重的物品需要延长照射时间，加大照射剂量。

四、紫外线消毒应用

(一)空气消毒

紫外线的最佳用途是对空气消毒，也是空气消毒的最简便方法。紫外线对空气的消毒方式主要有 3 种。

1.固定式照射

紫外线灯固定在天花板上的方法有以下几种。

(1)将紫外线灯直接固定在天花板上，离地约2.5 m。

(2)固定吊装在天花板或墙壁上，离地约 2.5 m，上有反光罩，往上方向的紫外线也可被反向下来。

(3)安装在墙壁上，使紫外线照射在与水平面呈 3°～80°角范围内。

(4)将紫外线灯管固定在天花板上，下有反光罩，这样使上部空气受到紫外线的直接照射，而当上下层空气对流交换时，整个空气都会被消毒(图 4-5)。

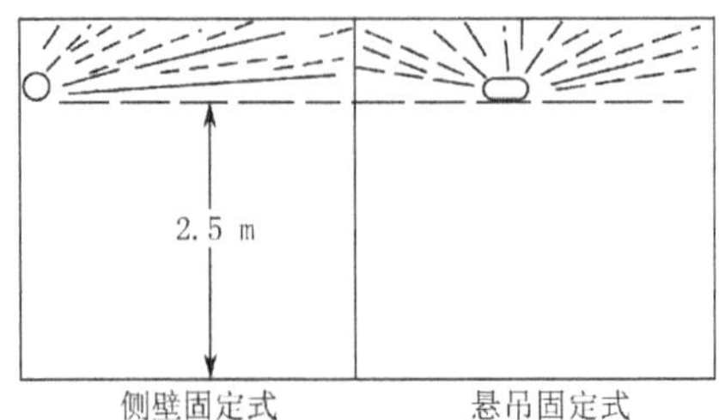

图 4-5 固定式紫外线空气消毒

通常灯管距地面 1.8～2.2 m 的高度比较适宜，这个高度可使人的呼吸带受到最高辐射强度有效照射，使用中的 30 W 紫外线灯在垂直 1 m 处辐照强度应高于 70 $\mu W/cm^2$(新灯管

>90 $\mu W/cm^2$),每立方米分配功率不少于 1.5 $\mu W/cm^2$,最常用的直接照射法时间应不少于 30 分钟。唐贯文等(2004)报道,60 m^3 烧伤病房,住患者 2~3 人,悬持 3 支 30 W 无臭氧石英紫外线灯,辐照度值>90 $\mu W/cm^2$,直接照射 30 分钟,可使烧伤病房空气达到Ⅱ类标准(空气细菌总数≤200 CFU/cm^3)的合格率为 70%,60 分钟合格率达到 80%。

2.移动式照射

移动式照射法主要是利用其机动性,即可对某一局部或物体表面进行照射,也可对整个房间的空气进行照射。

3.间接照射

间接照射是指利用紫外线灯制成各种空气消毒器,通过空气的不断循环达到空气消毒的目的。

(二)污染物体表面消毒

1.室内表面的消毒

紫外线用于室内表面的消毒主要是医院的病房、产房、婴儿室、监护病房、换药室等场所,某些食品加工业的操作间也比较常用。一般较难达到卫生学要求,必要时可以在灯管上加反射罩或更换高强度灯管,提高消毒效果。

2.设备表面的消毒

用高强度紫外线消毒器进行近距离照射可以对平坦光滑表面进行消毒。如便携式紫外线消毒器可以在近距离表面 3 cm 以内进行移动式照射,每处停留 5 秒,对表面细菌杀灭率可达 99.99%。

3.特殊器械消毒的应用

针对某些特殊器械专门设计制造的紫外线消毒器,近几年已开发使用。如紫外线口镜消毒器,内装3 支高强度紫外线灯管,采用高反射镜和载物台,一次可放 30 多支口镜,消毒 30 分钟可灭活 HBsAg。紫外线票据消毒器可用于医院化验单、纸币和其他医疗文件的消毒。

(三)饮用水和污水的消毒

紫外线消毒技术正以迅猛发展的态势出现在各种类型的水消毒领域,许多大型水厂和污水处理厂开始使用紫外线消毒技术和装置。紫外线用于水消毒,具有杀菌力强,不残留对人体有害有毒物质和安装维修便捷等特点。目前,紫外线水消毒技术已在许多国家得到推广和使用。按紫外线灯管与水是否接触,紫外线消毒装置分为灯管内置式和外置式两类。目前正在使用和开发的大多数紫外线消毒技术均为灯管内置式装置。

紫外线用于水的消毒有饮用水的消毒和污水的消毒。饮用水的消毒是将紫外线灯管固定在水面上,水的深度应小于 2 cm,当水流缓慢时,水中的微生物被杀灭。另一种方法是制成套管式的紫外线灯(图 4-6),水从灯管周围流过时,起到杀菌作用。国内现已研制出纯水消毒器,使用特殊的石英套,能确保在正常水温下灯管最优紫外输出。每分钟处理水量 5.7 L,每小时 342 L。

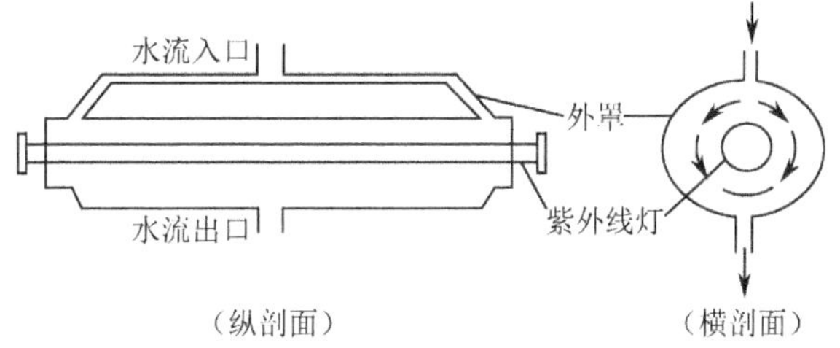

图 4-6 套管式紫外线灯水消毒

(四)食具消毒

餐具保洁柜以臭氧和紫外线为杀菌因子。实验室载体定量杀菌试验，启动保洁柜 60 分钟，对侧立于柜内碗架上左、中、右三点瓷碗内表面玻片上大肠埃希菌的平均杀灭率分别为 99.89%、99.99%、99.98%，对金黄色葡萄球菌的平均杀灭率为 99.87%、99.98%、99.96%，但是启动保洁柜 180 分钟，对平铺于保洁柜底部碗、碟内的玻片 HBsAg 的抗原性不能完全破坏。

五、消毒效果的监测

紫外线灯具随着使用时间的延长，辐射强度不断衰减，杀菌效果亦会受到诸多因素的影响，因此对紫外线灯做经常性监测是确保其有效使用的重要措施，监测分为物理监测、生物监测两种，在卫健委的《消毒技术规范》里均有较详细说明。

(一)物理监测

物理监测器材是利用紫外线特异敏感元件制成的紫外线辐射照度计，直接测定辐照度值，间接确定紫外线的杀菌能力，国家消毒技术规范将其列入测试仪器系列。

仪器组成：由受光器、信号传输系统、信号放大电路、指示仪(或液晶显示板)等部件组成。测试原理：当光敏元件受到照射时，光信号转变成电信号，通过信号传输放大器由仪表指示出读值或转变成数字信号，在显示窗口显示出来。测试前先开紫外线灯 5 分钟，打开仪器后稳定 5 分钟再读数。

(二)生物监测

生物监测是通过测定紫外线对特定表面污染菌的杀灭率来确定紫外线灯的杀菌强度。方法是：先在无菌表面画出染菌面积 5 cm×5 cm，要求对照组回收菌量达到 5×105～5×106 CFU/cm^2。打开紫外线灯后 5 分钟，待其辐射稳定后移至待消毒表面垂直上方 1 m 处，消毒至预定时间后采样并做活菌培养计数，计算杀菌率，以评价杀菌效果。

(李　颖)

第六节　等离子体消毒

等离子体消毒技术是消毒学领域近年来出现的一项新的物理消毒灭菌技术。美国首先对等离子体杀灭微生物的效果进行了研究，Menashi 等对卤素类气体等离子体进行杀灭微生物研究证明，等离子体具有很强的杀菌作用。现已有不少关于等离子体灭菌技术的研究报道和专利产品。等离子体灭菌是继甲醛、环氧乙烷、戊二醛等低温灭菌技术之后，又一新的低温灭菌技术，它克服了其他化学灭菌方法时间长、有毒性的缺点，这一技术在国内发展比较快，国内生产厂家已经有不少产品上市，主要用于一些不耐高温的精密医疗仪器，如纤维内镜和其他畏热材料的灭菌，现已在工业、农业、医学等领域被广泛使用。

一、基本概念

等离子体是指高度电离的电子云，等离子体的生成是某些气体或其他汽化物质在强电磁场作用下，形成气体电晕放电，电离气体而产生的，是在物质固态、液态、气态基础上，提出的物质第四态，即等离子体状态，它是由电子、离子和中子等组合而成的带电状态云状物质，据分析还含有分子、激发态原子、亚稳态原子、自由基等粒子以及紫外线、γ 射线、β 粒子等，其中的自由基、单态氧、紫外线等都具有很强的杀菌作用(图 4-7)。等离子体在宇宙中普遍存在，如星云、太阳火焰、地球极光等。人工制造的等离子体是通过极度高温或强烈电场、磁场激发等使某些气体产生等离子体状态，在等离子体状态下，物质发生一系列物理和化学变化，如电子交换、电子能量转换、分子碰撞、化学解离和重组等，根据激发形式不同，等离子体可在交直流电弧光激发下产生，高频、超高频激光、微波等都可以激发产生等离子体。

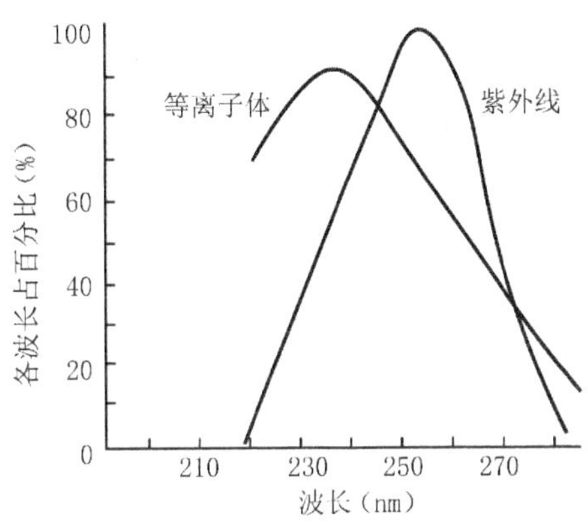

图 4-7　等离子体灭菌与紫外线杀菌所产生的紫外线波长比较

二、物理性质

等离子体是物质存在的一种形式，因而具有自己特定的物质属性。

(一)存在形式

等离子体是一种电离气体云，这是等离子体的客观存在形式即所谓物质第四态。随着温度的升高，物质由固态变成液态，进而变成气态；但这并未使物质分子发生质的变化，当继续向气体施加能量时，分子中原子获得足够的能量，开始分离成自由电子、离子及其他粒子，形成了一种新的物态体系即等离子体。

(二)存在时间(寿命)

气体分子吸收足够的能量，价电子由低能轨道跃迁到高能轨道成为激发态，这时各种粒子都是不稳定的。在气体分子的辉光放电过程中，空间电子弛豫时间从 10^{-10} 秒到 10^{-2} 秒。若要使等离子体保持稳定，维持气体云浓度，需不断施加能量。

(三)等离子体温度与浓度

等离子体中各种粒子的存在都是短时间的，且没有热平衡，所以电子温度与气体温度相差很大。电子温度受其产生过程和真空度的影响，放电真空度下降，功率不变，电子温度下降。等离子体浓度随输入功率增加而增加，可以通过控制真空度、电磁场强度来维持等离子体浓度。

(四)空间特性

由于正离子与电子的空间电荷互相抵消，使等离子体在宏观上呈现电中性，但只有在特定的空间尺度上电中性才成立。德拜长度是描述等离子体空间特性的一个重要参量，用 λD 表示。德拜长度是等离子体中电中性成立的最小空间尺度，也可以说德拜长度是等离子体中因热运动或其他扰动导致电荷分离的最大允许空间尺度限度。

(五)粒子温度

等离子体中不同粒子的温度是不一样的。如果将电子温度设为 Te,离子温度设为 Ti,则依据粒子的温度可将等离子体分为两大类,即热平衡等离子体和非热平衡等离子体。当 Te=Ti 时,为热平衡等离子体,二者的温度都高,这很难达到。当 Te>Ti 称为非热平衡等离子体。电子温度达 104 K 以上,而原子和离子之类的重粒子温度可低到 300～500 K,等离子体的宏观温度取决于重粒子的温度,这类等离子体也叫低温等离子体,其宏观温度并不高,接近室温。

三、等离子体灭菌设备

等离子体灭菌设备的基本组成有:电源、激发源、气源、传输系统和灭菌腔等。等离子体装置因激发源不同有如下几种类型。

(一)激光等离子体灭菌装置

以激光作为激发能源激发气体产生等离子体。激光源发出的激光通过一个棱镜将激光束折射经过透镜聚焦在灭菌腔内,激发腔体内气体产生等离子体。由于激光能量高,在等离子体成分里含紫外线、γ 射线、β 射线及软 X 射线等杀菌成分比较多。但这种装置腔体小,距离实用相差较远,加之产生的等离子体温度高,目前尚未投入使用。

(二)微波等离子体灭菌装置

微波等离子体是一种非平衡态低温等离子体。微波或微波与激光耦合等离子体是灭菌应用研究较多的类型。微波等离子体具有以下特点:①电离分解度高,成分比较丰富;②电子温度与气体温度比值大,即电子温度高而底衬材料温度低;③可以在高气压下维持等离子体浓度;④属于静态等离子体,无噪声。

(三)高频等离子体灭菌装置

此类装置采用高频电磁场作为激发源,利用这种装置产生等离子体的程序是先将灭菌腔内抽真空,然后通入气体再施加能量,激发产生等离子体对腔内物品进行灭菌(图 4-8)。

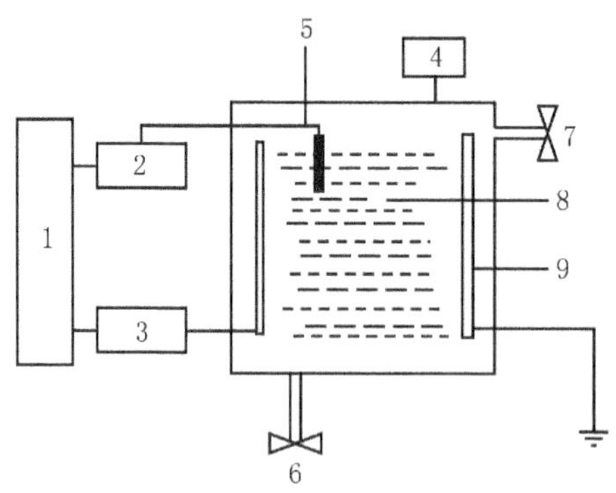

1.高频电源;2.温控;3.放电控制;4.腔体;5.温度计;6.真空系统;7.进气;8.等离子体;9.电极

图 4-8　高频等离子体灭菌装置

四、等离子体的杀菌作用

(一)普通气体等离子体消毒

采用非热放电等离子体 NTP-8T 型净化器放电功率为 40 W,风机量为 800 m^3/h,在 84 m^3 室内运行 60 分钟,可使空气中的悬浮颗粒下降 83%,自然菌下降 97%;用直接暴露方式大气压辉光放电等离子体作用30秒,对大肠埃希菌和金黄色葡萄球菌杀灭率分别为99.91%和99.99%,间接暴露法大气压辉光放电等离子体作用120秒,对以上两种细菌杀灭率分别为99.97%和99.99%。

(二)协同杀菌作用

Fensmeyer 等将激光与微波耦合,以激光产生等离子体,靠微波能维持其浓度,获得良好的杀菌效果。作者在两者耦合设备条件下,观察不同功率产生的等离子体对10 mL玻璃瓶内污染的枯草杆菌芽孢杀灭效果。结果证明,200 W耦合等离子体杀灭细菌芽孢 D_{10} 值为2.2秒,500 W则 D_{10} 值降到0.3秒。

(三)消毒剂等离子体消毒

研究发现,将某些消毒剂汽化作为等离子体基础气体可显示出更强的杀菌作用。Boueher 用多种醛类化合物分别混入氧气、氩气和氮气,激发产生混合气体等离子体,观察其对污染在专用瓷杯上的枯草杆菌芽孢的杀灭作用。结果证明,混合气体等离子体的杀菌作用比单一气体更好。结果显示,在氧气、氩气和氮气中分别混入甲醛、丙二醛、丁二醛、戊二醛、羟基乙醛和苯甲醛等,激发产生混合等离子体,其中甲醛、丁二醛和戊二醛明显比单一气体杀菌效果好。这些气体等离子体虽然具有良好的杀菌作用,但由于作用温度偏高,不适合于怕热器材的灭菌。

近年来,等离子体灭菌技术获得了很大发展,Johnson 公司研制成了低温等离子体灭菌装置,采用过氧化氢气体作为基础气体在高频电场激发下产生低温过氧化氢等离子体,经过低温过氧化氢等离子体(Sterrad 装置)一个灭菌周期的处理(50～75分钟),可完全达到灭菌要求。

五、灭菌影响因素

等离子体气体消毒剂对微生物的杀灭效果受很多因素的影响,具体如下。

(一)激发源功率

不同功率的电磁场产生的等离子体的数量可能不同,对微生物的杀灭效果也有所不同。Nelson 等对此做过研究,结果证明不同功率的高频电磁场所产生的氧气等离子体对两种细菌芽孢的杀灭效果有明显区别,完全杀灭枯草杆菌黑色变种芽孢在50 W时需60分钟,在200 W功率时则只需5分钟。所以等离子体的杀菌效果与激发源功率有直接关系,功率增加3倍,作用时间缩短10倍以上。

(二)激发源种类

如用激光作激发源,激光功率可以很高。输送激光能量在 2×10^5～2×10^8 W,但所产生的等离子体在腔底部直径仅1 mm,高度10 mm,维持时间不到5微秒。若要维持等离子体只有加快激光脉冲次数,因为杀菌效果与单位时间内激光脉冲数有直接关系。Tensmeyer 等把激光与微波耦合,以激光激发等离子体,用微波能维持,获得良好的效果。将2 450 MHz的微波源与激光设备耦合,在200 W和500 W条件下,观察对10 mL玻璃瓶内污染的枯草杆菌芽孢杀灭效果,耦合等离子体杀芽孢效果明显改善,速度加快,功率200 W时,D值为2.2秒,500W时,D值为0.3。故不同的激发源产生的等离子体的杀菌效果不同。

(三)加入的消毒剂气体种类

在等离子体杀菌作用研究中发现,把某些消毒剂汽化加入载气流中,以混合气体进入反应腔,这种混合气体等离子体可以增强杀菌效果。不同气体作为底气发生的等离子体的灭菌效果也不同。用氧气、二氧化碳、氮气、氩气等离子体处理过的污染多聚体,结果发现,用氧气和二氧化碳等离子体处理15分钟后多聚体为无菌，用氩气和氮气等离子体处理后在同样条件下，仅70%的样品为无菌，延长到30分钟，功率提高后灭菌效果并未提高。顾春英、薛广波等利用等离子体-臭氧对空气中微生物进行联合消毒的效果研究，结果显示，等离子体-臭氧对空气中的金黄色葡萄球菌作用1分钟，杀灭率为99.99%，作用10分钟杀灭率为100%；对白色念珠菌作用6分钟可全部杀灭；对枯草杆菌黑色变种芽孢作用15分钟，杀灭率达到99.90%以上，30分钟可全部杀灭。在菌液中加入10%小牛血清，对消毒效果无明显影响。

(四)有机物的影响

Aif等研究了等离子体灭菌器对放入其腔体内的物体的灭菌效果受有机物影响的情况，发现10%的血清和0.65%的氯化钠使效果减弱。Bryce等也报道氯化钠和蛋白均会影响等离子体灭菌器的效果。Holler等研究表明，5%的血清对低温等离子体灭菌器的效果无明显影响，但10%的血清会使效果降低。因此，研究者建议等离子体不能用于被血清和氯化钠污染的器械的灭菌，尤其是狭窄腔体如内镜的灭菌，如要使用，应先将器械清洗干净。

六、等离子体的应用

研究发明等离子体灭菌技术目的之一就是要克服环氧乙烷和戊二醛等低温灭菌技术所存在的缺点。其突出特点是作用快速、杀菌效果可靠、作用温度低、清洁而无残留毒性。目前，等离子体灭菌技术已在许多国家得到应用，主要用于怕热医疗器材的消毒灭菌。

(一)医疗卫生方面的运用

1.内镜的灭菌

要求用环氧乙烷或戊二醛来实现对无菌内镜的彻底灭菌是不现实的，10小时以上的作用时间和残留毒性的去除就使临床难以接受。低温过氧化氢等离子体灭菌技术能在45～75分钟范围内实现对怕热的内镜达到灭菌要求，真正实现无毒、快速和灭菌彻底的要求。

2.畏热器材、设备的灭菌

某些直接进入人体内的高分子材料对灭菌方法要求极高，既怕湿亦不可有毒，如心脏外科材料、一些人工器官以及某些需置入体内的医疗用品。这些器材都可以用低温等离子体进行灭菌处理。

3.各种金属器械、玻璃器械和陶瓷制品的灭菌

现在使用的低温过氧化氢等离子体灭菌装置可用于各种外科器械的灭菌处理，某些玻璃和陶瓷器材也可以用等离子体进行灭菌。试验证明，外科使用的电线、电极、电池等特殊器材均可用等离子体灭菌处理。

4.空气消毒

某等离子体空气消毒机，在20 ℃、相对湿度60%的条件下开启，在20 m^3的试验室内，作用30分钟，对白色念珠菌的消除率为99.96%，作用60分钟时达99.98%。

5.生物材料表面的清洁和消毒

生物材料的表面清洗和消毒在电子制造业和表面科学中使用较多，使用非沉积气体的等离子体辐射作用进行表面清洗已有多年。等离子体处理用于去除表面的接触污染，消除溅射留下的残渣，减小表面吸附等。

(二)食品加工工业中的应用

随着食品加工业的大规模发展，人们在期望食品安全性的同时，对食品的营养性需求也在不

断扩大。特别是常规的高温压力蒸汽灭菌造成的各种营养元素的损失已经引起人们的普遍关注。实践证明，应用低温等离子体技术来杀灭食品本身以及加工过程中污染的细菌，很少会影响到产品的鲜度、风味和滋味。

1.用于食品表面的消毒

蔬菜、水果在种植、加工、运输过程中，因与外界接触表面经常附着具有传染性的病原微生物，其中包括国际标准中严格限制的一项微生物指标-大肠埃希菌（E.lcoli）。利用微波激发氩气等离子体，证实了等离子体不仅能够杀灭物体表面的大肠埃希菌，而且通过改变各个等离子体处理参数，找到了影响该微生物杀灭率的条件。而美国自 20 世纪 90 年代起，利用等离子体对食品表面进行杀菌消毒就获得了美国食品和药物管理局（FDA）的批准，并且很快应用于商业。实践证明，各类食品表面的大肠埃希菌经空气等离子体 20 秒～90 分钟的处理，细菌总数可下降 2～7 个对数值。日本学者开发的组合大气压下等离子体发生器，可将待消毒产品置于反应器腔体内，使其表面直接受到活性粒子的轰击以达到杀菌消毒目的。如使用 RER 反应器（2 000），则可以使这些物料在远程等离子体（至少距等离子体发生中心 20cm）的范围内被空气强制对流，被迫沿着迂回的通道流经 3 个或更多折返，这使得待消毒产品可以不与等离子体直接接触，在一定意义上克服了某些领域不能应用该技术的限制，为该技术的应用开辟了更为广阔的前景。

2.用于液体食品的消毒

液体食品属于一类特殊的食品。通过向液体中鼓泡（通入空气和纯氧），同时将电场直接作用于液体与气体的混合态而成功地杀灭了大肠埃希菌和沙门菌。基于这一原理设计出的低温等离子体反应器在实际生产操作中可以根据微生物指标要求采用串联方式用多个反应单元对产品进行消毒，实验表明，杀菌效果随着反应器数量的增加而提高。利用该技术对牛奶与橙汁进行消毒，细菌总数下降了 5 个对数值。可见，用低温等离子体对液体食品杀菌消毒的研究，为更多的液体食品如苹果酒、啤酒、去离子水、液态全蛋、番茄汁等的杀菌提供了新的思路。

3.用于小包装食品的消毒

小包装食品在食品保质期内一般不会发生霉变，但有时也不排除因包装材料的阻氧性能和透气性能改变而引起的微生物污染，为确保产品的货架寿命，提高产品的安全性，仍需要对已包装食品进行消毒。尽管对于等离子体活性粒子（包括激发原子、分子及紫外光子）能否透过包装材料的问题尚存在异议，但 Bithell（1982）的研究表明利用射频激发的氧气等离子体能够对包装袋内的产品进行消毒。之后，相继有工作者利用过氧化氢等离子体实现了对纸包装、塑料以及锡箔包装食品的消毒。

七、使用注意事项

（一）灭菌注意事项

（1）灭菌物品必须清洁干燥，带有水分湿气的物品易造成灭菌失败。

（2）能吸收水分和气体的物品不可用常规等离子体进行灭菌，因其可吸收进入灭菌腔内的气体或药物，影响等离子体质量，如亚麻制品、棉纤维制品、手术缝合线、纸张等。

（3）带有小于 3 mm 细孔的长管道或死角器械的灭菌效果难以保证，主要是等离子体穿透不到管腔内从而影响灭菌效果；器械长度大于 400 mm 亦不能用 Sterrad 系列灭菌器处理，因为其灭菌腔容积受限；各种液体均不能用 Sterrad 系列灭菌器处理。

（4）灭菌物品必须用专门包装材料和容器包装。

(5)使用等离子体灭菌时可在灭菌包内放化学指示剂和生物指示剂，以便进行灭菌效果监测，化学指示剂可与过氧化氢反应指示其穿透情况，生物指示剂为嗜热脂肪杆菌芽孢。

(二)注意安全操作规则

虽然等离子体中的某些成分如γ射线、β粒子、紫外线等都可能对人体造成损害，但等离子体灭菌装置采用绝缘传输系统，灭菌腔门的内衬及垫圈材料均可吸收各种光子和射线，无外露现象。只要操作者严格执行操作规程，不会对操作人员构成危害。

(李　颖)

公共卫生护理篇

第五章

预防接种护理

第一节　预防接种机构

现行的《疫苗流通和预防接种管理条例》(以下简称《管理条例》)和《预防接种工作规范》(以下简称《工作规范》)对接种单位条件要求、设置、接种组织形式、服务形式、接种流程等提出了明确要求。规范接种单位行为有利于避免接种差错,减少接种纠纷;有利于提高工作效率和工作质量,促进免疫规划工作持续健康发展。

一、管理机构

(1)县级以上地方人民政府卫生健康主管部门负责本行政区域内预防接种的监督管理。

(2)县级以上地方人民政府卫生健康主管部门指定的各级疾病预防控制机构,承担本行政区域内预防接种工作的组织实施和技术指导。

(3)国务院卫生健康主管部门制定、公布预防接种工作规范,强化预防接种规范化管理。国务院卫生健康主管部门制定、公布国家免疫规划疫苗的免疫程序和非免疫规划疫苗的使用指导原则。省、自治区、直辖市人民政府卫生健康主管部门结合本行政区域实际情况制定接种方案,并报国务院卫生健康主管部门备案。各级疾病预防控制机构应当按照各自职责,开展与预防接种相关的宣传、培训、技术指导、监测、评价、流行病学调查、应急处置等工作。

二、预防接种单位和人员

(一)预防接种单位

从事预防接种工作的医疗卫生机构(以下称接种单位),须由县级人民政府卫生健康主管部门指定,并明确其责任范围。接种单位应当具备下列条件:①取得医疗机构执业许可证;②具有经过县级人民政府卫生健康主管部门组织的预防接种专业培训并考核合格的医师、护士或者乡村医师;③具有符合疫苗储存、运输管理规范的冷藏设施、设备和冷藏保管制度。

县级以上地方人民政府卫生健康主管部门指定符合条件的医疗机构承担责任区域内免疫规划疫苗接种工作。符合条件的医疗机构可以承担非免疫规划疫苗接种工作,并应当报颁发其医疗机构执业许可证的卫生健康主管部门备案。

接种单位应当加强内部管理,开展预防接种工作应当遵守预防接种工作规范、免疫程序、疫苗使用指导原则和接种方案。

各级疾病预防控制机构应当加强对接种单位预防接种工作的技术指导和疫苗使用的管理。

(二)预防接种人员

(1)各乡镇、社区防保组织根据其职责、任务,结合本行政区域的服务人口、服务面积和地理条件等因素,合理配置相应的专业技术人员。

(2)承担预防接种的人员应当具备执业医师、执业助理医师、护士或者乡村医师资格,并经过县级人民政府卫生健康主管部门组织的预防接种专业培训,考核合格后方可上岗。

(3)狂犬病暴露预防处置门诊预防接种人员必须符合预防接种从业人员的资质条件。狂犬病暴露预防处置门诊中的伤口处置工作人员应具备外科医师资质,并通过狂犬病暴露处置技术培训考核,持证上岗。

三、预防接种单位分类及建设标准

预防接种单位分为常规预防接种门诊、成人预防接种门诊、预防接种站、产科预防接种室和狂犬病暴露预防处置门诊。

(一)常规预防接种门诊

常规预防接种门诊由医院、社区卫生服务中心、乡镇卫生院等医疗机构设立,可提供免疫规划疫苗和非免疫规划疫苗的预防接种服务。常规预防接种门诊应达到以下标准。

1.设施配置

(1)房屋:①预防接种门诊整体环境应当美观舒适,通风良好,清洁明亮。原则上相对独立设置在三楼以下清洁区,有条件的应配备电梯。预防接种门诊应避免与普通门诊、注射室、病房、检验科、放射科等存在潜在感染和损害风险的科室共处同一楼层或共用出入口及通道。有条件的医疗卫生机构应将预防接种门诊设置在独立区域。②年均服务出生人口低于600人的预防接种门诊总面积不低于80 m^2。年均服务出生人口每增加200人,门诊总面积应增加不少于10 m^2。③预防接种门诊应当功能齐全,布局合理,候种、预检、登记、接种、留观、冷链和资料档案等室(或区,下同)应独立设置,原则上在同一楼层平面。室分隔清晰,有明显导向标志,按照候种、预检、登记、接种、留观的先后顺序,保证单向行进,避免交叉往返。④候种室和留观室应当配备足量的座椅、宣传资料和具有视频播放功能的健康宣教设备,原则上独立设置,场地受限制无法独立设置时可将两者安排在同一区域,并设置显著标识以便两个区域相对区分。⑤疫苗应根据种类、规格、注射途径等因素,分室(区、台)接种。接种室(区、台)要标有醒目的疫苗标识,有专门的通道,有条件的接种室可设置专门出入口。年均服务出生人口低于600人的门诊,应至少设置3个接种室(区、台),服务出生人口较少的门诊可设置2个接种室(区、台);原则上年均服务出生人口每增加200人,应增加1个接种室(区、台);每个接种室(区)面积不少于5 m^2。负责卡介苗接种的预防接种门诊应当设专室(区、台)接种。⑥冷链室应当干燥通风,配备有线网络,能满足冷链监测系统数据传输需要。新建预防接种门诊应配备双路供电系统,已建门诊应配备双路供电系统或备用发电机(含不间断电源),以满足冷链系统不间断供电要求。⑦预防接种门诊标牌、标识等制作规范,格式统一,符合有关规定。

(2)设施设备:①配足日常工作需要的登记台、接种台、工作椅、档案资料柜等。②接种器材包括75%乙醇、镊子、无菌棉签(或无菌干棉球和棉球杯)、接种盘、污物桶、注射器毁型装置或安全盒、医疗垃圾袋、医疗废弃物垃圾桶等。统一使用一次性注射器或自毁型注射器,注射器材配备量为一次门诊接种人次数的1.1倍。卡介苗使用0.1 mL专用规格注射器。有条门诊可专门配置橱柜存放注射器，并分类分规格码放整齐。③体检器材和急救药品包括体温表、听诊器、舌板、血压计，以及1∶1 000肾上腺素等急救药品和抢救设施。④配备足量洗手设备、消毒液、紫外线消毒灯（或空气消毒机）、医用高压灭菌器（单位统一消毒物品可不配备）等，定期消毒并做好消毒记录。⑤原则上配备3台专用医用普通冰箱和4个冷藏包，每个冷藏包按所需数量的2倍配齐冰排，服务人口较少的门诊可配备2台医用普通冰箱。冰箱设专用接地插座，不得与其他设备或电器共用。每个接种台配备1台专用小冰箱，必要时可按规定使用冷藏包。⑥配备取暖、防暑降温设备，房间温度适宜。⑦配备计算机和打印机，实行接种资料信息化管理。计算机推荐配置：主流CPU，四核处理器及以上，主频2.5 GHz及以上；内存8G及以上；操作系统为Windows 7旗舰版及以上。打印机要求为存折式打印机。计算机和打印机必须为预防接种工作专用，运行顺畅，无卡顿、无延迟，可根据工作需要及时更新升级配置。宽带网接入，配置专门的移动存储设备用于数据备份。安装有客户端软件的计算机应同时安装能及时进行网络升级的正版杀毒软件。⑧预防接种门诊应在候种或留观区域配备影像宣传设备。⑨预防接种门诊应按照要求逐步配备满足疫苗追溯需要的信息扫码等设备。

（3）数字化管理：预防接种门诊应逐步配备数字化门诊系统的软件和硬件，方便受种者排队等候、咨询登记、留观提醒等。数字化预防接种门诊在以上基础上，还应满足以下条件。①具备儿童预防接种取号系统、预检系统、登记系统、接种系统、留观查询系统等，根据工作需要配备收费项目管理系统。有条件可增设短信平台系统、语音系统、显示系统和智能手机APP应用程序等。②硬件：具有主机、取号机、排队控制机、登记计算机、收费计算机、接种室计算机或具有达到相应功能的硬件设施，条件允许可配备查询机、扫码仪、室内大型LED显示屏或液晶屏、语音盒、功放、音响、话筒等。③软件：具有主机管理软件及数据库、取号排队控制软件、登记软件、收费排队软件、叫号软件、结果查询机上运行的查询程序、疫苗管理及自动划价、收费、发票打印财务软件或具有相同功能的软件，有条件可增设接种室电脑的显示屏控制软件。

2.人员要求

（1）负责预防接种和预检的工作人员必须是经过县级卫生健康主管部门组织的预防接种专业培训并考核合格的医师、护士或者乡村医师。登记、资料管理、疫苗和冷链管理等工作人员也应当经过县级卫生健康主管部门组织的培训并考核合格。

（2）预防接种门诊工作人员应当相对固定，年均服务出生人口600人的门诊，工作人员不得少于5人，其中专职人员不得少于2人，预防接种人员不得少于3人；年均服务出生人口每增加200人，应增加预防接种人员1人；卡介苗须固定专人接种。根据日接种工作量适当增加接种人员数量，原则上每名接种人员每小时接种量≤15剂次。

（3）预防接种人员应当按照现行的《预防接种工作规范》《国家免疫规划疫苗儿童免疫程序及说明》和疫苗说明书等规定，熟练掌握各种疫苗的接种年（月）龄、间隔时间、接种途径、接种部位、接种剂量、适应证、禁忌证、一般反应的表现和处理方法等相关知识和技能。其他工作人员应当按照各自的职责熟练掌握相关的业务工作。

（4）预防接种门诊抽调的临时接种人员必须是经过县级卫生健康主管部门组织的预防接种专业培训并考核合格的医师、护士或者乡村医师，同时具有县级卫生健康主管部门颁发的临时上岗证。⑤预防接种人员工作时应当穿戴工作衣、口罩等，仪表干净整洁，并佩戴上岗证。

3.服务区域与接种时间

(1)县级卫生健康主管部门应当根据人口密度、服务半径、地理条件和医疗卫生资源配置等情况,合理规划和设置预防接种门诊。城镇地区原则上每个社区服务中心至少应当设立 1 个预防接种门诊,服务半径不超过 5 公里,年均服务出生人口不超过 1 200 人;农村地区原则上每个乡(镇)卫生院至少应当设立 1 个预防接种门诊,服务半径不超过 10 公里,年均服务出生人口不超过 600 人。

(2)预防接种门诊应当根据接种服务工作量合理确定服务时间和服务频次,并根据服务需求,适当增加开诊天数,延长服务时间。城镇地区预防接种门诊应采取日接种服务式(每周>3 天),农村地区预防接种门诊应采取日、周接种服务方式(每周 1~2 天),每天接种时间不少于 3 小时。双休日应至少开诊 1 天,农村可根据“赶集日”等民俗节日适时调整开诊时间。

4.工作要求

预防接种门诊开展预防接种服务应当符合现行的《预防接种工作规范》和以下要求。

(1)规章制度:①建立健全工作管理制度。主要包括预防接种管理制度、预防接种安全注射制度、“三查七对一验证”制度、预防接种信息管理制度、免疫规划资料档案管理制度、疑似预防接种异常反应监测处置制度、疫苗和冷链管理制度和流动人口预防接种管理制度等。②规范张贴和公示材料制度。预防接种门诊应当张贴或悬挂工作人员职责、工作制度和不含商业宣传的科普资料,并在醒目位置张贴公示材料,包括预防接种工作流程;免疫规划疫苗的品种、免疫程序、接种方法、作用、禁忌证、不良反应及注意事项,非免疫规划疫苗除公示上述内容外,还应公示疫苗价格、预防接种服务价格;预防接种服务时间、咨询电话等。③实行例会和培训制度。预防接种门诊负责人至少每两月参加一次县级疾病预防控制机构例会,预防接种门诊每月至少召开一次工作例会,预防接种相关人员至少每年参加一次县级卫生健康主管部门组织的专业培训。④严格接种信息保密制度。其他部门或机构因工作需要查询儿童预防接种信息等资料时,应经县级以上卫生健康主管部门批准,由同级疾病预防控制机构办理,同时签订数据保密协议,注明索取信息的内容和用途等。儿童预防接种相关信息未经同级卫生健康主管部门批准,不得向其他部门和人员提供。预防接种单位不办理预防接种信息查询事宜。

(2)预防接种管理:①预防接种门诊所有疫苗必须由本行政区域内的县级疾病预防控制机构统一供应。②预防接种门诊疫苗管理、冷链管理、接种服务、资料管理和疑似预防接种异常反应监测与处置等工作,应当符合预防接种工作规范等有关规定。③预防接种门诊应当按规定安装使用预防接种信息管理系统、疫苗信息管理系统和冷链监测系统,并加强信息安全管理,及时拷贝备份预防接种信息,异处妥善保存。④预防接种门诊接种疫苗时,应当严格遵守现行的《预防接种工作规范》《国家免疫规划疫苗儿童免疫程序及说明》和疫苗说明书等规定,不得随意扩大或缩小接种年龄组。

5.工作指标

(1)以乡镇为单位,适龄儿童建证率、纳入信息系统管理率达到 100%。

(2)以乡镇为单位,适龄儿童常规免疫接种率达到 90%以上,含麻疹成分疫苗第 1、2 剂次接种率达到 95%以上、及时接种率达到 90%以上;疫苗补充免疫接种率达到规定工作目标。

(3)信息系统适龄儿童预防接种个案录入及时率、上传率、准确率、完整率达到 100%;无重复个案。

(4)适龄儿童预防接种证和信息系统记录一致率达到 100%。

(5)严格疫苗出入库管理，疫苗入库数、出库数、损耗数与信息系统本单位接种数一致率达到100%。

(6)严格实施预防接种安全注射，一次性注射器使用率达到100%；无预防接种安全事故发生。

(7)国家免疫规划疫苗常规接种情况报表和非免疫规划疫苗接种情况报表报告及时率、完整率和准确率达到100%。

(二)预防接种站

经县级卫生健康主管部门指定，在交通不便的边远山区、湖区、海岛和服务半径较大、服务人口较多的地区，可设立预防接种站，提供免疫规划疫苗和非免疫规划疫苗的预防接种服务。预防接种站应当达到以下标准。

1.设施和人员配置

(1)房屋：①预防接种站应当设置相对独立的接种室和观察室，与其他区域保持一定距离，避免交叉感染。②预防接种站面积不低于40 m^2，室内地面硬化、清洁明亮、空气流通。接种室(区、台)应有醒目的标志。③预防接种站应在醒目位置公示材料，包括预防接种工作流程；免疫规划疫苗的品种、免疫程序、接种方法、作用、禁忌证、不良反应及注意事项等，非免疫规划疫苗除公示上述内容外，还应公示疫苗价格、接种服务费标准；预防接种服务时间、咨询电话；不含商业宣传的科普资料等。④预防接种站标牌、标识等制作规范，格式统一，符合有关规定。

(2)设施设备：①接种室内应当有专门的接种工作台，工作台上要依次摆设疫苗冷藏包、接种盘、接种器材(包括75%乙醇、镊子、无菌棉签等)。接种室内要配置污物桶、注射器毁型装置或安全盒、医疗垃圾袋、医疗废弃物垃圾桶等。②配齐配足接种器材、体检器材和急救药品。统一使用一次性注射器或自毁式注射器，注射器材配备量能够满足接种工作需要；体检器材和急救药品应包括体温表、听诊器、压舌板、压计，以及1∶1 000肾上腺素等急救药品和抢救设施。③配备至少1台专用医用普通冰箱和2个冷藏包，每个冷藏包按所需数量的2倍配齐冰排。④预防接种站应参照预防接种门诊标准配备计算机、打印机、移动存储设备等，实行预防接种信息化管理。

(3)人员要求：①预防接种站工作人员必须是辖区乡镇卫生院(社区卫生服务中心)或医院的工作人员，其中预防接种人员必须是经过县级卫生健康主管部门组织的预防接种专业培训并考核合格的医师、护士或乡村医师。负责预检、登记、资料管理、疫苗和冷链管理等工作人员也应当经过县级卫生健康主管部门组织的培训并考核合格。②每次运转实际从事接种工作的人员不得少于2人。每名接种人员每小时接种量不超过≤15剂次。③预防接种人员应当按照现行的《预防接种工作规范》《国家免疫规划疫苗儿童免疫程序及说明》和疫苗说明书等规定，熟练掌握各种疫苗的接种年(月)龄、间隔时间、接种途径、接种部位、接种剂量、适应证、禁忌证、一般反应的表现和处理方法等相关知识和技能。其他工作人员应当按照各自的职责熟练掌握相关的业务工作。④预防接种人员工作时应穿戴工作衣、口罩等，仪表干净整洁，并佩戴上岗证。

2.服务区域与接种时间

(1)预防接种站服务半径不超过5公里，年服务出生人口不超过200人。

(2)预防接种站应当有固定的服务时间，每周开诊1～2天，每天接种时间不少于3小时，并根据服务需求，适当增加接种服务频次，延长服务时间。

3.工作要求

预防接种站不负责卡介苗的补种工作，也不承担狂犬病暴露伤口的处置。具备信息管理条件的预防接种站应由所属乡镇卫生院的预防接种门诊代为进行预防接种信息化管理，其他工作要求同常规预防接种门诊。

4.工作指标

同常规预防接种门诊。

(三)成人预防接种门诊

成人预防接种门诊可由医院、社区卫生服务中心、乡镇卫生院等医疗机构设立，仅提供15岁及以上人群非免疫规划疫苗的预防接种服务。各县(市、区)根据辖区工作需要和服务需求设置成人预防接种门诊。成人预防接种门诊应达到以下标准。

1.设施配置

(1)房屋：①成人预防接种门诊整体环境应当美观舒适、干净整洁、通风良好，室内地面硬化。应与普通门诊、注射室、病房、检验科、放射科等存在潜在感染和损害风险的科室有明确分区，避免共处同一楼层或共用出入口及通道。②门诊总面积不低于40 m^2，功能齐全，布局合理，应独立设置预检登记、接种和留观室(区)，冷链室和资料档案室可与医疗机构其他室共用。③冷链室应当干燥通风，配备有线网络，能满足冷链监测系统数据传输需要。新建门诊应配备双路供电系统，已建门诊应配备双路供电系统或备用发电机(含不间断电源)，以满足冷链系统不间断供电要求。④成人预防接种门诊应当张贴或悬挂工作人员职责、工作制度和不含商业宣传的科普资料。应在醒目位置公示材料，包括预防接种工作流程；非免疫规划疫苗的品种、免疫程序、接种方法、作用、禁忌证、不良反应及注意事项等；疫苗价格、预防接种服务价格；预防接种服务时间、咨询电话等。⑤成人预防接种诊标牌、标识等制作规范，格式统一，符合有关规定。

(2)设施设备：①配足日常工作需要的登记台、接种台、工作椅、档案资料柜等。房间配备取暖、防暑降温设备，温度适宜。②接种器材包括75%乙醇、镊子、无菌棉签(或无菌干棉球和棉球杯)、接种盘、污物桶、注射器毁型装置或安全盒、医疗垃圾袋医疗废弃物垃圾桶等。统一使用一次性注射器或自毁型注射器。有条件门诊可专门配置橱柜存放注射器，并分类、分规格码放整齐。③体检器材和急救药品包括体温表、听诊器、压舌板、血压计，以及1∶1 000肾上腺素等急救药品和抢救设施。④配齐配足洗手设备、消毒液、紫外线消毒灯(或空气消毒机)、医用高压灭菌器(单位统一消毒物品可不配备)等，定期消毒并做好消毒记录。⑤配备至少1台专用医用普通冰箱和2个冷藏包，每个冷藏包按所需数量的2倍配齐冰排。冰箱设专用接地插座，不得与其他设备或电器共用。每个工作台上要配备1台疫转用小冰箱。⑥配备计算机和打印机，实行接种资料信息化管理。要求同常规预防接种门诊。

2.人员要求

(1)负责预防接种和预检的工作人员必须是经过县级卫生健康主管部门组织的预防接种专业培训并考核合格的执业医师、执业助理医师和护士。登记、资料管理、疫苗和冷链管理等1工作人员也应当经过县级卫生健康主管部门组织的培训并考核合格。

(2)每次运转实际从事接种工作的人员不得少于2人。每名接种，人员每小时接种量≤15剂次。

(3)预防接种人员应当按照现行的《预防接种工作规范》和疫苗说明书等规定，熟练掌握各种疫苗的接种年(月)龄、间隔时间、接种途径、接种部位、接种剂量、适应证、禁忌证、一般反应的表现和处理方法等相关知识和技能。其他工作人员应当按照各自的职责熟练掌握相关的业务工作。

(4)预防接种人员工作时应当穿戴工作衣、口罩等,仪表干净整洁,并佩戴上岗证。

3.工作要求

成人预防接种门诊工作要求同常规预防接种门诊。

4.工作指标

(1)信息系统预防接种个案录入及时率、上传率、准确率、完整率达到100%。

(2)严格疫苗出入库管理,疫苗入库数、出库数、损耗数与信息系统本单位接种数一致率达到100%。

(3)严格实施预防接种安全注射,一次性注射器使用率达到100%;无预防接种安全事故发生。

(4)非免疫规划疫苗接种情况报表报告及时率、完整率和准确率达到100%。

(四)产科预防接种室

设有产科的医疗卫生机构应设立产科预防接种室,承担新生儿卡介苗和首针乙肝疫苗(包括非免疫规划疫苗)的接种任务,做好与预防接种门诊(站)工作衔接。产科预防接种室一般设置在产科,也可根据工作需要在新生儿科设置预防接种室。产科预防接种室应达到以下标准。

1.设施和人员配置

(1)产科预防接种室应有固定、专的房屋,房屋面积不少于20 m^2,原则上应与产科病房同一楼层,室外有明显的标志,房间通风良好,清洁明亮。

(2)接种室应有接种台、专用医用普通冰箱、婴儿床、档案橱、工作桌椅等设备。接种台应配有接种盘和接种器材(包括75%乙醇、镊子、无菌棉签等),室内应配置污物桶、注射器毁型装置或安全盒、医疗垃圾袋、医疗废弃物垃圾桶等。

(3)固定专人负责预防接种工作,卡介苗预防接种人员相对固定;预防接种人员必须是经过县级卫生健康主管部门组织的培训并考核合格的执业医师、执业助理医师、护士。预防接种人员工作时应穿戴工作衣、口等,仪表干净整洁,并佩戴上岗证。

(4)配备计算机和打印机,实行接种资料信息化管理。计算机和打印机配置要求同预防接种门诊。计算机必须为预防接种工作专用,宽带网接入,配置专门的移动存储硬盘,于数据备份。安装有客户端软件的计算机应同时安装有能及时进行网络升级的正版杀毒软件。

(5)配备取暖、防暑降温设备,房间温度适宜。

2.工作要求

产科预防接种室要按照现行的《预防接种工作规范》和以下要求开展预防接种服务。

(1)规章制度:①建立健全工作管理制度。主要包括预防接种管理制度、预防接种安全注射制度、“三查七对一验证”制度、预防接种信息管理制度、疑似预防接种异常反应监测处置制度、疫苗和冷链管理制度等。②规范张贴和公示材料制度。产科预防接种室应当张贴或悬挂工作人员职责、工作制度和不含商业宣传的科普资料。在醒目位置公示材料,包括乙肝疫苗和卡介苗品种、免疫程序、接种方法、作用、禁忌证、不良反应及注意事项,提供非免疫规划疫苗接种服务的产科预防接种室除公示上述内容外,还应公示疫苗价格、预防接种服务价格。③严格接种信息保密制度。其他部门或机构因工作需要查询儿童预防接种信息等资料时,应经县级以上卫生健康主管部门批准,同级疾病预防控制机构办理,同时签订数据保密协议,注明索取信息的内容和用途等。儿童预防接种相关信息未经同级卫生健康主管部门批准，不得向其他部门和人员提供。产科预防接种室不办理预防接种信息查询事宜。

(2)预防接种管理：①产科预防接种室所有疫苗必须由本行政区域内的县级疾病预防控制机构统一供应。②产科预防接种室负责对本医疗机构出生的新生儿建立新生儿预防接种信息个案，发放预防接种证。③产科预防接种室的疫苗管理、冷链管理、接种服务、资料管理和疑似预防接种异常反应监测与处置等工作，符合预防接种工作规范等有关规定。④产科预防接种室应当按规定安装使用预防接种信息管理系统、疫苗信息管理系统和冷链监测系统，并加强信息安全管理，及时拷贝备份预防接种信息，异处妥善保存。⑤产科预防接种室应当按照现行的《预防接种工作规范》《国家免疫规划疫苗儿童免疫程序及说明》和疫苗说明书等规定的接种部位、接种剂量、适应证、禁忌证等对新生儿实施首针乙肝疫苗和卡介苗的预防接种。

(3)县级卫生健康主管部门要在本辖区内指定 3 处以上产科预防接种室或预防接种门诊，为延迟接种卡介苗的儿童补种卡介苗。

3.工作指标

(1)新生儿建证率、纳入信息系统管理率达到 100%。

(2)本机构出生的新生儿乙肝疫苗首针及时接种率达到 90%。

(3)信息系统新生儿预防接种个案录入及时率、上传率、准确率、完整率达到 100%；无重复个案。

(4)严格实施预防接种安全注射，一次性注射器使用率达到 100%，无预防接种安全事故发生。

(5)《山东省_年_医院及妇幼保健机构新生儿乙肝疫苗首针及卡介苗接种情况统计表》《山东省_年_月医院及妇幼保健机构新生儿乙肝疫苗及卡介苗朱及时接种原因统计月报表》和《山东省_年_月医院及妇幼保健机构不同乙肝病毒感染状态产妇新生儿主被动免疫情况统计表》报告及时率、完整率和准确率均达到 100%。

(五)狂犬病暴露预防处置门诊

狂犬病暴露预防处置门诊由医院、社区卫生服务中心、乡镇卫生院等医疗卫生机构设立，主要职责是对狂犬病暴露人群实施暴露前后的预防处置，并承担相应监测工作。根据狂犬病暴露预防处置门诊的设置主体不同分为非独立门诊和独门诊两种。

1.设施配置

(1)房屋：①非独门诊指依托常规预防接种门诊和成人预防接种门诊设立的非独立狂犬病暴露预防处置门诊。房屋面积在预防接种门诊的基础上适当增加，主要用于设置伤口处理区。狂犬病暴露预防处置门诊的伤口处理区可根据实际情况设立在所在医疗机构的急诊外科等具有类似功能的科室。②独立门诊指专门独立设置的狂犬病暴露预防处置门诊，房屋总面积不低于 40 m^2，同时设置伤口处理室(区)。预检登记、接种、留观、冷链和资料档案室(或区)等房屋设置要求同成人预防接种门诊，并根据狂犬病暴露预防处置的要求进行科学规划，合理布局。门诊的房屋、设备设施可根据实际情况共享所在医疗机构资源，但要符合相应标准和管理要求。③应在醒目位置公示材料，具体参照成人预防接种门诊要求。

(2)设施设备：①伤口处置区(室)具备冷热水可调节的适用于各种不同部位伤口冲洗的设施或专用设备；消毒用品(包括无菌棉球、肥皂水、含碘制剂或其他用于伤口清洗及消毒的药品)。有条件的门诊可配备专门的伤口处理设备设施。②独立的狂犬病暴露预防处置门诊至少配备

1 台专用医用普通冰箱，存放狂犬病疫苗和狂犬病被动免疫制剂等其他生物制品。③其他设施设备要求参照成人预防接种门诊的相关规定，同时满足狂犬病暴露预防处置门诊的职责及功能需求。

2.人员要求

(1)负责狂犬病伤口处置的工作人员必须具备相应执业资质，并经过县级卫生健康主管部门组织的狂犬病暴露预防处置专业培训并考核合格。狂犬病暴露预防处置门诊预防接种、登记、资料管理、疫苗和冷链管理等工作人员需要符合成人预防接种门诊人员要求。

(2)狂犬病暴露预防处置门诊至少有 1 名熟练掌握狂犬病暴露伤口处置的医师，负责伤口处理。负责狂犬病疫苗接种和狂犬病被动免疫制剂注射的工作人员应相对固定，开展 24 小时服务的狂犬病暴露预防处置门诊的接种人员不少于 2 人。

(3)狂犬病暴露预防处置门诊的工作人员要定期接受县级及以上狂犬病暴露预防处置技术培训。

3.设置原则与服务

每个乡(镇)原则上至少设置 1 处狂犬病暴露预防处置门诊，每个县(市、区)要在城区驻地至少设置 1 处狂犬病暴露预防处置门诊。每个县(市、区)和设区市的城区应至少设置 1 处能 24 小时接诊，并能够处置严重、复杂的Ⅲ级暴露伤口的狂犬病暴露预防处置门诊。对需要特殊手术的暴露者，狂犬病暴露预防处置门诊所在机构不能处置的，应及时转诊救治。

4.工作要求

(1)狂犬病暴露预防处置工作要严格遵守国家的技术规范和要求。

(2)狂犬病暴露预防处置门诊具备狂犬病暴露后伤口处理能力，包括伤口清洗消毒缝合、抗感染处理、抗破伤风处理等国家技术规范要求的技术能力；能够提供不同基质生产的狂犬病疫苗和狂犬病被动免疫制剂等药品，可配备预防破伤风所需的含破伤风类毒素的疫苗和被动免疫制剂；具备变态反应等的应急处理能力；能够开展狂犬病暴露人群监测和咨询服务。

(3)狂犬病暴露预防处置门诊要建立健全工作管理制度，包括预防接种管理制度、预防接种安全注射制度、“三查七对一验证”制度、预防接种信息管理制度、疑似预防接种异常反应监测处置制度、疫苗和冷链管理制度等。

(4)狂犬病暴露预防处置门诊严格按照《预防接种工作规范》《狂犬病暴露预防处置工作规范》《狂犬病预防控制技术指南》和疫苗说明书等要求，规范开展狂犬病暴露处置工作和预防接种服务，并根据相关法律法规和技术规范的变化及时调整工作要求和服务行为。

(5)狂犬病暴露预防处置门诊要及时为暴露者建立登记信息，暴露者不接受暴露预防处置也须登记和签署知情同意书。信息要同时登记在狂犬病暴露预防处置登记簿、知情同意书和预防接种卡上，并建立狂犬病暴露预防处置电子个案信息。接种卡和登记簿填写要工整规范，信息要准确齐全，与电子个案信息一致。

(6)狂犬病暴露预防处置门诊应加强接种信息管理，配备计算机和打印机，实行接种资料信息化管理。所有暴露预防处置均应填写《狂犬病暴露人群预防性治疗门诊登记表》，同时录入预防接种信息管理系统。狂犬病暴露预防处置门诊每月统计汇总接种情况并填报《狂犬病预防接种月报表》和《山东省狂犬病门诊预防接种情况汇总表》，于每月 5 天前上报县级疾病预防控制机构。同时建立健全资料档案，每年 1 月底前将上年度的资料分类装订归档。其他资料管理同成人预防接种门诊。

5.工作指标

(1)狂犬病暴露人群纳入信息系统管理率达到100%,信息系统预防接种个案录入及时率、上传率、准确率、完整率达到100%。

(2)严格疫苗出入库管理,疫苗出入库符合预防接种的相关要求和指标,疫苗入库数、出库数、损耗数与信息系统接种数据一致率达到100%。

(3)严格实施预防接种安全注射,一次性注射器使用率达到100%;无预防接种安全事故发生。

(4)协助县级疾病预防控制机构对狂犬病的个案调查率达到100%;标本采集率达到规定要求。

(5)以门诊为单位,《狂犬病暴露人群预防性治疗门诊登记表》《狂犬病预防接种月报表》《山东省狂犬病门诊预防接种情况汇总表》报告及时率、完整率和准确率均达到100%。

(李　颖)

第二节　疫苗接种形式

一、疫苗接种的组织形式

疫苗接种是通过一定的组织形式来完成的,根据组织形式不同,疫苗接种可以分为常规接种和应急接种。

(一)常规接种

常规接种是指接种单位按照国家免疫规划、传染病流行规律和当地预防接种工作计划,为预防与控制疫苗针对传染病,按照国家免疫规划或现行《中华人民共和国药典》(以下简称《药典》)规定的各种疫苗免疫程序、疫苗使用说明书,定期为适龄人群提供的预防接种服务。

常规免疫可以分为基础免疫(或初种)和加强免疫(或复种),基础免疫(或初种)和加强免疫(或复种)都是常规接种的组成部分,缺一不可。如某省对1起麻疹发病情况进行现场调查,某小学共有学生400人,报告发病25例,其中16人有麻疹疫苗初种史,但全部未进行复种,9人无麻疹疫苗接种史。完成麻疹疫苗初种并进行复种的人无1人发病,说明麻疹疫苗仅进行初种,不足以保护更多的人。

(二)应急接种

应急接种是指在传染病流行开始或有流行趋势时,为控制疫情蔓延,对易感人群开展的预防接种活动。实施应急接种有以下要求:①传染病暴发、流行时,县级以上地方人民政府或者其卫生健康主管部门需要采取应急接种措施的,依照法律、行政法规的规定执行应急接种。②实施应急接种时,由疾病预防控制机构制定应急接种实施方案,选择适当的接种服务形式尽快开展接种工作。③实施应急接种的时间要求。对于不同的疫苗针对传染病,实施应急接种的具体时间要求可能有差别。一般要求在传染病流行的早期,易感人群感染前或在传染病潜伏期的最初几天实施。此时实施应急接种,可以使未感染的易感人群得到保护,对部分潜伏期早期的病例也可使其不发病或减轻临床症状。应急接种要在2～3天内完成,最长不能超过1周,目标人群要达到较高的接种率。④科学、合理地确定应急接种的地域范围和目标人群。范围太小,起不到控制传染病流行的作用;范围太大,针对性不强,浪费物力和人力,影响应急接种的效果,不利于传染病的控制。⑤科学、合理地确定应急接种的疫苗种类和程序。根据疫情特点、高危人群及疫苗特性综合确定。如针对C群流行性脑脊髓膜炎的应急接种，需选择含C群的流行性脑脊髓膜炎疫苗，而不能选择A群单价疫苗。

二、疫苗接种的服务形式和周期

县级人民政府卫生健康主管部门根据疾病预防控制机构提出的建议确定辖区内接种服务的形式和周期。接种单位根据提供预防接种服务的形式和周期，可以分为定点接种、入户接种和临时接种等几种常见形式。

(一)定点接种

定点接种是指县级以上卫生行政部门指定设立的固定接种场所，由接种单位责任区内的受种者主动到接种场所接受预防接种服务的一种形式。定点接种一般依托各级医疗卫生机构或在村级卫生室设立接种单位。

定点接种可分为预防接种门诊、村级接种点和出生时接种等形式。

1.预防接种门诊

根据《管理条例》提出的“承担预防接种工作的城镇医疗卫生机构，应当设立预防接种门诊”的要求，城镇接种单位，可根据责任区域的人口密度、适龄人口数以及服务半径等因素设立预防接种门诊，实行按日(或按周、按旬)接种服务。有条件的农村地区可在乡级卫生院设立常规预防接种门诊，以乡为单位实行按周(旬、月)集中接种。

预防接种门诊一般对门诊建筑面积、功能分区、接种室/台的安排、接种人员、疫苗冷藏条件、安全注射、预防接种宣传、接种室温度调节等有严格要求，能够为儿童提供相对温馨、人性化的接种环境和规范的预防接种服务，有利于提高预防接种服务质量。

根据《管理条例》规定，预防接种门诊标准及管理办法由省级卫生行政部门制定。

2.村级接种点

农村地区根据人口、交通情况以及服务半径等因素，设置覆盖1个或几个村级单位的固定接种点，实行按旬、按月(双月)接种，每年提供不少于6次接种服务。固定接种点一般设置在村级卫生室。村级接种点需要提供较为规范的预防接种服务，具有以下特点。

(1)方便受种者接受预防接种服务。定点接种一般都选在地理位置适中，交通便利的村级卫生室，具有明显标志，时间与地点固定，服务半径一般不超过2 km，预防接种服务的可及性较好，条件好的接种点还能够提供冬天取暖、夏天降温的接种环境。

(2)可以充分利用接种点现有的冷藏包、冰箱等冷链设备，规范疫苗的冷藏与冷运，保证疫苗的有效性。

(3)可设立相对固定的宣传栏和宣传画，向群众普及接种疫苗的有关知识。

(4)能与村级卫生室的医疗活动有机结合，配合常规备急救药品，能提供接种后观察的场所，有利于预防接种不良反应的及时处理。

(5)实施定点接种，对接种点适当进行功能分区，实行分台接种，可以防止错种疫苗事故的发生，能够保证实施预防接种安全有效。

3.出生时接种

为保证新生儿出生后及时接种乙肝疫苗和BCG，特别是保证新生儿在出生后24小时内接种乙肝疫苗，以阻断乙肝的母婴传播，按照“谁接生，谁接种”的原则，由设有产科的各级各类医疗卫生单位负责为出生的新生儿在24小时内优先接种首针乙肝疫苗，然后再接种BCG。

为提高新生儿乙肝疫苗的及时接种率，医院的预防保健人员应定期（最好是每天）到产科掌握新生儿出生情况，提前准备疫苗、接种器材和登记资料等，在新生儿出生后24小时内对其实施首针乙肝疫苗接种。也可在医院的产科设置产科接种点，对产科工作人员进行培训，配备冰箱或冷藏包等冷藏设备，常规准备一定数量的乙肝疫苗、接种器材和登记资料，并设置专门的接种室和接种台。当新生儿出生后，直接由产科接种点负责新生儿的乙肝疫苗第1针和BCG的接种工作。对新生儿接种乙肝疫苗和BCG后，要及时填写《新生儿首针乙肝疫苗和BCG接种登记卡》，并由儿童监护人及时报送至其居住地接种单位。所在居住地的接种单位应及时根据《新生儿首针乙肝疫苗和BCG接种登记卡》建立预防接种证、卡，及时将第1针乙肝疫苗和BCG接种情况进行转录，并负责第2、3针乙肝疫苗的接种工作。

（二）入户接种

边远山区、海岛、牧区等交通不便的地区，可采取入户巡回接种方式，以使这些地区的儿童方便、及时地得到国家免疫规划疫苗和其他疫苗的接种，保证目标儿童达到规定的接种率。入户接种有以下要求。

（1）对国家免疫规划疫苗的接种服务每年不少于6次。

（2）接种日期要相对固定，最好选在大多数群众方便的时间。

（3）通过各种有效方式，事先将入户接种的信息通知到儿童监护人，使实施入户接种时，受种者及其监护人留在家中，并准备好儿童预防接种证。

（4）入户接种时要求携带疫苗冷藏设备，疫苗贮存在规定的温度条件下，以保证疫苗的效价。对寒冷地区，携带疫苗时还需要采取措施，防止乙肝疫苗、百白破疫苗、白破疫苗等冻结失效。

（5）入户接种时要特别注意多人份疫苗如BCG、百白破疫苗、白破疫苗、麻疹疫苗等的开启后的无菌保存，并保证在有效时间内使用。

（6）做好预防接种安全注射的操作和管理，将接种的废弃物如使用后的注射器、棉球/签、疫苗等集中收集带回后统一进行无害化处理，严禁随意丢弃。

（三）临时接种

在流动人口等特殊人群儿童集聚地组织开展群体性接种或应急接种时，可以在定点接种、入户接种形式外，在特殊人群儿童集聚地、传染病流行地区或集体单位等，设立临时接种点，选择适宜时间，为目标人群提供临时接种服务。临时接种有以下要求。

（1）临时接种时尽可能实行临时定点接种，使疫苗冷藏、安全注射更有保障，能够按照要求进行接种前告知、接种后观察和及时处理预防接种不良反应。

临时接种点可选择学校的医务室、集体单位的会议室或办公室、卫生室或诊所等地，设立醒目的标志，最好能够提供冬天取暖、夏天降温的接种环境。

（2）临时接种是定点接种和入户接种方式的补充。通过临时接种发现的漏证、漏卡和漏种的适龄儿童，应该纳入当地儿童常规免疫规划管理，尽快给予建证、建卡，按照免疫程序补种相关疫苗。

（李凤菊）

第三节 疫苗接种流程

一、接种前准备工作

(一)确定受种对象

根据国家免疫规划疫苗规定的免疫程序,接种单位保存的接种记录,清理接种卡(簿),确定本次预防接种的受种者,受种者包括本次应受种者、既往漏种者和流动人口等特殊人群中的未接种者。

接种单位应定期主动搜索流动人口和计划外生育的儿童,确定这些人群中的受种者,并按照本地儿童相同的政策实施预防接种和管理。

(二)通知儿童家长或其监护人

采取预约、通知单、电话、短信、口头、广播通知等多种方式,通知儿童家长或其监护人,告知接种疫苗的种类、时间、地点和相关要求。

(三)分发和领取疫苗

(1)接种单位在收取上级陪送的疫苗时要索取温度检测记录及疫苗批签发等相关证明文件。

(2)接种单位根据各种疫苗受种人数计算领取疫苗数量,做好疫苗领发登记。

(3)运输疫苗的冷藏包(箱),应根据环境温度、运输条件、使用条件,放置适当数量的冰排。冷藏包(箱)的使用方法为:①脊灰疫苗和麻疹疫苗放在冷藏包(箱)的底层。②BCG放在中层,并有醒目标记。③百白破疫苗、白破疫苗、乙肝疫苗放在上层,不要紧靠冰排,防止冻结,也可将疫苗放在冷藏箱冰排上面的泡沫垫上,这样可以保持疫苗冷藏而不会冻结。已证明即使使用纸板或纸隔开对冷冻敏感的疫苗,使其不接触冰排,对防止疫苗冻结也是无效的。④脊灰糖丸疫苗装在塑料袋内,无包装盒的疫苗和稀释液用纱布包好,冷藏包的空隙用纱布或纸张填充,防止疫苗安瓿(瓶)振荡破裂。⑤其他疫苗按照其疫苗使用说明书规定的贮存温度,参照上述要求适当放置。

(四)准备注射器材

(1)一次性注射器使用前要检查包装是否完好,在有效期内使用。

(2)备好喂服口服脊灰疫苗(OPV)的清洁小口杯、药匙。

(五)准备药品、器械

实施预防接种前,需要准备好以下药品、器械。

(1)消毒器材:准备75%乙醇、镊子、棉球杯、无菌干棉球或棉签、治疗盘、洗手液等。

(2)体检器材:体温表、听诊器、压舌板、血压计。

(3)常用急救药品:1∶1 000肾上腺素。

(4)安全注射器材:注射器回收用安全盒,毁形器、截针器,消毒液容器及污物桶等。

(六)做好新生儿乙肝疫苗和BCG接种的相关准备

根据辖区内儿童预期出生情况,提前准备乙肝疫苗、注射器材及相关记录资料,保证新生儿出生后24小时内尽快接种。

(七)其他准备

冷链运输接种门诊和上级索取温度监测记录及相关证明文件

二、接种时的工作

(一)准备好接种场所

(1)接种场所室外要设有醒目的标志,室内宽敞清洁、光线明亮、通风保暖,准备好接种工作台、坐凳,并提供儿童和家长等候接种的设施。

(2)接种场所应当按照登记、健康咨询、接种、记录、观察等服务功能进行合理分区,确保接种工作有序进行。同时需接种几种疫苗时,在接种室/台分别设置醒目的疫苗接种标记,避免错种、重种和漏种。

(3)做好室内清洁,使用消毒液或紫外线消毒,并做好消毒记录。

(4)接种工作人员穿戴工作衣、帽、口罩,双手要洗净。

(5)在接种场所显著位置公示相关信息和资料,包括:①预防接种工作流程。②第一类疫苗的品种、免疫程序、接种方法、作用、禁忌证、不良反应以及注意事项等。③第二类疫苗的品种、免疫程序、接种方法、作用、禁忌证、不良反应以及注意事项、接种服务价格等。④接种服务咨询电话。⑤相关的宣传资料。

(二)核实受种者

(1)接种工作人员应查验儿童预防接种证、卡或电子档案,核对受种者姓名、性别,出生年、月、日及接种记录,确认是否为本次受种对象,应接种何种疫苗。

(2)接种工作人员发现原始记录中受种者姓名,出生年、月、日有误时,应及时更正。

(3)对不属于本次受种的对象,向儿童家长或其监护人做好说服解释工作。

(4)对因有接种禁忌而不能接种的受种者,医疗卫生人员应当对受种者或者其监护人提出医学建议,并在接种卡(薄)和接种证上记录。

(三)接种前告知和健康状况询问

1.筛检

医疗卫生人员在实施接种前,应当按照预防接种工作规范的要求,检查受种者健康状况、核查接种禁忌,查对预防接种证,检查疫苗、注射器的外观、批号、有效期,核对受种者的姓名、年龄和疫苗的品名、规格、剂量、接种部位、接种途径,做到受种者、预防接种证和疫苗信息相一致,确认无误后方可实施接种。

2.告知

医疗卫生人员实施接种,应当告知受种者或者其监护人所接种疫苗的品种、作用、禁忌、不良反应以及现场留观等注意事项,询问受种者的健康状况以及是否有接种禁忌等情况,并如实记录告知和询问情况。受种者或者其监护人应当如实提供受种者的健康状况和接种禁忌等情况。有接种禁忌不能接种的,医疗卫生人员应当向受种者或者其监护人提出医学建议,并如实记录提出医学建议情况。

(四)接种现场疫苗管理

(1)接种前将疫苗从冷藏容器内取出,尽量减少开启冷藏容器的次数。

(2)严格核对接种疫苗的品种,检查疫苗外观质量。凡过期、变色、污染、发霉、有摇不散凝块或异物,无标签或标签不清,安瓿有裂纹的疫苗一律不得使用。

(3)不得使用冻结过的百白破疫苗、乙肝疫苗、白破疫苗等含吸附剂的疫苗。含吸附剂的疫苗是通过将一种物质附着于另一种物质表面的方法制成的。冻结以后,疫苗不再是均匀的絮状液体，在摇动安瓿后，开始形成片状物，逐渐沉于安瓿底部。

检查疫苗是否冻结的方法为“振荡试验”。具体方法为取相同种类、厂家及批号的疫苗安瓿作为被检疫苗安瓿，在－10 ℃以下冷冻至少 10 小时直到内容物为固体，然后融化。将此安瓿作为对照，标上“已被冷冻”，以免误种。然后取 1 支怀疑冷冻过的疫苗，即“试验”疫苗。用力振摇对照样品和试验样品 10 秒钟，将两者置于平面开始试验，随后连续观察 20 分钟。对光观察 2 支安瓿，比较沉降的速度，如果试验样品出现沉淀的速度比对照样品更慢，则说明被检安瓿极可能未被冻过，可以使用；如果两者沉淀速度相同，并且试验样品出现片状物，出现分层现象，且上层液体较清，说明试验样品可能被冻结破坏，不能继续使用。

(4)注射剂型疫苗的使用方法：①将安瓿尖端疫苗弹至体部，用 75%乙醇棉球消毒安瓿颈部后，再用消毒干棉球/纱布包住颈部掰开。②将注射器针头斜面向下插入安瓿的液面下，吸取疫苗。③吸取疫苗后，将注射器的针头向上，排空注射器内的气泡，直至针头上有一小滴疫苗出现为止。④自毁型注射器的使用方法参见相关产品使用说明。⑤使用含有吸附剂的疫苗前，应当充分摇匀；使用冻干疫苗时，用注射器抽取稀释液，沿安瓿内壁缓慢注入，轻轻摇荡，使疫苗充分溶解，避免出现泡沫。⑥安瓿启开后，未用完的疫苗盖上无菌干棉球冷藏。活疫苗超过 30 分钟、灭活疫苗超过 1 小时未用完，应废弃。⑦冷藏容器内的冰排融化后，应及时更换。接种结束后应及时将未开启的疫苗存入冰箱冷藏室内。

(五)接种操作

(1)接种操作前要严格实行“三查七对一告知”制度，核实无误后，方可对符合条件的受种者实施接种。

(2)皮肤消毒：①确定接种部位。接种部位要避开瘢痕、炎症、硬结和皮肤病变处。②用灭菌镊子夹取 75%乙醇棉球或用无菌棉签蘸 75%乙醇，由内向外螺旋式对接种部位皮肤进行消毒，涂擦直径≥5 cm，待晾干后立即接种。禁用 2%碘酊进行皮肤消毒。③按照免疫程序和疫苗使用说明书规定的接种剂量、方法和部位接种疫苗。

(3)接种时严格执行安全注射：①接种前方可打开或取出注射器具。②接种 BCG 的注射器、针头要专用。③在注射过程中防止被针头误伤。如被污染的注射针头刺伤，应立即清洗刺伤部位，并采取其他处置措施。④注射完毕后将注射器投入安全盒或防刺穿的容器内，统一回收销毁。

(六)接种记录、观察与预约

1.接种记录

接种工作人员实施接种后，及时在预防接种证、卡(簿)上记录所接种疫苗的年、月、日及批号、疫苗名称、厂家，接种记录书写要求完整、工整，不得用其他符号代替。

2.接种后观察

受种者在接种后留在接种现场观察 30 分钟。如受种者在现场留观期间出现不良反应的，医疗卫生人员应当按照预防接种工作规范的要求，及时采取救治等措施。

3.预约下次接种

向家长或其监护人预约下次接种疫苗的种类、时间和地点。

4.乙肝疫苗和卡介苗的首针接种登记

按照“谁接生谁接种”的原则，负责新生儿接生的单位在接种第 1 针乙肝疫苗和卡介苗后，应当填写接种登记卡，同时告知家长在 1 个月内到居住地的接种单位建证、建卡，并按免疫程序完成第 2、3 针乙肝疫苗接种。有的地区探讨实施在新生儿出生所在单位发放预防接种证的办法，值得借鉴。

三、接种后的工作

(一)接种器材的处理

(1)使用后的自毁型注射器、一次性注射器处理严格按照《医疗废物管理条例》的规定执行，实行入户接种时，应将所有医疗废物带回集中处理。

(2)镊子、治疗盘等器械按要求灭菌或消毒后备用。

(二)剩余疫苗的处理

记录疫苗的使用及废弃数量，剩余疫苗按以下要求处理。

(1)废弃已开启安瓿的疫苗。

(2)对使用时储存在合格冷链条件下未超过失效日期的剩余疫苗，应做好标记，放回冰箱保存，于有效期内在下次接种时首先使用。

(3)接种单位剩余第一类疫苗的，应当向原疫苗分发单位报告，并说明理由。

(三)统计、上卡

(1)清理核对接种通知单和预防接种卡(簿)，及时上卡，确定需补种的人数和名单，下次接种前补发通知。

(2)统计本次接种情况和下次接种的疫苗需用计划，并按规定上报。

四、接种数据统计与疫苗核算

(一)当天接种数据的统计

接种工作结束后将当日损坏疫苗数、当日库存疫苗数和当日接种人次数统计并填入《疫苗使用及库存情况登记表》中，同时将各种疫苗知情同意书分类统计并打印当日接种日志。要求做到每种疫苗当日《疫苗使用及库存情况登记表》接种人次数、知情同意书数量以及电脑日志接种人次数“三数一致”。

(二)当月接种数据的汇总与上报

《疫苗使用及库存情况登记表》要求每种疫苗每月以电子文档形式统计，将每月疫苗、注射器和条形码库存及使用情况汇总到《一类疫苗、注射器和条形码使用及库存情况统计表》，核对无误后上报。

五、国家实行疫苗全程电子追溯制度。

国务院药品监督管理部门会同国务院卫生健康主管部门制定统一的疫苗追溯标准和规范，建立全国疫苗电子追溯协同平台，整合疫苗生产、流通和预防接种全过程追溯信息，实现疫苗可追溯。

疫苗上市许可持有人应当建立疫苗电子追溯系统，与全国疫苗电子追溯协同平台相衔接，实现生产、流通和预防接种全过程最小包装单位疫苗可追溯、可核查。

疾病预防控制机构、接种单位应当依法如实记录疫苗流通、预防接种等情况，并按照规定向全国疫苗电子追溯协同平台提供追溯信息。

(李凤菊)

第四节　疫苗接种方法

一、皮内注射法

(一)定义

皮内注射接种法是将少量疫苗注入人体表皮和真皮之间的方法，如 BCG 的接种和结核菌素的试验(图 5-1)。

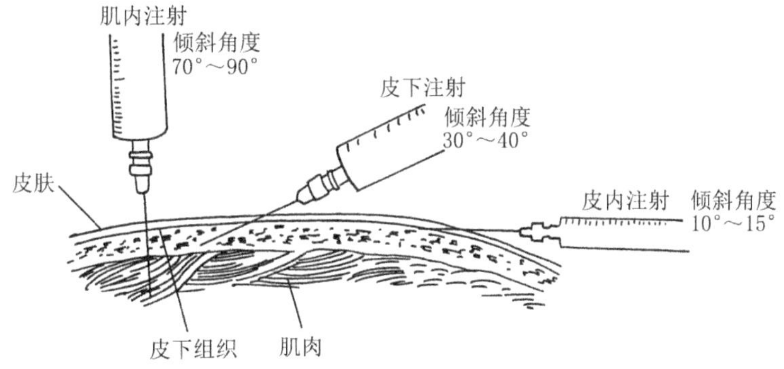

图 5-1　皮内、皮下和肌内注射位置示意图

(二)准备

(1)用物准备：注射盘(消毒液、棉签、砂轮)、疫苗、急救药物与用品、1 mL 一次性注射器、4.5 号或 5 号针头、记录卡(册)。

(2)受种者准备：取坐位或立位，注射部位为前臂掌侧中 1/3 与下 1/3 交界处和上臂外侧三角肌中部附着处。

(3)操作者着装整洁，戴口罩，洗手，铺无菌盘。

(三)操作

(1)核对姓名，询问“三史”(家族史、接种史、过敏史)，向受种者或家属做好解释工作。

(2)核对疫苗与接种单，检查疫苗质量，抽取药液。

(3)选定注射部位：接种人员用 1 mL 一次性注射器配上 4.5 号或 5 号针头，吸取 1 人份疫苗后，用 75%乙醇消毒皮肤，待干。排尽注射器内空气，直至针头上有一小滴疫苗出现为止，查对安瓿。左手绷紧注射部位皮肤(图 5-2，图 5-3)，右手持注射器，右手示指固定针管，针头斜面向上，与皮肤成 10°～15°角(如在上臂外侧三角肌中部附着处注射时，针头与皮肤成 30°角)刺入皮内，待针头斜面完全进入皮内后，放平注射器，左手拇指固定针栓，但不要接触针头部分，右手轻轻推动活塞，注入疫苗 0.1 mL，使注射处隆起形成一个圆形皮丘，隆起的皮肤几乎变白并显露毛孔，针管顺时针方向旋转 45°角后，拔出针头，勿按摩注射部位。

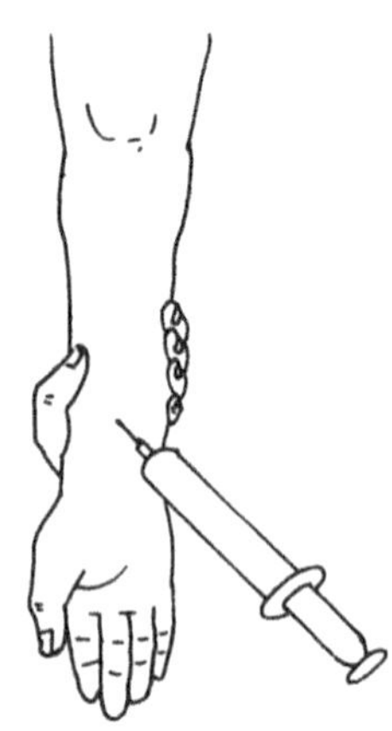

图 5-2　皮内穿刺法(对着前臂横行穿入)

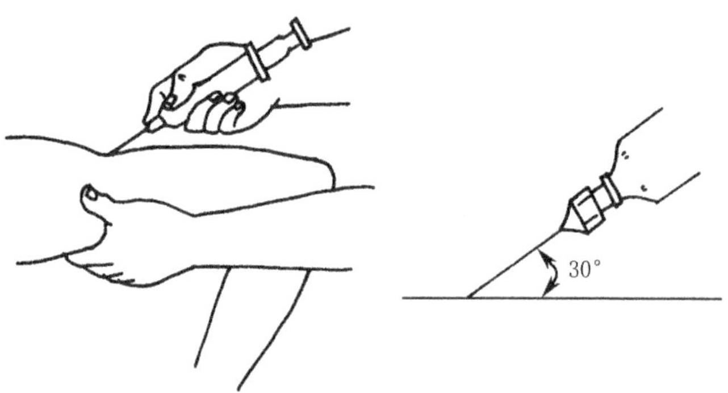

图 5-3　皮内注射法绷紧皮肤刺针

(四)注射法应注意的事项

(1)应做到“五个准确”,即受种者、疫苗、剂量、途径和时间均准确。

(2)做到“三查对”,即操作前、中、后查对。

(3)皮肤消毒部位未留间隙,由内向外螺旋式涂擦,直径≥5 cm,禁用口吹干。

(4)严格执行安全注射要求:①接种前方可打开或取出注射器具。②在注射过程中防止被针头误伤。③注射完毕后不得回套针帽,注射器具直接投入安全容器内,统一销毁。

(5)接种记录与观察:①接种后及时做好各项记录。②受种者在接种后观察 30 分钟。

二、皮下注射法

(一)定义

皮下注射接种法是将少量疫苗注入皮下组织内的方法,如麻疹疫苗、流脑疫苗、流行性乙脑疫苗和风疹疫苗的接种。

(二)准备

(1)用物准备:注射盘(消毒液、棉签、砂轮)、疫苗、急救药物与用品、1 mL 和 2 mL 一次性注射器、记录卡(册)等。

(2)受种者准备:取坐位或半坐位,注射部位可在上臂外侧三角肌下缘附着处、大腿前侧与外侧或两侧腹壁,需长期反复皮下注射者,需有计划地经常更换注射部位。

(3)操作者着装整洁,戴口罩,洗手,铺无菌盘。

(三)操作

(1)核对姓名,询问“三史”,向受种者或家属做好解释工作。

(2)核对疫苗与接种单,检查疫苗质量,抽取药液。

(3)选定注射部位:接种人员用一次性注射器吸取 1 人份疫苗后,局部皮肤消毒,待干。排尽注射器内空气,直至针头上有一小滴疫苗出现为止,查对安瓿。左手隆起注射部位皮肤(图 5-4),右手持注射器,示指固定针栓,针头斜面向上,与皮肤成 30°～40°角,快速刺入针头长度的 1/3～2/3,放松皮肤,左手固定针管,回抽无血,注入疫苗,快速拔出针头,用消毒干棉签稍加按压针眼部位。若有回血,应更换注射部位,重新注射。

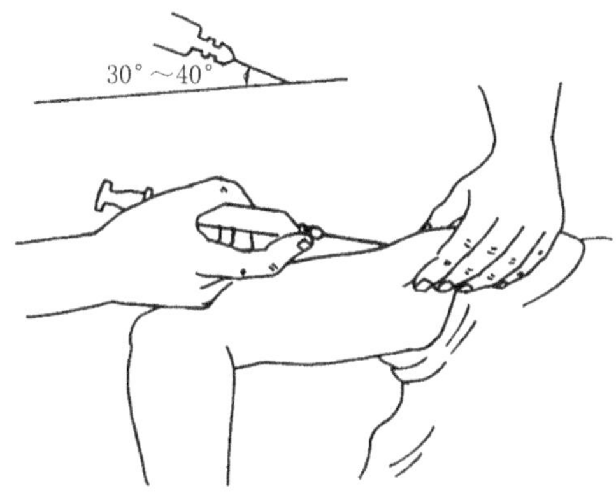

图 5-4　皮下注射法隆起皮肤刺针

三、肌内注射法

(一)定义

肌内注射接种法是将少量疫苗注入肌肉组织内的方法,如百白破疫苗、乙肝疫苗、狂犬疫苗和流感疫苗的接种。

(二)准备

(1)用物准备:注射盘(消毒液、棉签、砂轮)、疫苗、急救药物与用品、2 mL 或 1 mL 一次性注射器、记录卡(册)等。

(2)受种者准备:取坐位或卧位,注射部位应选择肌肉丰富、与大血管和神经距离相对较远的部位,以上臂外侧三角肌、大腿中部前外侧肌肉、臀大肌外上 2/3 处常用。

(3)操作者着装整洁,戴口罩,洗手,铺无菌盘。

(三)操作

(1)核对姓名,询问“三史”,向受种者或家属做好解释工作。

(2)核对疫苗与接种单,检查疫苗质量,抽取药液。

(3)选定注射部位:接种人员用相应规格的一次性注射器,吸取 1 人份疫苗后,消毒皮肤待干。排尽注射器内空气,左手拇指和示指叉开,绷紧注射部位肌肉(图 5-5,图 5-6,图 5-7),右手持注射器(以执毛笔式),中指固定针栓,与皮肤呈 90°角,在左手拇指和示指之间快速刺入针头长度的 2/3,进针 2.5～3.0 cm(消瘦者和婴幼儿酌减)。放松皮肤,固定针管,回抽无血,注入疫苗后快速拔出针头,用消毒干棉签稍加按压针眼部位。

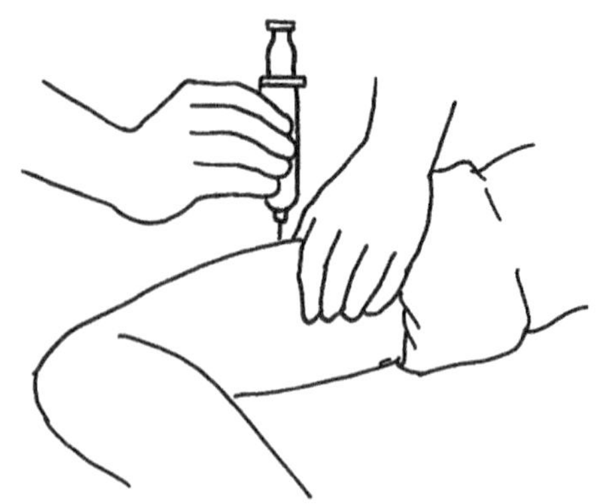

图 5-5　上臂外侧三角肌注射法

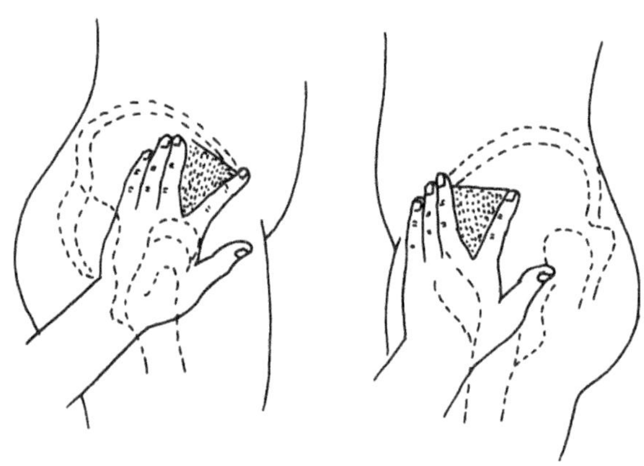

图 5-6　臀中肌、臀小肌肌内注射定位法

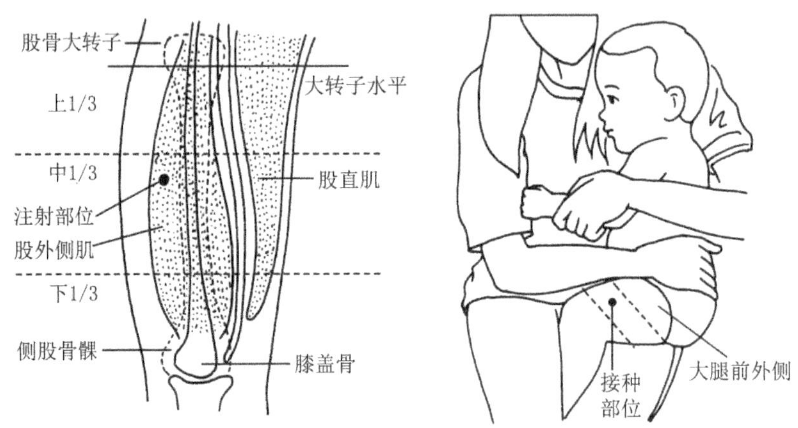

图 5-7　大腿中部前外侧肌内注射定位法

四、口服法

(一)定义

口服接种法是将疫苗吞咽进入体内的方法，如脊髓灰质炎糖丸活疫苗的接种，是一种安全、方便的免疫方法，疫苗经口服后在胃肠道通过扩张方式吸收，30 分钟后可发挥作用。

（二）准备

（1）接种者：按要求着装、洗手并擦干。

（2）物品：药盘、疫苗、药杯、药勺、水壶、记录卡（册）等。

（3）环境：清洁、光线充足。

（三）操作

（1）核对受种者姓名和疫苗品名。

（2）固体疫苗：月龄稍大的儿童用消毒小勺将固体疫苗直接喂入口中或用凉开水送服咽下。月龄小的儿童应将固体疫苗用汤匙碾碎，干服或用少许凉开水调成糊状，慢慢送入口中，看其服下。如儿童服疫苗后吐出应先饮少量凉开水，休息片刻后再服。

（3）液体疫苗：较大儿童张口直接滴入。较小儿童呈仰卧位，左手拇指和示指捏住两颊使其嘴张开，右手将疫苗滴入口中。

五、其他接种方法

（一）黏膜接种法

1.定义

黏膜接种法是将疫苗稀释后直接喷入鼻内由黏膜吸收的方法，如流行性感冒疫苗的接种。

2.准备

（1）接种者：按要求着装、洗手并擦干。

（2）物品：药盘、疫苗、生理盐水、喷雾瓶、一次性喷雾嘴、药杯、棉签、记录卡（册）等。

（3）环境：清洁、光线充足。

3.操作

（1）核对受种者姓名和疫苗品名。

（2）受种者取坐位，抬头，操作者用棉签蘸生理盐水清洁鼻腔。

（3）用 1 mL 疫苗加上 4 mL 生理盐水，混匀后喷入两侧鼻腔中，每侧鼻腔约喷 0.25 mL。

4.注意事项

（1）疫苗喷入两侧鼻腔后，用手指稍捏压。

（2）做到一人一喷嘴，如鼻黏膜破损或鼻患用药时避免接种。

（二）划痕接种法

1.定义

划痕接种法是将活疫苗经皮肤划痕刺入吸收的方法，如 BCG、布鲁司杆菌菌苗、鼠疫菌苗、炭疽菌苗等疫苗的接种。

2.准备

（1）物品：药盘、疫苗、2 mL 一次性注射器、消毒缝针、消毒液、棉签、记录卡（册）等。

（2）受种者准备：取坐位，露出左上臂，接种部位取三角肌下端外缘。

（3）接种者：按要求着装、洗手并擦干。

3.操作

（1）核对受种者姓名，向受种者或家属做好解释工作。

（2）核对疫苗与接种单，检查疫苗质量。

（3）选定注射部位：接种人员将乳白色混悬液菌苗轻摇匀，接种部位皮肤常规消毒，待干后滴上菌苗。儿童滴1滴，划一个“#”字，每痕长度为0.5～1.0 cm，成人滴2滴，2滴之间相距2～3 cm，每滴划一个“#”字，每痕长度为1.0～1.5 cm，深度以出现红痕为宜，涂匀菌苗，使其渗入皮内，待菌苗干后穿上衣服。

（李凤菊）

第五节　疫苗接种免疫程序

免疫程序是指对某一特定人群（如儿童）预防针对传染病需要接种疫苗的种类、次序、剂量、部位及有关要求所作的具体规定。只有按照科学、合理的程序进行接种，才能充分发挥疫苗的免疫效果，减少预防接种不良反应的发生，避免人力、物力、财力的浪费，有效地保护易感人群，预防和控制针对传染病的发生与流行。

免疫程序包括儿童常规免疫程序、儿童扩大免疫程序、成人免疫程序、特殊地区和特殊职业人群免疫程序等。

一、制定免疫程序的依据

制定免疫程序时要综合考虑当地疾病控制规划，疾病负担，疫苗的特征、免疫学原理，传染病的流行特征，接种后的效益和利弊等多方面因素。概括起来有以下3个方面。

（一）传染病的流行情况

世界各地的疾病负担不完全相同，在经济、文化、卫生等方面存在较大差异，在制定免疫程序时，首先要考虑当地的疾病负担和群众的可接受性。我国在把乙肝疫苗、BCG、脊灰疫苗、百白破疫苗、麻疹疫苗、白破疫苗6种疫苗作为儿童常规免疫疫苗的基础上，2008年又将甲肝疫苗、流脑疫苗、乙脑疫苗、麻腮风联合疫苗纳入儿童常规免疫接种。在重点地区对重点人群进行出血热疫苗接种；发生炭疽、钩端螺旋体病疫情或发生洪涝灾害可能导致钩端螺旋体病暴发流行时，对重点人群进行炭疽疫苗和钩端螺旋体疫苗应急接种。通过接种上述疫苗，可预防乙肝、结核病、脊灰、百日咳、白喉、破伤风、麻疹、甲肝、流脑、乙脑、风疹、流行性腮腺炎、出血热、炭疽和钩端螺旋体病15种传染病。

（二）疫苗的生物特性和免疫效果

主要是指接种疫苗的安全性和有效性，包括疫苗的免疫原性、产生理想免疫应答的剂次、间隔时间、接种后的反应、免疫效果和免疫持久性，与其他疫苗同时接种的反应性，人体免疫系统发育的完善程度，母体胎传抗体消失时间等因素。

（三）实施的条件

接种疫苗必须有一定的行政手段和技术措施才能实施。在制定免疫程序时，应考虑群众的可接受性、实施的可能性，包括疫苗生产供应能力，实施地区的交通状况、后勤保障、组织机构和工作人员，以及接种后的成本-效益等因素。

二、免疫程序的内容

免疫程序的内容包括免疫起始月（年）龄、接种剂次和剂量、剂次之间的时间间隔，以及几种疫苗联合免疫等问题。其中接种疫苗的起始月(年)龄、接种剂量和接种时间间隔是正确使用疫苗的3个最重要的问题。

(一)免疫起始月龄

确定免疫起始月龄要考虑婴幼儿接种疫苗来自母传抗体的干扰、个体免疫系统发育情况、传染病暴露机会3个方面的因素。在有母体被动抗体干扰的情况下，会影响减毒活疫苗免疫抗体的形成；月龄过小，免疫系统发育不完善，亦会使免疫不成功；月龄过大，则会增加暴露传染病的机会。对免疫起始月龄的一般要求是，存在发病危险而又能对疫苗产生充分免疫应答能力的最小月(年)龄，两相权衡后确定免疫起始月龄。

一般规定，接种疫苗不应早于免疫起始月龄。为控制某种传染病的发病，在免疫起始月龄前接种疫苗，这1剂不作为免疫程序，应按照免疫程序再接种1剂。

(二)接种剂量

接种疫苗的最佳剂量一般是由疫苗的性质决定的。接种剂量过小，不足以刺激机体免疫系统的应答，不能产生有保护水平的特异性抗体，造成免疫失败。接种剂量过大，超过机体免疫反应能力时会产生免疫耐受，使机体在相当长时间内处于免疫抑制状态，不但影响免疫效果，且会加重免疫反应的临床过程，造成接种不良反应发生率增高。因此，只有适宜的剂量才能产生较高的特异性抗体，形成有效的免疫保护，达到防病的目的。

(三)接种剂次

为使机体形成有效的免疫保护，疫苗必须接种足够的剂次。灭活疫苗1剂免疫仅起到动员机体产生抗体的作用，但抗体水平较低，维持时间较短，常需要接种第2剂或第3剂才能使机体获得巩固的免疫保护。减毒活疫苗接种剂次数一般较灭活疫苗少，有的减毒活疫苗1剂次免疫就可以产生理想的免疫保护。但如果接种剂次过多，一方面造成疫苗浪费，另一方面还会增加儿童的痛苦和增加疫苗接种不良反应发生的概率。

(四)接种间隔

近年有研究表明，增加各剂次疫苗的时间间隔不降低疫苗的效果，减少各剂次疫苗的时间间隔可干扰抗体反应和降低保护作用。2剂次之间的长间隔比短间隔产生的免疫应答好，特别是含有吸附剂的疫苗，长于规定的接种时间并不降低最终的抗体水平。因此，中断的免疫程序无须重新开始接种或增加接种的剂次。但间隔时间太长势必推迟产生保护性抗体的时间，增加暴露的危险。短于规定的最小间隔可减弱抗体应答。因此，对短于规定最小间隔时间接种的，不作为1剂有效接种。

一般规律认为，灭活疫苗通常不受循环抗体的影响。减毒活疫苗受循环抗体的影响较大，间隔少于2周的，应重复接种1剂。

(五)接种途径

接种途径与免疫效果有密切的关系，一般认为采取与自然感染相同的途径是最佳的接种途径，皮下注射和肌内注射是预防接种最常用的途径。

(六)加强免疫

疫苗在完成基础免疫后一定时期内进行1次适当的加强免疫，可刺激机体产生回忆免疫并维持较高的抗体水平。如百白破疫苗在完成3剂次基础免疫后18月龄进行一次加强免疫，可使相应的抗体水平维持较高的滴度和较长的时间。

(七)不同疫苗的同时接种

在不同疫苗同时接种时，主要考虑两方面因素：不同疫苗相互之间是否会干扰免疫应答，是否会增加接种不良反应发生率。根据免疫活性细胞的生理特性，1 个 T 淋巴细胞有很多针对不同抗原的受体，可以同时处理多种不同的抗原，不存在抗原之间的互相干扰问题。因此，在理论上，任何疫苗都可以同时接种，没有禁忌证，但不可将疫苗吸入一副注射器内，不可在相同部位同时接种。如未能同时接种，2 种减毒活疫苗则应间隔 4 周以上。这是为了减少和消除先注射的疫苗对后注射疫苗的干扰。2 种灭活疫苗或减毒活疫苗与灭活疫苗可以在任何时间在不同部位接种。一般认为，口服减毒活疫苗与注射减毒活疫苗同时接种，不会相互干扰，也可在注射减毒活疫苗前后任何时候接种。

但在实际工作中，有些地方为了便于预防接种异常反应的处理，规定第一类疫苗和第二类疫苗不能同时接种，两者接种间隔需 2 周以上。

免疫球蛋白一般不能和减毒活疫苗同时接种，使用免疫球蛋白后至少需间隔 4 周才能接种减毒活疫苗，接种减毒活疫苗 2 周后才能使用免疫球蛋白。

(八)疫苗的剂次效应关系

一般原则是，减毒活疫苗单剂次一般产生长期持久免疫。

灭活疫苗需要多次接种(或多剂次)，并需要定期加强，以保持机体的免疫保护状态。

注射减毒活疫苗，首次接种一般能提供保护，增加剂次可提高血清阳转率，举例来说，95%～98%的被接种者将获得单剂次麻疹疫苗接种的免疫反应，给予第 2 剂以确保几乎 100%的人被免疫(第 2 剂是“保险”)。活疫苗产生的免疫是长期持久的，“加强”剂次不是必需的。

灭活疫苗在推荐的年龄首次接种通常不产生保护性免疫反应，在第 2、第 3 剂次接种后才会产生有效的免疫应答。灭活疫苗的抗体滴度在几年后可降低到保护水平以下，这种现象破伤风和白喉最明显，对这些疫苗，定期“加强”是必需的，给予加强的免疫接种使抗体恢复到保护水平。

不是所有的疫苗在整个一生都要加强，例如由于 Hib 在 5 岁以上的儿童非常罕见，Hib 疫苗不需要加强，由于乙肝疫苗的免疫记忆及乙肝有较长的潜伏期，能产生一种“自动加强”，目前多数人认为乙肝疫苗不需要加强。

三、疫苗免疫程序

(一)国家免疫规划疫苗接种时间和剂次

(1)乙肝疫苗：接种 3 剂次，儿童出生时、1 月龄、6 月龄各接种 1 剂次。对已知母亲乙肝病毒表面抗原阳性的新生儿，在自愿的基础上，提倡新生儿在接种首剂乙肝疫苗的同时，在不同部位接种≥100 IU(国际单位)乙肝免疫球蛋白。

(2)BCG：接种 1 剂次，儿童出生时接种。

(3)脊灰疫苗：接种 4 剂次，儿童 2、3、4 月龄和 4 周岁各接种 1 剂次。

(4)无细胞百白破疫苗：接种 4 剂次，儿童 3、4、5 月龄和 18～24 月龄各接种 1 剂次。

(5)白破疫苗：接种 1 剂次，儿童 6 周岁时接种。

(6)麻腮风疫苗：8 月龄和一岁半龄各接种一剂次。

(7)流脑疫苗：接种 4 剂次，儿童 6～18 月龄接种 2 剂次 A 群流脑疫苗，3 周岁和 6 周岁各接种 1 剂次 A+C 群流脑疫苗。

(8)乙脑疫苗：乙脑减毒活疫苗接种 2 剂次，儿童 8 月龄和 2 周岁各接种 1 剂次；乙脑灭活疫苗接种 4 剂次，儿童 8 月龄接种 2 剂次，2 周岁和 6 周岁各接种 1 剂次。

(9)甲肝疫苗：甲肝减毒活疫苗接种 1 剂次，儿童 18 月龄接种；甲肝灭活疫苗接种 2 剂次，儿童 18 月龄和 24～30 月龄各接种 1 剂次。

(10)出血热疫苗：流行性出血热疫苗接种 3 剂次，受种者接种第 1 剂次后 14 天接种第 2 剂次，第 3 剂次在第 1 剂次接种后 6 个月接种。

(11)炭疽疫苗：炭疽疫苗接种 1 剂次，在发生炭疽疫情时接种，病例或病畜的直接接触者和患者不能接种。

(12)钩端螺旋体疫苗：钩端螺旋体疫苗接种 2 剂次，受种者接种第 1 剂次后 7～10 天接种第 2 剂次。

(二)国家免疫规划疫苗使用规定

(1)免疫程序所列各种疫苗第 1 剂次的接种时间为最小免疫起始月龄。

(2)完成国家免疫规划疫苗基础免疫时间要求：①乙肝疫苗、卡介苗、脊灰疫苗、百白破疫苗、麻风疫苗、乙脑减毒活疫苗＜12 月龄完成。②A 群流脑疫苗在＜18 月龄完成。③甲肝减毒活疫苗在＜24 月龄完成。

(3)国家免疫规划疫苗的加强免疫要求在规定的月(年)龄内完成。

(4)多种疫苗如需同时接种，原则上每次可接种 2 种注射疫苗和 1 种口服疫苗，注射疫苗应在不同部位接种。除非有特殊规定，严禁将几种疫苗混合吸入同一支注射器内接种。2 种减毒活疫苗如未同时接种，至少应间隔 28 天再接种。

(5)国家免疫规划使用的减毒活疫苗都可以按照免疫程序和接种方案的要求，在任何季节开展常规接种、群体性接种和应急接种。

(6)免疫球蛋白可以与灭活疫苗同时接种；使用免疫球蛋白后至少需间隔 4 周才能接种减毒活疫苗，接种减毒活疫苗 2 周后才能使用免疫球蛋白。特异性免疫球蛋白的具体使用方法按照使用说明书的规定执行。

(三)未完成国家免疫规划疫苗接种的≤14 岁儿童的补种原则

未完成国家免疫规划疫苗接种的≤14 岁儿童应尽早补种。补种应掌握以下原则。

(1)未进行国家免疫规划疫苗常规接种的儿童，按照免疫程序进行补种。

(2)未完成国家免疫规划疫苗常规接种免疫程序规定剂次的儿童，只需补种未完成的剂次。

(3)未完成百白破疫苗免疫程序的 3 月龄～5 岁儿童使用百白破疫苗；6～11 岁儿童使用白破疫苗；≥12 岁儿童使用成人及青少年用白破疫苗。

(4)未完成脊灰疫苗免疫程序的儿童，＜4 岁未达到 3 剂次(含强化免疫等)，应补种完成 3 剂次；≥4 岁儿童未达到 4 剂次(含强化免疫等)，应补种完成 4 剂次。

(5)未完成 2 剂次含麻疹成分疫苗接种(含强化免疫等)的儿童，应补种完成 2 剂次。

(6)未接种卡介苗的＜3 月龄儿童可直接补种，3 月龄～3 岁儿童对结核菌素或卡介菌纯蛋白衍生物(PPD)试验阴性者补种，≥4 岁儿童不予补种。

(7)各地可根据实际情况，制定具体的疫苗补种建议。

(四)省级增加的国家免疫规划疫苗

省级人民政府在执行国家免疫规划时，根据本行政区域的传染病流行情况、人群免疫状况等因素，可以增加免费向公民提供接种的疫苗种类或剂次。

(五)其他疫苗

(1)群体性接种和应急接种疫苗的使用原则依照有关部门制定的方案执行。

(2)提供预防接种服务时,除特殊情况外,应优先保证国家免疫规划疫苗的接种。

含有国家免疫规划疫苗组分的同品种的第二类疫苗,在受种者或其监护人知情同意的情况下,可以按照国家免疫规划疫苗免疫程序或疫苗说明书的要求替代,并作为考核评价的依据。

(3)根据卫生部制定的使用指导原则以及省级卫生行政部门制定的接种方案接种第二类疫苗;暂无使用指导原则的疫苗按照疫苗使用说明书使用。

四、成人免疫

过去的30年里通过实施EPI,在提高儿童接种率及预防传染病方面取得了重大进展。随着EPI的成功,传统的传染病流行模式已发生了变化,发病年龄有后移的趋势。在儿童期未免疫也未感染的成人则处于这些传染病的威胁中,麻疹、白喉、百日咳等传染病在成人中时有暴发的报道。对成人进行预防接种已引起社会和卫生部门的关注。

为进一步减少疫苗可预防传染病的发生,应对青年和成人进行常规的预防接种。此外,流行病学研究提示,处于某些年龄、职业、环境和生活方式的人群和具有特殊健康问题的人,以及对疫苗可预防的传染病如乙肝、狂犬病、流感和肺炎球菌病有较大的危险,应予接种。到某些国家去的旅游者也有接触一些疫苗可预防疾病的较大危险,留学生、移民和难民也易患上述疾病。

对成人是否接种疫苗取决于2个因素:免疫学和经济基础,即受种者对传染病的易感性;接触传染病的危险性,即发病的危险性和接种疫苗的效益,是否可与其他疫苗联合使用及发生并发症的危险性等。目前成人可以接种的疫苗有白破疫苗(Td)、吸附破伤风疫苗(TT)、甲肝疫苗、乙肝疫苗、麻疹疫苗、风疹疫苗、腮腺炎疫苗、流感疫苗、肺炎球菌多糖疫苗、狂犬病疫苗等十多种。

五、特殊健康状况人群的免疫

特殊健康状况人群的预防接种工作是基层接种工作人员经常遇到且难以把握的问题。从理论和实际研究的情况来看,此类情况的确难以与一般健康人群相比。鉴于目前我国预防接种工作的性质以及受种者拥有的受种权和知情权,现将国内外有关资料进行介绍,供大家参考。同时,建议基层接种工作人员在实际工作中应及时与临床医师和受种者多方协调,并结合疫苗使用说明书,以便制定出科学、合理、安全、有效的接种方案。

(一)早产儿和低出生体重儿的接种

早产儿T淋巴细胞和B淋巴细胞的功能比足月儿更不成熟,更容易感染各种传染病,而且发生疫苗可预防传染病后,病情远比足月儿严重,因此应该尽早给早产儿接种疫苗。美国儿科学会(AAP)建议,在大多数情况下,早产儿(包括低出生体重儿)应按足月儿的免疫程序进行预防接种。我国目前除暂定出生体重<2 500 g的早产儿暂缓接种BCG外,对其他疫苗的接种可按常规进行。

(二)受种者处于特殊状况下的接种

WHO一直强调EPI疫苗不应该有很多的禁忌证。常规使用疫苗的益处大多高于发生不良反应的危险性,卫生人员应利用一切机会为所有的合格对象接种疫苗。WHO认为,下列情况不应作为接种疫苗的禁忌:①轻微传染病,如体温<38.5 ℃的上呼吸道感染或腹泻;②超敏反应、

哮喘或其他特应性表现；③惊厥家族史；④用抗生素、低剂量皮质类固醇或局部作用的（如外用或吸入）类固醇治疗；⑤皮肤病、湿疹或局部皮肤感染；⑥慢性心、肺、肾或肝脏传染病；⑦稳定的神经系统传染病（如大脑瘫痪）；⑧出生后黄疸史；⑨哺乳婴儿、早产儿和低体重儿；⑩营养不良；母亲妊娠；以前有百日咳、麻疹、流行性腮腺炎或风疹感染史；传染病的潜伏期。

（三）免疫损害者的接种

凡患有白血病、淋巴瘤、全身恶性肿瘤或进行免疫抑制治疗的儿童或成人，接种疫苗的效果可能有限，但因发病的危险性大而疫苗的不良反应轻微，故有必要进行接种。接种灭活疫苗并无危险性，但免疫应答不如无免疫损害者，常需接种较大剂量或多次进行加强接种。免疫损害者一般不得接种活疫苗。白血病患者停止化疗 3 个月后可以接种活疫苗。

（四）接受 Ig 预防或治疗者和近期接受输血者

在接受 Ig 后至少 4 周才能接种活疫苗。接受大量输血的人，影响活疫苗的免疫效果时间则更长。但接种灭活疫苗，一般无大的影响。如狂犬疫苗和抗狂犬病血清联合使用、乙肝疫苗和乙肝免疫球蛋白（HBIG）联合使用，但用量控制在 200 U 以下。

使用免疫抑制剂者不能接种活疫苗，接种灭活疫苗的免疫反应也可能降低。家庭有免疫缺陷和使用免疫抑制药物的人，不能口服脊髓灰质炎疫苗，因服疫苗者有可能将疫苗病毒传播给患者，但可接种麻疹疫苗和麻腮风联合疫苗。某些药物可引起免疫抑制，如烷基化合物、抗代谢药物，接受放射治疗（简称放疗）者，都不能接种活疫苗，在治疗停止后至少 3 个月才能接种活疫苗。

（五）艾滋病病毒（HIV）抗体阳性母亲所生儿童

HIV 抗体阳性母亲所生儿童在接种前原则上不必进行 HIV 抗体筛查。对于 HIV 抗体阳性母亲所生儿童 HIV 感染状况分 3 种：①HIV 感染史不详儿童；②HIV 抗体阳性儿童；③HIV 抗体阴性儿童。

由医疗机构出具儿童是否有 HIV 感染症状，或是否有免疫抑制的诊断：①HIV 抗体阳性母亲所生儿童在出生后暂缓接种卡介苗、脊灰减毒活疫苗；当确认儿童 HIV 抗体阴性后再予以补种；当确认儿童 HIV 抗体阳性，不予接种卡介苗、脊灰减毒活疫苗。②HIV 抗体阳性母亲所生儿童如经医疗机构诊断出现艾滋病相关症状或免疫抑制症状，不予接种含麻疹成分疫苗；如无艾滋病相关症状，可接种含麻疹成分疫苗。③HIV 抗体阳性母亲所生儿童可按照免疫程序接种乙肝疫苗、百白破疫苗、A 群流脑疫苗、A＋C 群流脑疫苗和白破等灭活疫苗。④HIV 抗体阳性母亲所生儿童不予接种乙脑减毒活疫苗、甲肝减毒活疫苗，可按照免疫程序接种乙脑灭活疫苗、甲肝灭活疫苗。⑤其他疫苗按照疫苗使用说明书的规定接种。

（六）妊娠妇女的接种

妊娠期间妇女的危险性主要是接触传染病的危险性增高，以及接种疫苗和感染传染病后对母亲和胎儿的特殊危险性。目前认为妊娠期妇女接种灭活疫苗对孕妇和新生儿都是安全的，个别减毒活疫苗也可以给孕妇接种。

1.破伤风疫苗

国内一项调查表明，2/3 的孕妇和新生儿对破伤风没有免疫力。因此，一旦发生破伤风杆菌感染，就可能发病，而分娩对于母亲和新生儿都是容易感染的机会，为防止破伤风杆菌感染新生儿和孕妇，孕妇应接种吸附破伤风疫苗。此种疫苗没有危险，而且孕妇的免疫力会很快传给胎儿，应尽可能在妊娠中、后期（4～9 个月）接种，以避免可能的致畸性。无免疫史者应接种 2 次，间隔 4～8 周；已全程接种但超过 10 年者应加强接种 1 次。

具体接种方法是在怀孕第4个月注射第1剂，剂量为0.5 mL(含5个单位)，间隔6周或更长一点时间后注射第2剂，剂量相同。第2剂最迟应在预产期前4周注射。若注射时间过于接近分娩期，则不能保证分娩时母体产生足够抗体。若孕妇已感染破伤风，可使用人血破伤风免疫球蛋白。

2.乙肝疫苗

乙肝疫苗对孕妇是安全的，对于体内没有乙肝保护性抗体的孕妇应该接种。标准的接种方法是在孕期接种3剂疫苗，可分别于孕期第2、3、9个月接种。有资料表明，在完成预防接种后，对孕妇的保护率在95%以上，母婴隔断率在85%左右。

3.风疹疫苗

母亲感染风疹病毒的最大受害者是胎儿，但孕妇接种风疹疫苗，在理论上有可能将风疹疫苗病毒传播给胎儿，所以孕妇不能接种风疹疫苗，并在接种风疹疫苗后3个月内不宜怀孕。

4.乙脑疫苗

现在有性型炎灭活疫苗和乙脑减毒活疫苗2种，对于处在乙脑流行区的孕妇，可以接种灭活疫苗，但是不宜注射乙脑减毒活疫苗。

5.甲肝疫苗

甲肝病毒不能通过胎盘传染给胎儿，但是孕妇患甲肝则常常发展成重型肝炎，还可能引起产后大出血。因此在甲肝流行区，对孕妇有必要接种甲肝疫苗。目前常用的甲肝疫苗包括国产甲肝减毒活疫苗和甲肝灭活疫苗。对孕妇而言，灭活甲肝疫苗更为安全。

6.白喉疫苗

孕妇若处在白喉流行区，或与白喉患者有过密切接触，为防止感染白喉，孕妇应紧急接种白喉疫苗。但接种后一般会引起发热而对胎儿有害，妊娠期最好避免注射，也有学者认为妊娠7个月后注射影响则较少。

7.脊灰疫苗

自口服OPV问世后，特别推荐给孕妇使用。对孕妇接种OPV的流行病学研究表明，它既不会增加婴儿的先天畸形也不会造成其他不良后果。妊娠晚期接种OPV的孕妇所生新生儿，其抗体浓度明显高于未受种母亲所生的子女。

8.抗HIV高效免疫球蛋白(HIVIG)

人类免疫缺陷病毒(HIV)可通过母婴传播，感染HIV的孕妇(妊娠第20～30周)使用高效价抗HIV静脉注射免疫球蛋白(HIVIG)，临床反应轻，孕妇和婴儿都能很好地耐受。在目前尚无HIV疫苗问世的情况下，HIVIG或许是一种降低HIV母婴传播危险性的有效途径。

(李凤菊)

第六章

优生优育与妇女保健护理

第一节　婚恋期性健康教育

目前，社会中非婚性行为和未婚先孕、高人工流产频率、性传播疾病的泛滥，导致严重的社会问题；青年人迫切需要从正确途径得到性健康教育的知识。因此，本文着重从正确的认知角度介绍了恋爱期和婚恋期的性健康教育，加强青年人对性健康和性保健知识的认识，实现满意且安全的性生活。男女之间应达到真正的平等及相互尊重，并排除性传播疾病及非意愿性妊娠，以及它们带来的身体、精神及社会等方面的一切问题，保持个体和社会的良好状态。

一、恋爱期的性健康教育

(一)热恋心理

1.择偶心理

从生物学的观点来看，性选择是保存种系的需要。然而，人类的性选择有很大的社会意义。择偶还要受社会背景、社会阶层、文化环境、经济状况等因素的影响。内在美和形态美结合在一起，是择偶的最佳标准。

事实上，一个风度迷人的女性或是潇洒英俊的男性常会吸引大量的异性。但是只是拥有外在美，毫无内涵的人，也不能获得异性的持久好感，美貌是会随着时间逐渐逝去的，需要自身的内在美来弥补容颜的逝去和增加生活乐趣。

2.热恋心理

大多数青年在初恋开始时力求自己能稳重而自然地和对方交往。在初恋时出现性冲动的机会不多，这在很大程度上是一种精神上的追求。当进入热恋后，强烈的性冲动也随之而来。在激情超过理智的情况下，可出现一系列反常现象。但也有人能很好地处理好这种热情和快乐，转化为学习工作进步的动力。

热恋的特点：排他性、波动性、冲动性。这是爱情中的嫉妒心理和青年期情绪不稳定的表现，也是对热恋对象强烈亲近的一种心理倾向，抵御任何一个异性接近自己的热恋对象的一种心理状态。排他性的表现：看见自己的对象和异性接近就不舒服，暴跳如雷，争执撒野；当怀疑对方背离自己时，可怒火燃烧去伤人杀人；也可能精神失常或自杀身亡。波动性和冲动性的表现：长时间无法乐观看待生活；冲破一切约束，在性欲高涨和性爱激情暴发时发生性行为；为热恋对象赴汤蹈火，作很大的牺牲，但并不考虑这种牺牲有无社会价值，也不再考虑自己父母的感受和对父母的极大伤害，忽视自己作为子女，作为公民的义务。

产生的后果：互相猜疑而分手；以性行为来约束双方的关系。真正的热恋是互相尊重，互相为对方考虑，以对方的快乐为自己的快乐，清楚自己的行为及为此所承担起的责任，不能让爱情压倒理性思维，控制自己的思想行为。

（二）恋爱期的性行为

青少年认为因循守旧非常落伍，不时髦。认为恋爱期里的处女处男是不可思议的事，对谈恋爱期的同居现象习以为常。

对未婚青年的性行为，一方面要进行性道德观念的教育，包括如何缔结美满的婚姻和幸福的家庭，如何保证自身身心健康等；另一方面，体谅青年的困难和苦衷，正确的避孕措施教育。但是，补救措施不是纵容青年人发生性行为，某些无痛人流广告的泛滥的确助长此不良风气。

两性的结合要经过恋爱和结婚两个阶段，先发展感情、增加了解等，然后才能有肉体的结合。有些青年把这两个阶段混淆了，在结婚前就发生性行为。未婚先过性生活的害处很大，表现如下。

1.婚前性生活

多半在丧失理智、矛盾、忧虑、惊恐等不正常的情况下进行的，事后的惊恐、自责、互责、自卑心情又使得双方背上沉重的思想包袱，常常会影响婚后的正常性生活。

2.损害身心健康

未婚先过性生活的直接后果是女方未婚先孕，使女方在心理上和身体上受到双重的打击。由于未婚先孕，女方羞于别人知道，只好偷偷摸摸地找个假期或是周末去进行人工流产，手术后也不休息，对身体健康影响极大。有的女青年怕被发觉，不敢去医院进行人工流产，而是私自去小诊所堕胎，有的使生殖器官受到很大损伤，影响以后的生育能力。

3.使正常的恋爱关系受到破坏

有的女性以为发生了性关系能使双方的恋爱关系更为巩固，其实不然。本来以为性生活是神秘的，现在尝到滋味了，感到也不过如此。即使以后结了婚，有的男子对妻子发生怀疑，认为既然这么容易和我发生性关系，同样也可能轻率和别的男子发生性关系，可造成夫妻之间猜疑与不和。

4.可以引起许多矛盾和纠纷

如果男方在和女方发生性关系后，某一方被抛弃而引发许多意外事件。有的女青年被伤害后，开始玩弄感情，后果也是很严重的。

5.未婚先有性生活可使新婚蒙上羞耻

婚前性行为后，尽管男女双方终于结了婚，但这种情况下的结婚失去应有的欢乐。

未婚先有性生活，对女性的伤害最大，避免未婚先有性生活是十分重要的。女青年应当自尊自爱，该拒绝时就应坚决拒绝，绝不能任凭一时冲动。为了热恋情侣婚后的家庭幸福和美满，应当避免婚前有性生活。

二、婚姻期性健康教育

（一）新婚性健康教育

1.新婚恐惧症

新婚恐惧症是新婚之夜在性生活时出现一种恐惧心理，随之而出现惊恐、不安、惊慌失措以及多种精神或行为失态的表现。新婚恐惧症男女双方都可能出现，但多数发生在女性。主要是由于对正常的夫妻性生活缺乏必要的科学知识所造成。可由性健康教育的生理心理知识来缓解此恐惧症。

有人认为：当熟悉了丈夫（或妻子）的每一部分以后，性爱的激情将逐渐消失，男女之间的爱情似乎只是性行为而已。在性爱的过程中要尽力避免单调，进行新的探索，要使性爱和情爱随时保持一种“不满足”的状态。爱和对性的要求，是男女双方共同的权利。作为一个男性，当性兴奋唤起后，应该考虑到妻子的心理需求，应该考虑到在性行为中加强情感交流。应该考虑到如何激发和保持性爱与情爱。作为一个女性，在性生活过程中。应该考虑到对性的敷衍和拒绝性爱生活作为对丈夫的惩罚就是对自己的葬送，应该考虑到爱情生活中不能带有勉强，应该考虑到和丈夫心身和谐。在性生活中，男女双方都应有自己的主导地位和主动性。

2.性的权利、义务与责任

婚后的男女，角色已经发生变化，成为丈夫和妻子，父亲和母亲。因此，在运用性行为的权利时，还要考虑为家庭和社会所履行的义务和责任。

在婚后的生活中，有人会觉得平淡无味，有人会发现对方在热恋时掩饰的缺点。有人还会遇见使自己更倾心的异性。尤其是当孩子出生以后，夫妻的一方，特别是妻子，感情的重点逐渐转移到孩子身上。对性生活的情趣可能降低，这也是正常的。一些人对此很不理解，总是苛求对方这也不是那也不是。但正是由于有这些差异，才构成了家庭生活的丰富多彩和人生美好的财富。当一个人想到自己的义务和责任时，可以进一步加强性心理和谐的调适。

（二）婚后和谐的性生活

婚后如果夫妻性生活不协调，常引起夫妻间感情的破裂，甚至导致家庭的纠纷甚至是破裂。

和谐的性生活应具备以下条件。

1.牢固的感情，相互的爱护和体贴是和谐的性生活的基础

男女的婚姻必须建立在牢固的感情基础上，男女间从情爱萌发，炽热相恋，到缔结姻缘，不仅仅是异性的吸引和本能的要求，更重要的是应相互爱护，互相体贴，平等对待，这是家庭美满幸福及和谐的性生活的基础。

2.客观看待处女膜问题，才不会影响夫妻感情和性生活

长期以来处女膜完整与否一直被认为是判定女子贞操的标志，这是不科学的：一方面，有些未发生过性关系的女子，由于种种原因可以造成处女膜的裂伤、出血，而在正式经历初次性交时却未见血。如某些剧烈运动（如骑自行车、骑马等）、外伤等都有可能造成处女膜破裂，而对于未婚女性青少年来说，上述原因造成了处女膜破裂自己也是不知道的；另一方面，处女膜孔大、膜厚而富有弹性：性交时仅有扩张，不至于破裂和出血，性交后又恢复了原状。在临床上有些已婚多年的女子经常有性生活，但处女膜却完整未破。由此可见，处女膜是否完整并不是处女的标记。男方应当理解和体谅，才不会影响夫妻的感情和和谐的性生活。

3.端正对性的认识，消除封建意识的影响

在性生活方面，女性常常处于被动、消极的状态中，其实夫妻生活男女是完全平等的。女子要积极主动密切配合，使自己与丈夫融为一体，共同完成性交全过程，这是和谐的性生活的很重要的心理因素。

4.根据两性性反应特点和差异，掌握性生活和谐艺术

充分做好性交前的“性准备”，由于女子性欲和性冲动比男性缓慢，因此，为了使性生活和谐，

在性交前必须做好充分的准备,使男女双方处于“同步”状态。注意温存和爱抚。使得夫妻双方在心理上得到充分满足,夫妻的性生活才会和谐美满。

和谐而欢娱的性生活对增强夫妻感情、保持身心健康者是十分重要的。那么,如何达到性生活的美满与和谐呢?性保健专家建议:美满的性生活始于性生活之前,日常生活中多相互关照,彼此了解,增进感情,是加强夫妻感情,融洽情调,增进亲密感的最好办法。对自己的性快感负责,主要是针对女方而言,女方有权对自己的性快感提出主动的要求,当精神不好、身体欠佳时应该婉言谢绝丈夫。在性生活中,要自己为自己找快感,并努力使丈夫明白自己的要求。不断改变性生活的方式,长期用一种方式容易使双方产生厌倦。双方应不断创新,可以尝试不同时间、不同环境、不同地点、不同姿势等,这样有助于提高性兴趣,减少呆板性。不要等待性高潮,女性在难以达到性高潮时,不妨试一试其他的性生活方式,如自我触摸刺激等。应有适当的性幻想,这样可以增加双方的性快感。不能将不满情绪带入性生活中,如果因一时争吵、生闷气及发牢骚等,在性生活中不配合对方,或暂时中止性生活,都会给今后的性生活带来隐患。有性生活的问题要及时请教专家,如一方有性方面问题,切不可怕羞而讳疾忌医,那样反而会带来更多的家庭烦恼。莫把性生活失败看得过重,男子一时性阳痿,女性偶然未达到性高潮,都是正常的。不必时时挂在心上,以免产生焦虑、紧张等,给以后的性生活带来阴影。营造性爱环境性环境对性生活的美满程度有着不可低估的作用。杂乱的居室、噪声的干扰、无隔离的设施等,都会严重地影响性生活的质量和数量。

三、婚恋期的性保健

(一)性生活卫生

日常卫生:①男性女性要常洗阴部,注意不要用太热的水洗。清洗顺序是先清洗生殖器官,再洗肛门,清洗生殖器时,除了清洗阴茎和阴囊表面外,还要翻转包皮清洗阴茎头。擦干的顺序与上述顺序一样,要单独准备一块毛巾,不要和洗脚毛巾混用。擦完后用干净水洗净毛巾晾干。②男性女性贴身衣物要勤换,穿棉制内衣裤,每天换洗,保持清洁,衣料质地要柔软,最好不用化纤制品。③及时清洗身体污垢,外出、乘车、劳动之后,要及时清洗,洗完澡或擦洗完以后,要换上干净清洁的衣裤。忌经常穿牛仔裤。④外出旅行、出差时,男性女性在使用坐便器时最好在马桶圈上垫一张卫生纸,尽量避免使用旅馆提供的毛巾、浴盆等用具,游泳时要自备毛巾、游泳衣裤。

性生活前卫生:性生活前要特别注意清洗生殖器,男性除去阴茎上的污垢,尤其是龟头冠状沟上的泥垢、包皮过长的包皮垢,包皮垢本身还是一种致癌物质,会诱发阴茎癌,还有可能诱发女性的子宫颈癌。刷牙漱口,性生活前刷牙漱口十分重要,夫妻同床共枕,头靠着头,脸对着脸,如果口腔有异味,会使对方恶心反感,从而降低性欲。

性生活后卫生:性生活后的清洁工作更为重要,性生活结束后男女双方可以互相擦拭,互相擦拭的做法虽然是小事,但在对方心里会产生感激,无疑是对性生活的一种额外补偿,有利于夫妻增进感情。如果夫妻性生活后并不感到疲劳,最好用温水清洗生殖器。男性应用温热水清洗性器官,乳房、乳头也应以温热毛巾轻轻擦摩,以保持其卫生。

(二)避免有害的手淫方式

偶尔手淫是释放性紧张的安全有效的方式,但一些有害的手淫方式常会导致严重的后果。①以异物手淫:有些青少年喜欢用笔杆、稻草秆、发夹、塑料丝等物插入尿道,以企求获得快感,从而在有意无意的情况下导致泌尿系统有异物,其中以男性多见。异物引起尿道或膀胱颈梗阻时可造成排尿困难或尿潴留，并伴泌尿系统感染，最后形成泌尿系统结石。未成年女性在有手淫时会出于好奇心将钢笔、筷子、果核、豆类等塞进阴道，如果物体较大时将不能自行取出，时间久了可引起感染、出血、疼痛。②错误的手淫方式：有的男子从开始手淫时便采取了种种错误的方式，如把阴茎向下向后压迫，夹在两腿中间，凭这种挤压而获得一定快感，并不摩擦，也不追求射精高潮。由于长期采取这种方式获得自我刺激，结果造成对精子的抑制，导致婚后性生活不能射精，从而可能造成男性不育症。

(三)性生活的不宜

1.不宜时间

劳累时：过性生活要消耗一定的氧气和能量。若在劳累、疲倦的情况下过性生活，不仅得不到快感，反而加重疲倦，这样有害身体健康。行经期：女性行经期间，因大脑皮质的兴奋性降低，抗病能力减弱，再加上子宫颈口微张、子宫内膜脱落，阴道酸性分泌物被经血冲淡，此时过性生活，易导致生殖道细菌感染。酗酒后：饮酒后，酒精能刺激性欲，也能降低性功能，长期过量饮酒尤为如此，另外还容易造成不孕、性欲消失等症状。起床前：俗话说“黎明行房、身软一床”，起床前过性生活，如果体力未能恢复而又要投入到紧张的工作、学习中，会让人感到力不从心。

2.不宜地点

环境不良：夫妻过性生活应在隐蔽、幽静的环境中进行，如果环境嘈杂、不洁、无安全感，夫妻忌过性生活，否则会影响双方的精神状态或无快感。男性易患阳痿、早泄，女性则易患性压抑等病症。旅行结婚尤其应该注意环境卫生，降低患病概率。

3.不宜人群

不宜人群有以下情况：性器官不洁者，不洁性生活极易引起双方生殖道及泌尿道的细菌感染，进而诱发相应的疾病；某些疾病的患病者，患重病、传染病及阴道炎、附件炎等妇科炎症者也不宜过性生活，患有妇科炎症的女性应积极治疗，以保证夫妻性生活的和谐完美，患有阴道炎、附件炎的女性等妇科炎症治愈两周后方可恢复性生活；产后两月内的女性：女性生了孩子之后，至少两个月后方可过性生活；产后恶露未尽、生殖器创伤尚未恢复期间，若过性生活则易患生殖器官等妇科疾病；月经期不宜过性生活，月经期子宫内膜脱落，子宫腔表面形成创面，过性生活时容易将细菌带入，逆行而上进入子宫，从而引起宫腔内感染，发生附件炎、盆腔炎。

(四)认识敏感部位

女性首先应找出自己最敏感的部位或最令自己兴奋的地方。这一过程可以从女性的自慰中发现。很多女性由于受到传统观念的影响，在现实生活中不习惯于自己抚摸自己的身体，也不知道自己的性敏感区域在哪里，往往很多情况之下都是等到做爱时才靠男方去找出自己的敏感部位。在平日，当女性自慰的时候，可以很自然地去抚摸自己的身体，在不经意当中就可以找出自己最敏感的部位或最令自己兴奋的地方。比如女性也许从来不会发觉，原来自己的肚脐附近最敏感，又或自己最喜欢丈夫轻扫自己的阴蒂或抚弄阴唇等。敏感区的发现，对于女性达到性高潮起着十分重要的作用。

女性阴道里有 G 点，其实男人身上也有类似 G 点的部位，多在阴茎下方，沿着冠状边缘(阴茎冠状头部的边缘)，向下到达阴茎干的一小块跟包皮相连的皮肤处。此外阴囊的皮肤也很敏感，当用指尖，沿着阴囊表面上的中缝前后摩擦，或沿着阴囊缝向上，一直抚摸到阴茎，这样的刺激也可使男方得到很大的快感。轻柔按摩乳房会有强烈愉悦和性欲。乳头对温柔爱抚有反应，可增加性兴奋。唇对触摸很敏感，可增加性感。按摩下腹会有放松效果，升高性反应及期待。按摩大腿内侧可减缓性紧张，帮助性感流畅。触摸耳垂能很快传达性感刺激及愉悦。爱抚颈背能够激起十分强烈的性兴奋。轻抚腋下及柔软的上臂内侧，会觉得很愉快。臀部很性感，对强而有力的按摩有反应。靠近性器官的部位是相当性感的地方。膝盖后方对轻柔的按摩和碰触灵敏度也很高。按摩刺激趾腹，会触发全身的性反应。

阴蒂是女性的性感“按钮”，如果敏感点不敏感要警惕可能是以下几种疾病在“捣乱”。阴蒂疼痛：如生殖器疱疹波及阴蒂附近，淋菌性、真菌性、滴虫性阴道炎波及整个外阴以及尖锐湿疣、糖尿病引起外阴瘙痒并伴有真菌、滴虫等继发感染，股癣等。“包皮”过长：女性也有包皮，也就是阴蒂包皮。包皮如果过长，性生活时使阴蒂得不到充分刺激，易致性高潮出现障碍和性欲低下。阴蒂损伤：性交姿势不当，可造成阴蒂损伤。阴蒂肥大及肿瘤：多因使用外源性雄激素，或体内雄激素分泌过多所致，停药或治疗原发病后即可缓解，一般不影响性反应。

（五）性生活让女性更聪明

长久以来，各国专家都在致力于研究能使人变得更聪明的方法。最近，德国科学家研究发现，能使人变聪明的最简单的方法其实就是有规律的性爱。该研究报告指出，有规律的性爱不仅能够使人的身体亢奋，还能够刺激人的大脑，让大脑变得异常活跃，从而使人变得更加聪明。而这个作用在女性身上将表现得更为明显。该研究报告发表在英国著名的“阿娜诺娃”网站上。德国科学家称健康而有规律的性生活能促使身体分泌更多多肽。领导该项研究的汉堡医学研究协会会员韦尔纳·哈伯梅尔表示，很长时间以来，不少人错误地认为做爱除了能够使人们的身体亢奋，获得快感外，只会消耗精力，甚至有人提出经常做爱会使男性寿命变短。

哈伯梅尔告诉大家，其实有规律的性爱不管是对男性还是对女性而言都是非常有益的，它能让男女双方变得更加聪明。哈伯梅尔解释，当夫妻双方全身心投入性爱时，大脑都会变得异常活跃，从而增加肾上腺皮质荷尔蒙的分泌数量，肾上腺质的分泌增加又会刺激人体分泌更多多肽。哈伯梅尔解释说，多肽具有蛋白质特性，是生物化学家在对蛋白质的深入研究过程中，发现的一类由氨基酸构成但又不同于蛋白质的中间物质。它是能让多个氢基酸相互连接的化合物，在人体各系统中发挥着巨大的作用。著名的生长激素或人体生长激素都是一种线型多肽，而且多肽还能够让精神舒缓。在女性体内的一种多肽能刺激女性器官中的黄体分泌，引起排卵并促进雌性激素合成。更为重要的是，如果人体内多肽数量增多，能够明显提高人体免疫力。

哈伯梅尔通过研究发现，有规律的性爱能够促使体内复合胺分泌量的增加，由此带来记忆力的增强。哈伯梅尔也对上百对夫妇进行了记忆力和复合胺的对比测试研究，结果发现，有着美满性生活的夫妻，短期记忆力比普通夫妻相对要好，而与之相应的，他们的性兴奋期间分泌的复合胺也相对较多。由此哈伯梅尔得出复合胺分泌量对改变人们的记忆力起着重要作用，复合胺越多，人将变得越聪明。性生活美满能让女性情绪和精神状态更佳，让女性更聪明。

在调查中，研究人员还发现，如果在日照缩短的寒冷冬天，美满的性生活对女性的改变要比男性更明显。哈伯梅尔指出，女性天生比男性对天气的变化更敏感，这并非简单的多愁善感，而是因为女性的身体结构和男性有很大不同。冬季一到，女性大脑中的复合胺就会因为日照缩短而分泌失常，从而导致生理节律紊乱和内分泌失调。而内分泌失调有“女性百病之源”之称，它会导致女性反应迟钝、疲倦、记忆力减退、神经质、睡眠质量变差、头痛以及恐惧等症状出现，造成情绪压抑与精神状态紊乱。特别是常年在室内电脑前工作，很少运动的女性，更容易产生冬季抑郁症。在这种情况下，有规律的性生活就显得格外重要了，因为它能够大大提升女性大脑血液内复合胺的分泌水平，有助预防生理节律紊乱和内分泌失调，这种复合胺和现在最常用的抗抑郁药物是同一种化学成分。

韦尔纳·哈伯梅尔表示，当人们把从性生活中积累的经验应用于与性爱无关的其他生活领域当中去时，人将变得更加自信和聪明。

（六）性爱被打断的应急方案

很多夫妇都经历过性生活被意外打断的尴尬情形，比如孩子突然闯了进来、电话铃响了起来、有人在外面敲门等。据美国性心理医师艾琳娜·沃尼克说，大约72%的夫妇承认他们的孩子曾经无意中看到他们做爱的情形。而突然中断房事所带来的伤害，远不止扫兴这么简单。从生理方面来说，性交突然中断后，生殖器官仍然处于充血状态，不能通过高潮而舒缓松弛下来。对男性而言，会使勃起神经中枢受到不良刺激，最初会导致早泄，如果频繁发生，会使大脑性中枢功能失调，呈抑制状态，最终可能引起勃起功能障碍。对女性而言，这样的中断容易引发盆腔充血症，导致下腹痛、腰酸、月经过多、痛经等病症。从心理方面来说，性交受到打扰会产生失望和压力，重复几次后甚至会形成条件反射，即每次一到这个时候，即使外界的打扰没有发生，也会突然没了兴致。这样很容易导致性冷淡。沃尼克医师认为，其实要做到性生活不被打断很容易，只要稍稍留心，杜绝打扰源就好了。对有孩子的夫妇而言，在做爱之前应该确定孩子已经睡得很安稳了，锁上房门，或者孩子不在家而且不会突然返回。另外，还应该在孩子很小的时候就教会他懂得卧室关着门，就要先敲门。如果是在白天做爱，记得关掉电话铃声或拔掉电话线、避开邮递员送信的时段等。也应该记得检查自己的日程安排，如果有朋友要到访或者要等一个重要的电话，就不应该非赶在这一会儿不可。如果打扰已经发生，首先要控制情绪，即使恼怒万分，也不应该发火吵架、互相埋怨。如果打搅很快过去，则应该尝试调节情绪，从头开始。但也不该强求，如果实在没有情绪，可以过一段时间再说。沃尼克医师认为，和生活中许多重要的事情一样，做爱也需要事先计划，小筹备避免大麻烦。

（七）做爱体位

事实上，性交不仅是单纯的抽动运动，尚有前后运动、上下运动、回转运动、压迫运动及混合运动等，每一种运动都有不同的技巧与感受。采取前后运动时，必须在速度及深度方面下功夫。前后运动会使女性的整个身体产生被摇晃的感觉，女性可配合男性的动作做前后运动，增加彼此的互动。上下运动是女上位或采用屈曲位等体位，女性在上下运动时，腰部无法灵活地运动，所以运用不能太刺激。回转运动是指阴茎插入阴道后，用腰部力量画圆圈的做法，是最适合女性在上体位的运动，进行回转运动时，两人的性器会紧紧地结合在一起。压迫运动就是阴茎的插入，让彼此的性器紧紧地结合在一起，女性阴蒂与子宫阴道都会受到强烈的刺激。

四、新婚期注意事项

（一）初次性生活早泄

遭遇初夜不顺时，一般有以下情况：射精过快，第一次过性生活，男人处于高度亢奋状态，而自我控制能力还没有得到锻炼，很容易就会“一泻千里”。遇到这种情况不必紧张，耐心是保证第二次、第三次可能成功的根本；阴茎疲软，第一次经验不足，加上新婚妻子常因疼痛而呻吟，男人因为恐惧而产生自己“性无能”的负担，影响勃起质量。要克服这种情况，需要通过拥抱、爱抚等动作来帮忙；妻子无法忍受疼痛，男人因没有区分妻子尿道口和阴道口，错误操作所造成；也可能是妻子过于害羞、紧张造成的。男人应适度爱抚妻子，动作柔和，注意节奏，等妻子阴道口自然张开和湿润后再尝试过性生活；性交后阴茎疼痛，一些男人在第一次性交后会感到阴茎疼痛，一般

1～3个小时即可消失，以后适度控制频率即可。新婚夫妻无须过分追求两人一起达到高潮，也无须作有思想负担。

(二)阴茎大小与性

阴茎大小与性生活也是人们关心的问题，有人认为阴茎越大，其性能力越强。其实，男性的性能力主要是受雄激素的影响，同时还需要有健康的性心理，正常的勃起功能和神经反射，完善的血液循环系统及足够的性知识与性艺术。而阴茎大小绝不是一个重要因素，研究表明，女性的性满足与阴茎大小无关，因为女性阴道伸缩能力很强，能适应大小不同的阴茎。阴道的神经末梢全部集中在外1/3段，在性交时，由该段可以产生对阴茎的“紧握”作用，而阴道内的2/3在性反应过程中充分扩展，并且缺乏足够的神经末梢，可以不产生感觉，为此，阴茎的大小对阴道的感觉来说意义不大，性学研究发现，阴道内最敏感点位于前壁距外口5 cm处，刺激该点对女方获得性高潮的快感意义重大，因此，阴茎勃起后能超过7 cm即可满足性交要求，可见男子的性功能决不能以阴茎长短而论。如果男性想锻炼勃起能力，锻炼“球海绵体肌”和与之有神经连结大腿内侧的“内转肌”。借着腿部的开闭，可以达到强化该处肌肉的目的。以下介绍两个具体的锻炼方法：

锻炼方法一：仰卧并将膝盖弯曲，举高双腿，然后用左手捉住右小腿，慢慢地向身体两侧重复张开、闭合。如果每做5次为一回合，一天做个一两回就可以了。要注意不要一口气做过头，用力过度的话会造成肌肉疲劳，变成反效果。

锻炼方法二：坐在床上，两腿尽可能地张开。接着两手向前伸展，以额头碰触床面为目标将身子向前弯曲。如果每做三到五次为一回合，一天做个二到三回就可以了。虽然将两腿张开再弯腰，腿间会觉得有点痛，但还是得稍微忍耐一下，因为张腿的动作相当重要。当然刚开始做的时候，额头很难碰到床面；只要有恒心，大概一个月就可以做到了。每天做这个动作，一个月后勃起能力就能大幅提升。

(三)女性无性高潮反应的问题

女性在性生活时无性高潮反应的问题具有普遍性。它更常见于新婚度蜜月中的女性，究其原因，主要是由于缺乏相关的性知识、对性高潮过分追求和过高期望值所导致的。女性对自身的性高潮反应，应有以下几个方面的了解和认识：

与男性伴随着射精，几乎每次性生活都可以出现性高潮的情况不同，女性并不是每次性生活都会出现性高潮。有人统计，大约有将近一半的女性每4次性交只有1～3次高潮出现，新娘在蜜月中半数以上不能出现性高潮。

另外，对性高潮的主观感受，个体差异极大，可以是强烈的瞬间美妙体验，也可以是一种持久的欣快感。即使是同一个人在不同的时间、地点也会有强弱不一的性体验。因此，女性只要对性生活有兴趣，不觉得厌烦或勉强，那么，无论性交时有无高潮出现，均为正常，无须为在性爱中无性高潮体验而感到忧虑。为什么女性不能像男性那样总是会出现性高潮呢？主要是因为男女两性性反应并不同步，一般情况下，通常是男方更快地达到高潮(常常是在几分钟之内或更短)；而女性性快感来得缓慢，女性更喜欢亲昵和爱抚，一般需要十多分钟或者更长时间才能获得性满足感。但只要性刺激得当，女性也可以像男性一样迅速达到高潮，因为约有70%的女性可以在4～5分钟的时间内通过手淫达到高潮，而从来没有过手淫行为的女性，则需要较长时间的爱抚、嬉戏才能达到性快感。

女性对自己性器官的熟悉程度、对某种性刺激的体验和性生活的习惯等，对能否获得性高潮都有重要影响。男女双方都向往性生活时能同时达到性高潮，但其发生率并不高。双方同时体验性高潮不仅需要充分的情感交流和沟通，更需要双方对自己及对对方性反应的了解，以及某些也许只适用于某一对夫妻的特殊性技巧。因而，无须刻意去追求男女双方共同体验性高潮的目标。如果对性高潮产生了过高的期望值，难免会错过一些本来属于自己的性满足和幸福。新婚女性在刚结婚的一段时间内(半年甚至一年)，在性生活中，约半数以上无性高潮反应发生的原因，主要是由于性经验的缺乏，尤其是新婚之夜第一次性交并不像文艺作品中所描述的那样完美，并且，新娘在性交过程中还夹杂着紧张、兴奋和不知所措。

因此，女性的首次性交往往可能是不成功的。只有经过一段时间，随着性经验的积累，双方才能逐渐达到性行为的和谐和满足。更重要的是，在新婚这一阶段，新郎应尤其注意不能让新娘在性生活时感受到不必要的生理和心理损害，只有这样才能进一步增进和巩固新娘对丈夫的爱，并使她对初次性交的紧张、焦虑和不知所措在不知不觉中消失。与男性较多依赖生理性需求不同，女性的性高潮是一个典型的精神产物，她们的性需求更偏重于心理需要，而不是生理需要，因此更容易受心理因素影响。新婚之夜性的结合，新郎不可只顾自己一时的性欲发泄而不顾新娘的感受，不然将会对新娘的心理造成不良影响，导致性高潮障碍，从而在今后性生活时会持续或反复出现难以达到性高潮的现象。据有关统计资料表明，大约有 1/3 的女性从未有过性高潮。但只要她们没有心理问题和躯体疾病，在性生活中仍可达到某种程度的性快感，这不是病态，也不一定是性冷淡。

对性高潮的认识，如果不是太多地把注意力放在生殖器的反应上，大多数女性在夫妻性生活中能体验到那种全身的、泛化的、情感的、认知上的良好体验，亦即达到程度不同的心理高潮，而生理高潮的有无也就显得不那么重要了。有些女性还谈到有一种处于性高潮边缘的感觉，可就是怎么也达不到极为舒适、愉悦的程度，这与她们过分集中于生殖器反应有关。那种以生殖器为中心，以阴道为中心的性观念和体验将限制和束缚性反应的正常过程。另外，女性性反应同样存在周期性波动，处于生育期的女性基本上每月都有一次排卵期，而排卵期的时间根据月经周期的不同而不同，一般在月经过后 14 天左右。处于排卵期的女性由于性激素的作用，可出现盆腔局部充血、乳房肿胀、阴道分泌物增多等现象，这时的女性特别容易产生性的渴望和冲动，此时，只要丈夫轻轻地刺激或无需刺激，也能很快使女方兴奋。若女性在非排卵期，即性欲处于低谷时，往往缺乏性兴奋，而无高潮反应。

(四)性冷谈地处理

1.性冷淡

在医学上是特指一种心理上缺乏性激情和性幻想，生理上几乎无性需求和性反应的病态。各种消极心理因素无疑是女性性满足的大敌，各种性创伤更会使女性对性心怀恐惧，长时期性生活的不和谐，对性生活的不满等，均可引起女性性冷淡。解决性冷淡的最好办法是，夫妻间应善于沟通，用心经营家庭与婚姻。如果双方无法沟通，应求助于性学专业人员，共同找出症结所在及寻求治疗对策。

2.坦诚性高潮

有些女性为了取悦对方，使对方感到自己在性生活方面有给予快乐的能力，自己没有达到性高潮，却装出自己已经达到性高潮的样子，这样实际上会误导对方，使对方误认为目前的性生活模式就可以使女性达到性高潮，以致下次性生活时继续重复这种不当的模式。男性在性生活中多喜欢变换几种方式，以增加性兴趣，而许多女性却是一成不变，多是被动接受，不愿主动发出性信号，多变换体位和性生活地点来增加性生活趣味，提高性生活质量。

(五)新婚蜜月的饮食调养

新婚蜜月时性欲旺盛,性生活次数频繁。一般说来,每周性生活次数可达4～5次,有的新婚夫妇一夜间还要重复性交。频繁的性生活会使男子感到疲劳,甚至出现精神恍惚、食欲欠佳、气短心虚等症状。此时,除了要节制性生活外,还要注意科学地安排蜜月期的日常饮食,及时补充所需要的营养。新婚蜜月时的饮食调养对夫妻双方都是需要的,但丈夫在性生活中所消耗的体力和营养要高于妻子,因此补充量也应稍多一点,这对精子的质量和活力都是十分重要的。结婚后未采取避孕措施,希望尽快有一个宝宝的夫妇尤其要重视这一问题,这对优生很重要。严格地说,从婚前几周开始,即将做新郎的男子就应该每天在膳食中适当地增加营养。

新婚蜜月时的饮食调养要注意以下几个方面:

1.补充优质蛋白质

富含蛋白质的食物是合成精液的重要原料。在总热量充足的前提下,日常膳食中应多补充优质蛋白质。一个健康的成年人,每天需蛋白质80～90 g,其中60%应该是质量较好的完全蛋白质。动物性食品中蛋类、鱼类、乳类、肉类及内脏,都含有丰富的蛋白质,米、面中也含有丰富的蛋白质,是我们每天摄取蛋白质的主要来源。植物性蛋白质一般不及动物性蛋白质的质量好。黄豆含有大量的优质蛋白,是植物性食品中营养价值最高的,与牛奶、鸡蛋中的蛋白质的营养价值差不多。如果蛋白质供应量不足,或因患某些疾病,均可能产生不同程度的营养不良性蛋白质缺乏症。烹调时最好采用蒸、煮、烧、炒等方法,这样可避免高温造成的营养损失,增加人体吸收程度。

2.维生素的补充要平衡

维生素A可以促进蛋白质的合成,加速细胞分裂的速度和刺激新的细胞生长。维生素A主要存在于动物性食品中,以肝脏、乳制品及蛋黄中含量最多。在绿色蔬菜的、茎、叶里,含有大量的胡萝卜素。胡萝卜素随食物进入机体后,通过肝脏胡萝卜素酶的作用,可将它转化成维生素A。B族维生素可以参与蛋白质促进脂肪代谢,B族维生素的分布广泛,在绿叶蔬菜和新鲜水果中含量丰富。维生素C具有抗病解毒作用,可以增强机体免疫力。维生素C广泛存在于新鲜水果及绿叶蔬菜中,尤以番茄、橘子、鲜枣、辣椒等含量丰富。在蔬菜烹调中,维生素C容易受损失,应注意改进烹调方法。食物中的维生素C在干燥、久存和磨碎过程中易遭受破坏,所以各种干燥蔬菜中几乎不含维生素C。干的植物种子发芽时维生素C含量会大大增加,故豆芽也是维生素C的良好来源。维生素E调节性腺功能,并有增强精子活力的作用,维生素E在食物中也分布甚广,来源充足,通常膳食条件不易造成缺乏。

3.含矿物质的食物不可少

蜜月期可结合其他食品同时进食一些海带、紫菜、黑木耳和骨头汤,使其中钙的补充每天不能低于700 mg。否则可能在几次性生活后就会出现腰痛、手足抽动的现象。富含钙的食品有豆腐、豆浆、千张、黄豆等豆制品,如每500 g嫩豆腐含钙885 mg。其他如虾皮、海产鱼、荠菜、黄花菜、鸡蛋、鸭蛋及一般蔬菜等也含有相当多的钙。牛奶中含钙也很多,且容易吸收。食用肉骨头汤或用肉骨头烧的粥、油炸小鱼,或将乳酸钙撒入稀饭里或汤里,都可以获得丰富的钙。铁的缺乏可能导致性交后出现疲乏、无力、气喘、面色苍白等现象,因此要注意及时补充一些铁。含铁多的食品有黄花菜、牛肝、大豆、鸡蛋、菠菜、荠菜等。锌是人体中14种必不可少的微量元素之一,它是许多酶的重要组成成分,也是精液的组成成分,与机体的代谢过程及某些疾病的发生密切相关。锌对维持人类的生殖功能起着非常重要的作用。正常人每天的锌需要量为0.1～0.2 mg,预防缺锌的根本办法是多食富锌食物。通常,动物性食物中锌的含量高于植物性食物,而且也容易为人体所吸收。此外，磷、铬、硒等微量元素也是精液的组成成分，对激发精子的活力有特殊的功效。这些成分可在广泛的动植物和绿叶蔬菜中摄取。含磷多的食品有五谷类等，鱼、肉等动物性食品中含量也相当多，一般不会缺乏。新婚蜜月时的饮食调养最好能持续到妻子怀孕。当然以后也还要注意补充营养。此外，蜜月期间男子要养成不饮酒或少饮酒、禁吸烟的习惯，适当节制性生活。这对下一代的优生是不可忽视的因素。

(六)正确使用避孕套和注意事项

1.正确使用避孕套

(1)每次过性生活时使用一只新的避孕套。

(2)小心地打开包装，不要撕破避孕套，不要使用已损伤的避孕套。

(3)在往阴茎上戴之前，不要事先展开它。过去所讲的用前先吹口气检查，如今已不再适用，因为只要是合格的产品，一般并无破损问题，且包装时已卷好，使用方便，如果用前打开，反而使戴套较为困难。

(4)在阴茎勃起后，插入阴道之前就应将避孕套戴在阴茎上。

(5)如果未行包皮环切术，将包皮向后翻起，捏住阴茎套前端的小泡，将它戴到阴茎末端。

(6)在展开避孕套直至阴茎根部时，仍继续捏紧避孕套尖端的空泡。

(7)如果在戴套时看到有破口，或在使用时感到已经破了，立即停止下来换一个新的。

(8)在射精之后，当阴茎尚处于勃起状态时，捏紧它的根部，小心地将阴茎从阴道中抽出。

(9)轻轻地取下避孕套，注意不要让精液漏出。

性交过程中，如果发现避孕套滑落在阴道里，要立即停止性交，并且用洗净的两手指轻轻伸入阴道，将其取出，不要继续使用该套子，最好更换一个避孕套再性交。如果是射精后滑落在阴道里，那么，要积极采取补救措施，立即嘱女方蹲下，让精液从阴道里流出，并且将阴道外口的精液洗尽，为慎重起见，最好立即口服事后避孕药。

2.避孕套避孕失败常见原因

据统计，倘若能正确使用避孕套，失败率仅为 1.5%～4.2%。但是避孕套在实际使用过程中，失败率高达 10%～15%。究其原因，主要是人们在使用避孕套的过程中未能注意到一些细枝末节，导致避孕失败。下面是常见的五条原因：

(1)戴套不小心：一般来说，佩戴避孕套往往是在调情和激发性欲的前戏阶段。戴套时。指甲或戒指无意中划着避孕套，导致超薄性避孕套失败。

(2)性器官润滑度不够：女性阴道润滑度差也容易造成避孕套破裂，尤其是 40 岁以上的女性，性生活时分泌液明显减少。有些年轻夫妇性交前未充分调情，也会出现类似情况。

(3)使用不当的润滑剂：据观察，若在避孕套表面涂上矿物油和植物油如凡士林、普通润肤液等，将在 5 分钟内减弱乳胶避孕套的强度。

(4)性交幅度过大：国外一项研究发现，丈夫与妻子同房时，很少发生避孕套破裂，而男性与其他女性做爱时，避孕套破裂较常见，这可能与性交幅度过大有关。

(5)贮藏不当：避孕套暴露于强光、高热、潮湿和臭氧环境会丧失其强度。若暴露于强光下 10 小时，避孕套的破裂率可达 20%，贮藏于热带气候 42 个月，避孕套的破裂率为 49%。

3.避孕套过敏的处理

避孕套是采用天然乳胶制成的，有些人使用后会发生变态反应，男子表现为阴茎头部潮红、瘙痒和刺痛，严重时发生破溃、糜烂；女子的外阴及阴道有瘙痒及烧灼感，阴道黏膜充血、水肿，白带增多等。发生变态反应后需要采取下列治疗措施:①停止使用避孕套,改用其他避孕措施;②在治疗期间及恢复正常后2周内停止性生活;③局部不要搔抓,也不要用热水烫洗或肥皂清洗,防止使病变加重;④局部外涂金霉素或四环素眼膏,也可使用氟轻松软膏或曲安奈德软膏等;⑤服抗过敏药物,如氯苯那敏、赛庚啶、阿司咪唑等。避孕套引起的变态反应,一般经5~7天治疗,可以恢复正常。

上述恋爱期、婚姻期的性健康教育,对维护我国青年人性健康产生一定影响,保障人群的性健康知识的知晓率,从而避免不必要的健康损害,使我国青年人树立起正确的性观念,为高校学生性健康教育工作提供参考。

(王俊霞)

第二节　婚前医学检查

婚前保健服务内容包括婚前卫生指导、婚前卫生咨询和婚前卫生检查。婚前医学检查是婚前保健技术服务的主要内容之一。婚前医学检查是对准备结婚的男女双方可能患影响结婚和生育的疾病进行的医学检查。

一、婚前医学检查的主要疾病

(一)严重遗传性疾病

由于遗传因素先天形成,患者全部或部分丧失自主生活能力,子代再现风险高,医学上认为不宜生育的疾病。

(二)指定传染病

《中华人民共和国传染病防治法》中规定的艾滋病、淋病、梅毒以及医学上认为影响结婚和生育的其他传染病。

(三)有关精神病

精神分裂症、躁狂抑郁型精神病以及其他重型精神病。

(四)其他与婚育有关的疾病

如重要脏器疾病和生殖系统疾病等。

二、婚前医学检查项目

包括询问病史、体格检查、常规辅助检查和其他特殊检查。

(一)病史询问

1.一般情况

姓名、出生日期、出生地、文化程度、职业、工作单位、地址、邮编以及电话等。

2.现病史

现在存在的疾病以及其发生、发展、变化和治疗的全过程。

3.既往病史

应重点询问与结婚和生育有关的疾病,即严重的遗传疾病、指定传染病、有关精神病、重要脏器疾病、生殖系统疾病以及手术史。

4.月经史

初潮年龄、月经周期、经期、经量、是否痛经以及末次月经的日期等。

5.既往婚育史

如为再婚特别注意有无流产、死胎、早产及死产史，若生育过先天性缺陷儿，则应注意了解孕期患病、用药、不良环境接触史及可能发生的原因。

6.与遗传有关的家族史

是病史询问的重要部分，详细询问家庭成员中有无遗传性疾病，如血友病、盲、聋、哑、智力低下以及有关精神病等。

7.家族近亲婚配

双方是否为直系血亲和三代以内的旁系血亲。近亲是指有血缘关系的直系血亲和三代以内的旁系血亲。

(二)体格检查

1.全身检查

血压、体重、身高、姿势、步态、身材、有无强迫体位和被动体位、站立时躯干四肢是否对称和直立。精神状态、音调、语言及行为有否异常；皮肤毛发分布、色素异常、异常皮疹、有无水肿以及淋巴结是否肿大；有否盲、聋、哑、近视、色盲及面部特殊体征；有否颈蹼，甲状腺是否肿大；乳腺检查，双侧乳房是否对称，有无乳头凹陷或泌乳，有无肿块，若发现肿块，注意肿块大小、位置、硬度、边界、活动度、有无粘连及压痛等；心率、心界是否扩大以及各瓣膜有否异常；肝脾是否肿大；脊柱及四肢有无畸形。

2.男女生殖器官及第二性征检查

(1)生殖器官检查：检查女性生殖器官时应做肛门腹壁双合诊，如果发现异常需做阴道检查时，必须说明理由，并征得本人或家属同意后进行。除处女膜发育异常外，严禁对其完整性进行描述。对可疑发育异常者，应慎重诊断。

检查男性生殖器官时，应取直立位检查，注意阴茎头有无瘢痕、粘连、包皮垢、疱疹、破损、溃疡及分泌物性状；阴囊皮肤湿疹及静脉曲张；睾丸的位置和纵轴线。精索有无增粗、结节或触压痛。

(2)第二性征检查：①女性第二性征除生殖器外生殖发育的特征外，表现为音调变高，乳房丰满而隆起(按 WHO 乳房发育的分期标准)，骨盆宽大，肩、胸及臀部皮下脂肪丰满，形成女性体态。②男性第二性征除生殖器成熟发育的特征外，表现为声音低沉、喉结突起、长出胡须，体毛多、肌肉发达，肩膀宽大，还注意有无男性乳腺女性化的表现。

3.辅助检查

(1)常规辅助检查应进行胸部 X 线检查(女性受检者如有怀孕可能，应避免胸部 X 线检查)，血常规、尿常规及梅毒筛查，血转氨酶和乙肝表面抗原检测、女性阴道分泌物滴虫及真菌检查。

(2)根据需要或自愿原则确定是否要做其他特殊检查，如乙型肝炎血清标志检测、淋病、艾滋病、支原体和衣原体检查、精液常规、B 超、乳腺及染色体检查等。

三、婚前医学检查的转诊

婚前医学检查实行逐级转诊制度。对不能确认的疑难病症，应由原婚前医学检查单位填写统一的转诊单，转至设区的市级以上人民政府卫生行政部门指定的医疗保健机构进行确诊。该机构应将确诊结果和检测报告反馈给原婚前医学检查单位。原婚前医学检查单位应根据确诊结果填写《婚前医学检查证明》，并保留原始资料。

对婚前医学检查结果有异议的，可申请母婴保健技术鉴定。

四、医学意见

婚前医学检查单位应向接受婚前医学检查的当事人出具《婚前医学检查证明》，并在“医学意见”栏内注明。

(1)双方为直系血亲、三代以内旁系血亲关系，以及医学上认为不宜结婚的疾病，如发现一方或双方患有重度、极重度智力低下、不具有婚姻意识能力；重型精神病，在病情发作期有攻击危害行为的，注明“建议不宜结婚”。

(2)发现医学上认为不宜生育的严重遗传性疾病或其他重要脏器疾病，以及医学上认为不宜生育的疾病的，注明“建议不宜生育”。

(3)发现指定传染病在传染期内、有关精神病在发病期内或其他医学上认为应暂缓结婚的疾病时，注明“建议暂缓结婚”；对于婚检发现的可能会终身传染的不在发病期的传染病患者或病原体携带者，在出具婚前检查医学意见时，应向受检者说明情况，提出预防、治疗及采取其他医学措施的意见。若受检者坚持结婚，应充分尊重受检双方的意愿，注明“建议采取医学措施，尊重受检者意愿”。

(4)未发现前款第1、第2、第3类情况，为婚检时法定允许结婚的情形，注明“未发现医学上不宜结婚的情形”。

在出具任何一种医学意见时，婚检医师应当向当事人说明情况，并进行指导。

五、随访

在婚前医学检查中发现有以下情况者，应列入随访范围。

(1)建议暂缓结婚或不宜生育者，了解其是否已落实好相应措施。

(2)对不能确诊的疑难病症或需进一步化验、检查而转诊至指定医疗机构者。

(3)对患有和婚育互有影响的某些重要脏器疾病而不宜受孕者，在咨询时已提供避孕指导，应随访其使用情况以避免其失效而人工流产。对生殖器发育异常会影响性生活或生育，已劝说其婚前矫治者，应了解其矫治结果。

(4)随访期限：随访到婚育问题有一个结局。

（王俊霞）

第三节　婚前卫生指导

婚前卫生指导是对准备结婚的男女双方进行的以生殖健康为核心，与结婚和生育有关的保健知识的宣传教育。

一、婚前卫生指导内容与方法

(一)内容

(1)有关性保健和性教育。

(2)新婚避孕知识及计划生育指导。

(3)受孕前的准备、环境和疾病对后代影响等孕前保健知识。

(4)遗传病的基本知识。

(5)影响婚育的有关疾病的基本知识。

(6)其他生殖健康知识。

(二)方法

通过多种方法系统地为服务对象进行婚前生殖健康教育,并提供婚前保健宣传资料。宣教时间不少于 40 分钟,并进行效果评估。

二、生育保健指导

见孕前保健。

三、新婚避孕指导

避孕是指用科学的方法来阻止和破坏正常受孕过程中的某些环节,以避免怀孕,防止生育。避孕可以降低非意愿妊娠、降低人工流产率及人工流产对妇女健康的影响,节省有限的卫生资源。理想的避孕方法,应符合安全、有效、简便、实用及经济的原则,对性生活及性心理无不良影响,为男女双方均能接受及乐意持久使用。

(一)避孕原理

1.抑制卵子产生

女性甾体激素避孕药通过干扰下丘脑—垂体—卵巢轴的正常调节功能,从而抑制卵泡发育和排卵。

2.阻止精子与卵子结合

通过机械屏障、外用杀精药物、改变宫颈黏液性状以及阻断运送精卵的通道等阻止精卵相遇。

3.改变子宫内环境

使子宫环境不利于精子获能及生存,或不适宜受精卵着床和发育。

4.抑制精子的产生

通过药物或物理的方法来抑制睾丸的生精功能。

(二)常用避孕方法

目前常用的女性避孕方法有宫内节育器、药物避孕及外用避孕等。男性避孕在我国主要是阴茎套。

1.宫内节育器

宫内节育器是一种安全、有效、简便、可逆的避孕工具。宫内节育器的避孕机制复杂,至今尚未完全明了。大量研究表明,IUD 的抗生育作用主要是局部组织对异物的组织反应而影响受精卵着床。活性 IUD 的避孕机制还与活性物质有关。

2.激素避孕

通过抑制排卵、改变宫颈黏液性状、改变子宫内膜形态与功能以及改变输卵管的功能来达到避孕的目的。甾体避孕药的种类有以下几种。

(1)口服避孕药:包括复方短效口服避孕药及复方长效口服避孕药。

(2)长效避孕针:目前的长效避孕针有单孕激素制剂和雌、孕激素复合制剂两种。

(3)探亲避孕药:除双炔失碳酯外均为孕激素类制剂或雌、孕激素复合制剂。

(4)缓释避孕药:有皮下埋置剂、缓释阴道避孕环、微球和微囊避孕针、避孕贴片。

3.屏障避孕法

阴茎套和阴道隔膜。

4.自然避孕法

包括中断性交(体外射精)和安全期避孕。

5.紧急避孕

无保护性生活后或避孕失败后几小时或几日内,妇女为防止意外妊娠的发生而采用的补救避孕法,称为紧急避孕。其包括放置宫内节育器和口服紧急避孕药。

(三)新婚避孕方法选择

1.原则

新婚夫妇年轻、尚未生育,应选择使用简便易行、不影响生育功能和下一代健康的避孕方法。

2.选用方法

婚后短期避孕可采用复方短效口服避孕药,使用方便、避孕效果好、不影响性生活,列为首选。男用阴茎套也是较理想的避孕方法,性生活适应后可选用阴茎套。还可选用外用避孕栓及薄膜等。婚后要求长期避孕或再婚后不准备生育,可选用宫内节育器,长效、安全、简便、经济。不适宜用安全期及体外排精。

(四)避孕失败的补救措施

1.人工终止妊娠的方法

是指妊娠14周以内,因为意外怀孕、优生或疾病等原因而采取的终止妊娠的方法。可分为手术和药物两类。负压吸引术常用于妊娠10周以内;钳刮术常用于妊娠10～14周。妊娠16周以上需进行引产。妊娠49天以内亦可采用米非司酮配伍米索前列醇药物抗早孕。以上各种方法,应根据不同对象,不同条件分别选用。

2.人工终止妊娠的危害性

无论是人工流产还是药物流产,都对妇女的生殖健康有危害。

人工流产可能引起子宫损伤、出血、感染、不全流产、宫颈或宫腔粘连、子宫内膜异位症、月经失调、慢性盆腔炎以及不孕症等并发症;药物流产主要的不良反应是药物流产后出血时间长、出血量多以及药流不全,其远期不良反应尚需进一步观察。所以,尚未生育过的新婚夫妇更当慎重对待,应尽量避免人流,以免遗憾终生。

人工流产只能作为避孕失败后的补救措施,千万不能以人流作为节制生育的主要手段。人流次数越多,间隔越短,发生并发症和后遗症的可能性亦越大。只有认真落实好避孕措施,坚持正确使用,才能预防计划外妊娠。

(王俊霞)

第四节　婚前卫生咨询

婚检医师应针对医学检查结果发现的异常情况以及服务对象提出的具体问题进行解答，交换意见，提供信息，帮助受检对象在知情基础上作出适宜的决定。医师在提出“暂缓结婚”“不宜生育”和“不宜结婚”等医学意见时，应充分尊重服务对象的意愿，耐心、细致地讲明科学道理，对可能产生的后果给予重点解释，并由受检双方在体检表上签署知情意见。

一、咨询的基本原则

成功和有效的咨询应遵守以下基本原则。

（一）与服务对象建立良好的人际关系

与服务对象建立良好的关系是成功咨询的第一步。需要咨询医师热情、真诚、关心的态度及设身处地为服务对象考虑问题。使服务对象对咨询者产生起码的信任，并愿意向其倾诉自己的问题。

（二）确定服务对象的需要

认真倾听服务对象的诉求，仔细观察服务对象的表情，善于捕获“弦外之音”，通过反复提问，尽快总结归纳服务对象的需求。

（三）尊重对方价值观

当自己的价值观与服务对象不同时，切忌将自己的价值观准则强加于对象。

（四）鼓励参与

咨询不是劝告，更不是强迫。避免说服对方或对方依赖于接受服务者的意见。

（五）帮助作出决定

提供足够信息，使对方认识后作出决定。

（六）保密

尊重服务对象的隐私权。

二、咨询技巧

（一）语言交流技巧

人类语言由两个部分组成。一为语言，是语言行为的核心；二为说话，是运用语言的行为。语言交流技能在咨询服务中极为重要。信息、科学知识、提出问题、回答问题以及感情交流等都需要通过语言表达。如何把话说得恰到好处，是咨询医师应当努力达到的技能。

语言要求：使用对方能听懂的词汇，用词文明；使用短语断句；经常停下来问“是否懂”？有“何问题”？经常讲“嗯”，“是”；要求重复；多用表扬鼓励勇气。

（二）非语言交流技巧

在咨询服务中，语言交流着重于能让服务对象敞开思想，谈出问题，医师借助语言传递信息，帮助服务对象接受知识，转变态度和行为。而非语言交流技能则侧重于如何从服务对象的声音、面部表情以及身体姿势等洞察其内心世界和感受，从而使谈话有的放矢。同时，医师能通过自己的表情和姿势等强化语言交流的作用。

非语言交流技能包括说话声音、面部表情、身体姿势以及手势等。声音特点包括音调、音量、频率及音色。声音特点可以表达谈话者的情绪与感情。在面部表情中眼神最能表现出人瞬间变化的内心世界。身体姿势与手势亦称为身体语言，它不仅反映人的心理状态，也反映出文化背景、风俗习惯和情感。

从事咨询服务的医师应当掌握的非语言交流技能有以下几方面。

(1)与服务对象面对面相坐，保持合适距离，身体微向前倾。

(2)面带微笑，目光注视服务对象。

(3)常常用点头的方式表示对服务对象的赞同。

(4)行为端庄大方，礼貌待人，态度认真，和蔼可亲，平易近人。

(三)听和问的技巧

1.听的技巧

(1)全神贯注：医师和服务对象交谈时应当聚精会神地倾听，不让任何事情打断自己的注意力。在倾听的过程中，目光应当集中在服务对象的面部，并且用目光和点头动作表示“我在认真地听”。应避免做无关动作、打哈欠、不耐烦的表情、心不在焉以及不专心听讲。遇此情况，服务对象会感到医师很不礼貌，不尊重他人而中止谈话。

(2)不任意打断对方讲话，要处理好以下情况：表示自己已明确了对方的来意；对对方讲的内容感兴趣，但希望尽快将话题深入；对对方讲的内容不感兴趣，希望尽快结束；认为自己要讲的比对方讲的更重要；因外界干扰而需中断谈话时。

(3)及时反馈：医师在倾听的同时应当用非语言交流技能给予服务对象及时的反馈。例如，不断点头，服务对象会因之感到已受到医师的理解，精神上受到鼓舞。

2.提问技能

(1)问题的类型。①限制性问题：此种问题是将答案予以限定。医师希望得到肯定或否定的答案且简单明确。例如，询问年龄、职业及婚育史等。②非限制性问题：此种问题的回答非常灵活。例如，“你为什么要来做婚前检查?”询问这类问题可以了解服务对象的知识、信仰及态度等，而且依次深入谈话的内容。③追问性问题：这类问题是接着服务对象的陈述进行追问，以了解问题的根源，扩大线索，有时还能由此发掘出潜在的问题或危害趋势。例如，“你怎么会知道这种药对胎儿会有影响?”④诱导性问题：此类问题就像提问者设好了一个范围，让服务对象自觉或不自觉得按提问者的思路钻入这个范围。例如，“难道你不知道梅毒会通过性生活传播吗?”从事咨询服务时，在任何情况下医师都不能应用诱导性问题向服务对象提问。因为，其作用是问话者充当了“关门者”，使服务对象将真实想法掩盖起来。

(2)有效提问技能：医师与服务对象刚开始交谈时，可以先问限制性问题，以免服务对象因紧张而出现的僵局。在此基础上再问非限制性问题和追问性问题，但不宜过多提问，而且一次只问一个问题。如果服务对象未听懂问题时，应变换口气再提问。避免用“为什么”“怎么不”开头提问，也不要诱导性问题，因为这类问题均会使服务对象处于困境，丧失信心。

三、婚前卫生咨询的对象和问题

婚前卫生咨询的对象包括对生殖健康有问题的准备结婚的男女和新婚夫妇。咨询内容涉及面较为广泛，包括性功能障碍、节育方法、生育保健、遗传病、重要脏器疾病、生殖器官疾病、精神病以及传染病等。

有两类咨询对象所涉及的重要问题，需要通过医师主动、耐心、细致的咨询服务方能达到保护母婴健康和减少严重遗传病患儿出生的目的。一是“暂缓结婚”问题；二是“不宜生育”问题。

(一)暂缓结婚

《母婴保健法》第九条规定：“经婚前医学检查，对患指定传染病在传染期内或者有关精神病在发病期内的，医师应当提出医学意见；准备结婚的男女双方应当暂缓结婚”。

指定传染病是指中华人民共和国传染病防治法规定的艾滋病、淋病、梅毒、麻风病以及医学上认为影响结婚和生育的其他传染病。由于传染病患者在传染期内结婚不仅危害本人，还殃及对方。如果婚后妊娠，还可以传染胎儿，导致胎儿不良结局，所用药物可能导致胎儿畸形。因此，在婚前医学检查时，如果发现服务对象患传染病在传染期内，医师应当阐明科学道理。耐心与服务对象交谈。明确提出“暂缓结婚”的医学意见。对于婚检发现的可能会终身传染的不在发病期的传染病患者或病原体携带者，应向受检者说明情况，提出预防、治疗及采取其他医学措施的意见。若受检者坚持结婚，应充分尊重受检双方的意愿。

有关精神病是指精神分裂症、躁狂抑郁症以及其他重型精神病，如偏执性精神病、器质性精神障碍及精神活性物质所致的精神障碍等。这几类精神病患者在发病期间丧失自控能力，又大量服用抗精神病药，这些药物有些可能导致胎儿畸形，结婚由于紧张频繁的社交活动又可能加重病情。因此，对这类患者医师应当提出“暂缓结婚”的医学意见，充分说明对健康和家庭幸福的危害性，建议在精神病专科医师的指导下接受治疗。一般主张，经过积极治疗病情稳定 2 年以上结婚较为妥善。

对于患有生殖器官发育障碍或畸形的患者，可能影响婚后性生活的，医师亦应提出在进行矫治后再结婚的医学意见；并征得患者同意向对方说明情况；积极帮助患者进行治疗。

(二)不宜生育

《母婴保健法》第十条规定：“经婚前医学检查，对诊断患医学上认为不宜生育的严重遗传性疾病的，医师应当向男女双方说明情况，提出医学意见；经男女双方同意，采取长效避孕措施或者施行结扎手术后不生育的，可以结婚……”。

严重遗传性疾病是指患病由遗传因素先天形成，患者全部或部分丧失自主生活能力，无有效治疗方法，子代再发风险高，无法进行产前诊断，很难避免生出严重遗传病患儿。因此，医师应当提出“不宜生育”的医学意见；帮助服务对象作出有利于家庭和对社会负责的正确决定。按照《母婴保健法》第十九条的规定，经当事人同意并签署意见，本人无行为能力的应当经其监护人同意，并签署意见后，医师帮助服务对象采用长效避孕措施，如宫内放置节育器或皮下埋植避孕等，或者施行结扎手术。医师应进行宣教指导、耐心解释、使之充分理解而服从劝告，按照“知情同意”和“知情选择”的原则，为服务对象提供优质咨询服务。

除法律规定的条款外，对于严重疾病，妊娠后可能危及孕产妇生命安全的，医师亦应提出“不宜生育”的医学意见；如果婚后已经妊娠，则应建议其在孕早期行人工流产术。

四、婚前卫生咨询的步骤

(一)问候

咨询服务时的问候并非一般的寒暄，而是与服务对象建立良好关系的开端，特别是初次见面时的问候更为重要。问候时要注意语气、语调和其他非语言交流技巧，要让服务对象感到亲切；问候不仅是打招呼，而且是医师与服务对象的第一次情感交流。

(二)询问问题

婚前卫生咨询常涉及“性”和“生殖”问题，在谈话之初，服务对象可能吞吐含混，医师必须运用听和问的技能，明确服务对象的需求。

(三)阐明科学道理

针对服务对象的需求，医师讲述和阐明科学知识时，一定要通俗易懂。如果发现错误概念或误传时，医师应当及时澄清，但语调要温和，对事不对人。介绍方法时，要用直观教具，以免服务对象误解。如果是需要实际操作内容，应当让服务对象当场练习。

(四)反馈

在交谈的全过程中，医师要不断获得服务对象的反馈，然后进行再次阐明。如此反复，以完成有效的双向交流。

(五)帮助选择

医师将解决问题的方案或方法全部告诉服务对象后，得到服务对象的理解，就应帮助其作出选择。但是绝不要包办代替。如果服务对象难以在诊断室里作出决定，应建议其回家后思考商议，再次与医师交谈。

(六)回访

在一次交谈结束前，医师应向服务对象约定下次咨询日期；或者医师随访咨询后服务对象所做决定的效果，以便帮助服务对象强化坚持健康行为的信心。

五、进行两项重点问题咨询时对医师的要求

(1)“暂缓结婚”和“不宜生育”均涉及人的生殖权利。因此，在进行咨询服务前，疾病诊断必须准确，应请专科医师确诊。

(2)对医学上认为需要“暂缓结婚”或“不宜生育”的服务对象应明确提出医学意见，反复阐明科学道理。虽然不强制，但一定要帮助服务对象做出符合法律要求的决定。

(3)提供合理治疗。婚前保健的单位不具备条件时，应主动介绍服务对象到专科医院或有条件的综合医院就诊。

(4)建立个案病历，随访治疗效果，再次进行婚前医学检查和咨询服务。

(5)对遗传性疾病的咨询应遵循遗传咨询的原则和步骤进行。

(王俊霞)

第五节　孕前检查与保健护理

孕前保健是向准备怀孕的夫妇提供健康教育、遗传咨询、医学检查以及生育指导等系统的保健服务来减轻或消除生殖健康的不良影响因素，引导夫妇接受知识、转变态度及改变行为，共同做好妊娠准备。

一、孕前保健的对象与时机

(一)对象

准备生育的夫妇。

(二)时机

无慢性病者孕前3～6个月;有慢性病者孕前6～12个月。

二、孕前保健的内容

(一)孕前医学检查

通过咨询和孕前医学检查,对准备怀孕夫妇的健康状况做出初步评估。针对存在的可能影响生育的健康问题,提出建议。

孕前医学检查(包括体格检查、实验室和影像学等辅助检查)应在知情选择的基础上进行,同时应保护服务对象的隐私。

1.了解一般情况

了解准备怀孕夫妇和双方家庭成员的健康状况,重点询问与生育有关的孕育史、疾病史、家族史、生活方式、饮食营养、职业状况及工作环境、运动(劳动)情况、社会心理以及人际关系等。

2.孕前医学检查

在健康教育、咨询及了解一般情况的基础上,征得夫妻双方同意,通过医学检查,掌握准备怀孕夫妇的基本健康状况。同时,对可能影响生育的疾病进行专项检查。

(1)体格检查:按常规操作进行,包括对男女双方生殖系统的专业妇科及男科检查。

(2)辅助检查:包括血常规、血型、尿常规、血糖或尿糖、肝功能、生殖道分泌物、心电图及妇科B超等。必要时进行激素检查和精液检查。

(3)专项检查:包括严重遗传性疾病,如广东、广西及海南等地的地中海贫血;可能引起胎儿感染的传染病及性传播疾病,如乙型肝炎及结核病;弓形体、风疹病毒、巨细胞病毒、单纯疱疹病毒、梅毒螺旋体及艾滋病病毒等感染;精神疾病;其他影响妊娠的疾病,如高血压病和心脏病、糖尿病及甲状腺疾病等。

(二)孕前评估及分类

1.对保健对象的客观评价

根据以上询问、病史、体征及辅助检查进行全面评估。

(1)生育史评估:目前年龄、有无不孕、习惯性流产以及多次人工流产等评估对妊娠的可能影响。

(2)家族史评估:有无必要进行遗传学咨询,评估对子代的风险。

(3)医疗评估:相应的医学专家对疾病进行评估。评估疾病对妊娠以及妊娠对疾病的影响;治疗药物及治疗方法对妊娠及胎儿的影响;评估目前疾病的适宜生育时机。

(4)心理评估:有无心理疾病、心理状态对妊娠准备、妊娠及分娩的影响以及分娩期心理承受能力。

2.评估分类及处理

(1)对未发现问题,适宜怀孕的夫妇进行怀孕前指导:①有准备、有计划的怀孕,避免大龄生育;②合理营养,控制饮食,增补叶酸、碘、铁、钙等营养素及微量元素;③接种风疹、乙肝及流感等疫苗；及时对已感染病毒及传染性疾病情况采取措施；④积极预防、筛查和治疗慢性疾病和传染病；⑤合理用药，避免使用可能影响胎儿正常发育的药物；⑥避免接触生活及职业环境中的有毒有害物质（如放射线、高温、铅、汞、苯及农药等），避免密切接触宠物；⑦改变不良生活习惯（如吸烟、饮酒及吸毒等）及生活方式；⑧保持心理健康，解除精神压力，预防孕期及产后心理问题的发生；⑨合理选择运动方式；⑩对于有高遗传风险的夫妇，指导其做好相关准备，提示孕期检查及产前检查中可能发生的情况。

（2）发现有问题的妇女：①有不良因素暴露史（接触有毒有害物质）：应当暂缓生育，督促离开不良的生活和工作环境。②年龄大于 35 岁、本人有不孕史、不良生育史、双方有遗传病或家族史则应到不孕不育专科检查和治疗或进行遗传咨询和产前诊断。咨询对象为：曾生育过一个有遗传病或畸形儿的夫妇；夫妇一方或家系成员患有某种遗传病或先天畸形者；有原因不明的流产、死胎、死产及新生儿死亡的妇女；夫妇为近亲结婚者；性腺发育不全或两性畸形者；原发闭经或不明原因的闭经者；年龄超过 35 岁；常规检查或常见遗传病筛查发现异常者。③有重要脏器疾病（心、肝、肺及肾）等内科疾病及精神病应到有关专科门诊明确诊断、进行治疗和指导，提出能否妊娠的意见。对患有慢性病准备妊娠的妇女应改变治疗药物，避免胚胎受影响或先天缺陷发生，如慢性高血压及糖尿病等。④有急性传染病、生殖系统感染性疾病和性传播疾病应在相关专科治疗。并告知在控制或治疗疾病后再生育。

三、生育保健指导

（一）受孕原理

1.生命的由来

生命来自精卵的结合。精子由睾丸产生，首先贮存在附睾，使精子获能并激活。当有射精活动时，精子与精囊液及前列腺液组成的精液排出体外。一次射精后排出的精子上千万条，仅 1%～5%的精子可能进入宫腔，能到达输卵管的精子少之又少，受精的精子只有一个。当精子进入女性阴道后，有活力的精子经宫颈管进入子宫腔及输卵管腔，其上行能力除依靠自身的活动外，还受宫颈黏液性状、子宫肌肉收缩、宫腔液体流动、输卵管上皮（内膜）纤毛活动以及神经反射等因素影响。

妇女一生中一般只有 400～500 个卵泡发育成熟并排卵。女性进入性成熟期后，卵巢每月发育一批卵泡，其中一般只有一个优势卵泡可以完全成熟并排出卵子，其余的卵泡在发育的不同阶段通过细胞凋亡机制而自行退化，称为卵泡闭锁。卵巢排卵后，通过输卵管伞部的捡拾而进入管腔，停留在输卵管壶腹部与峡部连接处，等待受精。男女成熟生殖细胞（精子和卵子）结合的过程称为受精。受精卵由于输卵管壁纤毛活动和肌肉收缩，逐渐向子宫方向移动，同时开始进行有丝分裂，从一个细胞分裂为 2 个、8 个、16 个细胞，称为桑葚胚，随后早期胚泡形成。受精后 3～5 天早期胚泡到达宫腔，7～8 天着床。此后，孕卵便逐渐发育，从胚胎成长为胎儿。受精后 8 周的人胚称为胚胎，9 周起称为胎儿。妊娠的全过程约为 40 周（280 天）。

2.受孕的必备条件

（1）男方能产生足够数量、健全和活跃的精子，并有运送精子正常的输精管道。

（2）女方可以排出成熟而健康的卵子，并能被输卵管摄入而有机会和精子相遇。

（3）适时的性交是精卵相遇的先决条件。卵子排出后，在体内存活 24 小时，最长不会超过 48 小时。精子在女性生殖道内通常只能生存 24～72 小时。通常精卵相遇的机会只有在射精后

3 天内和排卵后 24 小时内，何况女性一个月排卵一次，错过了适当的时机就不容易怀孕。

(4)宫颈黏液的性状适合于精子的生存和穿透。宫颈黏液受性激素的影响而有周期性变化。在排卵临近时，黏液的理化性状有利于精子的穿透和输送，并能起保护精子及补充能量的作用。在月经周期的其他阶段，宫颈黏液的变化反而对精子的活力起到抑制作用。

(5)通畅而蠕动正常的输卵管是受孕的必备条件。精卵结合一般发生在输卵管壶腹部，受精后的卵子又必须适时地被运送到宫腔。

(6)宫腔内环境具备适合受精卵种植和发育的条件。

(7)正常的神经内分泌调节功能是两性生殖活动的主宰。在受孕过程的各个环节中，神经系统及内分泌系统的共同作用贯穿于其始终。

(二)计划受孕前的准备

1.选择适宜的受孕年龄和季节

男性生育的最佳年龄是 25～35 岁，有证据表明男性在最佳年龄产生的精子质量最高，生命力最强。如果男性生育年龄过大，所生育的孩子先天畸形和遗传病的发病率也会较高。

女性生育的最佳年龄是为 25～29 岁。因为过早生育，女性全身各器官尤其是生殖器官和骨盆尚未完全发育成熟，妊娠及分娩的额外负担对母婴健康均为不利，也会增加难产的机会，甚至造成一些并发症或后遗症；而且过早承担教养子女的责任，会影响工作、学习和家庭生活的安排。但也应避免过晚生育，女性一般不要超过 30 岁，因为年龄过大，妊娠及分娩中发生并发症(如宫缩乏力，产程延长，产后出血等)的机会增多，难产率也会提高。尤其在 35 岁以后，卵巢功能逐渐趋向衰退，卵子中染色体畸变的机会增多，容易造成流产、死胎或畸胎。如能选择最佳年龄生育，这个时期是生殖力最为旺盛的阶段，计划受孕容易成功，精子和卵子的质量较好，难产的机会减少，有利于下一代健康素质的提高。

一般来说，怀孕前 3 个月往往是整个妊娠最关键的时期。一年中的四季各有特点，不同季节受孕会对胎儿的发育产生不同的影响。也有报道，受孕季节以 7～9 月为最佳，经过十月怀胎到第 2 年的 4、5、6 月份分娩最为合适。我国幅员辽阔，气候差别较大，生育季节因地制宜，不可生搬硬套。

2.调整避孕方法

计划怀孕前，需要对当前的避孕方法进行调整。如果采用口服避孕药避孕者，应停药；如放置宫内节育器避孕者，应取出节育器。一般在停药和取出节育器数月后再怀孕，以彻底消除药物的影响和调整子宫内环境。在此期间可以采用屏障法避孕。

3.身体状况及心理状况的准备

父母的健康是优化下一代身体素质的基础。计划受孕最好在男女双方具备良好的身心条件下进行。身体有传染病如肝炎、肺结核及性病等应先治疗，无传染性后再怀孕。慢性病如贫血、心脏病、肾病、高血压及糖尿病等先查体及咨询专科医师，由专科医师评估身体状况能够承担妊娠全过程再怀孕。有需手术的疾病可先手术治疗。

心理状况如近期有较大精神打击，会影响神经内分泌系统，使胎儿发育异常，应等精神状态良好再孕。精神病患者应该治愈后 2 年无复发再怀孕。

此外，在受孕前的准备阶段，就应注意加强营养，做好劳逸安排，以促进身心健康，有利于妊娠的发展。

4.避免不利因素的干扰

外界环境中的某些不良刺激往往会影响妊娠的进展和胎儿的发育，甚至会降低精子及卵子的质量。所以，在计划受孕前，应尽力排除以下几种不利因素的干扰，创造一种良好的受孕氛围。

(1)烟酒危害：烟酒对生殖细胞和胚胎发育的不良影响已被广泛公认。烟草中含有尼古丁、氢氰酸、一氧化碳及烟焦油等各种有毒物质。不论主动或被动吸烟都对胎儿有害，母亲吸烟可导致胎儿宫内发育迟缓、低出生体重、先天性心脏病和小头畸形。母亲吸烟还影响胎儿出生后的体格发育和智力发育。男性吸烟会影响精子运动能力，降低精子质量，增加精子形态异常。酒精对生殖细胞的发育有害，酒后受孕可导致胎儿发育迟缓及智力低下。孕妇饮酒过量会导致流产、死胎或死产、低体重儿或过熟儿及弱智儿的发生率增加。所以，在计划受孕前，夫妻双方都应该避免接触烟酒。

(2)理化刺激：在工作或生活的周围环境中，某些理化因素会影响受孕的质量。如高温环境可使男性精子减少，活力降低，畸形增多；放射线的照射会引起染色体畸变或基因突变，导致胎儿畸形；甚至噪声及振动等物理因素都可影响胎儿发育。有些化学物质如铅、汞、镉及砷等金属，苯、甲苯及二甲苯等有机溶剂，氯化烯及苯乙烯等高分子化合物，某些农药等都有害于妊娠的发展和胎儿的发育。应当在受孕前就尽可能避免接触。

(3)生物因素：妊娠期尤其是孕早期感染弓形虫、风疹病毒、巨细胞病毒及单纯疱疹病毒等病原体可能导致死胎、早产、胎儿发育迟缓、智力障碍和畸形。孕前注射风疹疫苗可以预防风疹病毒感染。预防弓形虫感染可以在孕前停止养猫，养成不吃生的鱼片、肉片以及接触生肉后要洗净双手和用具的习惯。

(4)药物致畸：许多药物都可以通过胎盘，从母血进入胎儿体内，对胎儿造成不良影响。如果由于治疗疾病需要应用某些可能有害于受孕的药物，或虽已停用但其作用尚未消失之前均应避免受孕。

总之，理想的计划受孕，必须具备良好的身心健康状态，融洽的夫妻感情，和谐的两性关系，安全舒适的周边环境以及宽松稳定的经济条件。

(三)计划受孕方法

夫妻双方了解了受孕原理，选择好了受孕时机，又为计划受孕准备好了各方面的条件，为使受孕计划能成功实现，必须先掌握一些科学的受孕方法和技巧。

1.日程推算法

大部分妇女排卵发生于下次月经来潮前 12～16 天(平均 14 天)。单独使用日程推算法并不十分可靠，因为排卵日期可受环境、情绪、患病或某些药物等影响而发生变化。所以最好和其他方法结合使用。

2.基础体温测量法

正常妇女基础体温在月经周期中呈周期性变化，排卵后基础体温的升高提示排卵已经发生，一般排卵发生在基础体温上升前或由低向高上升的过程中。在基础体温处于升高水平的 3 天内为“易孕期”，从第 4 天起直至下次月经来潮前即为“安全期”。

3.宫颈黏液观察法

宫颈黏液的性状会随着月经周期中不同阶段性激素的水平有所变化。当雌激素水平较低的月经期前后，黏液常稠厚而量少，甚至毫无黏液，提示不易受孕。在月经周期的中期，当雌激素水平逐步升高时，黏液会随之越来越薄，量亦越来越多，越接近排卵期，越变得清澈透亮，状似蛋清，且富有弹性，拉丝度越高，润滑感亦最甚。在出现这种黏液的最后一天称为“高峰日”，其前后48小时之间会发生排卵（“高峰日”大多相当于排卵日或排卵前一天）。这种排卵期的宫颈黏液对受孕颇为有利，能对精子起到保护、营养、增强活力以及引导穿透等作用。因此在出现阴部湿润感的阶段即为“易孕期”。

4.排卵检测试纸

用于体外定性检测妇女尿液中促黄体生成激素的含量的变化，从而确定排卵时间及妇女月经周期中的“安全期”，达到选择受孕最佳时机或使用“安全期”避孕的目的。

5.B超测排卵

月经规律，周期28～30天者，月经周期第10天起，做B超检测，观察有无优势卵泡发育。卵泡平均直径≥16 mm，表示卵泡已成熟，随时有排卵的可能。排卵标志：卵泡消失或缩小；子宫直肠窝有液性暗区3～10 mm；卵泡边缘模糊，内有稀疏光点，有时可见血肿。如光点密集，形成光团，即为黄体。简而言之，B超监测排卵是借助超声的方法以监测卵巢卵泡的生长及排出情况的检查方法。

第1～4种方法具有简便、易行、经济的优点，但准确性稍差。B超较为准确，但需要特殊的仪器。

四、孕前营养指导

（一）营养评估

根据体重指数（BMI）评估营养状况。有无肥胖、超重或消瘦等问题；根据饮食习惯及膳食分析了解饮食习惯是否科学等。按照《中国成人超重和肥胖症预防控制指南》标准，BMI<18.5（低于标准体重）；BMI 18.5～23.9（标准体重）；BMI 24.0～27.9（超重）；BMI≥28（肥胖）。

（二）孕前妇女膳食指南

（1）多摄入富含叶酸的食物和补充叶酸。妊娠的头4周是胎儿神经管分化和形成的关键时期，此时叶酸缺乏可增加胎儿发生神经管畸形及早产的危险。妇女应从计划妊娠开始尽可能早地多摄取富含叶酸的动物肝脏、深绿色蔬菜及豆类。叶酸补充剂比食物中的叶酸能更好地被机体吸收利用，建议最迟从孕前3个月开始补充叶酸0.4 mg/d，至孕早期3个月。可以预防胎儿神经管畸形。曾经生育过神经管缺陷儿的母亲，再次怀孕则需每天补充叶酸4 mg（此剂量参考原卫生部《2010年增补叶酸预防神经管缺陷项目管理方案》中的剂量）。

（2）常吃含铁丰富的食物。孕前缺铁易导致早产、孕期母体体重增长不足以及新生儿低出生体重，孕前女性应储备足够的铁为孕期利用。建议选择富含铁的食物，如动物血、肝脏及瘦肉等动物性食物，以及黑木耳、红枣和黄花菜等植物性食物。必要时在医师指导下补充小剂量的铁剂（10～20 mg/d）。维生素C可以促进铁吸收利用。

（3）保证摄入加碘食盐，适当增加海产品的摄入。围孕期和孕早期碘缺乏均可致新生儿发生以智力低下、聋哑、性发育落后、运动技能障碍、语言能力下降以及生长发育障碍为特征的克汀病。建议至少每周摄入一次富含碘的海产食品，如海带、紫菜以及海产鱼虾贝类等。

（4）戒烟、禁酒：夫妻一方或双方经常吸烟或饮酒，不仅影响精子或卵子的发育，造成精子或卵子的畸形，而且影响受精卵在子宫的顺利着床和胚胎发育，导致流产。酒精可以通过胎盘进入胎儿血液，造成胎儿宫内发育不良、中枢神经系统发育异常以及智力低下等。建议夫妻双方务必在计划怀孕前的3～6个月就都应停止吸烟及饮酒，计划怀孕的妇女要远离吸烟的环境，减少被动吸烟的伤害。

(三)营养指导

要平衡膳食,粗、细、荤、素搭配;养成良好的饮食习惯;肥胖、高血脂、高胆固醇及高血糖等特殊人群应到营养门诊接受营养指导。

1.孕前咨询中对肥胖者的建议(BMI≥28)

合理安排饮食,注意低能量、低脂肪、适宜优质蛋白和复杂碳水化合物;适当的运动和锻炼,即中等或低强度运动为好;培养健康的饮食行为,如每餐不过饱,细嚼慢咽,不暴饮暴食,挑选低脂肪食品等。

2.孕前咨询中对体重过低者建议(BMI<18.5)

应注意纠正厌食、挑食及偏食习惯,减少零食;停止药物减肥;注意检查潜在疾病,如贫血等造成的营养不良;合理膳食,增加糖类、优质蛋白及新鲜蔬菜水果;禁烟、酒及成瘾药物;最好让BMI达到理想标准,即BMI为18.5~23.9再怀孕。

3.孕前咨询中对正常体重的建议(BMI 18.5~23.9)

按膳食标准适当调整目前饮食的成分,创造更好条件来适应妊娠,如增加优质蛋白(如奶、蛋、瘦肉、鱼、虾及豆制品等);一天三餐要保证,早餐一定要及时、营养;孕前3个月增加多种维生素及补充叶酸;调整运动量,以中等强度运动为宜;夫妇禁酒、戒烟、戒成瘾药物。

(王俊霞)

第六节　产褥期保健护理

产妇胎盘娩出后,除乳腺外,全身器官在解剖和生理方面恢复或接近正常状态的一段时间,称为产褥期,一般为6周。在此期间产妇各系统,尤其是生殖系统要经历复旧的过程,而乳房继续发育,分泌乳汁,哺育新生儿成长。因此,做好产褥期保健,指导产妇顺利渡过产褥期,将有利于产妇的正常恢复及新生儿的健康发育。

一、产褥期保健内容及要求

(一)注意阴道流血

胎盘娩出后,仔细检查胎盘胎膜是否完整。产后24小时内,应严密观察子宫是否收缩良好及阴道流血量的多少,特别是产后2小时内的观察,因有发生严重并发症可能。为防治产后出血,多主张胎儿娩出后例行预防性注射宫缩剂。如果子宫收缩欠佳,进行子宫按摩同时注射宫缩剂。分娩24小时后,仍应继续观察子宫收缩和阴道流血情况,及时防治晚期产后出血。

(二)观察生命体征

产褥期妇女的体温大多数在正常范围内,遇有产程延长或疲劳时,在产后24小时内体温略有升高,一般不超过38 ℃。产后3~4天因乳房血管淋巴管极度充盈,也可发热,不超过38.5 ℃,多在24小时内降至正常,不属病态。但要警惕产褥感染的发生。

产后脉搏略缓慢,40~60次/分,与子宫胎盘循环停止及卧床休息有关。产后7天恢复正常。如脉搏加快,注意有无出血、感染或心脏病。产后腹压降低,膈肌下降,孕期的胸式呼吸变为胸腹式呼吸，使呼吸深慢，呼吸频率为 14～16 次/分。

血压于产褥期平稳，变化不大。患妊娠高血压综合征的产妇产后血压多可迅速下降，应定时测量，对产后出血者也应定时测量血压。

（三）注意饮食营养

产后第一天可吃清淡易消化食物。产褥期依靠饮食为机体提供足够的热量，每天应保持 3 000 kcal左右。为了保障产妇哺乳的需要，应给富含高蛋白的饮食，多吃蔬菜水果，防止偏食、素食，并适当补充维生素和铁剂。

（四）产后休息和锻炼指导

休息环境必须清洁安静，空气新鲜流通。产后既要有充分休息和睡眠，但必须有适当的活动锻炼，以利于体力和精神的恢复。一般经阴道自然分娩的产妇产后 6～12 小时后即可坐起，产后第二天可在室内适当走动，并可做产后保健操锻炼。有合并症或手术产者，可推迟 2～3 天起床活动。应提倡并指导产妇做保健体操，做抬腿或仰卧起坐活动以锻炼腹肌，做缩肛运动以锻炼盆底肌肉。如无特殊情况，自然产后第 2 天开始锻炼，逐日增加运动量和运动幅度。产后半月可做胸膝卧位，以预防或纠正子宫后倾位。产后活动量及锻炼方式因人而异，不能勉强，即是正常产妇也要避免过度疲劳，更不宜站立过久或蹲位用力以及手提重物等，以防子宫脱垂。

（五）保持大小便通畅

产后尿量增多，应鼓励产妇尽早解小便，产后 4～6 小时即让产妇小便，预防尿潴留。若排尿困难，应解除产妇对排尿疼痛的顾虑，鼓励坐起排尿，用温热水冲洗外阴诱导排尿。还可在下腹正中放置热水袋刺激膀胱肌肉收缩，也可针刺关元、气海及三阴交穴等刺激排尿，无效时应给予导尿，在必要时留置尿管 1～2 天。

产后因卧床休息，食物中缺少纤维素以及肠蠕动减弱，常发生便秘。应多吃蔬菜水果，尽早起床活动，以防便秘，必要时服缓泻剂或肥皂水灌肠等。

（六）观察子宫复旧及恶露情况

胎盘娩出后子宫圆而硬，子宫底在脐下一指，以后每天下降 1～2 cm，至产后 10 天子宫降入盆腔。若产后子宫收缩不能按正常情况缩复称子宫复旧不全。

在产褥早期子宫阵发性收缩引起的疼痛称为产后宫缩痛。于产后 1～2 天出现，持续 2～3 天后自然消失，多见于经产妇，常发生于哺乳时。个别严重者，可针刺三阴交、足三里或服用止痛片。

每天应观察恶露的量、颜色及气味，观察子宫复旧情况。子宫复旧的快慢与产妇的年龄、产次、健康状况、产程长短、分娩性质、是否哺乳有一定的关系。常见复旧不全的原因是胎盘残留、子宫内膜炎、子宫肌瘤或多胎妊娠等，从而致使血性恶露持续时间长、量多，子宫较同期大而软或有压痛。应给宫缩剂麦角新碱或催产素，服用益母草膏或中药生化汤。疑有胎盘残留可行刮宫，合并感染时给予抗生素控制感染。

（七）注意清洁卫生及会阴护理

产褥早期皮肤排泄功能旺盛，排出大量的汗液，尤其是在睡眠时排汗更多，属生理现象，称褥汗。要注意皮肤清洁，可用温水擦洗，勤换衣服，饭前便后及哺乳前应洗手。产后外阴部应经常保持清洁，每天用温开水或用 1/5 000 高锰酸钾液或用 1/1 000 苯扎溴铵液冲洗会阴 2 次，避免冲洗液流入阴道。凡有会阴切口缝合者，除常规擦洗外，还应于大便后擦洗。擦干后使用消毒会阴垫或卫生纸，以保持外阴干燥，以防外阴感染。产后 1～2 天会阴略有肿痛，3 天后缓解。肿胀严重者可用50%硫酸镁湿热敷。产后满一周可用1/5 000高锰酸钾液坐浴。会阴部有缝线者应每天检查伤口周围有无红肿、硬结及分泌物，若伤口感染应提前拆线引流或行扩创处理。

(八)产后访视

产妇不论是住院分娩或在家分娩，产后都必须严密观察、随访以及早发现异常，确保产妇健康恢复。按全国城乡孕产妇保健质量指标规定，产后访视至少3次以上，高危产妇可适当增加次数，访视时间为产妇出院后3天内、产后14天和产后28天，产后42天复诊。

产后访视的主要内容包括：①了解产妇精神、睡眠、饮食、大小便等一般情况；②测血压、体温；③检查乳头有无皲裂，泌乳是否通畅，乳房有无红肿、硬结等，并宣传母乳喂养的优点，指导科学喂养；④测量子宫底高度，了解复旧情况，观察恶露的量、性状以及会阴伤口愈合情况，如系剖宫产，应检查腹部伤口愈合是否良好；⑤指导产褥期卫生，防治产后合并症。

(九)产后健康检查

应在产后42天内进行一次健康检查，其检查内容应包括两方面：①产妇一般健康情况的检查，如测血压、查尿蛋白、检查乳房、腹壁等；②妇科检查，包括会阴裂伤愈合情况、阴道分泌物性状、宫颈有无裂伤、子宫位置、大小、盆底支持力及有无脱垂，检查附件及宫旁组织有无炎性增厚等。

二、产褥期主要疾病的防治

(一)产褥感染

产褥感染是分娩期与产褥期因生殖道的创面受致病菌的感染，引起局部及全身的炎症变化，发病率为1.0%～7.2%，是孕产妇死亡的主要原因之一。

1.病因

(1)感染来源：分娩后产道创面可被细菌感染，其来源如下。①内源性感染，存在于产妇阴道或肠道的细菌，当产妇出现抵抗力减弱和产道创面组织坏死等均有利于细菌的大量繁殖，使原来不致病或致病力弱的内源性细菌成为严重的致病菌。②外源性感染。胎膜破裂后，细菌更容易向上入侵羊膜腔。胎膜暴露子宫颈和阴道的面积越大，产程越长，则感染的机会越大。故认为产程延长者，即使胎膜长时间保持完整，仍易发生产褥感染。剖宫产后由于手术切口、缝合处缺血、缝线的刺激以及手术时羊水污染等因素，故剖宫产较阴道分娩容易发生产褥感染。

(2)诱因：由于分娩降低或破坏了女性生殖道的防御功能和自净作用，增加了细菌入侵生殖道的机会。若产妇体质较弱、贫血、营养不良、妊娠晚期性生活、胎膜早破、慢性消耗性疾病、产程延长、产后出血过多等使机体抵抗力降低，均易致感染。

(3)病原菌：孕期及产褥期生殖道内有大量的需氧菌、厌氧菌、真菌、衣原体及支原体等寄生，以厌氧菌为主，许多非致病菌在特定环境下可以致病。产后宫腔内有血块和坏死蜕膜，软产道常有不同程度的裂伤和擦伤，剖宫产切口有缝线异物和缺血，这些都助长了厌氧菌的生长繁殖。有需氧菌感染时，消耗了组织中的氧造成局部缺氧，有助于厌氧菌的生长，故常导致需氧菌和厌氧菌混合感染，常见的菌种有溶血性链球菌、金黄色葡萄球菌、大肠埃希菌和脆弱杆菌类。

2.诊断

(1)详细询问病史和主要临床症状：全身及局部检查，特别注意下腹部、肾区及乳腺的检查，以及其他辅助检查，血尿常规化验等。典型的病例不难诊断，应排除其他疾病如泌尿系统感染、上呼吸道感染、乳腺炎、腹部手术切口感染等。发热是最有实用意义的临床指标，若未能证实发热是由其他原因所引起，均应考虑诊断为产褥感染。

（2）确定病原菌：做宫腔和血标本的需氧及厌氧培养。在细菌培养的同时应做药敏试验，为选用恰当的抗菌治疗提供依据。

（3）确定病变部位和性质：感染的部位及受感染的严重程度可根据症状、体征及细菌的种类不同分析判断。产妇出现寒战、高热、下腹痛，恶露多而臭，检查子宫复旧不全，伴有压痛，多考虑为厌氧菌感染引起的子宫内膜和子宫肌的急性炎症，是产褥感染中最常见最主要的病变。除上述症状和体征外，如盆腔一侧或双侧有肿块，或盆腔形成“冰冻骨盆”征象，可疑为盆腔结缔组织、输卵管急性炎症所致。如果患者出现持续高热、下腹或全腹剧痛、腹胀等，检查子宫界限不清，后穹隆触痛明显，并触及有波动感之包块，可能是急性盆腔腹膜炎或弥漫性腹膜炎。少数患者若有明显的全身中毒症状、谵语、昏迷、休克并危及生命时，可能是细菌大量进入血液循环而形成的败血症。

3.预防

控制产褥感染应以预防为主。

（1）加强孕期保健：要做好孕期卫生宣传教育，注意营养和维生素的摄入，保证足够睡眠，增强机体的抵抗力，及时治疗孕期并发病及合并症。孕妇经常保持全身清洁，妊娠期避免盆浴及性生活。

（2）推广新法接生：严格无菌操作是控制产褥感染的关键。产房及接生用具应严格消毒，助产者必须遵守无菌技术操作，不轻易做阴道检查。认真观察产程，正确处理分娩，避免产程延长和产后出血，仔细检查软产道和胎盘、胎膜；产道裂伤及时缝合。胎盘残留时，必须严格消毒后行清宫治疗。

（3）产褥期卫生护理：必须保持外阴清洁，使用消毒的会阴垫或卫生纸。鼓励产妇早期活动与产后锻炼，加强对感染产妇的隔离，避免交叉感染。凡有胎膜早破、产程延长或损伤、手术产及有感染危险的孕产妇均应给予抗生素预防或控制感染。

4.处理

增进全身的抵抗力，供给足量的营养。纠正水、电解质紊乱，需血者及时输血，全身衰竭者可给予高营养疗法。卧床休息宜采用半坐位以利引流。给予宫缩剂，促进子宫收缩，防止炎症扩散。会阴部感染和缝合伤口感染者，应提早拆除缝线并加热敷。胎盘残留者，应控制感染后清理宫腔，排除残留物。盆腔脓肿时可及时切开引流。抗感染是治疗产褥感染的主要措施，应做药敏试验，选用广谱高效抗生素，常用药物包括青霉素和庆大霉素、甲硝唑等。

（二）晚期产后出血

分娩 24 小时后，在产褥期内发生的子宫大量出血称为晚期产后出血。以产后 1～2 周发病最为常见，常因失血过多导致严重贫血或休克，甚至危及生命。

1.病因

（1）胎盘、胎膜残留在宫腔内，部分胎盘小叶、胎膜或副胎盘发生变性，机化甚至形成息肉，当组织坏死脱落时，使附着的血管裸露而大出血。

（2）胎盘附着部位复旧不全，也是引起晚期产后出血的主要原因之一。正常情况下，胎盘剥离后，其附着处断裂的血管腔因子宫收缩而闭塞，在血管断端形成血栓，最后机化、变性，使其变窄而闭塞。如果附着部发生感染，影响其修复，血栓脱落，血窦重新开放引起大出血。

（3）子宫复旧不全：产妇的全身因素如患慢性疾病、失血过多、过度疲劳或胎盘、胎膜残留、多胎妊娠、羊水过多、子宫肌瘤、产后子宫滋养细胞肿瘤以及尿潴留等局部因素均可影响子宫复旧。

(4)剖宫产术后子宫壁切口裂开，术时止血不彻底或缝扎过密影响供血，局部坏死、感染、肠线溶解，血管重新开放而阴道流血，亦可术后感染，影响子宫复旧而溶血。

2.诊断

(1)病史：了解有无宫腔操作，是否为手术产，胎盘娩出后曾否检查，既往是否有第三产程及产后 24 小时内阴道流血较多等病史。

(2)临床表现：发生于产后 10 天左右，主要表现为血性恶露持续时间延长，以后反复出血或突然大量流血，多为胎盘残留引起的晚期产后出血。如果在产后 2 周左右突然出现大量流血可能是胎盘附着部位复旧不全所引起。若血性恶露持续时间延长达 7～10 天或更长时间，量又明显增多，有时可发生大出血，恶露混浊或伴有臭味，产妇多有腰痛及下腹坠胀时，可疑为子宫复旧不全。剖宫产后出血者可发生在产褥末期。因出血或感染产妇多伴有寒战、发热、贫血，严重者出现休克。

(3)检查：子宫大而软，或伴有压痛，宫口松弛，鲜血自宫腔流出，有时可见残留胎盘组织，注意有无产后滋养细胞肿瘤转移结节。子宫刮出物需送病理检查以助诊断。

3.预防

加强分娩期保健，增强全身抵抗力，预防子宫复旧不全的发生。应防止胎盘、胎膜残留，对娩出的胎盘、胎膜必须进行仔细检查，如有可疑时要立即清理宫腔。剖宫产术时应认真仔细缝合止血。做好产褥期保健，及时观察子宫复旧和恶露情况，必要时用宫缩剂及抗生素以促进子宫复旧和预防感染。

4.治疗

治疗方法依病因而定。通常选用宫缩剂及抗生素，必要时输液输血。仍时有鲜血流出或突然大量出血者需立即采取刮宫术，清除宫腔内容物，促使子宫收缩(刮出物应送病理检查)。剖宫产术后流血的处理原则是保守治疗，无效时则需进行剖腹探查，必要时切除子宫。失血多导致休克时应积极抢救休克。

(三)产后中暑

产后中暑是指因产褥期妇女处在高温环境中，体内余热不能及时散发而引起中枢神经体温调节功能障碍所致的急性热病。

1.病因

当外界气温超过 35 ℃时，机体靠汗液蒸发散热。但旧风俗习惯怕产妇“受风”，而关门闭窗，产妇深居室内，包头盖被，穿长袖衣裤，紧扎袖口、裤脚，使居室和身体处在高温、高湿状态的环境和状态下，严重影响产妇出汗散热，导致体温调节中枢功能衰竭而出现高热、意识丧失和呼吸循环功能衰竭等一系列病变。

2.临床表现及诊断

产后中暑发病急，早期有口渴、尿频、多汗、恶心、头晕、四肢无力、胸闷、心慌等症状，如未及时处理，则体温上升、面色潮红、胸闷加重、皮肤转为干燥、无汗，痱子布满全身。严重者体温高达 40 ℃以上，可出现昏迷、谵妄、呕吐、腹泻，患者面色苍白、脉搏细数、血压下降，瞳孔缩小，陷于虚脱。如不及时抢救，往往在数小时内出现呼吸循环衰竭而死亡，幸存者会遗留神经系统后遗症。根据发病季节、居家环境、产妇衣着及临床表现等不难诊断，但需与产后子痫、产褥感染败血症相鉴别。

3.预防

产后中暑关键在于预防，做好防中暑教育，产前检查时要告诫产妇注意产后卫生，破除旧风俗习惯，居室要通风，衣着要适宜。有中暑先兆时可服十滴水(1瓶)、藿香正气片(4～8片)、仁丹(15～20粒/天)。

（王俊霞）

第七节　哺乳期保健护理

哺乳期是产妇用自己的乳汁喂养婴儿的时期。哺乳期保健的内容包括指导乳母如何喂养婴儿及哺乳期卫生。

一、母乳喂养的新观点及技术指导

目前对母乳喂养有许多新观点和哺喂技巧，对产妇哺乳有很好的指导作用。

(一)哺乳时间

(1)尽早开始第一次哺乳：提倡产后半小时由医务人员协助新生儿开始吸吮母亲乳头。这样有利于乳汁提早分泌，使婴儿获得较多的宝贵初乳。

(2)按需哺乳：按婴儿自身需求哺乳，不要定时，随饿随吃，坚持夜间哺乳。婴儿吸吮得越多，乳汁来得越早、越多。哺乳时可让婴儿吸吮至自动放弃乳头，不要人工中止。

(3)提倡母婴同室：让母亲与婴儿一天24小时在一起，便于随时都可以把婴儿抱起进行母乳喂养。

(4)开奶前不喂糖水和牛奶，不用奶头和奶瓶。

(5)建立母亲喂奶信心：正常情况下，母乳喂养婴儿4～6个月内不必添加任何食物或饮料。

(6)断奶时间可延长到生后2年。

(二)喂哺方法

(1)母亲体位轻松舒适，坐或躺，让母亲心情愉快，肌肉松弛，有利于乳汁排出。

(2)母婴必须紧密相贴，婴儿头与双肩朝向乳房，下颌贴乳房，防止鼻被乳房压迫。

(3)母亲一只手臂托住婴儿肩背部，另一手应将拇指和四指分别放在乳房上下方托起整个乳房喂哺，避免“剪刀式”托乳房(除非在奶流过急时)。

(4)婴儿张开口，吸入乳头及大部分乳晕。婴儿不吸吮时能充分挤压乳晕下的乳窦，使乳汁排出。

(5)让婴儿吸空一侧乳房后再吸吮另一侧乳房，持续时间取决于婴儿的需求。

(三)哺乳期乳房保健

(1)哺乳前柔和地按摩乳房，以刺激排乳反射。

(2)只需用清洁温水洗乳头和乳晕，切忌用肥皂或酒精清洗。

(3)每次哺乳后可挤出少许乳汁均匀地涂在乳头上，因乳汁具有抑菌作用，且含有丰富的蛋白质，有保护乳头表皮的作用。

(4)每次哺乳应两侧乳房交替进行，并挤空剩余乳汁，这样可促使乳汁分泌增多，预防乳管阻塞及两侧乳房大小不等。

(5)哺乳期母亲应佩带合适的棉布胸罩,支撑乳房以改善循环,有利于泌乳和体型健美。

二、特殊情况下的母乳喂养

患病产妇是否适宜哺乳视具体情况而定。分娩时或产后急性自限性疾病,例如流感并不需要停止哺乳,也不增加对婴儿的危险,乳汁中的抗体将有利于哺乳。短期住院的疾病,如急性阑尾炎,也不需要停止哺乳。

(一)心脏病

一般认为心功能Ⅰ、Ⅱ级者可以实行母乳喂养。心功能Ⅲ、Ⅳ级产妇不实行母乳喂养。

(二)肾脏疾病

(1)轻度肾功能减退和高血压者可以哺乳。

(2)中度肾功能不全、产后恢复不良者不宜哺乳。

(3)严重肾功能不全者不宜哺乳。

(4)因母乳中免疫抑制剂的含量极少,所以肾移植术后可以哺乳。

(三)高血压

根据有无合并心肾功能障碍而决定是否母乳喂养。高血压用药时,可根据使用药物的种类,决定是否哺乳。

1.利尿剂

噻嗪类利尿剂可减少乳汁的分泌。所有利尿剂在乳汁中含量极低。

2.β肾上腺阻滞药

(1)普萘洛尔:使用最安全。

(2)甲基多巴:乳汁中浓度低,抑制催乳素的释放,使乳汁减少。

(3)卡托普利:乳汁中的含量为母亲的0.6%。

(4)利血平:易使婴儿鼻部充血,造成呼吸困难。

(5)硫酸镁和肼苯达嗪对婴儿安全。

(四)糖尿病

鼓励母乳喂养,因为哺乳母亲的葡萄糖大量被利用,有利于乳母糖尿病的康复。

糖尿病母亲母乳喂养应注意的问题:

(1)糖尿病的母亲由于妊娠期并发症多,需早期终止妊娠,故如早产儿、呼吸窘迫综合征的发生率以及新生儿低血糖发生率增高,应积极处理,尽早母乳喂养。

(2)注意防止感染。

(3)调节饮食和胰岛素用量,应避免发生低血糖,因可引起肾上腺分泌而抑制乳汁分泌。

(4)避免产生酮症,因为酮体可进入乳汁,使婴儿肝大。

(五)甲状腺功能异常

1.甲亢

因为服用治疗甲亢的药物,为婴儿安全起见,不强调母乳喂养。

2.甲低

可以哺乳,乳汁中甲状腺素含量极低,对婴儿无不良影响。

(六)病毒感染

1.肝炎

(1)甲型肝炎(HAV):急性期伴有黄疸时,可暂缓母乳喂养,等康复后继续母乳喂养,不需要用免疫球蛋白。

(2)乙型肝炎(HBV):由于新生儿接种乙肝疫苗,HBsAg 阳性母亲的婴儿不会增加感染疾病的危险,可以母乳喂养。E 抗原阳性的母亲,考虑传染性强,不宜哺乳。

2.巨细胞病毒感染

巨细胞病毒(CMV)是人类疱疹病毒中的一种,如果母亲体内产生了 CMV 1 gG,新生儿可从母体得到抗体而防止感染。母乳喂养是安全的。

3.艾滋病

原则上母亲患艾滋病,婴儿不宜母乳喂养。

(七)癫痫

抗癫痫药是否排泄到乳汁中,以及对婴儿的影响目前还不清楚。倾向不要母乳喂养。

(八)急性感染性疾病

如上感、产褥感染,不停止哺乳。

(九)过敏性疾病

如荨麻疹、哮喘、皮炎可以母乳喂养,因为抗过敏的药物如皮质激素,在乳汁中通过的量不大,对婴儿是安全的。

(十)结核

结核在妊娠和哺乳期的处理有争议,目前认为肺结核接受三联治疗一周后,母婴可以接触,同时给予婴儿异烟肼预防治疗每天 30 mg,一天二次,接种结核疫苗,可以实行母乳喂养。

三、哺乳期用药问题

几乎所有母体服用的药物都在乳汁中出现,但其中的含量很少超过母亲摄入量的 1%～2%,故一般不给婴儿带来危害,但有的药物在乳汁中排泄量大,长时间大量的使用可影响婴儿甚至导致婴儿中毒,因此,母亲服药应考虑对哺乳婴儿的影响,避免滥用。哺乳期妇女禁用的药物:①锂;②放射性制剂,如放射性碘;③抗癌药物;④抗凝药物;⑤抗生素,如氯霉素、甲硝唑。

四、哺乳期避孕问题

关于母乳喂养抑制生育的机制尚不清楚,实验与观察发现,吸吮可以抑制生育能力的恢复。哺乳开始早、吸吮次数多和夜间继续哺乳都将延长哺乳期闭经,抑制生育能力。

五、哺乳期常见乳腺疾病防治

(一)乳房过度充盈或乳管阻塞

乳房过度充盈或乳管阻塞为乳房内血液、体液和乳汁的积聚所致,是由于不适当或不经常哺乳所引起,应在 24～48 小时内进行有效护理,将有助于减轻症状。

(1)哺乳前可湿敷乳房 3～5 分钟,随后柔和地按摩、拍打和抖动乳房。

(2)挤出足够乳汁使乳晕变软,以便婴儿正确含吮乳头和大部分乳晕。

(3)频繁地哺乳,将乳汁排空。

(4)哺乳后佩戴支撑胸罩,改善循环。

(二)乳头皲裂

乳头皲裂主要是由于哺乳时未能掌握正确的喂哺技巧,如母婴有正确哺乳姿势可避免乳头皲裂。

(1)哺乳前湿热敷乳房和乳头3~5分钟,同时按摩乳房以刺激排乳反射,并挤出少量乳汁,使乳晕乳头变软易被婴儿含吮。

(2)哺乳时先在损伤轻的一侧乳房哺乳,以减轻对另一侧乳房的吸吮力,让乳头和大部分乳晕含吮在婴儿口内,并频繁地哺乳,每次吸吮时间10~15分钟,开始5分钟基本能吃到70%以上的奶。交替改变婴儿哺乳位置,使吸吮力分散在乳头和乳晕的四周,在哺乳结束时,不要猛力将乳头拔出,因在口腔负压下拔出乳头,易引起局部损伤,应让婴儿自己张口,温和中断吸吮。

(3)哺乳后挤出少许乳汁,涂在乳头和乳晕上,保护乳头表皮。

(4)如果乳头疼痛剧烈,可暂时停止母乳喂养,但应将乳汁挤出,用小杯或小匙喂养婴儿。

(5)哺乳方法不正确,新生儿不能吸紧乳头或不经常哺乳,且添加水或牛奶可使乳汁不足;或因产妇营养不良,健康状况差,精神紧张,恐惧疼痛等因素都可直接影响下丘脑的激素分泌,使乳汁分泌减少。要促进乳量增多应采取以下措施:①鼓励和支持乳母树立信心,保持精神愉快,多给乳母一些良性刺激。②增加对乳头的刺激,坚持按需哺乳和夜间哺乳。③加强产妇的营养,合理休息。④正确掌握喂哺技巧,做好乳房保健,不要给婴儿过早添加辅食。只要坚持哺乳,乳汁分泌一定会随婴儿月份增加而逐渐增多。

(三)急性乳腺炎

急性乳腺炎是乳腺的急性化脓性感染,几乎所有患者都是产后哺乳的妇女,尤其是初产妇更为常见,发病多在产后3~4周。

1.病因

(1)乳汁淤积:乳汁淤积是急性乳腺炎的重要原因,淤积的乳汁有利于入侵细菌的生长繁殖。乳汁淤积的原因:①乳头发育不良(过小或内陷)妨碍哺乳;②乳汁过多或婴儿吸乳量少,以致乳汁不能完全排空;③乳管不通,影响排乳。

(2)细菌入侵:乳头破损,致使细菌沿淋巴管入侵是感染的主要途径。婴儿口含乳头而睡或婴儿患口腔炎症而吸吮,也有利于细菌直接侵入乳管。急性乳腺炎的致病菌以金黄色葡萄球菌为主。

2.临床表现

患者最初感觉乳房肿胀和疼痛,患处出现具有压痛的肿块,表皮红热,同时可有发热等全身表现。随着炎症继续发展,上述症状加重,此时,疼痛呈搏动性,患者可有寒战、高烧、脉搏加快,患侧腋窝淋巴结肿大,有压痛。血液检查表现为白细胞计数明显增多。感染严重者可并发败血症。

3.治疗

(1)未形成脓肿的急性乳腺炎的治疗:急性乳腺炎早期应采取措施促使乳汁通畅排出,如用吸乳器吸出乳汁,允许婴儿继续吸奶以减轻乳汁淤积,尽量不停止哺乳以防加重乳汁淤积。每天3~4次、每次30分钟的局部热敷有利于早期炎症的消散。水肿明显者可用25%硫酸镁湿热敷,亦可用鲜蒲公英或仙人掌捣碎外敷。用0.25%普鲁卡因30~40 mL加青霉素100万~200万单位注射于乳房后间隙进行乳房后封闭,必要时一天一次,可使早期炎症消退。必要时全身应用抗生素。

(2)形成脓肿的急性乳腺炎治疗：主要的治疗措施是及时引流排脓并局部和全身应用抗生素。

4.预防

急性乳腺炎的预防关键在于避免乳汁淤积，同时防止乳头损伤，保持乳房局部清洁。如有乳头内陷，可行乳头提拉矫正，养成良好的哺乳习惯，避免婴儿含乳头而睡。每次哺乳应将乳汁吸空，如有淤积可用吸奶器吸空，或用手按摩帮助排空乳汁。哺乳后应清洗乳头。乳头如有破损如皲裂，要及时治疗。注意婴儿口腔卫生，及时治疗口腔炎。

(王俊霞)

第八节　妇科常见病的筛查与防治

一、妇科疾病筛查与防治的组织实施

疾病的普查工作必须在做好广泛的宣传教育，在有关部门领导下及统一计划下有组织地进行。

(一)做好宣传发动工作

普查普治是一项社会性的医疗保健工作，涉及面广，工作量大，在开展工作前要把普查普治的目的、意义向群众广泛宣传，使群众自觉接受和参加普查普治，以提高受检的比率。

(二)组织和培训普查队伍

(1)各省市妇幼保健机构要根据各省市妇女健康状况制定年度防治规划，指导协助下属单位进行普查普治及随访，接受疑难疾病的转诊和会诊，定期培训各级普查人员，并检查考核其知识、技术水平，考评普查工作的进展情况和普查工作的质量，总结上报资料，并在流行病学调查的基础上确定研究项目，组织协作攻关。

(2)各区县妇幼保健机构负责制定、布置防治计划与任务，协助下属单位进行普查普治及随访；负责基层人员的技术培训、指导及考核，做好资料统计、分析及上报，进行流行病学调查研究。

(3)各级医院和基层妇幼保健机构负责所属地区的普查普治工作，制定普查普治计划并组织实施，做好基础资料的登记、统计、汇总及上报工作；进行结果分析，提出防治建议。

(4)组织普查人员时要注意人员的结构，写病史、妇科检查、化验、登记统计等各项工作都要配备一定数量有经验的人员以保证普查普治的质量。人员组织落实后要举办培训班，从思想上和业务技术上给予培训，提高认识，端正思想，明确任务，熟练掌握操作常规、诊断标准和诊断技术，还要学会并掌握表格填写的要求、资料统计的内容及随访制度等。

(三)做好普查的准备工作

一般将已婚到老年期所有年龄的妇女都作为普查对象，对同一地区、同一阶段有统一的规定，以便正确统计分析数据资料。

(1)普查表格、统计表格、登记本、各种检验报告应齐全。

(2)普查器材设备包括无菌手套、阴道窥器、长血管钳、小、长镊、组织钳、活检钳、消毒容器、刮板、玻片、标本盒、标本瓶、显微镜、B超仪等。

(3)敷料包括消毒纱布、棉球、带线棉球、棉签、消毒敷巾。

(4)药品包括消毒液、生理盐水、10%肥皂液、10%甲醛溶液、止血剂、消炎药等。

(5)检验用试剂包括生理盐水、95%乙醇、稀盐酸、氢氧化钠、碳酸锂溶液、苏木精、EA36染料等。

二、妇科疾病筛查防治的内容和方法

(一)筛查的内容与方法

1.病史的填写

筛查表格大多实行一人一卡制,最好是一张卡能连续使用5年左右。为保证资料的统一性、完整性和正确性,事先应统一填写要求。卡上所列内容要完整规范填写。

2.内外生殖器检查

检查前受检者要做好准备,排空大小便。检查者于检查前应将受检者的病史资料核对一遍,以免遗漏和错误。检查时要按顺序进行。月经期不宜做阴道检查,需要做阴道检查时必须消毒外阴后再检查。未婚妇女检查时应采取肛腹诊。检查后应将结果立即填写在普查卡上,以免遗漏和混淆。

(1)外阴检查:观察皮肤有无皮肤病,有无色素减退,尿道口有无充血、肉阜存在。大阴唇下1/3部有无囊肿,阴道口与肛门之间有无陈旧裂痕。令受检者屏气检查有无子宫脱垂,阴道后壁有无膨出。

(2)阴道窥器检查:观察白带性状,正常白带为乳白色透明状,脓性白带多为炎症。水样白带多见于癌肿,泡沫状见于滴虫病,豆渣样多为真菌感染。检查阴道壁黏膜有无充血。宫颈必须充分暴露,并拭去表面白带及黏液,观察有无腺体囊肿,有无糜烂,并确定糜烂程度。还应注意宫颈有无陈旧性裂伤、白斑、息肉、新生物等,有无接触性出血。

(3)双合诊:主要检查子宫及附件情况,子宫位置、大小、质地和活动度,表面是否光滑,双侧附件有无肿块、增厚,有无压痛。

(4)三合诊:进一步检查子宫后方和高处的肿块,子宫骶韧带、子宫直肠陷凹及直肠内病变,以查清整个盆腔内是否有病变。若发现肿块,应记下肿块的大小、外形、质地、活动度、有无压痛等,并应描述与子宫的关系,最好绘图示意,以便复查。

3.子宫刮片检查

检查取材前24小时禁止性交及阴道冲洗、敷药等,取材所用器具必须清洗干燥。

(1)刮片:先轻轻拭去宫颈表面的白带,然后用特制木(竹)片一端轻刮阴道后穹隆,另一端插入宫口在宫颈外口与宫颈管鳞状上皮交接处,以外口为中心,旋刮一周,若宫颈糜烂,应在其外缘与正常皮交接处刮取,此为宫颈癌好发部位。

(2)涂片:核对片上的号码,将刮下的细胞立即涂在干净玻片上,涂片时圆形端涂在无片号的一端,凹端涂于有片号的另一端,顺一个方向均匀地推平,不易过厚或过薄,更不应来回涂抹。将涂片立即放入95%的乙醇的标本缸中,固定15~30分钟,如能在短时间内染色也可不固定。如涂片需转他处检查,可将两玻片间以火柴相隔,包装好。

(3)阅片:涂片染色后,检验者应认真、细微地观察细胞变化,可疑者应重复涂片,放入新鲜配置的染色液中,染色深浅要适度。显微镜下阅片应按顺序进行。

4.滴虫、白色念珠菌检查

滴虫性、白色念珠菌性阴道炎是妇科中最常见的性传播疾病，应列为常规检查内容，有条件者应同时作淋菌检查。

5.乳房检查

乳腺癌在妇女癌症中占第二位，故应作常规检查。仔细观察乳房皮肤颜色有无变化，局部有无凹陷、桔皮改变或溃疡出现，乳头有无血性液体渗出；用手掌平坦地揉压乳房，检查有无肿块，若扪到肿块应进一步检查其大小、硬度、活动度及有无压痛等；检查腋窝及锁骨上淋巴结有无肿大。乳房检查记录方法一般分为内上、外上、内下、外下、乳头、乳晕部，记录下肿块的部位，或绘图示之。

6.资料统计

通过资料的统计分析，可以反映人群中的发病情况与特点，反映妇女健康状况的动态变化，并能反映防治工作的成效与存在的问题。

(二)普治的内容和方法

1.宫颈活检术

凡宫颈刮片细胞学检查Ⅲ级或Ⅲ级以上，或肉眼检查疑有宫颈癌或重度宫颈糜烂，或疑有宫颈结核等均为适应症。月经期或急性外生殖器感染时暂不宜活检，以免感染扩散，应待急性炎症控制后再做。活检应由技术熟练的有经验的医师进行。若宫颈刮片阳性而活检报告为阴性应做进一步检查，必要时重复活检或用阴道镜确定可疑病灶后再定位活检，并应随访。

2.宫颈息肉摘除术

对暴露息肉，消毒阴道、宫颈后用长钳夹住息肉蒂部，向同一方向旋转。直至息肉摘除，伤口处敷以止血粉及消炎粉，以带线棉球压迫止血。若息肉蒂宽，可在根部切除，局部出血用电灼或30%硝酸银止血。若创面大亦可缝合止血。摘除的息肉应常规送病理检查，以免遗漏恶性病变。

3.妇科炎症的普治

滴虫性阴道炎和真菌性阴道炎为妇科最常见的疾病，在普治中要重视消毒隔离以防交叉感染。滴虫性阴道炎可口服甲硝唑片 200 mg，每天 3 次，共 7 天；或将甲硝唑片放入阴道深处，每晚 1 片，10 天为 1 个疗程。真菌性阴道炎可用治真菌素或咪康唑栓剂局部治疗。凡阴道炎患者应嘱勤换内裤，不使用他人用品。局部用药物治疗对宫颈炎有一定效果，但疗程长，治疗效果不理想，现多采用电熨、激光或冷冻法治疗，治愈率较高。

4.妇科肿瘤的普治

经检查发现为肿瘤患者，应尽早予以治疗。

(1)子宫肌瘤：子宫大于 3 个月妊娠大小，或出现月经过多，经药物治疗无效者，即使肿瘤不大，均需手术治疗。

(2)外阴癌：经病理学检查确诊后，视具体情况考虑用手术或放疗。

(3)子宫颈癌：Ⅰ期患者可根据情况选用广泛性子宫切除术和盆腔淋巴结清除术或放疗。Ⅱ期以上患者采用放疗。

(4)子宫内膜癌：原则上行手术治疗，可配合放疗或激素治疗。

(5)卵巢肿瘤：经复查确诊为肿瘤者原则上应手术治疗。一般认为卵巢增大直径达 6 cm，或直径小于 6 cm 但为实质性肿块者，均应手术治疗。

(6)宫颈鳞状上皮非典型增生：宫颈鳞状上皮非典型增生被认为是一种癌前期病变，应予高度重视，给予及时治疗，这是预防宫颈癌的最积极的措施。宫颈上皮非典型增生在第一次活检后1～2个月需作第二次活检以排除是否有癌变。经两次活检证实为非典型增生而无癌症者，轻、中度患者可用液氮冷冻、激光、电熨、宫颈锥切等方法治疗。重度患者若无生育要求亦可做全子宫切除术。

三、筛查防治的随访工作

随访指通过各种方式定期和患者取得联系以了解疗效是否巩固、身体是否恢复、癌症有无复发现象，以便及时得到诊治，提高治愈率和生存率。通过随访还可积累资料，不断提高妇女疾病防治质量。随访包括门诊随访和信访，也可登门随访，随访工作要做完整的记录。各种疾病的随访方法如下。

(一)女阴白斑的随访

凡活检证实为白斑，经药物治疗后每半年到一年观察随访一次，必要时复查活检以决定是否需手术切除或其他治疗。

(二)妇科炎症的随访

阴道炎经治疗病原体转为阴性者应连续3次在月经后复查，并同时用药物巩固疗效。若3次月经后化验均为阴性为近期治愈；若第二次普查时仍为阴性为远期治愈。宫颈炎经治疗后柱状上皮脱落，代之以鳞状上皮，这个过程一般需2个月左右，因此，宫颈炎的近期疗效随访在治疗后的2～3个月进行，远期疗效可在治疗后每年普查时随访。

(三)宫颈刮片Ⅱ～Ⅲ级的随访

应在抗感染治疗后复查以排除癌变，并应每半年至1年检查1次。

(四)宫颈上皮非典型增生的随访

两次活检证实为轻、中度非典型增生者经治疗后每3～6个月随访其效果，并追踪其病变进展情况。

(五)妇科肿瘤的随访

凡子宫肌瘤不到3个月妊娠大小或月经量不多，又无其他不适者可保守治疗，每隔3～6个月定期观察，绝经后亦应每年复查1次。年龄小于40岁且卵巢肿大直径在6 cm以下者有生理性囊肿的可能，应在月经周期的不同时期随访，观察其动态变化。若肿块持续存在，可口服避孕药1～2个月后再复查。卵巢肿大直径大于6 cm者应剖腹探查，若为实质性肿块或囊性肿块在短期内明显增大者应警惕恶变可能，需剖腹探查。绝经后的妇女卵巢增大者应行腹腔镜检查或剖腹探查。

6.乳房肿块的随访

已排除恶性且乳房肿块较小的者需定期随访，每12个月一次，最好在月经后随访。对随访仍不能排除的赘生性肿块可作活检以明确诊断。

(王俊霞)

第七章

儿童保健护理

第一节 儿童保健的目标

21 世纪儿童保健的目标是促进或改变儿童健康轨道，包括生命初期的健康准备、生长过程中的健康保护以及健康促进。儿童保健研究的基本内容涉及儿童健康的全过程，包括体格生长发育、营养、神经心理行为，是控制疾病的第一道防线。

儿童保健研究方法有别于微观的疾病研究，尤其适合采用流行病学的研究方法。流行病学最基本的方法学框架有助儿童保健工作者进行前瞻性的随访观察，评估干预效果，不断修正和优化服务技术。

儿童保健的发展方向包括儿童体格生长资料的积累、个体化的儿童营养处方儿童心理、行为发育研究与环境安全与儿童健康。

一、儿童保健目标及研究范围

(一)儿童保健目标

医学模式由传统的生物医学模式向生物-心理-社会医学模式的转变，改变了人们的健康观和疾病观。进入 21 世纪以来，儿童健康的基本概念已转变为使儿童处于完好的健康状态，保障和促进生理、心理和社会能力充分发育的过程。2004 年美国国家医学院(Institute of Medicine, IOM)、美国国家科学研究委员会(United States National Research Council, NRC)定义儿童健康为：①儿童个体或群体能够发展和实现其潜能。②满足儿童的需要。③使儿童能成功利用生物学的、自然界的和社会环境发展儿童的能力。健康在人的生命历程中发展是一个人的健康轨迹。因此，21 世纪儿童保健的目标是促进或改变儿童健康轨道，包括生命初期的健康准备、生长过程中的健康保护以及健康促进。

儿童健康轨迹有关键时期，健康发展关键时期因基因与环境的相互作用使儿童有不同的健康发展结果。因此，有效的健康促进策略可降低危险因素，有益健康发展。影响健康的危险因素有母亲抑郁、贫困、缺乏卫生服务、家庭不和睦，健康促进策略包括父母受教育、情绪健康、有文化(能给儿童阅读)、有教养，儿童有卫生服务、能参加学前教育等。

(二)儿童保健的研究范围

儿童保健涉及儿童健康的全过程，控制儿童高死亡率、降低发病率保障儿童生存，尽可能消除各种不利因素，保护和促进儿童身体、心理和社会能力的充分发展，使儿童健康进入成人期。因此，疾病控制的第一道防线是保健。按《儿童权利公约》第一部分第一条关于儿童的定义“儿童系指 18 岁以下的任何人，除非对其适用之法律规定成年年龄低于 18 岁”，中国儿童保健对象由婴儿扩展到 3 岁内婴幼儿，现已逐步开展 0～18 岁儿童的保健。

儿科学是临床医学中唯一以人的生命发展阶段（年龄）划分的学科，其中儿童保健又是儿科学中最具特色的学科之一，属临床医学的三级学科。儿童保健内容涉及临床儿科学、发育儿科学、预防儿科学、社会儿科等多学科知识。

生长发育是儿童生命过程中最基本的特征。发育儿科学是研究儿童体格生长和神经心理发育规律的一门学科，是儿童保健学的核心学科。儿童为弱势人群，易受疾病、环境等各种不良因素影响造成身心损伤。研究儿童体格生长和神经心理发育规律、影响因素和评价方法，保证和促进儿童身心健康，及时发现生长发育偏离，给予必要的干预处理是儿童保健学的重要的基础组成部分。

预防儿科学是研究提高儿童生命质量的学科，根据疾病发展的规律采取预防措施，防患于未然。近年来医学模式已逐渐从生物医学模式向生物、心理、社会医学模式转变，扩展的预防内容除预防器质性疾病和精神心理、行为问题等，还涉及预防社会、环境等因素所致疾病。预防儿科包括三级：一级预防或基础预防，是疾病发生前的干预、促进性措施，如健康教育、营养、环境保护、心理卫生、预防接种、母亲孕期用药指导等。二级预防是未出现疾病症状前的干预措施，及早发现偏离或异常，包括定期体格检查、生长监测、疾病早期筛查（如新生儿遗传代谢性疾病筛查、听力筛查、语言发育障碍筛查、视力筛查、运动发育障碍筛查、贫血筛查、血铅筛查等）、产前检查，目的是疾病早期阶段诊断、干预与治疗，避免严重后果（如治疗先天性甲状腺功能减低症预防精神发育迟滞）。三级预防即彻底治疗疾病，防止并发症和后遗症，争取全面康复，包括家庭护理、心理治疗和促进功能恢复等措施。预防儿科学是儿童保健学的主要内容。目前，中国儿童保健由单一的传染性疾病预防管理到儿童体格发育、系统疾病筛查与防治，包括体格生长疾病、营养性疾病、心理行为疾病、新生儿疾病、听力及视力疾病、口腔疾病。因此儿童保健涉及的专业也从儿童生长发育、儿童营养、流行病学，逐步扩展到儿童传染病、儿童神经学、儿童心理学、新生儿学、儿童免疫学、儿童皮肤学、儿童五官学、环境医学、青春医学、遗传学、伤害医学等多学科。

社会儿科是建立从关注个体儿童到社区所有儿童的理念，认识到家庭、教育、社会、文化、精神、经济、环境和政治的力量对儿童健康有重要意义作用；将临床实践与公共健康原则中有关儿童保健内容结合；充分利用社区资源与其他专业人员、媒介，父母合作，以获得理想的、高质量的儿童服务。完整的儿科学应是儿科医师的专业知识与社会责任的结合。儿童保健医师面对不同年龄的儿童和不同的家长，需要鉴别疾病，回复、解释儿童和家长的各种生理的、非生理的问题，这是儿童保健专业艺术不同于其他儿科医师的闪光之处。社会儿科是儿童保健的工作范围。

临床儿科学研究儿童疾病发生发展规律、治疗和预后，主要研究疾病的发生发展机理，以个体儿童为主，属三级预防内容。临床儿科学是儿童保健学的基础学科，儿童保健是临床儿科学的基础内容。有丰富临床儿科经历的儿童保健学专业医师在临床实践中可表现较强的疾病鉴别与处理能力，具有较好发展潜力。

儿童保健学是预防儿科学与临床儿科学在新的生物-心理-社会医学模式下整合的新学科，以预防为主、防治结合，群体保健干预和个体保健服务相结合，包括一级、二级预防和部分三级预防内容，关注儿童的整体发展，内涵在实践中不断拓展。为满足社会需求和学科发展，各儿童保健亚专业的发展应在体格生长发育、营养、神经心理行为等基本的内容基础上侧重发展，但亚专业不能替代儿童保健学科的建设。

二、儿童保健工作方法及特点

儿童保健工作的目的是促进或改变儿童健康轨道，包括生命初期的健康准备、生长过程中的健康保护以及健康促进，服务对象是儿童个体，但我国儿童保健的优势是儿童人群大，良好的三级工作网有利于开展多中心研究。同时，儿童保健研究方法适合采用流行病学的研究方法，有别于微观的疾病研究。流行病学最基本的方法学框架也有助儿童保健工作者进行前瞻性的随访观察，评估干预效果，不断修正和优化服务技术。流行病学研究方法主要分为观察性研究和实验流行病学，儿童保健工作者可根据研究内容与条件，选择适合的、可行的方法。

(一)观察性研究

根据对照设计情况分为描述性研究(无对照)与分析性研究(有对照)两类。观察性研究与实验研究的主要区别是有无人为实施暴露因素的分配。

1.描述性研究

利用已有资料(如常规检测记录)或设计调查获得的资料(包括实验室检查结果、门诊调查、人群调查等)，按不同地区、不同时间及不同人群特征分组，描述人群中有关疾病或健康状况及暴露因素的分布情况。

描述性研究是流行病学研究方法中最基本的类型，其主要目的是通过对疾病或健康状态及其暴露因素的分布情况进行分析、归纳，初步了解导致疾病发生的可能因素以及对该病防治采取的措施及效果等，从而对所研究的问题提出假设，作为进一步研究的依据或起点。因此，描述性研究是其他研究方法的基础，所利用的数据资料必须真实可靠。

描述性研究包括横断面研究、纵向研究、生态学和病例报告等。横断面研究是儿童保健工作者最常使用的方法。

横断面研究又称为现况研究，是在特定时间段与特定人群范围内开展调查，了解疾病或健康状况及其相关危险因素的分布特征。因收集所观察时点或时间段的资料，既不回顾过去的情况，也不追踪未来的情况，故又称为现况研究。因此，观察指标只能获得某一特定时间内调查群体中某病的患病率，也称患病率研究。

横断面研究根据研究目的确定研究对象，其研究对象包括人群整体，不需要将人群根据暴露状态或疾病状态先进行分组。研究重点关注的是在某一特定时点上或某一特定时期内某一人群中暴露及疾病的联系，特定时点可以是某个疾病的诊断时间，也可以是患者入院时间、出院时间等。横断面研究不能区分暴露与疾病发生的时间关系，因此不能直接推断因果关系；但如暴露因素是研究对象具有疾病发生前就存在的固有因素(如性别、种族、血型、基因型等)，且固有因素不因疾病发生而改变时，则横断面研究的结果可提供相对真实的暴露和疾病发生的时间先后顺序关系，有助进行因果推断。如果在同一人群中定期进行重复的横断面研究也可以获得发病率资料。

横断面的研究结果有助于了解儿童的健康和保健水平；确定某种疾病的高危人群，指出当前疾病防治和卫生防疫的主要问题及对象；对某种疾病重复开展多次横断面调查的结果可获得患病率的变化趋势，有助于考核干预措施的效果或评价相关因素的变化对儿童人群发病风险的影响。儿童保健研究中应用横断面研究方法最多，如我国卫健委每 10 年开展的全国性儿童生长发育的调查；其他，如儿童贫血、佝偻病、食物过敏的患病率调查等。虽然疾病与影响因素处于同一时间点而无法得到因-果结论，但横断面研究可提供病因研究线索。如三聚氰胺污染奶粉与儿童泌尿系统结石关联性的横断面研究，通过比较服用污染奶粉与未污染奶粉两组儿童中泌尿系统结石的患病率，初步获得被三聚氰胺污染奶粉可能是引起儿童泌尿系统结石的初步病因学线索，为进一步病因研究与干预研究提供依据。

2.分析性研究

观察所研究的人群中可疑病因或危险因素与疾病或健康状况之间关系的研究方法。分析性研究的主要目的是检验病因假设，估计危险因素与疾病的关联强度。根据研究的因果时序，分析性研究分为队列研究与病例对照研究。

(1)队列研究：将研究对象按是否暴露于某种因素或暴露的不同水平分组，追踪各组的结局，比较不同组间结局的差异，判断暴露因素与结局关联及关联程度的一种分析性研究方法称为队列研究。

队列研究的特征属于观察性研究方法，按研究对象进入队列时的原始暴露状态分组，暴露为客观存在因素，即非人为分配。研究过程在自然状态中进行，不进行任何干预。因研究暴露因素对疾病的影响，故队列研究需设立对照组，即无暴露因素的人群，比较暴露人群与无暴露因素人群的疾病结局。如德国医师 Von Masselbach 教授在产科门诊前瞻性观察350 位孕妇，其中 7 人为暴露组，即怀孕前半期曾服反应停，其余为非暴露组(对照组)。随访观察发现暴露组共有 3 名出生畸形婴儿，非暴露组无一例畸形婴儿出生。统计学分析显示 2 组差别具有统计学意义，得出孕早期服用反应停可能与婴儿畸形有关的判断。队列研究的设计决定研究方向是纵向的、前瞻性的，由“因”至“果”，即首先确认研究对象有暴露，再分别追踪暴露与对照组的结局。队列研究证实暴露与结局的因果关系力度强于横断面研究。队列研究可应用于研究儿童生长发育与疾病自然史，如通过长期随访一群儿童研究生长发育特点与规律；或观察和描述暴露于某种危险因素的儿童疾病发生、发展至结局自然过程，明确疾病自然病史。如芬兰、英国维特岛、丹麦、荷兰和挪威 5 个国家或地区采用出生队列研究获得确切的婴儿牛奶过敏发病率。队列研究是前瞻性研究，可用于探讨多种因素与多种疾病的关联，检验病因假设，如随访观察胚胎期营养不良与成人期非感染性疾病的影响。队列研究可评价预防效果，如观察母亲孕期补充叶酸预防神经管畸形作用的研究中对补充叶酸(暴露组)和未补充叶酸(对照组)的育龄期女性进行登记、随访，结果发现母亲孕期补充叶酸(暴露组)的胎儿神经管畸形发病率低于孕期未补充叶酸(对照组)胎儿，提示孕妇补充叶酸可降低胎儿发生神经管畸形的风险。

队列研究根据研究结局出现时间分为前瞻性队列研究和回顾性队列研究。前瞻性队列研究开始时无研究结局，据研究对象的暴露状况分组，随访观察一定时间获得研究结局。回顾性队列研究开始时已有研究结局，但需在过去某个时点暴露状况的历史资料基础上开展回顾性队列研究，完成研究结局的测量。如米杰教授团队进行的出生体重对成人期慢性病发病风险的研究方法即为回顾性队列研究。如在回顾性队列研究基础上再进行前瞻性随访研究对象为双向性队列研究。

(2)病例对照研究：是一种分析性研究方法。按研究对象是否患某病分为病例组与对照组，对照组与病例组在非研究因素(一般为年龄、性别等)之间要具有可比性，回顾性调查两组人群既往暴露于某个(些)因素的情况及暴露程度，以判断暴露因素与该病之间是否存在关联及关联程度。如 1948－1952 年 Doll 与 Hill 两名医师收集伦敦与附近 20 余家医院诊断的肺癌住院患者，每收集到1 例肺癌患者，选同期住院的其他肿瘤患者为对照，要求年龄、性别、居住地区、经济情况等与肺癌组有可比性。回顾性调查收集两组人群吸烟史和吸烟量。经过比较两组人群既往吸烟情况，发现肺癌组吸烟的比例高于对照组，差别有统计学意义，推断吸烟可能与肺癌发生有关联，结果为病因研究提供证据。

病例对照研究方法属于观察性研究方法，研究对象分组是客观存在的，整个研究过程是在自然状态下进行的，无任何人为干预。对照选择是病例对照研究结果体现真实的因与果关联的关键。因病例对照研究是在疾病发生之后追溯假定的致病因素，故病例对照研究的因果论证强度比队列研究弱。

病例对照研究可用于检验病因假设、疾病预后因素以及遗传流行病学研究。病例对照研究适于研究病因复杂、潜伏期长的罕见病的危险因素研究。采用病例对照研究筛选和评价影响疾病预后的因素时，以发生某种临床结局者作为病例组，未发生该结局者为对照组，回顾性追溯影响 2 组不同结局的有关因素，通过对比分析确定影响疾病预后的主要因素，从而指导临床实践。如研究出生巨大儿（出生体重≥4 000 g）2 岁时的肥胖状态的影响因素，可以出生巨大儿为研究对象，将 2 岁时是否肥胖分为病例组和对照组，利用儿童保健记录或回顾调查收集生后两年的喂养、体格发育和疾病等因素，通过对比分析以发现影响出生巨大儿 2 岁时肥胖状态的可能因素。另外，遗传关联性研究或全基因组关联分析（genome-wide association study，GWAS）研究的设计多采用病例对照研究的原则。

（二）实验流行病学

据研究目的按设计方案将研究对象随机分为试验组与对照组，研究过程人为给试验组增加或减少某种处理因素，追踪随访该处理因素的结果，比较分析两组或多组人群的结局及效应差异，判断处理因素的效果。实验性流行病学是流行病学研究的重要方法之一，据研究目的和研究对象分为临床试验、现场试验和社区试验。临床试验适用于对治疗措施进行严格的效果评价，而现场试验和社区试验则适用于对儿童保健措施的实施效果进行评价。

1.临床试验

设计是以患者或健康志愿者为受试对象，施加或去除某种干预措施（如药物、检查方法、治疗手段等），追踪随访干预措施对受试对象健康状态或疾病的影响，并对干预措施的效果和安全性进行检验和评价。

临床试验为前瞻性研究，须直接追踪随访受试对象；同时施加一种或多种干预措施；有平行的试验组和对照组。临床试验在人体进行，因研究者将主动实施各项干预措施，受试对象需自愿参加研究，鼓励和劝说受试对象接受新的干预措施，或停用可能影响试验结果的药物或其他措施是不当的。

临床试验据研究对象分组方法分为随机对照临床试验（randomized controlled clinical trail，RCT）和非随机对照临床试验。随机对照临床试验要求研究对象随机分为试验组和对照组，结果更加真实可靠，但设计和实施复杂。非随机对照临床试验中研究对象因客观原因限制或伦理学问题而难以或无法实施随机分组，因此论证强度要低于随机对照临床试验，如非随机同期对照试验、自身前后对照试验、交叉设计对照试验、序贯试验及历史对照试验。

临床试验可用于临床疗效与安全性评价、疾病预后研究以及病因验证。如新药物及治疗方案效果与安全性实验，RCT 被认为是临床疗效评价的金标准。疾病预后指疾病发生后的结局，疾病治疗后的转归包括治愈、缓解、迁延、慢性化、恶化、复发、残疾、发生并发症及死亡。对疾病预后开展临床试验可克服凭临床经验判断预后的局限性，了解影响疾病预后的各种因素，帮助临床医师做出合理的治疗决策，改善并干预疾病结局，促进治疗水平的提高。临床试验用于证实病因假说的真实性是通过对干预组施加或去除某种因素，比较干预组和非干预组人群发病或死亡水平的差异。

2.现场试验和社区试验

研究者在严格控制的现场条件下，以自然人群为研究对象，针对某种疾病的干预措施进行效果评价的试验。其中干预措施包括生物医学治疗或预防措施，健康教育和行为生活方式改变措施，以及生物或社会环境改变措施等。现场试验接受干预措施的基本单位是个体，社区试验接受干预措施的基本单位是社区，有时也可是某一人群的各个亚群。

现场试验和社区试验研究的是预防疾病的发生，不是疾病的后果。因此，现场实验和社区实验的目的是改变人群中某因素暴露情况，观察该因素与某疾病发病率和死亡率的关系，寻找影响疾病发病或死亡的因素。

现场试验和社区试验常用于评价健康人群推行新的预防接种、药物预防以及通过健康教育改变不良行为等措施的效果，效果考核是预防疾病的发生。现场试验和社区试验通常是比较干预后疾病的死亡率、患病率及发病率等，在有统计学显著性差异的情况下计算干预措施的保护率和效果指数。

(三)理论流行病学

理论流行病学是流行病学研究方法的重要组成部分，用数学符号和公示表达疾病及其影响因素之间的关系。采用数学公式明确地和定量地表达病因、宿主和环境之间构成的疾病流行规律、人群健康状况以及卫生事件分布，即理论流行病学从理论上探讨疾病流行的发生机制和评价预防措施的防制效应。

理论流行病学属理论性研究，故研究对象宜标准化、研究状态理想化，即假定研究对象是在某种理想状态下存在的无差异、相对独立的个体；研究因素、研究对象和研究条件均具有相对的独立性。理论流行病学需要有完整的人群发病资料，以比较研究对象发病的理论期望值与实际观察值之间的符合程度，从理论上探讨疾病流行的发生机制。因此，理论流行病学研究结果可预测疾病发展趋势。

理论流行病学模型中的各种参数定量表达各种因素对疾病流行的影响，即可定量研究各种因素对疾病流行的影响。如对年龄、文化水平、生活习惯等可能影响疾病流行的因素给出定量的估计值。理论流行病学设计和评价控制疾病流行的方案，如建立疾病数学模型后，据目标人群中的基本数据模拟某病在该人群中流行过程及转归，然后将不同控制措施输入模型，评价不同控制措施的效果。实际应用中，理论流行病学可用来评价某种治疗方法对疾病的治疗效果和效益，帮助医师做出科学的临床决策。同时，理论流行病学可解析疾病流行过程，预测流行趋势。如更改疾病数学模型的参数，包括易感者比例、有效接触率大小、潜伏期长短等，获得不同参数下各种疾病的流行趋势，结果帮助全面预防疾病。疾病数学模型可用于建立计算机模拟诊断系统，如在模型中输入患者舌象、脉象、消谷善饥等症候表现进行中医的辨证论治，获得有关的中医诊断。远程教育亦可利用数学模型在远离疾病流行现场的环境中模拟各种疾病在人群中的流行过程进行教学和培训。

三、儿童保健发展方向

(一)儿童体格生长资料的积累

生长是几乎涉及每个儿童与家庭的课题，是儿童健康的基础内容。中国儿童体格生长参数已接近 WHO/NIHS 的标准。因此，中国的儿科/儿童保健医师可根据工作的需要采用 WHO/NIHS的标准，也可用中国儿童体格生长参数，从生长水平、生长速度以及匀称状况三方面评价儿童生长发育。在基层儿童保健机构普及体格生长速度与增值评价方法，可帮助基层儿童保健及时发现生长速率异常的儿童。随社会与科学的发展，需要不断深入研究儿童生长发育的规律及其影响因素。中国应向先进发达国家学习积累儿童生长发育资料，进行多中心、多学科的纵向研究。应在全国 3 000 余个妇幼保健机构建立体格测量数据的积累保存，其中涉及统一体格测量标准，包括工具、方法、技术。积累儿童生长发育资料将是一个很有价值的、大的基本工程建设，可从各个县妇幼保健机构为龙头的三级儿童保健网局部逐步开展。5 年、10 年后中国儿童生长发育资料基础数据库将是世界上样本量最大的儿童生长资料，将可提供获得许多珍贵的信息，包括不同儿童人群的生长资料，如青少年、早产儿/低出生体重儿、宫内营养不良儿，也可获得各种急慢性疾病的发生率、患病率、死亡率，如贫血、佝偻病、智力低下、孤独症谱系障碍。

近年早产儿、宫内发育不良儿童的生长结局是一比较棘手的临床问题，包括生长追赶、智能水平。90 年代初提出的“程序化”理论，即胎儿发育关键时期受到不利因素影响胎儿组织器官形态结构、发育与代谢等，造成远期的功能障碍。成年期代谢性疾病与其胎儿起源有关，预防胎儿、成年和老年疾病将成为儿童保健学的一新的研究领域。除了营养和早期干预的介入外，更重要的是需要儿童保健与妇产医学共同研究母亲妊娠期、哺乳期的营养，降低早产儿、宫内发育不良的发生率。

(二)个体化的儿童营养处方

包括婴儿引入其他食物时间与种类、特殊儿童的生长、<5 岁儿童营养不良状况和评估。

近 30 余年人乳喂养、4～6 月龄婴儿引入其他食物、微量营养素的概念已基本深入基层儿童保健医师和每个家庭。但在临床工作中需要研究据儿童的生理发育水平或生理年龄判断给出个体化的儿童营养处方，而不是简单、统一按(实际)年龄处理。儿童的生理发育水平或生理年龄判断包括综合出生时生长水平、生长的速度、消化道发育状况、新陈代谢水平以及神经心理发育水平等。扩大、深化人乳喂养概念，对无法进行人乳喂养的婴儿选择适当的配方喂养，保证婴幼儿生长所需营养。研究儿童平衡饮食、基础食物的选择对儿童生长的作用，不推行以单一营养素，特别是单一微量营养素或某一营养成分的实验室研究结果替代食物的作用。近年的研究已证实蛋白质、能量充足时可满足微营养素的需要，即玉米、大米、小麦、豆子、水果、蔬菜等含有所有微量营养素而不需要另外补充。因此，应以促进以食物为基础的研究代替现在微量营养素补充或强化食物的政策。预防的关键是提高家长的营养知识，改变喂养儿童的行为。

研究食物的营养素密度对儿童生长的作用，包括特殊儿童的营养，如早产儿/低出生体重儿、宫内生长受限儿以及营养不良儿童。婴幼儿喂养是儿童发育的基础保健，研究家长改善喂养方法或行为对改善儿童能量和营养素的摄入的作用。

全世界约 5%～15%的儿童消瘦，多发生 6～24 毫秒；20%～40%儿童 2 岁时仍矮小。以证据为基础的干预和治疗营养不足的成本效益分析结果显示胎儿期和生后 24 月龄(1 000 天)是最高的投资回报率的关键期。有资料显示发展中国家儿童发生营养不良的关键年龄为 3 月龄至 18～24 月龄。人力资本核心是提高人口质量与教育，最好的预测因子是 2 岁时的身高。儿童期营养不足的后果是低的人力资本。因此，理想的婴幼儿喂养对儿童的生长非常重要，生后 2 年是预防儿童生长落后的关键期。

经典的按体格发育指标判断<5 岁儿童营养不良状态的指标有 W/age、L(H)/age 和 W/L

(H)三种情况,其中一项异常则提示儿童存在营养不良状况。近年有研究显示给低体重儿童补充能量治疗营养不良时出现超重/肥胖。因此,WHO建议改进营养评估和营养不良分类方法,即以W/H判断<5岁儿童营养不良状况和评估干预情况,包括营养低下和营养过度(超重/肥胖)两种情况。

达到科学的个体化营养处方的最新方法是进行营养基因组学研究。20世纪营养学科关注与健康相关的营养问题,维生素、矿物质缺乏性疾病、肥胖和2型糖尿病。伴随着基因组学、生物信息学等的迅猛发展及其在生命科学领域的应用,2000年提出的一种新的营养理论,即从分子水平研究营养素和其他食物的生物活性成分与基因间的关系,研究营养素在分子水平维持细胞、组织、器官和身体的最佳状态。营养研究已从流行病、生理功能转到基因水平,涉及营养学、基因组学、分子生物学、生物化学、生物信息等多学科,产生营养基因组学。营养基因组学中营养素被看成是在身体内的特殊细胞信号,不同的食物可引出不同的基因、蛋白质表达和代谢产物。营养基因组学将促进理解营养素影响代谢的旁路和体内平衡,可预防食物所致的慢性疾病,如肥胖和2型糖尿病。同时,营养基因组学研究食物中的营养素及其他天然物质来源的活性成分达到人体最佳状态的基因表现,进而促进身体的健康。营养基因组学将成为营养学研究新的前沿,但目前仍是处于发展初期的新兴学科。

(三)儿童心理、行为发育研究

医学专业的分化是科学发展的必然,如儿科是在成人内科基础上发展的,普儿科又逐渐发展分化以系统为主的各个儿科亚专业,但普儿科仍是各专业的基础。儿童保健深入发展到一定时期则首先分支出发育-行为儿科,同样儿童保健也是发育-行为儿科的基础。与各儿科亚专业一样,发育-行为儿科的专业性强,有条件的儿科专科医院、或医学院校应成立发育-行为儿科。儿童的发育与行为问题发生率高而严重度低,需要在一、二级儿童保健网的综合全面保健基础上进行发育和行为筛查,对发育和行为有偏离的儿童进行早期干预,对发展为发育和行为问题的儿童转诊至二级儿童保健机构进行诊断性测试、干预,发展为发育/行为疾病或障碍者转诊至三级或高级发育-行为专科进行评估、诊断、治疗;对健康儿童进行预见性指导、促进早期发展。

为与国际同步发展,学科建设任重道远,如规范综合性评估,强化多纬度诊断、疗效评价等;同时需要加紧培养中国的高级发育-行为儿科医师,强化专业队伍的基础知识,特别是用神经生理学基础知识解释儿科发育与行为临床现象。

(四)环境安全与儿童健康

儿童环境包括社会与自然环境。社会经济的发展对儿童的健康有正面影响,也有严重的负面影响。确保儿童在良好的环境中健康成长是一重要而艰巨的任务,需要建立有利于儿童健康的社会环境和生活方式。

医学科学的发展过程积累了丰富的控制疾病的经验和理论。健康促进内容比疾病控制复杂,是疾病控制的基础。

有效的健康促进需要指南规范正确的理念、适宜的方法和措施。发达国家医学界制定各类指南,并不断完善。指南使各级医师有章可循,各级医师也视指南为“医学法规”认真执行。美国儿科学会(AAP)制定了各种指南,涉及婴儿喂养、人乳喂养、儿科果汁应用、佝偻病诊治、缺铁性贫血诊治以及儿童的运动方式、运动量等。

(赵瑞花)

第二节　儿童保健的工作内容

儿童保健服务需按三级处理，因一级儿童保健机构（村卫生室和社区卫生服务站）、二级儿童保健机构（乡、镇卫生院，社区卫生服务中心）和三级儿童保健机构（省、市、县妇幼保健机构，专科或医学院、研究所）有不同的职责与任务。

一、一级儿童保健机构工作内容

（一）基础儿童保健服务

一级儿童保健机构为基层儿童保健机构，在上级儿童保健机构指导下承担基础的儿童保健服务工作，包括收集和上报儿童保健服务与健康状况数据，儿童疾病管理（体格发育异常、营养性疾病、发育-行为异常）。

（二）常规工作内容

参见《儿童营养性疾病管理技术规范》《儿童健康检查服务技术规范》《儿童喂养与营养指导技术规范》。

（1）新生儿家庭访视：新生儿出产院后进行家庭医学访视，了解新生儿健康状况，指导家长做好喂养、护理和疾病预防。通过健康检查，早期发现问题，及时指导和治疗，促进新生儿健康。

（2）定期健康检查：通过健康检查，对儿童生长、发育进行定期监测和评价。2015 年《中华儿科杂志》编辑委员会中华医学会儿科学分会儿童保健学组撰写《中国儿童体格生长评价建议》中建议婴儿期 9 次健康检查。

（3）生长监测：采用儿童生长曲线图是儿童体格评价常用的方法，追踪儿童体格生长趋势和变化情况，及时发现生长偏离。

（4）心理发育-行为监测：常规进行儿童发育和行为筛查，或据家长反映儿童有不明原因的行为“过多”、或睡眠差、喂养困难，日常生活行为中不合作等偏离正常同年龄儿童行为的现象进行随访与早期干预。

（5）预见性指导：包括营养指导与心理行为发育的预见性指导。即对儿童家长进行乳类喂养（包括人乳、婴儿配方、特殊婴儿配方）、食物转换、平衡膳食、饮食行为等科学喂养知识的指导，以及预防营养性疾病。根据个体化原则，注重儿童发育的连续性和阶段性特点给予科学的预见性指导，如母婴交流、情绪安抚、促进其感知觉的发展、依恋建立、认知训练、生活自理能力与良好行为习惯培养等。

（三）高危儿保健

指产前、产时和产后存在危险因素影响的儿童，包括早产儿、极低体重儿（$<$1 500 g），宫内发育迟缓（IUGR）或小于胎龄儿（SGA）；新生儿严重疾病（缺氧缺血性脑病、惊厥、颅内出血、化脓性脑膜炎），持续头颅 B 超 CT/MRI 异常（脑室扩张或不对称、脑室周围白质软化、脑穿通、小脑畸形等）；使用 ECMO（体外膜肺），慢性肺部疾病，呼吸机辅助治疗等；持续性喂养问题，持续性低血糖，高胆红素血症，家庭或社会环境差等；母亲孕期感染（TORCH）等医学情况。

1.高危新生儿

出院(或家庭分娩)后3天内进行首次访视,根据具体情况酌情增加访视次数,同时进行专案管理。访视时重点了解疾病发生情况,如呕吐、腹泻等;测体温,指导保暖方法;预防吸吮能力差的极低出生体重早产儿发生呛奶;监测体重变化,观察神志、面色、呼吸、吸吮力、皮肤、二便情况,发现疑难病情及异常情况,及时转送医院就诊。

2.听力障碍高危儿

存在听力损失高危因素,如出生体重<1 500 g,Apgar评分低(1分钟0～4分或5分钟0～6分);住新生儿重症监护室>24小时,机械通气时间>5天;宫内感染史;颅面形态畸形,包括耳郭和耳道畸形等;高胆红素血症达换血指征;细菌性脑膜炎史;母亲孕期用过耳毒性药物;儿童期永久性听力障碍家族史;临床诊断或疑诊听力障碍的综合征或遗传病以及新生儿听力筛查未通过者,需于6、12、24和36月龄复查听力。

(四)转诊

基层儿童保健机构的日常基础工作中发现异常情况处理有困难时需及时转诊上级儿童保健机构或专科,同时随访转诊儿童的治疗情况,对提高基层医师、儿童保健医师水平非常重要。

(1)体格检查异常情况:如前囟张力过高,颈部活动受限或颈部包块;眼外观异常、视力筛查异常;耳、鼻有异常分泌物,听力复查未通过者;龋齿;心脏杂音;四肢不对称、活动度或肌张力异常,疑发育性髋关节发育不良者。

(2)体格发育异常:体重、身长、头围<P 3rd,或>P 97th,体重或身长向上或向下跨2条主百分位线;连续2次指导体重增长不满意者,或营养改善3～6月龄后身长或身高仍增长不足者。

(3)营养性疾病治疗效果欠佳情况:贫血儿童经铁剂正规治疗1个月后无改善或进行性加重者,或重度贫血;活动期佝偻病经维生素D治疗1个月后症状、体征、实验室检查无改善;肥胖儿童怀疑有病理性因素、存在合并症或经过干预肥胖程度持续增加的肥胖儿童。

(4)发育-行为问题:持续偏离者。

二、二级儿童保健机构工作内容

(一)掌握辖区内儿童健康基本情况

完成辖区内各项儿童保健服务与健康状况数据的收集、上报和反馈。

(二)指导和质量控制

对村卫生室、社区卫生服务站的儿童保健服务、信息收集、相关监测等工作进行指导和质量控制。

(三)筛查与初步干预

对一级儿童保健机构转诊体格发育异常、营养性疾病治疗效果欠佳者明确诊断,调整治疗方案;可疑或异常的儿童开展心理发育-行为筛查、初步检查与初步干预。

(四)转诊

(1)生长障碍与疑难疾病。

(2)喂养困难。

(3)疑诊发育-行为异常者。

三、三级儿童保健机构工作内容

(一)技术指导、业务培训和工作评估

承担对社区卫生服务机构、乡(镇)卫生院和其他医疗机构技术指导、业务培训和工作评估，协助开展儿童保健服务。

(二)体格生长、营养问题评估、诊断、治疗

对一、二级儿童保健机构转诊的生长障碍与喂养困难的疑难疾病明确诊断，调整治疗方案后返回一、二级儿童保健机构管理。

(三)发育-行为问题评估、诊断、治疗

对二级儿童保健机构初步诊断有发育-行为问题的儿童采用诊断性技术进行确诊、综合治疗及干预服务，或明确诊断、制定干预方案后返回一、二级儿童保健机构进行干预和管理。

(四)教学与科研

结合儿童保健临床问题，开展教学与相关研究，提高基层儿童保健服务水平。

(五)转诊

涉及相关专业的疾病。

(1)生长障碍与疑难疾病。

(2)喂养困难(难以原发营养不良解释者)。

(赵瑞花)

第三节　儿童保健的评价指标

通过评价儿童保健状况获得儿童生命、健康信息，为宏观制定儿童卫生发展战略、规划和疾病防治提供依据。

一、生物学指标

生物学指标是评价儿童保健和儿童健康状况最重要指标。

(一)生命指标

反映儿童生存状况。如围生期死亡率、早产儿死亡率、新生儿死亡率、婴儿死亡率、1～4 岁儿童死亡率、5 岁以下儿童死亡率、5 岁以下儿童死亡下降率、死亡率/死因专率(归类死因死亡率)、伤残调整生命年(disability-adjusted life year，DALY)等，其中围生期死亡率、早产儿死亡率、新生儿死亡率是反映妇女保健、产科质量和儿童保健的综合指标。因战争、自然灾害、贫困等首先影响婴儿死亡率；同时婴儿死亡率不受人口构成影响，也是人均期望寿命研究的重要参考数据，故是国际社会衡量一个国家或地区经济、文化、人民健康和卫生保健事业水平重要指标。1987 年后 UNICEF、WHO 更重视 5 岁以下儿童死亡率，因 0～4 岁儿童生存状况综合反映一个国家或地区对儿童营养、预防疾病、医疗保健服务投入。

注：①围产儿死亡率＝胎龄＞28 周胎儿死胎数＋出生后 7 天内新生儿死亡数总数/同年同地区胎龄＞28 周胎儿死胎数＋生后 7 天内活产新生儿总数×1 000‰。②婴儿死亡率(infant mortality rate,IMR)＝婴儿死亡数/同年同地区活产婴儿总数×1 000‰。③新生儿死亡率(neonatal mortality rate,NMR)＝<28 天新生儿死亡数/同年同地区<28 天活产新生儿×1 000‰。④<5 岁儿童死亡率(under 5 mortality rate,U5MR)＝<5 岁儿童的死亡人数/同年同地区活产新生儿总数×1 000‰。⑤死亡率/死因专率＝某一时期人群中某一疾病死亡人数/同期平均人群患同一疾病的总数(1/10 万)。⑥伤残调整生命年(DALY)作为疾病负担的衡量指标。DALY 减少是指生命年的丧失或有能力的生命年减少。通过计算 DALY 可以估计疾病的相对重要性、疾病对社会的整体负担,以及评估干预措施的成本-效益和考虑合理分配健康资源。疾病负担以 DALY 为单位进行测量,其含义是疾病从其发生到死亡所损失的全部健康生命年,包括早逝生命损失年 YLLs 和残疾生命损失年 YLDs,二者在不同程度上反映了人的健康生命。

(二)疾病指标

最常用的指标是发病率和患病率。发病率是某一时期内(年、季、月)特定儿童人群中发生某种疾病的新发生病例的频率(‰)(增加率的调查),如急性传染病、急性感染、新生儿破伤风等。患病率是横断面调查受检儿童中某疾病的现患情况(%),患病率可按观察时间的不同分为期间患病率和时点患病率两种。时点患病率较常用。通常患病率时点在理论上是无长度的,一般不超过一个月。而期间患病率所指的是特定的一段时间,通常多超过一个月。如儿童贫血、佝偻病、龋齿、弱视、伤残等调查。

注:某病的发病率＝某新发生病例数/同期平均总人数×1 000‰

例如:新生儿破伤风发病率(‰)＝新生儿破伤风病例数/同年活产新生儿数×1 000‰

时点患病率＝某一时点一定人群中现患某病新旧病例数/该时点人口数(被观察人数)×100%

期间患病率＝某观察期间一定人群中现患某病的新旧病例数/同期的平均人口数(被观察人数)×100%

例如:儿童贫血患病率＝儿童贫血患者数/同期同地区儿童血红蛋白检查人数×100%

儿童超重(肥胖)率＝儿童超重/肥胖人数/同期同地区儿童体格检查人数×100%

(三)生长发育和营养状况指标

采用体格发育指标评价儿童生长与营养状况,神经心理行为指标评价儿童发育水平。

注:①儿童低体重率＝儿童低体重人数/同期同地区儿童体重检查人数×100%。②儿童生长迟缓率＝儿童生长迟缓人数/同期同地区儿童身长/身高检查人数×100%。③儿童消瘦率＝儿童消瘦人数/同期同地区儿童体格检查人数)×100%。

二、工作指标

工作指标是反映儿童保健机构服务能力的指标,如<3 岁儿童系统管理率、<7 岁儿童保健管理率、<5月龄婴儿人乳喂养率、新生儿访视率、预防接种率等。

<3 岁(<36 月龄)儿童系统管理率＝3 岁以下儿童系统管理合格人数/同年同地区 3 岁以下儿童数×100%

<7 岁(<72 月龄＝儿童保健管理率＝7 岁以下儿童接受≥1 次体格检查人数/同年同地区 7 岁以下儿童总数×100%

<5 月龄(<150 天龄＝婴儿人乳喂养率≤150 天龄纯人乳喂养婴儿数/同年同地区<150 天龄婴儿总数×100%

新生儿(0～28 天龄)访视率＝该年接受≥1 次访视的新生儿人数/同期同地区活产新生

儿数×100%

新生儿(0～28 天龄)纯人乳喂养率=纯人乳喂养新生儿数/同期同地区<28 天龄访视有喂养记录的新生儿数)×100%

某疫苗接种率=按疫苗免疫程序实际接种人数/应该接种人数×100%

(赵瑞花)

第四节　新生儿期的特点与保健护理

新生儿是小儿独立生活的第一个时期,在适应周围环境中逐渐走向成熟、完善。由于新生儿尚十分脆弱,容易出现不适应的情况,新生儿期是影响儿童死亡率的关键时期。因此,了解新生儿的生理特点和作好新生儿时期的保健十分重要。

一、新生儿分类

(一)按胎龄分类

1.足月儿

足月儿指胎龄满 37～42 周出生的新生儿。足月新生儿多数体重>2 500 g,身长>47 cm。

2.早产儿

早产儿指胎龄满 28 周至不满 37 周出生的新生儿。早产儿又称未成熟儿,出生体重多数≤2 500 g,身长≤47 cm。

3.过期产儿

过期产儿指胎龄大于 42 周的新生儿。过期产儿多数胎盘功能正常,胎儿发育、出生体重均在正常范围之内。部分胎盘功能不良者,影响胎儿发育,导致宫内慢性缺氧、缺血,胎儿出生时营养不良,称成熟不良儿。

(二)按出生体重分类

1.正常体重儿

出生体重在 2 500～4 000 g 的婴儿,大多数为正常新生儿。

2.低出生体重儿

出生体重≤2 500 g 者,不论胎龄长短,均为低出生体重儿。出生体重≤1 500 g 者为极低体重出生体重儿。多为早产儿,偶为足月儿。

3.巨大儿

出生体重>4 200 g 者,称为巨大儿。见于正常和有疾病的婴儿。

(三)按体重与胎龄的关系分类

1.适于胎龄儿

适于胎龄儿指出生体重适于该胎龄的平均体重加减两个标准差范围或在出生体重的第 10～90 百分位者。

2.小于胎龄儿

出生体重低于该胎龄平均体重 2 个标准差以下或第 10 标准差以下者。

3.大于胎龄儿

出生体重大于该胎龄儿应有平均体重加2个标准差或第90百分位以上者。

(四)按出生情况分类

1.正常新生儿

出生时胎龄、体重、分娩方式和出生情况均正常者。

2.高危新生儿

在产前或产时可能发生有异常情况存在,可能对婴儿产生危害或已经发生危害者。主要包括:①高危妊娠分娩的新生儿。②异常分娩的新生儿,如难产、手术产、早产、过期产等。③出生时Apgar评分低于7分者。④婴儿兄姊有因严重先天性遗传性疾病或其他疾病致残或死亡者。⑤有疾病的新生儿。⑥正常新生儿以外的其他新生儿。

二、足月新生儿解剖生理特点

(一)足月新生儿的身长、体重、外观

正常新生儿身长在47.0～54.7 cm,体重在2 500～4 000 g;外观皮肤红润,头比较大,约占全身比例的1/4;头发分条整齐,前囟平坦。胸部呈圆桶状,乳腺结节可触及,腹部隆起,脐带一般在2～8天脱落,脱落后的脐部应干燥清洁,无渗血和分泌物。外生殖器发育良好,四肢短,屈曲状;手脚纹理较多,指或趾甲超过指尖。

(二)新生儿的主要生理特点

1.体温

新生儿由于皮肤菲薄,体温调节中枢功能不成熟等原因,新生儿体温不易保持稳定,容易出现低体温。应尽量使室温稳定在20～25 ℃,注意保温,否则容易出现体温降低,发生硬肿症等严重情况。

2.呼吸、循环、消化等

新生儿呼吸次数一般30～50次/分,以腹式呼吸为主,节律不十分均匀,可有呼吸暂停现象。心率120～140次,血液出生时较黏稠,血红蛋白可达170 g/L,白细胞升高,生后4～5天逐渐下降至正常。消化系统:新生儿生后10天胃内容量30～60 mL,以后每月增加15～30 mL。新生儿胃呈水平位,贲门括约肌较松,易于溢奶。生后10～12小时排出黑绿色的胎便。母乳喂养的小儿,粪便多为金黄色软便,每天3～5次;牛乳喂养者,为浅黄色硬便,每天1～2次。生后一般24小时排尿,也有因出汗或其他原因体液丢失而在48小时后才排小便的。

3.免疫系统

新生儿皮肤黏膜娇嫩,易于受损伤,防护能力较弱。由于胎儿时期从胎盘获取一些免疫球蛋白IgG,因此对麻疹、流行性腮腺炎等传染病有一定的抵抗能力。但由于大分子的免疫球蛋白IgM不能通过胎盘,加上其细胞免疫能力较低,所以,新生儿对链球菌、大肠埃希菌等细菌的感染抵抗力较差,容易引起细菌感染。加强护理和饮食卫生就显得十分重要。

(三)新生儿的睡眠、觉醒和感觉、情感

1.新生儿的睡眠和觉醒

刚出生的新生儿90%的时间都在睡眠,即一天要睡18～20小时。睡眠多有利于节约能量,促进快速生长发育。新生儿的睡眠有两种状态。第一种为安静睡眠,小儿表现为面部及全身肌肉松弛,双眼自然闭合,除嘴角偶尔轻微动一动外没有其他的活动。第二种叫活动睡眠,小儿虽然双眼闭合，但眼睑有时颤动，会偶尔短暂地睁开眼睛又入睡；可看见眼球快速地转动；有时会出现皱眉头、吸吮、微笑或出怪相等表情；四肢和躯体偶尔会活动一下。新生儿安静睡眠和活动睡眠各占一半，两者合起来为一个周期。一般一个周期大约持续半个小时到一个小时。小儿在入睡前和刚睡醒后有一种界于睡与未睡的朦胧状态，是睡与醒之间的过渡形式。

新生儿觉醒时间比较短，一般占一天时间的10%左右。新生儿觉醒时也有两种表现。一种是小儿表现得十分安静，睁开两眼注视着眼前的物体，喜欢看五颜六色的气球等玩具。眼睛可随人脸或物体转动，可专注地听父母的讲话，喜欢和父母接触和交流。另一种为小儿觉醒时的烦躁或哭闹，全身及四肢有节律地剧烈活动。这是小儿饥饿或不舒服时向父母表达某种愿望和需求。对于小儿的哭闹，家长要有耐心，首先看小儿是否饿了，然后看一看是否大小便了。如果在吃饱和换了尿布之后仍不安静，或哭声发直、尖叫和低哑，应注意小儿有无其他异常情况。总的说来，新生儿觉醒的时间比较短，家长要注意观察，及时应答小儿需求并和小儿进行多样化的交流。

2.新生儿的感觉和情感

(1)视觉：新生儿第1天由于外界强烈的光线刺激，总是紧闭着眼睛，第2天会慢慢睁开眼睛观察世界。注意小儿房间的光线不要太强。看东西的最佳距离为20 cm左右。对于很喜欢的东西，小儿会注视较长时间。对于父母的面孔，小儿往往全神贯注地看着，并且可以和大人对视。新生儿眼睛发育还不十分成熟，有一个生理性远视过程，加上新生儿眼睛运动不协调，常常会出现生理性斜视，一般在2～4周后逐渐消失。

(2)听觉：胎儿在6个月左右就有听觉。出生后随两侧耳中羊水的逐渐吸收，听觉的灵敏度逐渐提高，尤其喜欢听母亲的声音，而对父亲的声音的分辨能力则晚一些。小儿喜欢听高音调的声音，但过强的声音会对小儿产生惊吓。因此，在新生儿期要保持一个安静的环境，避免尖锐声调和噪音的刺激。

(3)味觉、嗅觉和触觉：新生儿味觉敏感，对母乳或吃过的东西有辨别力；更换其他口味时就表现出吐奶或不愉快的表情。嗅觉在刚出生时较差，几天后就变得灵敏，对自己母亲的气味有特殊的辨别能力；对刺激性的气味产生转头等回避动作。新生儿的触觉以口唇最敏感，当乳头接触到小儿的口唇时马上便表现出吃奶的吸吮动作；手部也是触觉敏感的区域。小儿对温度也很敏感，奶、水等过冷过热都会引起小儿的不愉快反应。小儿喜欢和母亲的皮肤紧密接触，也喜欢母亲轻轻地抚摩自己的皮肤。

(4)情感：每个人都有情感，新生儿也具有一定的情感反应能力。吃饱后表现得很安静；饥饿、不适则表现出哭闹不安。新生儿看到母亲、听到母亲的声音、和母亲密切接触都会很安静、舒适和愉快。对于和蔼及呵护的声音会出现微笑，对于喊叫和斥责的声音会表现出不安。

(四)新生儿的几种特殊生理情况

1.生理性黄疸

一般在小儿出生后2～3天出现，表现为皮肤、巩膜发黄，但吃奶、睡眠、精神都正常；黄疸在生后5～7天达高峰，然后逐渐减轻；足月新生儿一般生后10～14天自然消退，早产可延迟到21天左右。生理性黄疸是一种新生儿特有的生理现象，无需特殊处理。但是，如果新生儿黄疸来势过猛、程度过高或消退明显延迟，则应到专业机构进行诊治。

2.“马牙子”

新生儿上颚中线部位或牙龈上可有散在米粒大小的黄白色隆起小颗粒。属生理现象，对小儿没有影响，数周或数月后消失。不宜挑刮，以免发生感染。

3.乳腺肿大

有的新生儿生后3～5天出现双侧乳腺肿大，一般如蚕豆或鸽子蛋大小，2～3周可消退。男孩女孩均可出现。这是由于孕母雌激素对胎儿的影响以及出生后雌激素中断所致，不必处理。若用力挤压，易于造成局部感染。

4.假月经

女婴生后5～7天有时可见少量阴道流血，持续1～2天自然停止。这也是由于孕母雌激素通过胎盘进入胎儿体内，而生后雌激素突然中断所致。一般不用处理。

三、新生儿保健

(一)新生儿的环境和护理

1.环境

居住的房间应阳光充足，空气流通，湿度适宜。在一般情况下，室温宜保持在18～25 ℃。天气寒冷要有暖气或电暖设备，用煤炉取暖要防止煤气中毒。夏天天气炎热要注意房间通风，但要注意避免穿堂风，不要把小儿放风口处。房间用空调时也不要使房间内外温差太大，一般室内比室外低3～5 ℃即可。

2.护理

出生后要用干软毛巾吸去皮肤上的羊水，然后用另一条毛巾包裹全身以利保暖。小儿的衣物应选用质地柔软、吸水、宽松、颜色浅淡的纯棉制品。衣服接缝要平展、尽量不使纽扣。枕头不要太硬、太高，否则会影响呼吸、颈部发育和头部外形。被子要轻而柔软，不要太厚太重，包裹得不要太紧太严，以免影响小儿的呼吸和小儿的运动发育。尿布要柔软吸水，勤换勤洗。脐带是小儿容易感染的门户，未脱落前要适当保护，保持清洁；脱落后脐带残端要保持干燥，避免大小便的污染；如有分泌物，可用75%乙醇或0.75%碘酊消毒。脐带脱落前小儿皮肤清洁不用盆浴，可在每次换尿布后清洗臀部及会阴。脐带脱落后可用盆浴，要注意室温，准备齐全清洁的浴具和衣物，水温保持在38～40 ℃为宜。时间以上午10时或下午2时为好，每天一次，每次10分钟左右。洗后注意保暖，可适当应用爽身粉。

(二)新生儿喂养

1.提倡母乳喂养

母乳是小儿的最佳食品，具有营养丰富、钙磷比例合适、易于消化、含有免疫物质和温度适宜等优点；母乳喂养也有利于母子情感交流，也有利于母亲子宫的恢复；因此，要大力提倡母乳喂养。母乳喂养要早接触、早吸吮按需哺乳，不丢弃初乳。如果母乳不足，可在母乳哺喂后适当添加各种母乳化的配方奶粉、牛乳或羊乳，直到满足小儿的食欲。

2.人工喂养

没有母乳或特殊情形不能哺用母乳者，最好选用成分接近母乳的各种配方奶粉，每天哺喂5～8次，夜间可适当休息。

(三)新生儿的神经行为测定和早期干预

各种感觉和运动刺激对小儿尤其是新生儿的心理智力发育十分重要，应尽早为小儿提供适宜的各种刺激和训练。新生儿期的干预训练措施主要有：

1.视觉训练

在床上挂2～3种颜色鲜艳的玩具或球让小儿看或大人拿红色的线团、气球或其他玩具在小儿面前 20 cm 左右让小儿注视。

2.听力训练

在小儿清醒时要用温柔慈祥的语调和小儿说话；在小儿面前哼唱摇篮曲；播放轻音乐或在小儿前面悬挂能发出乐音的玩具。

3.大运动训练

可把新生儿抱起片刻使其有练习竖头的机会，但要注意保护；在小儿状态较好时大人严密监护下练习俯卧抬头。平时不要把小儿捆扎起来，在保温的条件下，给小儿宽松的环境，多与小儿说话，逗引小儿手舞足蹈，以促进四肢运动能力的发育。

4.人际交流

母乳喂养不仅提供了最佳食品，早接触、早吸吮也有利于母子情感的建立。母亲要经常注视小儿的目光，亲吻小儿，逗小儿笑，和小儿交谈。不要认为小儿抱起来形成习惯后放不下，怕耽误大人的时间而不抱起小儿；适当地抱起小儿，让小儿增加早期探索周围的机会，有利于新生儿的运动和智力发育。

5.抚触（按摩）

抚触就是对小儿皮肤加以轻柔爱抚和按摩。抚触可使小儿的身心受到抚慰，消除孤独、焦虑、不适等不良情绪。新生儿抚触不仅是表达感情的一种手段，而且对小儿的生理心理有着多方面的促进作用。近年研究发现，抚触可增加迷走神经的张力，促进促胃液素和胰岛素的分泌，可以使小儿增加食欲和吸收食物的能力；另外，抚触能增加 β-内啡肽的释放减轻应激反应，最终表现为对生长发育的明显促进和免疫力的增强。对于有些生理功能障碍如脑损伤、肢体瘫痪的小儿，抚触有利于改善血液循环，促进病变组织的恢复。抚触时注意：①新生儿抚触可在医院或家庭环境中进行，要注意小儿的保温，大人按摩前要温暖双手。②按摩最好选择在小儿吃奶前清醒安静时进行。吃奶后要 1.5 小时后进行。③按摩时可播放一些轻音乐。每天按摩 2 次，每次按摩 15～20 分钟。④按摩时大人动作轻柔，边做边与小儿进行眼神、语言的交流。

（四）新生儿的访视

新生儿访视是新生儿保健的重要措施，在新生儿期内，社区卫生服务人员应对新生儿的情况进行 3～4 次的家庭访视，以便及时指导，及早预防，及时发现异常情况，及时处理，做到防治结合，预防为主。新生儿访视一般在小儿出生后 2～3 天进行初访，6～7 天周访，14～15 天半月访和 27～28 天满月访。每次访视都要有重点的进行，主要内容有：

1.初访

了解新生儿的出生情况包括母亲孕期情况、分娩方式、有无窒息、出生体重、喂养情况、哭声、反应、睡眠、大小便情况、是否接种了卡介苗、肝炎疫苗、应用了维生素 K 等。检查新生儿的面色、皮肤、黄疸、前囟、五官、呼吸、心脏、肝脾、脐带、外生殖器、四肢有无异常和畸形等。对母乳喂养、保暖、护理、预防感染、早期干预等进行指导。

2.周访

了解新生儿吮奶、大小便、反应等一般情况，是否进行了新生儿疾病筛查、听力筛查，喂养和护理中存在什么问题等；检查黄疸的程度、脐带是否脱落、脐窝是否正常等。初访和周访是新生儿访视的重点，如有异常情况，要及时进行相应的处理，并应适当增加访视的次数。

3.半月访

重点了解黄疸是否消退、体重是否恢复到出生时体重等。若体重恢复不好，应查找原因进行指导。此时有条件的可进行 20 项新生儿神经行为测定。

4.满月访

了解喂养护理情况，测量体重、进行较全面体格检查。满月时新生儿体重应增加 800～1 000 g，增重不到 600 g 者，应查找原因，特别注意有无潜在疾病。

每次访视时都要填写访视卡和访视记录，满月后转为婴儿期系统保健管理。

(五)新生儿疾病筛查及预防

1.新生儿筛查

是对一些遗传代谢、内分泌疾病如苯丙酮尿症、先天性甲状腺功能低下等，在新生儿期症状未表现出来之前，通过试验室检查的方法筛查出来。通过及时治疗，可防止组织器官的不可逆损伤，从而减少残疾的发生，提高小儿生存质量。国外新生儿筛查的疾病有几十种之多，国内目前新生儿筛查的疾病主要是苯丙酮尿症(PKU)和先天性甲状腺功能低下(CH)2 种。新生儿筛查为三级预防措施之一，目前新生儿筛查的标本采集用滤纸血片法，在生后 72 小时后，在足跟内外侧缘采血。流出的血液吸于滤纸上，在室温下自然晾干，装塑料袋送新生儿筛查实验室检验。检验结果由新生儿筛查实验室通知家长。如筛查阳性，经复查、确诊后，应立即治疗，越早越好。苯丙酮尿症者用特制奶粉(低或无苯丙氨酸奶粉)喂养，低苯丙氨酸饮食至少治疗到 6 岁，有条件者可适当延长治疗期。先天性甲状腺功能低下患儿一般用甲状腺素片治疗，许多专家建议用左甲状腺素钠治疗。治疗过程中要加强随访，定期监测体格发育、智力水平以及血苯丙氨酸、T_4、TSH 浓度。

2.听力筛查

先天性听力障碍是导致儿童聋哑的重要原因。如能在婴儿期及早发现，采取配戴助听器等干预措施，有助于儿童改善小儿听力，促进小儿语言的发育。目前听力筛查主要用耳发声检查仪在婴儿出生 3 天后进行 1 次测定，可疑者可在满月时和 3 个月时进行复测。对于听力筛查未通过的要进行脑干诱发电位等检查以进一步明确诊断。

3.神经心理发育筛查

新生儿的神经心理测定比较困难，目前较为实用是神经行为 20 项(NBNA)。在新生儿时期通过神经行为 20 项的测定，可以发现潜在脑的损伤，以便早期采取有针对性的干预措施。具体内容见小儿神经心理测定部分。

4.预防接种与投药

婴儿出生时应常规接种卡介苗、乙肝疫苗，具体见预防接种一节。应常规注射维生素 K_1 1～3 mg，以后每 10～15 天应再口服维生素 K_1 2.5 mg，直到 6 个月。早产儿、北方冬季出生的足月新生儿可在满月开始每天服用维生素 D 400～500 U，防止维生素 D 缺乏性佝偻病的发生。

(赵瑞花)

第五节　婴儿期的特点与保健护理

婴儿期指出生至未满 1 周岁的时期。这一年是生后体格发育最快的一年，也是动作和语言的发展、智力和个性发展的关键时期。

一、婴儿期特点

(一)身长和体重

出生后增长速度开始减慢,但第一年中身长仍增长 20～25 cm,为出生时的 40%～50%。体重增长6～7 kg,约为出生时的 2 倍,是出生后生长最快的一年。

(二)皮肤、肌肉、骨骼

婴儿皮肤层薄嫩,皮下血管丰富。而汗腺功能差,体温调节不佳易使婴儿着凉或受热,也易使皮肤遭受损伤和发生感染。

婴儿肌纤维较细,间质组织较多。出生一两个月的婴儿,屈肌紧张性较高,四肢总是蜷曲的。随着月龄的增长,躯干和下肢的肌肉会逐渐发达起来。

婴儿骨骼水分较多,而固体物质和无机盐成分很少。富有弹性,不易折断,但压迫时较易变形。随着小儿抬头、会坐和行走时,分别形成颈曲、胸曲和腰曲。如此期母亲营养不良,婴儿户外活动的时间少,又没及时地添加辅食,极容易患佝偻病。

(三)乳牙生长特点

乳牙早者 4 个月、晚者 9～10 个月,一般 6～7 个月萌出。最先长出的是下切牙,然后是上切牙。周岁左右长出 6～8 个切牙。出牙的时候,一般没有不良反应,如个别出现发热、腹泻、流口水等症状时,应当就医诊治。

(四)消化系统特点

婴儿在最初的 3 个月,唾液分泌极少。4～5 个月,唾液分泌增多。因不能完全吞入胃内,出现流涎现象。6 个月后逐渐添加辅食,唾液起到分解淀粉和帮助吞咽的作用。

婴儿在头 3 个月时,吸饱奶后常有溢奶现象,这对婴儿的营养和生长并无影响。3 个月以后,随着胃神经调节功能的加强,胃由出生时横置逐渐变为直立,溢奶现象也就自行消失。

婴儿肠的长度超过了身长 6 倍。由于婴儿肠神经支配尚未完善,消化力差,如辅食添加过多,很容易引起腹泻。又由于婴儿肠道黏膜层发达而肌肉层薄,易发生腹胀。加之肠肌壁的渗透性高,因而消化不完全的产物或肠毒素,易被吸收入血液,引起中毒。

婴儿肝脏占体重的 4%～5%。肝脏将血液中营养物加工与合成,为身体所利用,同时将带毒物质进行解毒,经肾随尿排出或随胆汁一起从粪便中排出。

婴儿期生长速度快,对能量和蛋白质的需求特别高。若能量和蛋白质供给不足,又由于消化功能尚未发育成熟,易患消化紊乱、腹泻、营养不良等疾病或发育落后。而婴儿铁贮备在生后4～6 个月常常耗竭,最易缺乏的营养素是铁。缺铁性贫血不仅影响婴儿大脑发育和认知能力,同时还会降低机体免疫功能,造成反复感染。

(五)呼吸系统特点

婴儿鼻腔短小,鼻道窄,黏膜柔嫩,富于血管。发炎时由于黏膜充血肿胀,常使鼻腔发生闭塞,出现呼吸困难。耳咽管宽而短,呈水平位,如感染后很容易从咽部侵入中耳,并发中耳炎。喉腔也较窄,富于淋巴组织和血管,当有炎症时,容易引起呼吸困难。右侧支气管较易吸入异物或病原体,易发生炎症,并导致呼吸困难。

婴儿由于呼吸道的管腔狭小,肺泡数目又较少,常用增加呼吸次数来补偿气体交换不充分。当小儿患有呼吸道疾病时,由于组织缺氧,而呼出二氧化碳不足,常表现为呼吸困难、口周发青,在口唇及指端等末梢出现明显的青紫。

(六)免疫系统特点

6个月后从母体获得的被动免疫抗体逐渐消失,而主动免疫功能尚未成熟,易患感染性疾病。儿童计划免疫的实施使一些传染病通过预防接种得到有效预防。但许多疾病尚缺乏有效的预防措施,所以婴幼儿期的感染性疾病的发病率和死亡率仍较高。

(七)神经系统发育

婴儿神经系统的发育还不成熟,大脑皮质的功能是随着小儿的发育而逐渐完善的。随着月龄的增加,应从视、听、嗅、味、触等方面给婴儿以适当的训练,使大脑对外界刺激的反应逐渐提高,也可促进了大脑的发育。

随着神经系统的发育和智力的发展,小儿清醒的时间越来越长,认识的东西越来越多,大脑的分析和综合能力也越来越完善。此期不能过长时间和小儿谈话或活动,但周围太不安静对小儿也是有害的。

(八)感知觉的发育

视觉在婴儿6个月前发展非常迅速,是视力发育的敏感期,12个月时视觉调节能力基本完成。4～12周的婴儿两眼能追随物体移动180°,3个月能主动搜寻视觉刺激物,3～4个月对明亮、鲜艳的色彩,尤其是红色感兴趣。10～12个月的婴儿可以根据成人的表情作出不同的行为反应。

婴儿对语言声音反应敏感,2个月的婴儿已能辨别不同人说话的声音。6个月龄时能区分父母的声音。8个月时眼和头能同时转向声源。而12个月时对声音的反应可以控制。

人类的味觉系统在婴幼儿期最发达,3～4个月龄时能区别愉快和不愉快的气味,4～5个月龄婴儿对食物的任何改变会表现出非常敏锐的反应,7～8个月龄时开始分辨出芳香的刺激。

(九)动作的发育

运动的发育与大脑的发育、肌肉的功能有密切的关系,并遵循一定的规律。1个月的婴儿俯卧时稍能抬头。3个月时可以控制头部和抬胸。4个月时能够翻身,并能抓住玩具。5个月时能从仰卧翻成俯卧,而6个月时能从仰卧翻到俯卧,此时能独自玩弄小玩具,并可从一只手换到另一只手。8个月时可以坐得很稳,开始用上肢向前爬。9个月时可以灵活地使用拇指和示指捡拿物品或撕纸。10个月可拉着双手向前走。12个月时可以独自站立行走。此时的婴儿在开始抓握物体之前可以对物体进行准确的定位。

(十)语言的发展

婴儿期是语言的准备期,主要是通过哭、表情变化和身体接触与大人交流。婴儿在1个月以内哭是与人交流的主要手段。5个月左右开始出现咿呀学语,9个月时达到了高峰。8～9个月已能听懂大人的一些语言,并作出反应。9～12个月能够辨别母语中的各种音素,经常模仿成人的语音。11个月才真正理解词的意义。大多数12个月的小儿开始会说第一个与特定对象相联系的词。

(十一)情绪和气质的特点

情绪是人们对事情或观念所引起的主观体现和客观表达,并通过内在或外在的活动及行动表现出来。婴幼儿良好的情绪表现为依恋、高兴、喜悦、愉快。不良的情绪主要有恐惧、焦虑、愤怒、嫉妒等。小儿7～8周出现第一次社会微笑。2～3个月对人的接近和语音产生了兴趣,2～7个月婴儿可能会出现快乐、惊奇、愤怒、悲伤和恐惧情绪,但看见熟悉的面孔会发出有意识的微笑。婴儿在6个月时,可区分母亲和陌生人,对母亲有一种特殊的亲热感,7个月左右对家庭成员亲密感也增加。但 6～8 个月时见陌生人可能出现焦虑的情绪。8～10 个月的婴儿在不确定的情况下，能开始根据他人的情绪线索作出相应的反应。

气质是婴儿出生后最早表现出来的一种较为明显而稳定的个人特征，是人格发展的基础。一般将婴儿气质类型划分为容易型、困难型、迟缓型和混合型。易于抚养型婴儿情绪愉快，作息制度规律，能很快地接受新的事物，参加活动的愿望高。抚养困难型的婴儿表现为情绪消极，作息制度不规律，适应新环境慢，哭闹无常、烦躁易怒。迟缓型表现为情绪消极，对新环境适应较慢，活动水平低，反应强度弱。

二、婴儿期保健要点和保健措施

促进儿童早期健康发展是婴儿期保健的重点，包括婴儿的营养、体格锻炼、卫生保健、情感关爱、生活技能培养及智力早期开发。家庭是婴儿期保健的主要场所，提高家长的科学育儿知识水平和技能是婴儿期保健的主要内容之一。

(一)合理喂养

婴儿期合理喂养应根据婴儿的生长发育特点和营养需要，在足量的基础上保证质的营养供给，其中特别要满足热能和蛋白质的需要。通过宣传使家长了解婴儿喂养知识和技术，自觉地实行母乳喂养。通过生长发育监测和体格检查，早期发现营养不良、肥胖症、佝偻病等，及时进行干预和纠正。

婴儿喂养分母乳喂养、混合喂养与人工喂养 3 种，母乳喂养是最合理的喂养方式。

1.母乳喂养

人乳含乳蛋白多、脂肪颗粒小，易于消化吸收，并含有各种必需脂肪酸，对脑和神经的发育极为重要。人乳的乳糖含量比牛乳含量高。人乳中钾、钠、镁、钙、磷等的含量比牛奶少，可减轻婴儿肾脏负担。人乳温度适宜、新鲜，污染机会少。并可增强婴儿对某些疾病的抵抗能力。哺喂可以密切母子关系，可能使母亲再次受孕有某种程度的推迟等。

一般母乳从产后 15 天到 9 个月，分泌量逐渐增多，质量也不断提高。9 个月以后奶汁的质和量都有所下降。当奶量不足时，婴儿常常睡眠不安，哭闹，体重减轻，皮下脂肪减少。在出现上述中任何一种症状时，应查找原因，如母亲奶量不足，应用奶粉或牛奶补充，或适当地添加辅食。

周岁左右断奶最为适宜。断奶太早，由于婴儿的消化功能不强，会引起消化不良、腹泻，甚至营养不良等。断奶太晚，又不添辅食或添加不合理，婴儿就会消瘦、体弱多病，也会影响母亲的健康。断奶应在春秋季逐步进行，逐渐以辅食代替母奶，一岁左右用辅食做主食。断奶后，每天仍要给牛奶和其他富于营养、容易消化的食物。

2.混合喂养和人工喂养

当母乳不足或缺乏时，用牛、羊乳或用其他代乳品喂养婴儿，称人工喂养。用部分兽奶以补充母乳不足称为混合喂养。

当母乳不足或其他原因不能纯母乳喂养时，可以根据婴儿的月龄和奶量缺少的情况，添加代乳品或辅食，但必须喂完母乳后再补充。

人工喂养是一种不得已的办法。只有母亲确实缺奶，或有结核病、急慢性传染病或严重贫血等疾病而不能喂养时才采取的方法。最常用的食品是牛奶、羊奶、奶粉或大豆制品。

人工喂养时需注意以下问题：奶的质量。奶头、奶瓶等用具每天都要清洗消毒。人工奶头孔不宜过大。时常观察婴儿大便是否正常，这与奶的调配关系很大。如奶中脂肪过多，婴儿不仅大便增多,而且出现不消化的奶瓣。如蛋白质过多,糖量过少,大便容易干燥。如糖过多,大便会发酵而稀,而且有泡沫和气体。一天所需奶量,2～4个月,约等于体重的1/6。6个月时,约为体重的1/7。7～12个月,约为体重的1/8。

3.辅食

周岁以内的婴儿是以奶为主食,除奶以外添加的食品都叫辅食。4个月以内的婴儿可进行纯母乳喂养,以后逐渐开始添加辅食。

1～3个月龄的婴儿,主要添加含维生素类食品。喂鲜桔、橙等水果汁和菜汁。开始每天添加鱼肝油(尤其北方冬季出生的孩子)。人工喂养的婴儿最好满月后即开始补充鱼肝油、维生素C等。4～6个月,应及时添加蛋黄,以补充铁质。先将1/4煮熟的蛋黄压碎,混在米汤或牛奶中哺喂,以后再增加到半个至整个蛋黄。5～6个月后,每天可喂稀粥、米糊、营养米粉、面片、豆腐、菜泥、水果泥等。7～8个月,可喂馒头片或饼干,促进牙的生长。8个月后,可喂肉末、肝泥、鱼肉,1～2次软稠的食品。10～12个月,每天可喂软饭、馒头、面条、面包及碎菜和碎肉等食品。

辅食的添加必须与婴儿的月龄相适应。过早添加不适合婴儿消化的辅食,会造成消化紊乱。添加过晚,会出现营养不佳。在添加辅食时,必须遵循由少量到多量、由细到粗、由稀到稠的原则,一种食物接受后再添加另一种食物,并注意观察婴儿的大便,以了解食物的消化情况。

(二)婴儿的卫生及衣着

每天早晨,在哺喂之前先用温水给婴儿洗脸,而后用软毛巾擦干。不要涂化妆品。鼻腔、口腔一般不宜洗,耳朵防止灌水。大小便后要清洗大腿根部和臀部,最好每天洗澡,不要用肥皂,可用刺激性弱的婴儿皂。婴儿住处要清洁,阳光充足,空气新鲜。

婴儿的衣服要用浅色的棉布、法兰绒、厚绒布来缝制,衣服接缝要平展,纽扣、系带尽量少用,便于穿脱。婴儿的鞋不要紧小,也不要太大。尿布要用浅色、易吸水的棉布或一次性的尿布。衣服和尿布要经常换洗,尤其要用专用盆洗涤,不残留洗涤液,日光下晒干。

(三)婴儿的睡眠

周岁以内的小儿一定要保证有充足的睡眠,这样才能有利于婴儿大脑和身体的发育。月龄愈小,需要睡眠的时间也愈长。新生儿一昼夜要睡20小时。到2个月时,每天除饥饿、大小便后觉醒外,大部分时间也在睡觉。3～6个月时昼夜睡眠总量17小时。6～10个月时16小时。10个月后时15小时。因此,从2个月开始,就要养成定时睡眠的良好习惯。

(四)体格锻炼

婴儿的体格锻炼主要是通过日常生活来进行,如晒太阳、呼吸新鲜空气、户外活动、接受一些不同温度的冷热刺激。锻炼要循序渐进,坚持经常,并同合理的生活制度、正确护理和教养相结合。这样不仅能使小儿身体健壮,减少疾病,而且能够锻炼意志。

1.婴儿体操

婴儿在出生2个月后就可开始做体操。婴儿体操共分16节,其中8节完全在成人的帮助下进行,称为被动操,适用于6个月以内的婴儿。另外8节需成人稍加帮助,婴儿自己就能完成,叫作主动操,适用于6个月以上的婴儿。体操主要是促进基本动作的发展,增强骨骼、肌肉的发育,增强心肺功能,促进新陈代谢。同时,促进婴儿的语言、意志、情绪和注意力的发展。

被动体操主要做胸部、上肢、肘关节、肩关节、下肢、膝关节、髋关节和举腿运动。主动操主要做牵双臂坐起,牵单臂坐起、脊椎后屈及顿足运动。扶腰部站立,做跳跃运动。

做操的房间室温为18～20 ℃，空气要新鲜。高于20 ℃可在户外进行。时间一般安排在喂奶前、后30分钟到1小时为宜，每天做1～2次。婴儿衣服要宽大、轻便。做操前应先和小儿说话，使之情绪愉快。做完后让小儿躺在床上休息一会。

2.户外活动

户外活动可以让小儿更早地认识外界环境。接受阳光和空气的刺激，增强身体对环境的适应力和机体的新陈代谢，并可促进生长发育、预防佝偻病的发生。

户外活动要根据小儿的月龄、身体健康状况及当地气候条件而定。一般每天2次，小于6个月的孩子每次10～15分钟，逐渐增加到2小时。6个月以上可3小时。

3.开窗睡眠和户外睡眠

开窗睡眠可使孩子吸收新鲜的空气，皮肤和呼吸道受到凉气流的刺激，可以增强呼吸系统的抵抗力和新陈代谢。

开窗睡眠要从夏季开始，逐渐过渡到冬季(室温不低于15 ℃)，常年坚持。但在寒冷的北方开窗换气要在孩子不在屋时进行。遇到孩子有病、大风和大雨时不要进行。如发现孩子发抖、口唇发青时要停止。

户外睡眠是在开窗睡眠基础上的进一步锻炼，一般在午睡时进行，但要避免阳光直射，仔细观察孩子的反应。

另外，还可用冷水给小儿洗脸和洗手，增强体质，预防呼吸道疾病的发生。

(五)预防疾病和意外伤害、做好口腔保健

预防感染首先提倡母乳喂养，培养婴儿良好的卫生习惯，并按计划进行卡介苗、脊髓灰质炎、百白破、麻疹、乙型肝炎等疫苗的免疫接种。必须积极预防影响婴儿生长发育和健康的常见病、多发病，如呼吸道感染、腹泻等感染性疾病，以及贫血、佝偻病等营养性疾病。

婴儿期常见的意外伤害有从床上跌落、吞进异物、婴儿窒息等。预防主要是加强家长的安全意识教育，减少婴儿周围环境中存在的危险因素。

婴儿在长牙前就应进行口腔保健。餐后或吃甜点心后，给婴儿喝一些温开水。乳牙萌出后，每晚睡觉前要用柔软的婴儿用指套牙刷清理牙上的附着物。婴儿不要含乳头入睡，以免影响乳牙发育，避免婴儿不良吸吮习惯的形成。

(六)婴儿期的早期教育

婴儿的早期教育以感知觉和动作训练为主，及早进行语言训练，并通过生活环节提高认知能力、培养良好的亲子关系及与小朋友之间的关系。

1.建立合理的生活制度，养成良好习惯

可根据小儿自身的特点，通过有规律的作息时间，养成按时睡眠、吃饭、定时大小便，以及爱清洁、讲卫生的良好习惯。这些习惯的培养有利于小儿独立能力、控制情绪能力和适应社会能力的发展，是婴儿期最早和最重要的教育内容。

2.视听能力训练

出生至3个月：最初的3个月中，主要是通过看和听从外界向大脑输入信号，发展婴儿心理。此期可以在儿童床上方悬挂颜色鲜艳的物品或能发声的鲜艳玩具，训练小儿两眼视物的习惯，并刺激脑部功能。父母要经常面对面地与小儿亲切交谈、唱歌或念儿歌。每天定时放悦耳的音乐等。

4～6个月：玩具宜挂低些，使婴儿伸手就能碰到，开始可能是偶然碰一下，以后就会有意识地去玩。还可选择体积稍大、色泽鲜艳、不同形状(如各种动物)、带声响的吹塑玩具和可以摇响的玩具,逗引小儿看、摸和倾听,继续训练视听觉能力。也可以选择手摇铃或能捏响的小玩具,放在婴儿能拿到的地方,以训练手的抓握能力。

7~12 个月:小儿仍为无意注意,要引导他们观察周围事物,培养注意力,并逐渐认识周围的事物。随着听觉及运动能力加强,开始学爬行,此时可选择塑料、绒毛、皮球及能敲打的玩具。10~12 个月时婴儿手的动作逐渐加强,并开始学走路,可选择小推车、滚动玩具及手拉玩具等,以训练小儿行走及手的活动能力。12 个月后,要注意培养小儿爱护玩具和爱好整洁的习惯。

3.促进婴儿的动作发育

动作的发育与神经系统日臻成熟有着密切关系,它可促进小儿心理发展和体格发育,也可培养小儿观察力、与人交往的能力和活泼、勇敢、坚毅等优良品质。婴儿期是动作发育的重要阶段,重点发展粗大动作和手及手指的精细动作。

(1)粗大动作:小儿满月后开始训练抬头,可在喂奶前让他俯卧,此时小儿会主动抬头。2 个月开始训练翻身,可用一个鲜艳、带响的玩具,从小儿的一侧向另一侧移动,帮助小儿由仰卧转为侧卧再到俯卧,完成翻身动作。4 个月开始训练拉坐,每次时间不要太长。5 个月开始训练爬,可用玩具在前方吸引他向前爬,但要注意安全。8 个月开始训练扶站。10 个月开始练习牵走,并逐步过渡到独立行走。

(2)精细动作:3 个月时,用颜色鲜艳、有响声、带柄的玩具吸引小儿伸手,或放在孩子的手里,训练用手抓物。6~10 个月可训练用手指捏取小的物体,促进精细动作的发展。

4.促进婴儿的语言发育

小儿的语言能力是其智力水平的主要标志。促进小儿语言发育最简便方法是成人多与小儿说话、唱歌、讲故事,对婴儿自发的“baba”“mama”之类语言,应及时给予应答或微笑。在日常生活中把语言与人物、事物、动作等联系起来,为语言发展打好基础。

5.交往能力的培养

良好的亲子关系是未来与他人进行交往的基础。家长应通过生活上细心的照顾、亲切的语言交流、愉快的共同玩耍和游戏与小儿建立良好的依恋感情,帮助他们逐渐认识周围世界。

(七)预防接种

预防接种是预防传染病的有效手段之一。我国计划免疫程序要求在 1 岁内接种乙型肝炎疫苗、卡介苗、脊髓灰质炎疫苗、白喉、百日咳、破伤风疫苗、麻疹疫苗、流脑疫苗和乙脑疫苗。家长要按时带孩子到所属机构进行预防免疫接种。

(八)生长监测和定期体检

定期对婴儿身高、体重等指标进行生长监测,通过评价发育曲线的走势,早期发现生长发育缓慢现象,及时分析原因,采取相应的措施干预,保证小儿健康的生长。

每 3 个月对儿童进行一次健康检查,包括:问诊、体格测量、全身检查及必要的实验室检查。检查小儿体格心理发育和神经精神发育状况,了解在护理、喂养、教养中存在的问题,及时进行治疗和指导。

此外,大多数的婴儿是散居在家,不仅人数众多、居住分散,而且家长的文化水平和家庭环境条件各不相同。因此,需要儿童保健工作者为他们提供必要的服务。为了使小儿从初生到 7 周岁都能得到连续的、系统的保健服务,在城市应完善地段儿童保健医师负责制,在农村建立完善的乡村妇幼医师负责制度。认真开展儿童保健系统管理。加强对早产和低出生体重儿的管理:

对高危儿进行智力监测。采取综合措施防治常见病和传染病。及时为适龄婴儿进行各种疫苗的预防接种。对家长进行必要的健康教育。

(赵瑞花)

第六节 幼儿期的特点与保健护理

幼儿是指1～3岁的小儿，其体格生长速度较婴儿期缓慢，但语言和动作能力快速发展。由于活动范围扩大而没有安全感，其意外伤害开始多发。又由于接触感染的机会增多，必须注意预防传染病的发生。

一、幼儿期的特点

(一)身高和体重发育特点

生后第2年，身长约增10 cm，体重增2～3 kg，2岁后生长速度急剧下降，并保持相对稳定，平均每年身长增加4～5 cm，体重增加1.5～2.0 kg。

(二)牙的生长和视觉发育

周岁时，已有6～8个切牙，1.5岁已有12个牙，2岁时已有16个牙，2.5岁20个乳牙都出齐了。

由于婴幼儿时期的眼轴较短，物体成像于视网膜后，多表现为生理性的远视，随着年龄的增加而逐渐改善。6～7岁时多数小儿从远视逐渐发展为正视，少数仍可能为远视。也有小儿不注意用眼卫生，可能形成近视。

(三)神经系统发育

幼儿期仍是脑发育的快速增长时期。2～3岁幼儿的脑重已增加到1 000 g左右，相当于成人脑重的2/3。2岁时，主要的运动神经已经髓鞘化，3岁时细胞分化基本完成。神经细胞突触数量增多，长度增加，向皮质各层深入。2岁前，神经纤维的延伸呈水平方向，2岁以后则有斜行和垂直纤维向皮质深入，3岁时已完成80%。此外，儿童认知能力和动作协调性不断增加，情绪反应越来越稳定等。

(四)动作和语言发育

幼儿脑功能发育已较成熟，四肢活动更加灵活，能双脚交替上下楼梯、奔跑、双脚跳，能不扶东西迈过矮的障碍物。会用勺子吃饭，并做简单的游戏。3岁时，能独立玩耍，自己会洗脸，在大人帮助下脱穿简单的衣服等。但此时小儿要注意营养均衡、睡眠充足，既防止出现营养不良，也要预防单纯肥胖。同时，要防止意外事故的发生。

2～3岁是口头语言发育的快速期，从简单发声到会讲完整语句，语言能力得到迅速发展。1～5岁时，能听懂成人告诉他生活中的一些事情。2岁时能说出自己的姓名和年龄，能用简单的语言来表达自己的意思。3岁时已能说出较长的句子，会唱歌、会跳舞。

(五)感知觉和认知发育

幼儿期的感知觉和认知能力发育迅速，智力发展也很快，是智力开发的最佳时期。1.5岁的幼儿能注视3 m远的小玩具。2～3岁能分辨物体的大小、方向、距离和位置，能辨别各种物体的属性(如冷、热、硬等),能认识日常生活中的物品,识别几种基本颜色,分辨男女。

1岁左右的幼儿出现随意注意的萌芽,但不稳定易被分散或转移,对感兴趣的事情注意力能集中较长时间。1岁左右随意注意不超过15分钟,2～3岁能集中注意10～20分钟。幼儿期的记忆多为自然记忆,不持久,容易遗忘。1岁以内小儿只有再认而无再现,1岁再认潜伏期是几天,2岁可达几个星期,3岁可保持几个月。而2岁时再现潜伏期只有几天,3岁时可延至几个星期。1岁以后小儿才出现具有一定形象性思维活动,2～3岁时的思维具有直观性。1～2岁是仅有想象的萌芽,3岁后想象进一步发展,有意想象已初步形成,如喜欢做象征性游戏。

(六)情绪和社会行为发育

幼儿期的情绪是一种原始的简单感情,如喜、怒、哀、乐、悲、恐、惊。随着年龄的增长,情绪进一步分化,社会感情增多,得到表扬和称赞就高兴,受到责备就会伤心或愤怒。如12个月的婴儿已具备兴奋、愉快、苦恼、喜爱、得意、厌恶、愤怒等各种情绪体验,1岁半至2岁左右又分化为嫉妒和喜悦。3岁时儿童对物体、动物、黑暗等客观环境容易产生恐惧。在2～3岁时幼儿产生了自我意识,自主性逐渐增强,进入“第一反抗期”。

幼儿的游戏以平行性游戏为主要特征。幼儿游戏有5种主要形式:感觉性游戏、运动性游戏、模仿性游戏、受容性游戏和构建性游戏。他们喜欢触摸振动的物体。喜欢摇铃、丢球、推玩具车、滑滑梯、骑三轮车。玩过家家,扮演医师护士,模仿歌星唱歌的游戏。爱看电视和电影、听故事、看图画书,以及搭积木、堆沙、玩黏土、折纸等游戏。

二、幼儿期保健要点和保健措施

幼儿良好的发育是婴儿良好发育的继续,也为学龄前期儿童的良好发育奠定了基础。其保健内容与婴儿期大体相同。

(一)合理安排膳食

幼儿的膳食要注意合理营养、膳食平衡,提供足量的热量和各种必需营养素,以满足身体发育和活动增多的需要。

安排此期膳食的原则如下:膳食必须要保证足够的热能和营养素。一般认为,蛋白质供给热能应占总热能的12%～15%、脂肪应占20%～30%、糖类应占50%～60%。食品要易消化、多样化、感官性状良好,以增进孩子食欲。1～2岁孩子采取三餐二点制,3岁以上应三餐一点制。严格保证食品卫生,防止食物中毒。经常更换食谱,定期监测儿童生长发育水平,以便不断改进和提高小儿营养水平。

此外,小儿不要摄入过多的食盐、脂肪等,也不宜多吃糖果、巧克力、糕点等零食。吃零食习惯是造成食欲缺乏的主要原因之一。偏食同样也会对小儿的营养和健康产生不良的影响。

(二)口腔保健

目前我国乳牙龋齿十分普遍,而且充填率很低,这必须引起家长的足够重视。乳牙龋齿影响幼儿的咀嚼功能、食物的消化吸收,还易形成恒牙咬合畸形。因此,父母可以用指套牙刷或小牙刷帮助幼儿刷牙,每晚一次。父母要督促幼儿做到饭后或吃甜点心后及时漱口或刷牙。孩子要少吃过于精细且糖分高的食品,如糕点。1岁半以后,每半年检查口腔1次,早期发现牙齿及口腔发育的异常情况,及时进行矫治和治疗。

(三)生长发育监测及疾病筛查

1～2岁幼儿每3个月体检1次,2～3岁每半年体检1次,体检后应对幼儿的生长发育情况进行评定，及时发现生长偏离。

每年做1～2次有关缺铁性贫血及佝偻病的健康检查，进行一次视力筛查，做一次尿、大便常规检查。另外，检查2岁后的男童外生殖器发育有无包茎、小阴茎等。

(四)预防接种及预防意外事故的发生

要根据每种菌苗或疫苗接种后的免疫持续时间，定期进行加强免疫。根据传染病流行病学、卫生资源、经济水平、家长的自我保健需求接种乙脑、流脑、风疹、腮腺炎、水痘等疫苗。

意外伤害已成为我国1～4岁儿童的第一位死因。由于幼儿判断能力差、缺乏识别危险能力、缺乏安全意识和生活经验，无自我保护能力，以及家长安全意识淡薄，使幼儿成为意外伤害的高危人群之一。因此，采取积极的预防措施非常重要。

父母应提供给幼儿安全的环境，注意避免幼儿活动环境与设施中有致幼儿发生危险的因素，如烫伤、跌伤、溺水、触电等。

(五)早期教育

1～2岁幼儿教育的重点是接触周围的实际生活，了解周围环境，发展认知能力、提高运动功能和语言表达能力。2岁以上的小儿与外界的交往增多，神经心理得到进一步发展，教养要进一步加强。

1.建立合理的生活制度和培养必要的生活技能

建立合理的生活制度，培养幼儿独立生活能力和养成良好的生活习惯，为适应幼儿园的生活做好准备。规律的生活一旦形成，要严格遵守，不要轻易改变。

1～3岁前是儿童各种习惯形成的重要时期，是在成人的训练和影响下，通过日常生活逐渐养成的，是保证孩子健康的关键。如每天洗脸、洗手、饭后漱口或刷牙、不随地吐痰的卫生习惯，不挑食、不偏食的饮食习惯，良好睡眠、排泄习惯的培养等。

鼓励小儿做其力所能及的事，训练穿脱衣服、鞋袜，解纽扣和系鞋带，学会自我进食等。15～18个月是学习进食的关键期，父母不要怕麻烦，要让幼儿自己吃饭。此期也是训练大小便的关键时期，通常大便训练在1岁至1岁半、小便训练约在2岁左右进行。要鼓励小儿树立克服困难的信心，当其遇到困难时，教育者不要马上伸手相助，应鼓励其进行尝试。小儿经尝试获得成功后，对将来智能发展和意志力的培养有积极的促进作用。

2.促进语言发展

出生后的第2～3年是口头语言形成的关键时期，及时训练小儿说话能力是此期的重要任务。1～2岁主要培养和加深其对语言的理解和简单的表达能力。多让小儿观看图片、实物，教小儿认识周围的人和物。成人多与孩子做游戏、多进行语言交流，要鼓励孩子多说话，并及时纠正错误发音，但切忌讥笑他，否则会造成小儿心理紧张，易引起口吃。随着语言理解能力的不断提高，可教小儿念儿歌。复述简单的故事等。

2～3岁的小儿生活内容逐渐丰富，与外界交流的机会也日益增多。此时一定要教小儿说普通话，发音要正确，语句要连贯完整，不断丰富小儿的词汇量等。

3.进行动作训练

1～2岁小儿，主要应加强独立行走、稳定性、运动协调性和躯体平衡能力的训练，克服怕跌跤的恐惧心理。1岁半后，在走稳的基础上，训练小儿跑、跳、跳跃和攀登的能力，促进大动作的发育。鼓励小儿用匙自己吃饭，也可通过学搭积木、用塑料绳穿有孔玩具等，训练小儿手部精细动作的灵活性和准确性。还可通过游戏、做手工等促进手的稳定性和协调性的发育。

2～3 岁小儿通过活动性游戏、体育活动、自由活动，在发展基本动作的基础上，训练随意跑、跳的能力。鼓励小儿独自上、下楼梯，练习两脚交替独站、双足离地蹦跳、从台阶跳下或跳远。教小儿骑三轮童车，既培养胆大心细、集中注意力的良好习惯，又可训练小儿动作的协调性、敏捷性和良好的反应能力，并帮助小儿了解交通常识。利用玩具和教具，如串塑料珠、拣豆豆、画画、折纸等发展精细动作。通过玩球、堆积木等游戏促进小肌肉动作协调发育，也可发展幼儿的想象力、创造力、思维能力。

4.认识能力的培养

在发展感知觉的基础上，逐步培养小儿注意、记忆、观察、思维等能力。1～2 岁时主动引导小儿观察动物、植物及周围的一切事物，通过实物进行记忆练习和强化训练，或教小儿念儿歌，由简到难，促进记忆力的提高。训练小儿较长时间注意于一个物体或做游戏。通过看书、看图片、手影表演等来培养其想象力。有意识、有计划地培养小儿绘画，欣赏音乐，培养鉴赏艺术美、自然美和社会生活美的能力。

2～3 岁时继续培养观察能力，培养小儿注意的持久性和集中性。让小儿复述成人讲的小故事、说过的话，来强化其机械记忆能力。根据故事或童话的情节和内容，让小儿模仿表演，发展想象力和创造能力。通过绘画可以提高小儿手眼动作的协调性，通过听歌和唱歌训练听觉和欣赏音乐的能力，并激发幼儿的想象力。

5.交往能力的培养

对 1～2 岁小儿来说，亲子交往非常重要，父母会向小儿传授道德准则、行为规范和社会交往的技能。家为小儿提供练习有关社交行为和技能的场所。亲子交往对小儿与同伴交往有很大影响，甚至影响成年后人际交往的能力。2～3 岁时可让小儿与其他伙伴一起做游戏，教育他们懂得遵守一定规则，并通过游戏建立与同龄伙伴的关系，培养小儿良好的道德品质和情感。

6.玩具和图书在早期教育中的作用

在婴幼儿的早期教育中玩具和图书是必不可少的工具。利用适合的玩具可发展小儿的感官、动作和语言，也可以帮助小儿认识周围事物。此期的小儿可选择球类、拖拉车、积木、木马、滑梯、球类、形象玩具(积木、娃娃等)、能拆能装的玩具、三轮车、攀登架等做各种游戏，促进动作发育，提高注意、想象、思维等能力。玩具要符合小儿心理和年龄特点，并被喜爱，具有教育性及符合卫生、安全的要求。

图书可使儿童增长知识，促进其语言发育，培养高尚情操，还有利于小儿和父母的交流。选择图书一定要根据孩子的年龄特点，具有教育性和启发性，故事生动有趣、语言简短。

(六)预防心理卫生问题

断奶对儿童来说是件大事，应在断奶之前两三个月里就有计划地添加辅食，使断奶“水到渠成”。如处理不当可能会对小孩的心理造成重大的精神刺激。

此期易出现分离焦虑，表现为幼儿在父母或养育者不在身边时出现的一种恐惧、悲伤等情绪反应。出现的原因是幼儿与父母已建立了良好的依恋关系。养育不良往往会使幼儿出现反应性依恋障碍或脱抑制性依恋障碍。此期也易出现反抗，它是幼儿自主性和独立性的表现。此时父母既要让幼儿有自主和独立选择做事或做决定的机会，又要给予适当的限制，防止幼儿从小养成霸道行为。

(赵瑞花)

第七节　学龄前期的特点与保健护理

学龄前儿童是指 3～6 岁的儿童，这一时期大部分儿童进入幼儿园过集体生活，也有部分散居儿童。此期体格生长较以前缓慢，但儿童智力、语言、动作等发育较快。游戏是他们的中心活动，在游戏活动中思维能力、想象能力、观察能力等都得到了发展。并在与社会的不断适应过程中形成初步的道德意识。同时，此期要非常重视学前教育，使他们能在学龄期很好地适应学校生活。

一、学龄前期特点

(一)身高和体重的发育

学龄前儿童的身高、体重发育速度比较平稳，每年身高平均增长 4～5 cm，体重增加 1.5～2.0 kg。

(二)牙的发育

小儿到 5～6 岁时，乳牙开始松动脱落，新的恒牙开始长出，一般要到 12 岁全部乳牙更换为恒牙。先在乳牙的第二磨牙的后面长出第一恒牙，以后按乳牙先后生长的顺序脱落换牙。

孩子体内缺乏钙、磷和维生素 A、D 等，都可使牙发育不良。乳牙过早或过晚的脱落，也会影响恒牙的生长。如乳牙过早脱落而恒牙又没及时长出，会影响幼儿的咀嚼。乳牙过晚脱落，恒牙就从旁边长出，会影响牙的正常位置。另外，学龄前儿童乳牙患龋率较高。龋齿不仅使儿童疼痛难忍，而且影响食欲、咀嚼和消化功能。因此，学龄前儿童防治龋齿很重要。

(三)动作和语言发育

由于肌肉组织进一步发育和肌肉神经调节系统的形成，小儿能完成各种需高度协调的体育动作，学会快跑和跳跃、能自如地上下楼梯、玩乐器、能绘画、做手工及参加一些轻微的劳动。儿童参加各种体育与游戏性的活动增多，促进了社会行为的发展和思维与想象能力的发育。

1～2 岁的幼儿掌握的词汇开始迅速增加，3 岁时增加更快，5～6 岁时增加速度开始减慢。3 岁时约能听懂 8 000 个单词，会使用 300～500 个词，说出 3～4 个词的句子。4 岁时能简单叙述不久前发生的事，说出许多实物的用途，读 100 以内的数。6 岁时说话已流利，句法正确。

学龄前儿童是口吃的高发年龄。父母对幼儿的口吃不要刻意矫正或批评，应分散儿童的注意力，一般绝大多数儿童的口吃可以逐渐自行消除。

(四)情绪发育

3～6 岁儿童的情绪体验已经非常丰富，如恐惧、抑郁、焦虑、愤怒、嫉妒、爱等，也出现高级情感如信任、同情、道德等。此时儿童的冲动性行为和发脾气仍然很明显，但逐渐学会了忍耐、自制、坚持等品质。父母要为儿童提供良好的情感环境，积极引导儿童减少焦虑和抑郁等负性情绪的发生，培养积极向上的乐观情绪。

(五)性别社会化与性别认同

一个婴儿降生到世界上来，根据外生殖器官而辨认为“男孩”或“女孩”，这就是“性别标识”。男女具有不同的性腺、性激素、性生殖器官和第二性征，这都属于生物学上的差异，是生物遗传所致，谁都无法选择。但性别心理、性别智力、性别行为、性别角色分工及两性能力和地位的差异，则主要是后天的性别社会化内容所致。如父母的抚养方式就已经有性别差异，给男童选择玩具时往往是汽车、手枪、刀剑，而女童是洋娃娃、炊具等。父母更是为女童选择鲜艳的服装，男童衣服要素些。对淘气的男孩持赞同的态度、对男孩优柔寡断持反对态度，对女孩要求是温柔、文静的性格，而反对女孩具有攻击性行为。社会和父母的教养方式塑造和强化了男童和女童不同的性别角色。

学龄前儿童对性别概念的理解和性角色的认同得到发展，3岁儿童可通过衣着、发型等外部特征判定男女。3～4岁儿童出现行为上的性别倾向，在衣着、玩具选择和游戏内容及活动特点上都明显表现出不同性别特点倾向。4～5岁能够准确理解性别概念。6～7岁知道性别是天生的、不可改变的，必须遵循对不同性别的要求去行事。但学龄前儿童多数喜欢与同性伙伴在一起玩耍。学龄前儿童的活动除幼儿园组织的做操、跑步等运动外就是游戏，也就是说学龄前儿童把大部分时间花在游戏上。对儿童来说游戏不仅具有娱乐功能，还有学习的功能。

学龄前儿童开始喜欢与其他人玩合作性游戏，如3～4岁儿童在一起玩过家家，玩医师与患者、警察与小偷的模仿游戏，使他们的想象力和模仿力得到很大的发挥和提高。4～5岁儿童喜欢听情节精彩的故事，也能复述并自己编故事。自己搭积木、做手工等，既促进了手部精细运动和手眼协调能力的发展，又发展了语言、思维和想象能力。这时的儿童还非常喜欢在室外骑车、玩沙、滑滑梯、奔跑、翻滚、玩水等。5～6岁儿童喜欢合作性游戏，喜欢表演、听故事、讲故事、朗诵儿歌、背唐诗、唱歌等。

二、学龄前期保健要点和保健措施

保健措施与婴儿期和幼儿期的保健措施大致相同。

(一)合理营养

学龄前儿童活动量大，要保证热能和蛋白质的摄入。做到每天“三餐一点心”，主食以普通米饭、面食为主，菜肴同成人一样，但要避免过于油腻和过于酸辣的食品。膳食结构合理、多样化，荤素搭配，营养丰富。学龄前儿童的饮食行为和对食物的态度会持续终生。因此，父母要以身作则，培养小儿良好的饮食习惯，不挑食、不偏食、不贪食。减少饮用碳酸性饮料和糖分含量高的饮料，鼓励喝牛奶、果汁，尽量少摄入含糖分太高的点心、糖果等。同时，父母要为儿童创造宽松的就餐环境。

(二)体格锻炼

学龄前儿童的体格锻炼可结合户外活动、游戏和日常生活进行，充分利用自然因素，因地制宜地进行。如进行三浴锻炼、做操、跳皮筋、做游戏、玩篮球、踢足球、打乒乓球等体育活动。活动持续时间，3～5岁儿童为20～25分钟，6～7岁为30～35分钟。在温暖的季节，应发展运动技能的训练，多在户外进行。活动时所穿的服装应宽松轻便，便于动作的伸展。在冬季，条件许可的话，北方的孩子可开展冰上、雪上运动。最初孩子滑雪或滑冰的时间不得超过10分钟，以后，4～5岁儿童时间可延长至15～20分钟，6～7岁可延至30分钟，每周滑冰不宜超过3次。

三浴锻炼是利用空气、水、日光等自然因素进行锻炼的方法。进行三浴锻炼，应注意循序渐进、坚持经常、综合性地进行，并照顾儿童个体特点，同时与合理的生活制度结合起来。

1.空气浴

新鲜的、凉的空气对呼吸系统、皮肤感受器有良好的刺激作用，可以加快物质代谢，增强神经系统反应和心血管系统的活力。方法有户外活动、游戏、体操，一年四季开窗睡觉等。时间最好从夏季开始，过渡到冬天。一般先从室内锻炼，习惯后再到室外进行。空气浴开始时产生冷的感觉，但以反应良好，不引起“鸡皮疙瘩”发生为适宜温度，要注意结合游戏或体育活动进行，使机体产生热量。如有寒战感觉就应停止。患急性呼吸道疾病、各种急性传染病、急慢性肾炎、化脓和炎症过程以及代偿不全的心瓣膜病等患儿应禁止锻炼。

2.水浴

利用身体表面和水的温差刺激全身或局部皮肤，促进血液循环和新陈代谢，增强体温的调节功能。方法是用冷水擦身或冷水淋浴。先习惯冷水擦身后，再改为冷水淋浴，也可游泳。健康的孩子，一年四季都可以利用冷水锻炼身体。锻炼过程中，如孩子出现皮肤苍白，同时感受寒冷为第一期。但不应出现“第二次寒战”，表现为脸色苍白，出现“鸡皮疙瘩”、口唇发青、全身发冷等。冷水锻炼一般安排在午睡以后或晚上睡觉以前。患心脏病、肾脏病、贫血、神经兴奋性亢进以及风湿病等疾病的孩子，要禁止冷水锻炼。

3.日光浴

进行适当的日光照射，对儿童少年的生长发育具有促进作用，可提高基础代谢，刺激造血功能，提高皮肤的防御能力和人体的免疫功能。实施日光浴之前，应先做健康检查，并进行5～7天的空气浴。日光浴场所最好选择清洁、平坦、干燥、绿化较好、空气流畅但又避开强风的地方。儿童尽量在裸露状态下进行，躺在床上或席子上，头上方应有遮阴的凉帽或设备。在日光浴现场，如儿童出现虚弱感、头晕头痛、睡眠障碍、食欲减退、神经兴奋、心跳加速等症状，应限制日光浴量或停止进行。活动性肺结核、心脏病、重症贫血、消化系统功能紊乱、体温调节功能不完善、身体特别虚弱或神经极易兴奋的儿童应禁止。

(三)生长发育监测及疾病防治

每年进行1～2次体格发育测量，以评价身高、体重的发育等级和营养状况，分析生长曲线的变化趋势。每次做定期健康检查时，托幼机构要对贫血、肠道寄生虫病进行普查普治。重点防治缺铁性贫血、龋齿、沙眼、肠道寄生虫病(蛔虫病、蛲虫病)、甲型肝炎、营养不良等。对某些传染病如腮腺炎、水痘、风疹、痢疾等要加强流行季节的防范措施，做到早发现、早隔离、早治疗。

(四)预防意外伤害的发生

学龄前儿童活泼淘气，是意外伤害的高发年龄。防止车祸、溺水、电击等意外伤害的发生，主要是加强宣传教育。家长不要将学龄前儿童单独留在家中。家庭和幼儿园要将刀剪、火柴、电器插座、药品等远离儿童的视线，不让孩子轻易拿到。教育儿童不单独上街，不在公路上骑三轮车，不在公路旁玩球。教育儿童不单独下河塘戏水、不玩火和电器、不玩尖锐物品、不吃不清洁的东西。另外，农村家庭不要将农药放在屋内，防止儿童接触农药而中毒。

(五)健康教育

学龄前儿童的健康教育对象包括儿童和家长两方面。大多数学龄前儿童教育主要在幼儿园进行，而家长的教育可通过家长学校和社会媒体宣传、专业机构的培训等方式进行。儿童教育内容主要包括个人卫生、饮食卫生和习惯的培养，预防意外伤害和意外事故的知识，道德品质、意志毅力的教育，记忆、思维等能力的培养等，尽量结合游戏和日常活动进行。家长主要了解孩子生长发育的规律，掌握良好的教养方式及教育方法，不娇纵、不溺爱，摒弃打骂粗暴的不良方法。同时，要求家长学习一些简单实用的儿童保健知识和技术，提高健康意识，做好儿童的家庭保健，促进孩子身心健康发展。

(六)入学前准备

从学龄前儿童到小学生是人生中的一个重要转折,使儿童生活的许多方面发生了变化。学龄前儿童每天游戏占了大部分时间,学习时间很少。生活主要由成人来照料,孩子的依赖性强、独立性差。成为小学生后,学习成为他们的主要活动,与幼儿园的游戏有本质的区别。他们要自己上学、回家,独自完成作业。另外,入学前儿童只学习和使用口头语言,而入学后开始学习和使用书面语言,并逐渐由具体形象思维向抽象逻辑思维过渡,并开始参加集体生活,要求他们懂得遵守学校纪律,处理好与老师、同学的关系等。因此,在学龄前期对孩子进行入学前教育是非常必要的。

为了帮助儿童在入学后能尽快适应小学生活,家长和幼儿园老师要对儿童进行入学前教育,做好各种入学前准备。

1.培养基本的生活能力和环境适应的能力

建立与学校作息制度相互协调统一的生活制度,培养儿童自己照顾自己的能力,如洗脸、刷牙、穿脱衣服鞋袜、收拾书包和文具等能力。提前领他们认识去学校的路,帮助儿童熟悉和适应学校环境。同时,学习遵守交通规则的知识。

2.学习能力的准备

培养儿童学习和阅读的习惯,激发他们的读书、写字的热情。训练儿童上课时认真听讲的能力,还要培养他们用语言表达自己思想的能力,培养儿童放学回家后自觉做作业的习惯等。

3.人际关系的培养

通过游戏、体育活动不仅可以增强体质,还可以在活动中学习遵守规则和与人交往的技能。教育儿童主动和新伙伴打招呼、鼓励他们与小朋友之间的合作,共同做游戏。教导他们尊重老师,和教师建立友好的关系,为今后建立良好人际关系打下基础。

4.学习用具的准备

各种文具要适用,不要功能太多、过于艳丽新奇,以免上课时分散注意力。书包要双背带的,有利于双肩平衡发展等。

(赵瑞花)

第八节　学龄期的特点与保健护理

6～12 岁相当于小学年龄段。学龄期的儿童大脑皮质功能更加发达,儿童的认知能力有了质的变化,理解能力更强。同时,此期沙眼、龋齿等学生常见病患病率很高,卫生保健需求大,是接受健康教育最为迫切的时期。此期儿童的主要活动是学习,学习的成功会使儿童获得自信。而学习的失误,有可能使他们自卑。因此,学校环境、老师的态度和教育方式是儿童心理健康成长的重要影响因素。

一、学龄期特点

(一)身体发育

未进入青春期的学龄期儿童体格生长稳定增长,平均每年身高增长 4～5 cm,体重增长 1.5～2.0 kg。部分女生在学龄期的中后期、少部分男生在学龄期的后期进入了青春期,对这部分学生应给予关注，提供必要知识和帮助。

儿童骨骼含有机成分多，无机成分少，因此骨骼弹性大，不易骨折，但易变形。呼吸系统已发育成熟，肺活量不断增大。心率、脉搏随年龄增大而下降，血压随年龄增大而上升。恒牙在6岁左右开始萌出，13岁左右除第三恒磨牙外，全部恒牙萌出完毕。儿童的肝脏对病毒和其他化学毒物比较敏感，解毒能力差，但再生能力强。儿童年龄越小，不成熟和不起作用的肾单位愈多，如儿童时期患肾脏病时，不仅肾功能受损，且影响肾的发育。6岁儿童脑的重量1 200 g，为成人脑重的80%，7～8岁儿童的脑重已接近正常成人，9岁后大脑皮质内部结构和功能进步复杂化。此外，儿童如不讲究用眼卫生，易发生近视。

(二)心理发育

童年期是心理发育的重要转折时期。随着儿童进入小学，学习取代游戏，成为主导活动形式。小学低年龄时期，注意力、观察力、记忆力等能力全面发展。记忆也从无意识向有意识快速发展，10岁时机械记忆能力达到一生的最高峰。小学生仍然喜做集体游戏，但他们的伙伴关系不稳定。情绪易波动。低年级小学生的模仿能力很强，想象力的发展也以模仿性想象为主。因此，成人的言行及其行为有楷模作用。

高年级小学生随着口头语言向书面语言的发展，从具体思维形象向抽象逻辑思维发展。在情绪发育深化的同时，责任感、义务感、社会道德等高级情感开始落实在行为表现上。情绪的稳定性和调控能力逐渐增强，冲动行为减少。但如受到不良因素的影响，也可能同时滋长一些消极的、不健康的情绪和情感。

二、学龄期保健要点和保健措施

(一)保证营养，加强体育锻炼

学龄期学生膳食要在营养的质和量方面给予保证，每天提供足够量的各种食物、营养种类齐全、比例合适，遵守合理营养、平衡膳食的原则。此期的学生一定要吃好高质量的早餐，重视营养午餐。要培养良好的饮食卫生习惯，纠正偏食、吃零食、暴饮暴食等不良习惯。

小学生的体育锻炼主要是依靠体育课，课外体育活动，有系统地学习体育锻炼方法和技巧，改善身体素质，增强体质。

(二)生长发育监测及疾病防治

小学生每年要进行一次体格检查，监测生长发育情况，及时发现体格生长偏离及异常，以便及早进行干预。

通过定期的、全面的体格检查，及时发现各种急、慢性疾病，并采取相应的防治措施。积极地做好传染病的预防工作。做好近视、龋齿、脊柱弯曲、扁平足等常见病的预防和矫治，同时有计划地开展视、听和口腔保健的宣传教育工作。在儿童时期积极对成年时期的常见病进行早期预防和干预工作。

(三)健康教育

要充分利用学校板报、刊物、电视、广播、电影和健康教育课等形式向儿童少年进行法制教育，增加儿童法律知识。积极宣传卫生知识，培养他们良好的卫生习惯。要适当进行性卫生知识教育，抵制不良因素的影响。同时，专业工作者要对学校卫生工作进行预防性和经常性卫生监督，保障广大学生的身体健康，也保证学校各项卫生工作的顺利进行。

(四)提供适宜的学习条件

要为学生提供适宜的学习条件和良好的学校环境。对学校网点规划,对新建、改建、扩建的普通学校的选址,建筑设计的审查和建筑用房的验收等实行预防性卫生监督。对学校内影响学生健康的学习、生活、劳动、环境、食品等方面的卫生和传染病防治工作,对学生使用的文具、娱乐器具、保健用品等实行经常性卫生监督,以适合儿童少年的学习和生长发育的需要。

要防止学习负担过重,反对只强调文化课而忽视体育锻炼的倾向,注意学习、休息、课外活动、劳动、文娱的合理安排,营造一个适合年龄特点的、科学的、有规律、有节奏的生活学习环境,以达到培养现代化人才的需要。

(五)学校适应能力

儿童从幼儿园或家庭进入学校,以游戏为主导活动转变为以学习为主导活动需要一个过渡,所以尽快让儿童适应学校生活,对儿童顺利完成学业、身心的健康发展具有重要作用。因此,此期是儿童生活中的一个重大转折。

要让学生做好生理、心理及物质准备。首先,孩子要身体健康,调整好生活规律,尽可能与学校日程同步。提前向儿童介绍学校的环境,以及学校和幼儿园的区别。增加儿童的交通安全知识,遇到紧急情况知道如何寻求帮助。其次,要培养儿童热爱学校生活,提高他们对学习的兴趣和积极性,养成良好的学习习惯。采用正确的方法训练儿童听、说、读、写、算的能力,培养儿童的语言表达能力、注意力和思维能力等各种能力。同时,培养儿童与老师、同学的交往能力。

如果在学龄前期没有做好入学的准备,学生会在学龄期出现害怕去学校,不愿与老师和同学交往,或出现交往障碍等问题。因此,要积极引导和提供帮助,使儿童能够迅速适应学校生活。

(赵瑞花)

第九节　儿童营养护理

儿童营养主要从食物中摄取,合理的营养是维持儿童健康成长的物质基础。儿童正处于生长发育时期,对营养素的需求较大;另一方面,儿童消化系统功能尚不完善,如果喂养不当,容易发生消化紊乱或营养失常。因此,实施合理喂养是保证儿童正常发育、增强体质的重要途径。

一、儿童营养需要

儿童营养需要包括能量和营养素两个方面。

(一)能量需要

1.能量的来源

儿童的能量主要来源于食物。食物中的糖、脂肪、蛋白质经过氧化分解产生能量。儿童食物三种产热营养素的供能比例如表 7-1。

2.能量需要量

儿童能量需要由基础代谢、生长发育需要、食物消化吸收、各种活动和排泄消耗等 5 个方面构成。基础代谢是维持生命活动最低能量需要,包括体温、肌张力的维持和各系统、器官、组织生理活动的需要。生长发育的需要因年龄而不同,1 岁以内生长发育最快,所需能量也最多,以后逐渐减低,到青春期又增多。活动需要因人因年龄段而不同,随年龄增大,活动所需能量也逐步增加。食物消化吸收和排泄所需能量比较固定,两者约各占总能量消耗的 10%。

表 7-1　三种产热营养素的供能比例

营养素	供能比例(%)	营养素	供能比例(%)
蛋白质	12～15	糖类	55～68
脂肪	20～30		

(二)营养素的需要

人体必需的营养素有 6 类,即蛋白质、脂肪、糖、维生素、矿物质和水。

1.蛋白质

蛋白质是构成人体细胞、组织的基本成分,儿童时期不但要补充蛋白质的消耗,还要满足生长发育的需要;酶类、激素、抗体、运转蛋白等体内活性物质都是蛋白质;另外,蛋白质中的氨基酸还具有氧化产能的作用。蛋白质的供给量因年龄和所用食物不同而不同。蛋白质的基本组成单位是氨基酸,共有 20 种。其中 8 种为体内不能合成的必需氨基酸,它们是赖氨酸、色氨酸、亮氨酸、异亮氨酸、蛋氨酸、苯丙氨酸、苏氨酸、和缬氨酸。在儿童,由于处于不断生长的状态,故比成年人多一种必需氨基酸即组氨酸。各种来源的蛋白质的营养价值不同,取决于必需氨基酸的多少和氨基酸的组成比例。食物蛋白质所含必需氨基酸数量多、组成比例符合人体要求的营养价值高,称之为优质蛋白质。乳类、鱼肌蛋白、肉类蛋白、蛋类蛋白等动物蛋白类蛋白质都是优质蛋白。而植物来源的蛋白质的氨基酸组成和人体差异较大,营养价值较动物蛋白低。应尽量供给儿童优质蛋白质,一般儿童食物中动物类蛋白质不应少于供给量的一半。

2.脂肪

人体脂肪主要由食物中提供,部分由体内糖类或蛋白质转化而来,是热能的主要来源之一,一般占每天总能量的 25%～30%。脂肪包括中性脂肪和类脂质两类。中性脂肪由甘油和脂肪酸组成。脂肪酸有饱和和不饱和两种,不饱和脂肪酸必需从食物中获得,称必需脂肪酸,主要的有亚油酸、亚麻二烯酸、亚麻三烯酸等。儿童每公斤体重每天约需 4 g 脂肪。一般说植物油所含不饱和脂肪酸较多,优于动物脂肪酸。儿童食物缺乏脂肪时,会出现食欲缺乏、体重不增、皮肤干燥、易于感染等。若饮食中脂肪过多,可引起消化不良,部分儿童引起肥胖和动脉粥样硬化。

3.糖类

糖是人体能量的直接来源,人体能量的 60%以上由糖类供应。淀粉等多糖经消化分解为葡萄糖、果糖等单糖被吸收利用。由于糖来源广泛,氨基酸、甘油等均可转化为葡萄糖,因此国内外均未制定糖类的推荐摄入量。糖类提供的能量占机体总能量的 55%～60%。多糖类中的纤维素不能被人体分解供能,但纤维素能刺激消化液的分泌和促进肠蠕动。

4.维生素

维生素为人体正常生理活动所必需,大多体内不能合成,必须由食物中获取。维生素分为脂溶性维生素(维生素 A、维生素 D、维生素 E、维生素 K)和水溶性维生素(维生素 B、维生素 C)。与小儿营养关系比较密切的有脂溶性维生素 A、维生素 D、维生素 E 和维生素 K 等以及水溶性维生素 B_1、维生素 B_2、维生素 B_6、维生素 B_{12}、维生素 C 和叶酸等。虽然机体对维生素的需要量很少，但缺乏时对儿童健康的影响较大。

5.矿物质

矿物质是人体主要的组成物质之一。宏量元素有碳、氢、氧、氮、钙、磷、钾、钠、氯、镁、硫等；微量元素有铁、锌、铜、锰、铬、硒、氟等。儿童容易缺乏的矿物质是钙、铁、锌、铜等。婴幼儿时期需要量大，除食物外，可在一定年龄段考虑用另外补充的方法保证供给。可按每天 1 g 钙，每公斤体重 1mg 铁的标准供给。

6.水

水是体液的基本成分，体内各种代谢离不开水的参与。当人体失去 20% 的水分时便有死亡的危险。儿童体内含水量高、新陈代谢快，所以儿童需水量也较成人为高，婴幼儿每天每公斤体重需水量约 100～150 mL，随年龄的增加，需水量逐渐减少；4～6 岁每天每公斤 80 mL，7～12 岁每天每公斤 60～70 mL。小儿如每天每公斤体重摄水量低于 60 mL，可发生明显的脱水症状，因此，要注意儿童水的补充。

二、婴儿喂养

婴儿的喂养主要依赖乳类。

(一)母乳喂养

1.母乳喂养的优点

母乳是婴儿最理想的天然营养品。母乳具有营养丰富、钙磷比例合适、易于消化、含有免疫物质和温度适宜等优点。而且母乳喂养有利于母子情感交流，因此，要大力提倡母乳喂养。

2.母乳喂养的方法

母子要早接触，以增加感情，刺激乳汁的分泌，也有利于母亲子宫的恢复。生后 2～4 小时内开始哺乳。开始母亲十分疲劳，可侧卧位哺乳，以后逐步改为坐位哺乳。小儿要在母亲的怀中，头枕母亲的胳膊，母亲的另一只手托着乳房放入小儿的口中。母亲拇指和中指轻轻夹扶住乳房前部，防止乳房堵住小儿鼻子影响呼吸或乳流太快引起呛咳。开始乳量有限，母亲一定要有耐心，坚持让小儿吸吮刺激，逐步增加乳汁的分泌，也有利于小儿早期获得吸吮的经验。要让小儿吃空一侧乳房的乳汁再吃另一侧，这样有利于增加下一次喂奶时乳汁的分泌。初乳外观有些发黄，但含有大量抗体，一定不要丢弃。母亲的乳量、小儿的食欲和吸吮能力有一定个体差异。大多小儿吃奶时间为 5～10 分钟，也有需要 20～30 分钟者。哺乳的次数以小儿的需要为准，开始 2 个小时左右 1 次，以后逐渐延长到 3 个小时左右。每天大致哺乳 6～10 次，晚上可适当休息，但小儿睡眠超过 3h，应叫醒哺乳。婴儿吸吮乳汁时往往同时吞进少量空气，因此每次喂奶后要将小儿抱起靠在母亲肩上，轻拍婴儿背部，使婴儿溢出胃内空气，以避免吐奶。

3.辅食添加

从 1 个月开始每天添加维生素 D 400～500 U。从 4 个月开始可添加菜汤、果汁、稀粥和蛋黄等辅食。从 6～7 个月可添加菜泥、米粉、炖鸡蛋、肉末、肝末、豆腐、水果泥等。从 9～10 个月可添加碎菜、面条、烤面包、馒头干、猪肝、鱼、煮鸡蛋、香蕉等。从 12 个月可开始食用较粗的食物如米饭、鸡蛋、馒头、蔬菜、碎肉、肝、豆制品等。添加辅食时要由少到多，由稀到稠，由单一种到多样，逐步添加。

4.断奶

儿童在 1 岁到 1 岁半时可考虑断奶，断奶最好在春秋季节进行，避开夏季和冬季。不要突然断奶，要循序渐进，逐步减少哺乳次数，逐步增加辅食的添加量。断奶时要注意训练小儿用匙子、小碗进食。断奶后有的小儿不愿吃饭，要注意烹调的质量并注意增加食物的花样，家长可向小儿讲与进食有关的故事引导小儿进食。不要让小儿吃零食代替正常饮食，以免养成吃零食的习惯。更不要强迫小儿进食。

(二)人工喂养

6 个月以内婴儿，由于各种原因母亲不能亲自进行哺乳时，应用其他动物乳等代乳品喂养婴儿，称之为人工喂养。因为各种代乳品的营养价值不如母乳，故应尽量不用人工喂养。

1.鲜牛乳

鲜牛乳因蛋白质含量高且多为酪蛋白不适合新生儿和体弱儿。喂食时应加水、加糖(一般每 100 mL 牛乳加蔗糖 5～8 g)和煮沸。婴儿每天牛乳供给量为 100 mL/kg，另外加水 50 mL/kg。

2.全脂奶粉

全脂奶粉与水的比例按容量计为 1∶4，按重量计为 1∶8 即成全牛乳。食用时要像鲜牛乳一样加糖、加水稀释。

3.配方奶粉

在牛乳基础上调整蛋白的比例和钙磷比例，在某些成分方面接近人乳成分。配制方法同全脂奶粉。

人工喂养要注意用具的消毒，尽量现配现喂以保持乳品的温度，由于个体差异明显以上所述喂养量仅供参考。人工喂养儿和母乳喂养儿一样，要适时添加辅助食品，满足营养需要。

(三)混合喂养

混合喂养即母乳和牛乳或其他代乳品混合一起共同喂养。一般要尽量先哺用母乳，代乳品为母乳不足的补充。

三、1 岁以后儿童的膳食

1 周岁的儿童大多已具备 6～8 颗牙齿，具有一定的咀嚼能力，消化酶的活力也较强。此时奶类已不是儿童的主要食物，多数在 1 岁以后逐渐断奶。儿童食物由流质、半流质饮食逐渐过渡到软食。食物的品种也开始变得丰富多样，多数小儿已能适应一天三餐加点心的膳食安排。在安排儿童食品时要注意保证儿童能量和基本营养素的供应。开始食品要细软，避免过于油腻和刺激性大的食物。烹调要切碎煮烂，注意色、香、味、形，不断变换花样。平时要注意培养儿童良好的进食习惯，包括按时进餐，专心就餐，让孩子自己就餐，注意卫生，适当控制零食等。

四、膳食调查

儿童膳食调查是对儿童每天摄入食物的种类和数量进行计算，了解各种营养素的摄入数量，并根据国家颁布标准分析儿童膳食平衡情况的过程。具体调查方法如下。

(一)称重法

称量调查对象一天各餐食物的重量，依据食物的生熟比例计算其实际摄入量，然后根据国家制定的《食物成分表》计算该日各种食物中各种营养素的含量，最终计算出调查对象一天的营养素实际摄入量。称重法比较准确，但比较烦琐复杂，多在科研时才用。可用于托幼机构的膳食调查，也可用于个人膳食调查。

(二)记帐法

记帐法是托幼机构膳食调查的一种方法。要记录每天食物的结存、购进、用料、食品投放量、用餐人数等,然后计算出实际食物消耗量。营养素的计算方法同称重法。记帐法调查时间长,需要膳食管理人员的密切配合,准确性也较差。

(三)询问法

通过询问调查对象的方式了解其膳食情况,进而分析其营养素供给情况。询问法方法简单,但不够准确,常用于散居儿童的膳食调查。

(王俊霞)

基础护理篇

第八章

护 理 理 论

第一节　系 统 理 论

系统论是研究系统的模式、性能、行为和规律的一门科学。它为人们认识各种系统的组成、结构、性能、行为和发展规律提供了一般方法论的指导。系统论的创始人是美籍奥地利理论生物学家和哲学家路德维格·贝塔朗菲。系统是由若干相互联系的基本要素构成的，它是具有确定的特性和功能的有机整体。世界上的具体系统是纷繁复杂的，必须按照一定的标准，将千差万别的系统分门别类，以便分析、研究和管理，如教育系统、医疗卫生系统、宇航系统、通信系统等。如果系统与外界或它所处的外部环境有物质、能量和信息的交流，那么这个系统就是一个开放系统，否则就是一个封闭系统。护理专业既是一个封闭的系统又是一个开放的系统。

一、系统论概述

系统概念中常见的关键名词：开放系统与封闭系统；输入、输出及反馈；微观与宏观。所谓开放系统是指能与环境进行能量交换，可重建或破坏其原有组合，在过程中有输入和输出。在这种状态下，开放系统可以达到一种瞬间独立的状态，称之为稳定状态。因此人是一个开放系统，开放系统会对环境中的外来刺激做出反应，对于环境的侵入刺激，可产生组织上的改变。封闭系统的定义是一个与环境没有任何物质、信息和能量交换之系统。人有时在行为表现上也有封闭系统的倾向。封闭系统是相对的、暂时的，绝对的封闭系统是不存在的。开放系统具有自我调控能力。

人们研究和认识系统的目的之一，就在于有效地控制和管理系统。控制论则为人们对系统的管理和控制提供了一般方法论的指导，它是数学、自动控制、电子技术、数理逻辑、生物科学等学科和技术相互渗透而形成的综合性科学。根据系统论的观点，护理的服务对象是人，是一个系统，由生理、心理、社会、精神、文化等部分组成，同时人又是自然和社会环境中的一部分。人的内部各系统之间，以及人与外部环境中各种系统间都相互作用和影响。人的健康是内环境的稳定，及内环境与外环境间的适应和平衡。系统论为护理学提供了人、环境和健康为整体的理论基础。

系统论对护理实践具有重要的指导作用，促进了整体护理思想的形成，是护理程序的理论框架，作为护理理论或模式发展的框架，为护理管理者提供理论依据。许多护理理论家应用系统论的观点，发展了护理理论或模式，如纽曼(Neuman)的系统模式，罗伊(Roy)的适应模式等，这些理论模式又为护理实践提供了科学的理论指导，也为护理科研提供了理论框架和假设的理论依据。

医院护理管理系统是医院整体系统的一个子系统，与其他子系统（如医疗、行政、后勤等）和医院整体系统相互联系、相互作用和相互制约。因此，护理管理者在实施管理过程中应运用系统方法，调整各部门关系，不断优化系统结构，得到医院行政领导、医疗和后勤等部门的支持和配合，使之协调发展，高效运行，为患者提供高质量的护理服务。

罗杰斯根据人类学、社会学、天文学、宗教学、哲学、历史学等知识，提出了一个护理概念结构。由于人是护理的中心，其概念结构也就着眼于人，并且以一般系统理论为基础。她把人描述为一个协调的整体，人的生命过程是一个动态的过程，并且是一个持续的、有创新的、进化的、具有高度差异的和不断变换形态的过程，所以罗杰斯护理理论被称为生命过程模式。

护理程序是一个开放系统，构成系统的要素有患者、护士、其他医务人员及医疗设备、药物等。这些要素通过相互作用和与环境的相互作用，给予护理对象计划性、系统、全面整体的护理，使其恢复或增进健康。护理程序系统运行过程包括评估、诊断、计划、实施、评价 5 个步骤。其中护理评估是护理程序的首要环节，而且贯穿在护理活动的全过程。护理评估的科学性直接影响护士对病情的正确判断和护理措施的制订，全面正确的评估是保证高质量护理的先决条件，所以护理评估在护理工作中起到了灵魂的作用。在护理程序中的评估部分，应收集所有个人和环境的有关情况，由于我们的测量手段和收集资料的工具有限，因此所收集的资料常是孤立或局限的，但分析资料应能反映全面情况，所以需要补提问题和从收集的资料中寻求反应。在用生命过程模式理论评估患者时，可使用动态原则做指导以预测个体发展的性质与方向，这样可使护理工作促进人与环境间的融洽结合，加强人能量场的力量及整体性。以及改进人和环境场的型式以实现最佳健康状态。

罗杰斯生命过程模式的主要内容如下。

（一）四个主要概念

1.人

人是一个有组织、有独特形态的能量场，在与环境能量场不断地进行物质和能量的交换中，导致人与环境不断更换形态，因而增加了人的复杂性和创新性。人的行为包括生理、心理、社会、文化和精神等属性，并按不可分割的整体性反映整个人。

2.环境

环境包括个体外界存在的全部形态，是四维能量场，与人能量场一样具有各种形态和整体性，并且是一个开放系统。

3.健康

健康不是一种静止的状态，健康是形态的不断创新和复杂性的增加。健康和疾病都是有价值的，而且是不可分离的，是生命过程的连续表达方式。

4.护理

护理是一种艺术和科学，它直接服务于整体的人。帮助个体利用各种条件加强人与环境的关系，使人的整体性得到提高。维持健康、促进健康、预防与干预疾病以及康复都属护理的范畴。

（二）生命过程的四个基本特征

1.能量场

能量场是生命体和非生命体的基本单位，是对有生命的和无生命的环境因素的统一概念，具有变化的动态的内在能力，能量场是无界限的，又是不可分割的，并可延伸至无穷大。它分为人场和环境场。①人场：是统一整体的人，是由整体所特有的形态和表现特征确定，具备部分知识是不能对人场这个整体做出预测。②环境场：由形态确定，且与人场进行整合，每个环境场对于每个人场来说都是特定的。人场和环境场都在不断地、创新地变化，两者没有明确的界限。

2.开放性

人场和环境场之间处于持续的相互作用过程，两者之间有能量流动，没有界限，没有障碍能阻碍能量的流动。

3.形态

形态是一个能量场的突出特征，能量场之间的交换有一定的形态，是以"单波"的形式传播。这些形态不是固定的，而是随情景需要而变化。具体来说，形态通过能量场的行为、品质和特征来表现，不断形成新的形态的动态过程称为塑型，即不断创新的过程，使能量场持续表现出各种新的形态。在护理领域，护士的主要任务是进行健康塑型，即帮助患者在知情的情况下参与治疗和护理，促进统一体向健康的方向发展。

4.全方位性

能量场的交换是一个非线性范畴，不具备空间的或时间的属性，体现了能量场的统一性和无限性。

(三)生命过程的体内动态原则

1.整体性

整体性是指人场和环境场之间的持续的、共有的、同时进行的互动过程。由于人类与其环境的不可分离性，因此在生命过程中的系列变化就是他们互动中出现的持续修正。在两个统一体之间长期进行的相互作用和相互变化中，双方也同时进行着塑造。

2.共振性

共振性是对人场与环境场之间出现的变化性质而言，而人场与环境场的形态变化则是通过波动来传播。人的生命过程可以比作各种不同频率、有节奏的波组成的交响乐，人类对环境的体验是他们在和世界进行结合时的一种共振波。共振性是人场和环境场的特征，其波动形态表现为低频长波至高频短波的持续变化。

3.螺旋性

螺旋性指的是人场与环境场之间所发生变化的方向。此原则是说明人与环境变化的性质和方向是以不断创新和必然性为特征，是沿着时间—空间连续体呈螺旋式纵轴前进的。在人场与环境场之间进行互动时，人与环境的形态差别不断增加。但其节奏不会重复，如人的形态不会重复，而是以更复杂的形式再现。因而在生命过程中出现的系列变化就成为不断进行重新定型、逐渐趋向复杂化的一个单向性现象，并对达到目的有一定必然性的过程。总之，体内动态原则是从整体来看人的一种方法。整体性体现了人场和环境场发生相互作用的可能性；共振性是指它们发生了相互作用；而螺旋性是相互作用的结果和表现形式。

二、系统论在护理实践中的应用

罗杰斯认为，个体与环境不断地互相交换物质、信息和能量，环境是指个体以外的所有因素，两者之间经常交换使双方都具有开放系统的特点。在应用生命过程模式理论对患者进行护理评估时，所收集的资料应体现体内动态原则，主要是了解在不同实践阶段，环境是如何影响人的行为形态。护理评估是对整体的人,而不是对某一部分情况的评估,是对个人的健康与潜在健康问题的评估,而不是对疾病过程的评估。

(高婷婷)

第二节 自理理论

奥瑞姆是美国著名的护理理论学家之一。她在长期的临床护理、教育和护理管理及研究中,形成和完善了自理模式。强调护理的最终目标是恢复和增强人的自护能力,对护理实践有着重要的指导作用。

一、自理理论概述

奥瑞姆的自理模式主要包括自理理论、自理缺陷理论和护理系统理论。

(一)自理理论

每个人都有自理需要,而且因不同的健康状况和生长发育的阶段而不同。自理理论包括自我护理、自理能力、自理的主体、治疗性自理需要和自理需要等五个主要概念。

(1)自我护理是个体为维持自身的结构完整和功能正常,维持正常的生长发育过程,所采取的一系列自发的调节行为。人的自我护理活动是连续的、有意义的。完成自我护理活动需要智慧、经验和他人的指导与帮助。正常成人一般可以进行自我护理活动,但是婴幼儿和那些不能完全自我护理的成人则需要不同程度的帮助。

(2)自理能力是指人进行自我护理活动的能力,也就是从事自我照顾的能力。自理能力是人为了维护和促进健康及身心发展进行自理的能力,是一个趋于成熟或已成熟的人的综合能力。人为了维持其整体功能正常,根据生长发育的特点和健康状况,确定并详细叙述自理需要,进行相应的自理行为,满足其特殊需要,比如人有预防疾病和避免损伤的需要,在患病或受损伤后,有减轻疾病或损伤对身心损害的需要。奥瑞姆认为自理能力包括十个主要方面:①重视和警惕危害因素的能力:关注身心健康,有能力对危害健康的因素引起重视,建立自理的生活方式;②控制和利用体能的能力:人往往有足够的能量进行工作和日常生活,但疾病会不同程度地降低此能力,患病时人会感到乏力,无足够的能量进行肢体活动;③控制体位的能力:当感到不适时,有改变体位或减轻不适的能力;④认识疾病和预防复发的能力:患者知道引发疾病的原因、过程、治疗方法以及预后,有能力采取与疾病康复和预防复发相关的自理行为,如改善或调整原有的生活方式,避免诱发因素、遵医嘱服药等;⑤动机:是指对疾病的态度。若积极对待疾病,患者有避免各种危险因素的意向或对恢复工作回归社会有信心等;⑥对健康问题的判断能力:当身体健康出现问题时,能做出决定,及时就医;⑦学习和运用与疾病治疗和康复相关的知识和技能的能力;⑧与医护人员有效沟通,配合各项治疗和护理的能力;⑨安排自我照顾行为的能力,能解释自理活动的内容和益处,并合理安排自理活动;⑩从个人、家庭和社会各方面,寻求支持和帮助的能力。

(3)自理的主体:是指完成自我护理活动的人。在正常情况下,成人的自理主体是本身,但是儿童、患者或残疾人等的自理主体部分是自己、部分为健康服务者或是健康照顾者如护士等。

(4)治疗性自理需要:指在特定时间内,以有效的方式进行一系列相关行为以满足自理需要,包括一般生长发育的和健康不佳时的自理需要。

(5)自理需要:为了满足自理需要而采取的所有活动,包括一般的自理需要,成长发展的自理需要和健康不佳的自理需要。

一般的自理需求:与生命过程和维持人体结构和功能的整体性相关联的需求。①摄取足够的空气、水和食物;②提供与排泄有关的照料;③维持活动与休息的平衡;④维持孤独及社会交往的平衡;⑤避免对生命和健康有害因素;⑥按正常规律发展。

发展的自理需求:与人的成长发展相关的需求。不同的发展时期有不同的需求,有预防和处理在成长过程中遇到不利情况的需求。

健康不佳时的自理需求:个体在身体结构和功能、行为和日常生活习惯发生变化时出现的自理需求。包括:①及时得到治疗;②发现和照顾疾病造成的影响;③有效地执行诊断、治疗和康复方法;④发现和照顾因医护措施引起的不适和不良反应;⑤接受并适应患病的事实;⑥学习新的生活方式。

(6)基本条件因素:反映个体特征及生活状况的一些因素,包括年龄、健康状况、发展水平、社会文化背景、健康照顾系统、家庭、生活方式、环境和资源等。

(二)自理缺陷理论

自理缺陷是奥瑞姆理论的核心,是指人在满足其自理需要方面,在质或量上出现不足。当自理需要小于或等于自理主体的自理能力时,人就能进行自理活动。当自理主体的自理能力小于自理需要时,就会出现自理缺陷。这种现象可以是现存的,也可以是潜在的。自理缺陷包括两种情况:当自理能力无法全部满足治疗性自理需求时,即出现自理缺陷;另一种是照顾者的自理能力无法满足被照顾者的自理需要。自理缺陷是护理工作的重心,护理人员应与患者及其家属进行有效沟通,保持良好的护患关系,以确定如何帮助患者,与其他医疗保健专业人士和社会教育性服务机构配合,形成一个帮助性整体,为患者及其家属提供直接帮助。

(三)护理系统理论

护理系统是在人出现自理缺陷时护理活动的体现,是依据患者的自理需要和自理主体的自理能力制订的。

护理力量是受过专业教育或培训的护士所具有的护理能力。既了解患者的自理需求及自理力量,并做出行动、帮助患者,通过执行或提高患者的自理力量来满足治疗性自理需求。

护理系统也是护士在护理实践中产生的动态的行为系统,奥瑞姆将其分为三个系统,即全补偿护理系统、部分补偿系统、辅助教育系统。各护理系统的适用范围、护士和患者在各系统中所承担的职责如下所述。

1.全补偿护理系统

患者没有能力进行自理活动;患者神志和体力上均没有能力;神志清楚,知道自己的自理需求,但体力上不能完成;体力上具备,但存在精神障碍无法对自己的自理需求做出判断和决定,对于这些患者需要护理给予全面的帮助。

2.部分补偿护理系统

是满足治疗性自理需求,既需要护士提供护理照顾,也需要患者采取自理行动。

3.辅助-教育系统

患者能够完成自理活动,同时也要求其完成;需要学习才能完成自理,没有帮助就不能完成。护士通过对患者提供教育、支持、指导,提高患者的自理能力。

这三个系统类似于我国临床护理中一直沿用至今的分级护理制度，即特级和一级护理、二级护理和三级护理。

奥瑞姆理论的特征：其理论结构比较完善而有新意；相对简单而且易于推广；奥瑞姆的理论与其他已被证实的理论、法律和原则也是一致的；奥瑞姆还强调了护理的艺术性及护士应具有的素质和技术。

二、自理理论在护理实践中的应用

奥瑞姆的自理理论被广泛应用在护理实践中，她将自理理论与护理程序有机地联系在一起，通过设计好的评估方法和工具评估患者的自理能力及自理缺陷，以帮助患者更好地达到自理。她将护理程序分为以下三步。

（一）评估患者的自理能力和自理需要

在这一步中，护士可以通过收集资料来确定病种存在哪些自理缺陷及引起自理缺陷的原因，评估患者的自理能力与自理需要，从而确定患者是否需要护理帮助。

1.收集资料

护士收集的资料包括患者的健康状况，患者对自身健康的认识，医师对患者健康的意见，患者的自理能力，患者的自理需要等。

2.分析与判断

在收集自理能力资料的基础上，确定以下问题：①患者的治疗性自理需要是什么；②为满足患者的治疗性自理需求，其在自理方面存在的缺陷有哪些；③如果有缺陷，由什么原因引起的；④患者在完成自理活动时具备的能力有哪些；⑤在未来一段时间内，患者参与自理时具备哪些潜在能力，如何制订护理目标。

（二）设计合适的护理系统

根据患者的自理需要和能力，在完全补偿系统、部分补偿系统和支持-教育系统中选择一个合适的护理系统，并依据患者智力性自理需求的内容制订出详细的护理计划，给患者提供生理和心理支持及适合于个人发展的环境，明确护士和患者的角色功能，以达到促进健康、恢复健康、提高自理能力的目的。

（三）实施护理措施

根据护理计划提供适当的护理措施，帮助和协调患者恢复和提高自理能力，满足患者的自理需求。

（高婷婷）

第三节　适应理论

卡利斯塔·罗伊是美国护理理论家，她提出了适应模式。罗伊分析并创造性地运用了一般系统理论，行为系统模式、适应理论、压力与应激理论、压力与应对模式及人类基本需要理论的有关理论观点从而构建了罗伊适应模式。

一、适应理论概述

(一)罗伊适应模式的假设

该理论主要源于系统论、整体论、人性论和 Helson 适应理论的哲学观点:人是具有生物、心理和社会属性的有机整体,是一个适应系统。在系统与环境间存在着持续的信息、物质与能量的交换;人与环境间的互动可以引起自身内在或者外部的变化,而人在这变化环境中必须保持完整性,因此每个人都需要适应。

(二)罗伊适应模式的主要概念

1.刺激

来自外界环境或人体内部的可以引起反应的一个信息、物质或能量单位。

(1)主要刺激:指当时面对的需要立即适应的刺激,通常是影响人的一些最大的变化。

(2)相关刺激:所有内在的或外部的对当时情境有影响的刺激,这些刺激是可观察到的、可测量的,或是由本人主动诉说的。

(3)固有刺激:原有的,构成本人特征的刺激,这些刺激与当时的情境有一定关联,但不易观察到及客观测量到。如某患者因在室外高温下工作引起心肌缺氧,出现胸疼。其中主要刺激:心肌缺氧;相关刺激:高温、疼痛感、患者的年龄、体质量、血糖水平和冠状动脉的耐受程度等;固有刺激:吸烟史和与其职业有关的刺激。

2.适应水平

人对刺激以正常的努力进行适应性反应的范围。每个人的反应范围都是不同的;受各人应对机制的影响而不断变化。

(三)罗伊的适应模式

罗伊的适应模式是以人是一个整体性适应系统的理论观点为理论构架的。应用应对机制来说明人作为一个适应系统面临刺激时的内在控制过程。适应系统的内在控制过程,也就是应对机制,包括生理调节和心理调节。①生理调节:是遗传的,机体通过神经-化学物质-内分泌途径进行应答;②心理调节:则是后天习得的,机体通过感觉、加工、学习、判断和情感等复杂的过程进行应答。

生理调节和心理调节作用于效应器即生理功能、自我概念、角色功能以及相互依赖,形成四种相应的适应方式。①生理功能:氧合功能、营养、排泄、活动与休息、皮肤完整性、感觉、体液、电解质与酸碱平衡、神经与内分泌功能等;②自我概念:个人在特定时间内对自己的看法与感觉,包括躯体自我与个人自我两部分;③角色功能方面:描述个人在社会中所承担角色的履行情况,分为三级,一级角色与机体的生长发育有关,二级角色来源于一级角色,三级角色由二级角色衍生出来;④相互依赖:陈述个人与其重要关系人及社会支持系统间的相互关系。

罗伊认为护理是一门应用性学科,她通过促进人与环境的互动来增进个体或人群的整体性适应。强调护理的目标:①促进适应性反应:即应用护理程序促进人在生理功能、自我概念、角色功能及相互依赖这四个方面对健康有利的反应;②减少无效性反应:护理活动是以健康为目标,对作用于人的各种刺激加以控制以促进适应反应;扩展个体的适应范围,使个人能耐受较大范围的刺激。罗伊对健康的认识为处于和成为一个完整的和全面的人的状态和过程。人的完整性则表现为有能力达到生存、成长、繁衍、主宰和自我实现;健康也是人的功能处于对刺激的持续适应状态,健康是适应的一种反映。罗伊认为环境是围绕着和作用于人的和群体的发展和行为的所有情况、事实和影响。环境主要是来自人内部和环绕于人周围的一些刺激;环境中包含主要刺激、相关刺激和固有刺激。

二、罗伊适应模式在护理中的应用

罗伊的适应模式是目前各国护理工作者广泛运用的护理学说。它从整体观点出发,着重探讨了人作为一个适应系统面对环境中各种刺激的适应层面与适应过程。为增进有效适应护理应不失时机地对个体的适应问题以及引起问题产生的刺激因素加以判断和干预,从而促进人在生理功能、自我概念、角色功能与社会关系方面的整体性适应,提高健康水平。

适应模式一经提出便博得护理界广为关注和极大兴趣,广泛应用于护理教育、研究和临床护理中。在护理教育中,先后被多个国家用作护理本科课程,高级文凭课程的课程设置理论框架。应用该模式为框架课程设置模式有三个优点:使学生明确护理的目的就是要促进和改善不同健康或疾病状态下的人在生理功能、自我概念、角色功能和相互依赖四个方面的适应能力与适应方法;体现了有别于医学的护理学课程特色,便于分析护理学课程与医学课程的区别与联系;有利于学生验证理论和发展对理论价值的分析和洞悉能力。

在科研方面,适应模式被用于多个护理定性和定量研究的理论框架。例如,患者及其家属对急慢性疾病适应水平及适应方式的描述性研究,吸毒妇女在寻求帮助方面的适应性反应,手术患者家属的需求,丧偶的适应过程研究等。

在临床护理实践中,适应模式在国外已用于多种急、慢性患者的护理,包括哮喘、慢性阻塞性肺疾病、心肌梗死、肝病、肾病、癌症等,同时此模式也用于指导康复护理,家庭和社区护理。近年来,在我国也有相关的文献报道,应用适应模式对乳腺癌患者进行护理等。

根据适应模式,罗伊将护理的工作方法分为六个步骤:一级评估、二级评估、护理诊断、制订目标、护理干预和护理评价。

(一)一级评估

一级评估是指收集与生理功能、自我概念、角色功能和相互依赖四个方面有关的行为,又称为评估。通过一级评估,护士可以确定患者的行为是适应性反应还是无效性反应。

(二)二级评估

二级评估是对影响患者行为的三种刺激因素的评估,具体内容包括以下几点。

1.主要刺激

主要刺激是对当时引起反应的主要原因的评估。

2.相关刺激

相关刺激包括吸烟、药物、饮酒、生理功能、自我概念、角色功能、相互依赖、应对机制及方式、生理及心理压力、社交方式、文化背景及种族、信仰、社会文化经济环境、物理环境、家庭结构及功能等。

3.固有刺激

固有刺激包括遗传、性别、信仰、态度、生长发育的阶段、特性及社会文化方面的其他因素。通过二级评估,可以帮助护士明确引发患者无效性反应的原因。

(三)护理诊断

护理诊断是对个体适应状态的陈述或诊断,护士通过一级和二级评估,可明确患者的无效反应及其原因,进而推断出护理问题或护理诊断。

(四)制订目标

目标是对患者经过护理干预后达到的行为结果的陈述,包括短期目标和长期目标,制订目标时护士应注意一定以患者的行为反应为中心,尽可能与患者及其家属共同制订并尊重患者的选择,且制订可观察、可测量和可达到的目标。

(五)护理干预

干预是护理措施的制订和落实,罗伊认为护理干预可以通过控制或改变各种作用与适应系统的刺激,使其全部作用于个体适应范围内,控制刺激的方式有消除刺激,增强刺激,减弱刺激或改变刺激,干预也可着重于提高个体的应对能力,扩大适应的范围,尽量使全部刺激作用于适应范围以内,以促进适应性反应。

(六)护理评价

在此过程中,护士应将干预后患者的行为改变与目标行为相比较,既定的护理目标是否达到,衡量其中差异,找出未达到的原因,根据评价结果再调整,并进一步计划和采取措施。

(高婷婷)

第九章

护 理 程 序

第一节　护 理 评 估

护理评估是有目的、有计划、有步骤地收集有关护理对象生理、心理、社会文化和经济等方面的资料，对此进行整理与分析，以判断服务对象的健康问题，为护理活动提供可靠的依据。具体包括收集资料、整理资料和分析资料三部分。

一、收集资料

(一)资料的来源

1.直接来源

护理对象本人，是第一资料来源也是主要来源。

2.间接来源

(1)护理对象的重要关系人，也就是社会支持性群体，包括亲属、关系亲密的朋友、同事等。

(2)医疗活动资料，如既往实验室报告、出院小结等健康记录。

(3)其他医护人员、放射医师、化验师、药剂师、营养师、康复师等。

(4)护理学及其他相关学科的文献等。

(二)资料的内容

在收集资料的过程中，各个医院均有自己设计的收集资料表，无论依据何种框架，基本内容主要包括一般资料、生活状况及自理程度、健康检查及心理社会状况等。

1.一般资料

包括患者姓名、性别、出生日期、出生地、职业、民族、婚姻、文化程度、住址等。

2.现在的健康状况

包括主诉、现病史、入院方式、医疗诊断及目前用药情况。目前的饮食、睡眠、排泄、活动、健康管理等日常生活形态。

3.既往健康状况

包括既往史、创伤史、手术史、家族史、有无过敏史、有无传染病。既往的日常生活形态、烟酒嗜好、女性还包括月经史和婚育史。

4.护理体检

包括体温、脉搏、呼吸、血压、身高、体质量、生命体征、各系统的生理功能及有无疼痛、眩晕、麻木、瘙痒等，有无感觉（视觉、听觉、嗅觉、味觉、触觉）异常，有无思维活动、记忆能力等障碍等认知感受形态。

5.实验室及其他辅助检查结果

包括最近进行的辅助检查的客观资料，如实验室检查、X线检查、病理检查等。

6.心理方面的资料

包括对疾病的认知和态度、康复的信心，病后情绪、心理感受、应对能力等变化。

7.社会方面的资料

包括就业状态、角色问题和社交状况；有无重大生活事件，支持系统状况等；有无宗教信仰；享受的医疗保健待遇等。

（三）资料的分类

1.按照资料的来源划分

包括主观资料和客观资料：主观资料指患者对自己健康问题的体验和认识。包括患者的知觉、情感、价值、信念、态度、对个人健康状态和生活状况的感知。主观资料的来源可以是患者本人，也可以是患者家属或对患者健康有重要影响的人。客观资料指检查者通过观察、会谈、体格检查和实验等方法得到或被检测出的有关患者健康状态的资料。客观资料获取是否全面和准确主要取决于检查者是否具有敏锐的观察能力及丰富的临床经验。

当护士收集到主观资料和客观资料后，应将两方面的资料加以比较和分析，可互相证实资料的准确性。

2.按照资料的时间划分

包括既往资料和现时资料：既往资料是指与服务对象过去健康状况有关的资料，包括既往病史、治疗史、过敏史等。现时资料是指与服务对象现在发生疾病有关的状况，如现在的体温、脉搏、呼吸、血压、睡眠状况等。

护士在收集资料时，需要将既往资料和现时资料结合起来分析。

（四）收集资料的方法

1.观察

观察是指护理人员运用视、触、叩、听、嗅等感官获得患者、家属及患者所处环境的信息并进行分析判断，是收集有关服务对象护理资料的重要方法之一。观察贯穿在整个评估过程中，可以与交谈同时进行。护士应及时、敏锐、连续的对服务对象进行观察，如患者出现面容痛苦、呈强迫体位，就提示患者是否有疼痛，由此进一步询问持续时间、部位、性质等。观察作为一种技能，护理人员在实践中需要不断培养和锻炼，以期得到发展和提高。

2.交谈

护患之间的交谈是一种有目的的医疗活动，使护理人员获得有关患者的资料和信息。一般可分为两种。①正式交谈：是指事先通知患者，有目的、有计划的交谈，如入院后的采集病史；②非正式交谈：是指护士在日常护理工作中与患者随意自然的交谈，不明确目的，不规定主题、时间，是一种“开放式交流”，以便及时了解到服务对象的真实想法和心理反应。交谈时护士应注意沟通技巧的运用，对一些敏感性话题应注意保护患者的隐私。

3.护理体检

护理人员运用体检技能,为护理对象进行系统的身体评估,获取与护理有关的生命体征、身高、体质量等,以便收集与护理诊断、护理计划有关的患者方面的资料,及时了解病情变化和发现护理对象的健康问题。

4.阅读

包括查阅护理对象的医疗病历(门诊和住院)、各种护理记录及实验室和辅助检查结果,以及有关文献等。也可以用心理测量及评定量表对服务对象进行心理社会评估。

二、整理资料

为了避免遗漏和疏忽相关和有价值的资料,得到完整全面的资料,常依据某个护理理论模式设计评估表格,护理人员依据表格全面评估,整理资料。

(一)按戈登的功能性健康形态整理分类

1.健康感知-健康管理形态

指服务对象对自己健康状态的认识和维持健康的方法。

2.营养代谢形态

包括食物的利用和摄入情况。例如,营养、液体、组织完整性、体温调节及生长发育等的需求。

3.排泄形态

主要指肠道、膀胱的排泄状况。

4.活动-运动形态包括运动、活动、休闲与娱乐状况。

5.睡眠-休息形态

指睡眠、休息以及精神放松的状况。

6.认知-感受形态

包括与认知有关的记忆、思维、解决问题和决策以及与感知有关的视、听、触、嗅等功能。

7.角色-关系形态

家庭关系、社会中角色任务及人际关系的互动情况。

8.自我感受-自我概念形态

指服务对象对于自我价值与情绪状态的信念与评价。

9.性-生殖形态

主要指性发育、生殖器官功能及对性的认识。

10.应对-压力耐受形态

指服务对象压力程度、应对与调节压力的状况。

11.价值-信念形态

指服务对象的思考与行为的价值取向和信念。

(二)按马斯洛需要层次进行整理分类

1.生理需要

体温 39 ℃,心率为每分钟 120 次,呼吸为每分钟 32 次,腹痛等。

2.安全的需要

对医院环境不熟悉,夜间睡眠需开灯,手术前精神紧张,走路易摔倒等。

3.爱与归属的需要

患者害怕孤独,希望有亲友来探望等。

4.尊重与被尊重的需要

如患者说:“我现在什么事都不能干了”“你们应该征求我的意见”等。

5.自我实现的需要

担心住院会影响工作、学习,有病不能实现自己的理想等。

(三)按北美护理诊断协会的人类反应形态分类

1.交换

包括营养、排泄、呼吸、循环、体温、组织的完整性等。

2.沟通

主要指与人沟通交往的能力。

3.关系

指社交活动、角色作用和性生活形态。

4.价值

包括个人的价值观、信念、宗教信仰、人生观及精神状况。

5.选择

包括应对能力、判断能力及寻求健康所表现的行为。

6.移动

包括活动能力、休息、睡眠、娱乐及休闲状况,日常生活自理能力等。

7.知识

包括自我概念,感知和意念;包括对健康的认知能力、学习状况及思考过程。

8.感觉

包括个人的舒适、情感和情绪状况。

三、分析资料

(一)检查有无遗漏

将资料进行整理分类之后,应仔细检查有无遗漏,并及时补充,以保证资料的完整性及准确性。

(二)与正常值比较

收集资料的目的在于发现护理对象的健康问题。因此护士应掌握常用的正常值,将所收集到的资料与正常值进行比较,并在此基础上进行综合分析,以发现异常情况。

(三)评估危险因素

有些资料虽然目前还在正常范围,但是由于存在危险因素,若不及时采取预防措施,以后很可能会出现异常,损害服务对象的健康。因此,护士应及时收集资料评估这些危险因素。

护理评估通过收集服务对象的健康资料,对资料进行组织、核实和分析,确认服务对象对现存的或潜在的健康问题或生命过程的反应,为做出护理诊断和进一步制订护理计划奠定了基础。

四、资料的记录

(一)原则

书写全面、整洁、简练、流畅,客观资料运用医学术语,避免使用笼统、模糊的词,主观资料尽量引用护理对象的原话。

(二)记录格式

根据资料的分类方法,根据各医院,甚至各病区的特点自行设计,多采用表格式记录。与患者第一次见面收集到的资料记录称入院评估,要求详细、全面,是制订护理计划的依据,一般要求入院后 24 小时内完成。住院期间根据患者病情天数,每天或每班记录,反映了患者的动态变化,用以指导护理计划的制订、实施、评价和修订。

(马　丽)

第二节　护理诊断

护理诊断是护理程序的第二个步骤,是在评估的基础上对所收集的健康资料进行分析,从而确定服务对象的健康问题及引起健康问题的原因。护理诊断是一个人生命过程中的生理、心理、社会文化发展及精神方面健康状况或问题的一个简洁、明确的说明,这些问题都是属于护理职责范围之内,能够用护理的方法解决的问题。

一、护理诊断的概念

北美护理诊断协会(NANDA)提出并通过了护理诊断的定义:护理诊断是关于个人、家庭、社区对现存或潜在的健康问题及生命过程反应的一种临床判断,是护士为达到预期的结果选择护理措施的基础,这些预期结果应能通过护理职能达到。

二、护理诊断的组成部分

护理诊断有四个组成部分:名称、定义、诊断依据和相关因素。

(一)名称

名称是对服务对象健康状况的概括性的描述。应尽量使用 NANDA 认可的护理诊断名称,以有利于护士之间的交流和护理教学的规范。常用改变、受损、缺陷、无效或低效等特定描述语。例如:排便异常:便秘;有皮肤完整性受损的危险。

(二)定义

定义是对名称的一种清晰的、正确的表达,并以此与其他诊断相鉴别。一个诊断的成立必须符合其定义特征。有些护理诊断的名称虽然十分相似,但仍可从定义中发现彼此的差异。例如,“压力性尿失禁”的定义是“个人在腹内压增加时立即无意识地排尿的一种状态”“反射性尿失禁”的定义是“个体在没有要排泄或膀胱满胀的感觉下可以预见的不自觉地排尿的一种状态”。虽然两者都是尿失禁,但前者的原因是腹内压增高,后者的原因是无法抑制的膀胱收缩。因此,确定诊断时必须认真区别。

(三)诊断依据

诊断依据是做出护理诊断的临床判断标准。诊断依据常常是患者所具有的一组症状和体征,以及有关病史,也可以是危险因素。对于潜在的护理诊断,其诊断依据则是原因本身(危险因素)。

诊断依据依其在特定诊断中的重要程度分为主要依据和次要依据。

1.主要依据

主要依据是指形成某一特定诊断所应具有的一组症状和体征及有关病史，是诊断成立的必要条件。

2.次要依据

次要依据是指在形成诊断时，多数情况下会出现的症状、体征及病史，对诊断的形成起支持作用，是诊断成立的辅助条件。

例如，便秘的主要依据是"粪便干硬，每周排大便不到三次"，次要依据是"肠鸣音减少，自述肛门部有压力和胀满感，排大便时极度费力并感到疼痛，可触到肠内嵌塞粪块，并感觉不能排空"。

(四)相关因素

相关因素是指造成服务对象健康状况改变或引起问题产生的情况。常见的相关因素包括以下几个方面。

1.病理生理方面的因素

指与病理生理改变有关的因素。例如，"体液过多"的相关因素可能是右心衰竭。

2.心理方面的因素

指与服务对象的心理状况有关的因素。例如，"活动无耐力"可能是由疾病后服务对象处于较严重的抑郁状态引起。

3.治疗方面的因素

指与治疗措施有关的因素(用药、手术创伤等)。例如，"语言沟通障碍"的相关因素可能是使用呼吸机时行气管插管。

4.情景方面的因素

指环境、情景等方面的因素(陌生环境、压力刺激等)。例如，"睡眠形态紊乱"可能与住院后环境改变有关。

5.年龄因素

指在生长发育或成熟过程中与年龄有关的因素。例如，婴儿、青少年、中年、老年各有不同的生理、心理特征。

三、护理诊断与合作性问题及医疗诊断的区别

(一)合作性问题——潜在并发症

在临床护理实践中，护士常遇到一些无法完全包含在 NANDA 制订的护理诊断中的问题，而这些问题也确实需要护士提供护理措施，因此，1983 年有学者提出了合作性问题的概念。她把护士需要解决的问题分为两类：一类经护士直接采取措施可以解决，属于护理诊断；另一类需要护士与其他健康保健人员尤其是医师共同合作解决，属于合作性问题。

合作性问题需要护士承担监测职责，以及时发现服务对象身体并发症的发生和情况的变化，但并非所有并发症都是合作性问题。有些可通过护理措施预防和处理，属于护理诊断；只有护士不能预防和独立处理的并发症才是合作性问题。合作性问题的陈述方式是"潜在并发症：××××"。例如，"潜在并发症：脑出血"。

(二)护理诊断与合作性问题及医疗诊断的区别

1.护理诊断与合作性问题的区别

护理诊断是护士独立采取措施能够解决的问题；合作性问题需要医师、护士共同干预处理，

处理决定来自医护双方。对合作性问题,护理措施的重点是监测。

2.护理诊断与医疗诊断的区别

明确护理诊断和医疗诊断的区别对区分护理和医疗两个专业、确定各自的工作范畴和应负的法律责任非常重要。两者主要区别见表9-1。

表9-1 护理诊断与医疗诊断的区别

项目	护理诊断	医疗诊断
临床判断的对象	对个体、家庭、社会的健康问题/生命过程反应的一种临床判断	对个体病理生理变化的一种临床判断
描述的内容	描述的是个体对健康问题的反应	描述的是一种疾病
决策者	护士	医疗人员
职责范围	在护理职责范围内进行	在医疗职责范围内进行
适应范围	适用于个体、家庭、社会的健康问题	适用于个体的疾病
数量	往往有多个	一般情况下只有一个
是否变化	随病情的变化	一旦确诊不会改变

(刘海维)

第三节 护理计划

制订护理计划是如何解决护理问题的一个决策过程,计划是对患者进行护理活动的指南,是针对护理诊断制订具体护理措施来预防、减轻或解决有关问题。其目的是为了确认护理对象的护理目标以及护士将要实施的护理措施,使患者得到合适的护理,保持护理工作的连续性,促进医护人员的交流和利于评价。制订计划包括四个步骤。

一、排列护理诊断的优先顺序

一般情况下,患者可以存在多个护理诊断,为了确定解决问题的优先顺序,根据问题的轻重缓急合理安排护理工作,需要对这些护理诊断包括合作性问题进行排序。

(一)排列护理诊断

一个患者可同时有多个护理问题,制订计划时应按其重要性和紧迫性排出主次,一般把威胁最大的问题放在首位,其他的依次排列,这样护士就可根据轻、重、缓、急有计划地进行工作,通常可按如下顺序排列。

1.首优问题

首优问题是指会威胁患者生命,需立即行动去解决的问题。如清理呼吸道无效、气体交换受阻等。

2.中优问题

中优问题是指虽不会威胁患者生命,但能导致身体上的不健康或情绪上变化的问题,如活动无耐力、皮肤完整性受损、便秘等。

3.次优问题

次优问题指人们在应对发展和生活中变化时所产生的问题。这些问题往往不是很紧急，如营养失调、知识缺乏等。

（二）排序时应该遵循的原则

（1）按马斯洛的人类基本需要层次论进行排列，优先解决生理需要。这是最常用的一种方法。生理需要是最低层次的需要，也是人类最重要的需要，一般来说，影响了生理需要满足的护理问题，对生理功能的平衡状态威胁最大的护理问题是需要优先解决的护理诊断。如与空气有关的“气体交换障碍”“清理呼吸道无效”、与水有关的“体液不足”、与排泄有关的“尿失禁”“潴留”，等等。

具体的实施步骤可以按以下方法进行：首先列出患者的所有护理诊断，将每一诊断归入五个需要层次，然后由低到高排列出护理诊断的先后顺序。

（2）考虑患者的需求。马斯洛的理论为护理诊断的排列提供了一个普遍的原则，但由于护理对象的复杂性、个体性，相同的需求对不同的人，其重要性可能不同。因此，在无原则冲突的情况下，可与患者协商，尊重患者的意愿，考虑患者认为最重要的问题予以优先解决。

（3）现存的问题优先处理，但不要忽视潜在的和有危险的问题。有时它们常常也被列为首优问题而需立即采取措施或严密监测。

二、制订预期目标

预期目标是指通过护理干预，护士期望患者达到的健康状态或在行为上的改变。其目的是指导护理措施的制订。预期目标不是护理行为，但能指导护理行为，并作为对护理效果进行评价的标准。每一个护理诊断都要有相应的目标。

（一）预期目标的制订

1.目标的陈述公式

时间状语＋主语＋（条件状语）＋谓语＋行为标准。

（1）主语：是指患者或患者身体的任何一部分，如体温、体质量、皮肤等，有时在句子中省略了主语，但句子的逻辑主语一定是患者。

（2）谓语：指患者将要完成的行动，必须用行为动词来说明。

（3）行为标准；主语进行该行动所达到的程度。

（4）条件状语；指患者完成该行为时所处的特定条件。如“拄着拐杖”行走 50 m。

（5）时间状语：是指主语应在何时达到目标中陈述的结果，即何时对目标进行评价，这一部分的重要性在于限定了评价时间，可以督促护士尽心尽力地帮助患者尽快达到目标，评价时间的确定，往往需要根据临床经验和患者的情况来确定。

2.预期目标的种类

根据实现目标所需时间的长短可将护理目标分为短期目标和长期目标两大类。

（1）短期目标：指在相对较短的时间内要达到的目标（一般指一周内），适合于病情变化快、住院时间短的患者。

（2）长期目标：是指需要相对较长时间才能实现的目标（一般指一周以上甚至数月）。

长期目标是需要较长时间才能实现的，范围广泛；短期目标则是具体达到长期目标的台阶或需要解决的主要矛盾。如下肢骨折患者，其长期目标是“三个月内恢复行走功能”，短期目标分别为:“第一个月借助双拐行走”“第二个月借助手杖行走”“第三个月逐渐独立行走”。短期目标与长期目标互相配合、呼应。

(二)制订预期目标的注意事项

(1)目标的主语一定是患者或患者的一部分,而不能是护士。目标是期望患者接受护理后发生的改变,达到的结果,而不是护理行动本身或护理措施。

(2)一个目标中只能有一个行为动词。否则在评价时,如果患者只完成了一个行为动词的行为标准就无法判断目标是否实现。另外行为动词应可观察和测量,避免使用含糊的不明确的词语;可运用下列动词:描述、解释、执行、能、会、增加、减少等,不可使用含糊不清、不明确的词,如了解、掌握、好、坏、尚可等。

(3)目标陈述的行为标准应具体,以便于评价。有具体的检测标准、有时间限度、由护患双方共同制订。

(4)目标必须具有现实性和可行性,要在患者的能力范围之内,要考虑其身体心理状况、智力水平、既往经历及经济条件。目标完成期限的可行性,目标结果设定的可行性。患者认可,乐意接受。

(5)目标应在护理工作所能解决范围之内,并要注意医护协作,即与医嘱一致。

(6)目标陈述要针对护理诊断,一个护理诊断可有多个目标,但一个目标不能针对多个护理诊断。

(7)应让患者参与目标的制订,这样可使患者认识到对自己的健康负责不仅是医护人员的责任,也是患者的责任,护患双方应共同努力以保证目标的实现。

(8)关于潜在并发症的目标,潜在并发症是合作性问题,护理措施往往无法阻止其发生,护士的主要任务在于监测并发症的发生或发展。潜在并发症的目标陈述:护士能及时发现并发症的发生并积极配合处理,如“潜在并发症:心律失常”的目标是“护士能及时发现心律失常的发生并积极配合抢救”。

三、制订护理措施

护理措施是护士为帮助患者达到预定目标而制订的具体方法和内容。规定了解决健康问题的护理活动方式与步骤。是一份书面形式的护理计划,也可称为“护嘱”。

(一)护理措施的类型

护理措施可分为依赖性护理措施、协作性护理措施和独立性护理措施三类。

1.依赖性的护理措施

即来自医嘱的护理措施,它描述了贯彻医疗措施的行为。如医嘱“每晨测血压 1 次”每“小时巡视患者 1 次”。

2.协作性护理措施

协作性护理措施是护士与他健康保健人员相互合作采取的行动。如患者出现“营养失调:高于机体的需要量”的问题时,为帮助患者达到理想体质量的目标,需要和营养师一起协商、讨论,制订护理措施。

3.独立性护理措施

独立性护理措施是护士根据所收集的资料,凭借自己的知识、经验、能力,独立思考、判断后做出的决策,是在护理职责范围内。这类护理措施完全由护士设计并实施,不需要医嘱。如长期卧床患者存在的“有皮肤破损的危险”，护士每天定时给患者翻身、按摩受压部位皮肤，温水擦拭等措施都是独立性护理措施。

(二)护理措施的构成

完整的护理措施计划应包括护理观察措施、行动措施、教育措施三部分。

例:护理诊断:胸痛:与心肌缺血、缺氧致心肌坏死有关。

护理目标:24 小时内患者主诉胸痛程度减轻。

制订护理措施如下。

1.观察措施

(1)观察疼痛的程度和缓解情况。

(2)观察患者心律、心率、血压的变化。

2.行动措施

(1)给予持续吸氧,2～4 L/min。(依赖性护理措施)

(2)遵医嘱持续静脉滴注硝酸甘油每分钟 15 滴。(依赖性护理措施)

(3)协助床上进食、洗漱、大小便。(独立性护理措施)

3.教育措施

(1)教育患者绝对卧床休息。

(2)保持情绪稳定。

(三)制订护理措施应注意的注意事项

1.针对性

护理措施针对护理目标制订,一般一个护理目标可通过几项措施来实现,措施应针对目标制订,否则即使护理措施没有错误,也无法促使目标实现。

2.可行性

护理措施要切实可行,措施制订时要考虑:①患者的身心问题:这也是整体护理中所强调的要为患者制订个体化的方案。措施要符合患者的年龄、体力、病情、认知情况及患者自己对改变目前状况的愿望等。如对老年患者进行知识缺乏的健康教育时,让患者短时间内记忆很多教育内容是困难的。护理措施必须是患者乐于接受的。②护理人员的情况:护理人员的配备及专业技术、理论知识水平和应用能力等是否能胜任所制订的护理措施。③适当的医院设施、设备。

3.科学性

护理措施应基于科学的基础上,每项护理措施都应有措施依据,措施依据来自护理科学及相关学科的理论知识。禁止将没有科学依据的措施用于患者。护理措施的前提是一定要保证患者的安全。

4.一致性

护理措施不应与其他医务人员的措施相矛盾,否则容易使患者不知所措,并造成不信任感,甚至可能威胁患者安全。制订护理措施时应参阅其他医务人员的病历记录、医嘱,意见不一致时应共同协商,达成一致。

5.指导性

护理措施应具体,有指导性,不仅使护理同一患者的其他护士很容易地执行措施,也有利于患者。如对于体液过多需进食低盐饮食的患者,正确的护理措施:①观察患者的饮食是否符合低盐要求。②告诉患者和家属每天摄盐＜5 g。含钠多的食物除咸味食品外,还包括发面食品、碳酸饮料、罐头食品等。③教育患者及家属理解低盐饮食的重要性，等等。

不具有指导性的护理措施：①嘱患者每天摄盐量<5 g。②嘱患者不要进食含钠多的食物。

四、护理计划成文

护理计划成文是将护理诊断、目标、护理措施以一定的格式记录下来而形成的护理文件。不仅为护理程序的下一步实施提供了指导，也有利于护士之间及护士与其他医务人员之间的交流。护理计划的书写格式，因不同的医院有各自具体的条件和要求，所以书写格式也是多种多样的。大致包括日期、护理诊断、目标、措施、效果评价几项内容，见表 9-2。

表 9-2 护理计划

日期	护理诊断	护理目标	护理措施	评价	停止日期	签名
2022-02-19	气体交换受阻	1、	1、			
		2、	2、			
			3、			
2022-02-22	焦虑	1、	1、			
		2、	2、			
			3、			

护理计划应体现个体差异性，一份护理计划只对一个患者的护理活动起作用。护理计划还应具有动态发展性，随着患者病情的变化，护理的效果而调整。

（李凤菊）

第四节 护理实施

实施是为达到护理目标而将计划中各项措施付诸行动的过程。实施的质量如何与护士的专业知识、操作技能和人际沟通能力三方面的水平有关.实施过程中的情况应随时用文字记录下来。

实施过程包括实施前准备、实施和实施后记录三个部分，一般来讲，实施应发生于护理计划完成之后，但在某些特殊情况下，如遇到急诊患者或病情突变的住院患者，护士只能先在头脑中迅速形成一个初步的护理计划并立即采取紧急救护措施，事后再补上完整的护理计划。

一、实施前的准备

护士在执行护理计划之前，为了保证护理效果，应思考安排以下几个问题，即五个“W”。

（一）“谁去做”

对需要执行的护理措施进行分类和分工，确定护理措施是由护士做，还是辅助护士做；哪一级别或水平的护士做；是一个护士做，还是多个护士做。

（二）“做什么”

进一步熟悉和理解计划，执行者对计划中每一项措施的目的、要求、方法和时间安排应了如指掌，以确保措施的落实，并使护理行为与计划一致。此外，护士还应理解各项措施的理论基础，保证科学施护。

(三)"怎样做"

(1)三分析所需要的护理知识和技术:护士必须分析实施这些措施所需要的护理知识和技术,如操作程序或仪器设备使用的方法,若有不足,则应复习有关书籍或资料,或向其他有关人员求教。

(2)明确可能会发生的并发症及其预防:某些护理措施的实施有可能对患者产生一定程度的损伤。护士必须充分预想可能发生的并发症,避免或减少对患者的损伤,保证患者的安全。

(3)如患者情绪不佳,合作性差,那么需要考虑如何使措施得以顺利进行。

(四)"何时做"

实施护理措施的时间选择和安排要恰当,护士应该根据患者的具体情况、要求等多方面因素来选择执行护理措施的时机。例如,健康教育的时间,应该选择在患者身体状况良好、情绪稳定的情况下进行以达到预期的效果。

(五)"何地做"

确定实施护理措施的场所,以保证措施的顺利实施。在健康教育时应选择相对安静的场所;对涉及患者隐私的操作,更应该注意选择环境。

二、实施

实施是护士运用操作技术、沟通技巧、观察能力、合作能力和应变能力去执行护理措施的过程。在实施阶段,护理的重点是落实已制订的措施,执行医嘱、护嘱,帮助患者达到护理目标,解决问题。在实施中必须注意既要按护理操作常规规范化地实施每一项措施,又要注意根据每个患者的生理、心理特征个性化地实施护理。

实施是评估、诊断和计划阶段的延续,需随时注意评估患者的病情及患者对护理措施的反应及效果,努力使护理措施满足患者的生理、心理需要、促进疾病的康复。

三、实施后的记录

实施后,护士要对其所执行的各种护理措施及患者的反应进行完整、准确的文字记录,即护理病历中的护理病程记录,以反映护理效果,为评价做好准备。

记录可采用文字描述或填表,在相应项目上打"√"的方式。常见的记录格式有 PIO 记录方式,PIO 即由问题(problem,P)、措施(intervention,I)、结果(outcome,O)组成。"P"的序号要与护理诊断的序号一致并写明相关因素,可分别采用 PES、PE、SE 三种记录方式。"I"是指与 P 相对应的已实施的护理措施。即做了什么,但记录并非护理计划中所提出的全部护理措施的罗列。"O"是指实施护理措施后的结果。可出现两种情况:一种结果是当班问题已解决;另一种结果是当班问题部分解决或未解决,若措施适当,由下一班负责护士继续观察并记录;若措施不适宜,则由下一班负责护士重新修订并制订新的护理措施。

记录是一项很重要的工作,其意义在于:①可以记录患者住院期间接受护理照顾的全部经过;②有利于其他医护人员了解情况;③可作为护理质量评价的一个内容;④可为以后的护理工作提供资料;⑤是护士辛勤工作的最好证明。

(李凤菊)

第五节　护 理 评 价

评价是有计划的、系统的将患者的健康现状与确定的预期目标进行比较的过程。评价是护理程序的第五步,但实际上它贯穿于整个护理程序的各个步骤,如评估阶段,需评估资料收集是否完全,收集方法是否正确;诊断阶段,需评价诊断是否正确,有无遗漏,是否是以收集到的资料为依据;计划阶段,需评价护理诊断的顺序是否合适,目标是否可行,措施是否得当;实施阶段,需评价措施是否得到准确执行,执行效果如何等。评价虽然位于程序的最后一步,但并不意味着护理程序的结束,相反,通过评价发现新问题,重新修订计划,而使护理程序循环往复地进行下去。

评价包括以下几个步骤。

一、收集资料

收集有关患者目前健康状态的资料,资料涉及的内容与方法同第二节评估部分的相应内容。

二、评价目标是否实现

评价的方法是将患者目前健康状态的资料与计划阶段的预期目标相比较,以判断目标是否实现。经分析可得出三种结果:①目标已达到;②部分达到目标;③未能达到目标。

例:预定的目标为“一个月后患者拄着拐杖行走 50 m”,一个月后评价结果如下。

患者能行走 50 m——目标达到。

患者能行走 30 m——目标部分达到。

患者不能行走——目标未达到。

三、重审护理计划

对护理计划的调整包括以下几种方式。

(一)停止

重审护理计划时,对目标已经达到,问题已经解决的,停止采取措施,但应进一步评估患者可能存在的其他问题。

(二)继续

问题依然存在,计划的措施适宜,则继续执行原计划。

(三)修订

对目标部分实现或目标未实现的原因要进行探讨和分析,并重审护理计划,对诊断、目标和措施中不适当的内容加以修改,应考虑下述问题:收集的资料是否准确和全面;护理问题是否确切;所定目标是否现实;护理措施设计是否得当以及执行是否有效,患者是否配合等。

护理程序作为一个开放系统,患者的健康状况是一个输入信息,通过评估、计划和实施,输出患者健康状况的信息,经过护理评价结果来证实计划是否正确。如果患者尚未达到健康目标,则需要重新收集资料、修改计划,直到患者达到预期的目标,护理程序才告停止。因此,护理程序是一个周而复始,无限循环的系统工程(图 9-1)。

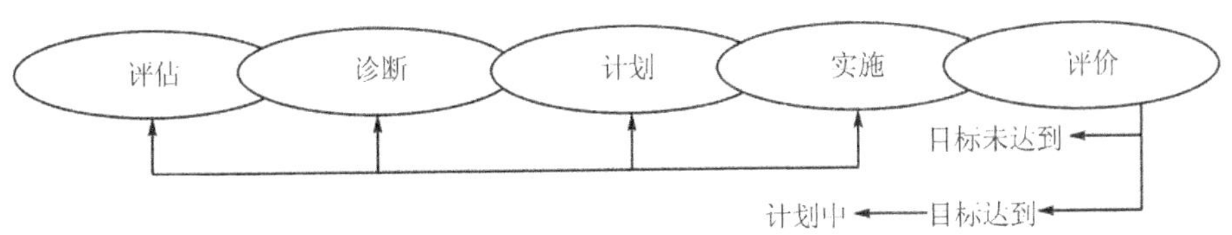

评估	诊断	计划	实施	评价
1. 护理观的确立	1. 分析、解释资料	1. 排列护理诊断顺序	1. 执行护理计划	1. 收集资料
2. 决定资料收集框架	2. 找出存在的问题及原因	2. 制订护理目标	2. 完成护理记录	2. 与护理目标比较
3. 收集资料	3. 确定护理诊断	3. 选择护理措施		3. 分析原因
4. 核实资料		4. 计划成文		4. 修订计划

图 9-1　护理程序的循环过程

护理程序是一种系统地解决问题的程序，是护士为患者提供护理照顾的方法，应用护理程序可以保证护士给患者提供有计划、有目的、高质量、以患者为中心的整体护理。因此它不仅适用于医院临床护理、护理管理，同时它还适用于其他护理实践，如社区护理、家庭护理、大众健康教育等，是护理专业化的标志之一。

（闵　琨）

第十章

基础护理操作

第一节　休息与睡眠护理

休息与睡眠是人类最基本的生理需要。良好的休息和睡眠如同充分的营养和适度的运动一样，对保持和促进健康起着重要作用。作为护士，必须了解睡眠的分期、影响睡眠的因素及患者的睡眠习惯，切实解决患者的睡眠问题，帮助患者达到可能的最佳睡眠状态。

一、休息

休息是指在一段时间内，通过相对地减少机体活动，使身心放松，处于一种没有紧张和焦虑的松弛状态。休息包括身体和心理两方面的放松，通过休息，可以减轻疲劳和缓解精神紧张。

(一)休息的意义和方式

1.休息的意义

对健康人来说，充足的休息是维持机体身心健康的必要条件；对患者来说，充足的休息是促进疾病康复的重要措施。休息对维护健康具有重要的意义，具体表现：①休息可以减轻或消除疲劳，缓解精神紧张和压力。②休息可以维持机体生理调节的规律性。③休息可以促进机体正常的生长发育。④休息可以减少能量的消耗。⑤休息可以促进蛋白质的合成及组织修复。

2.休息的方式

休息的方式是因人而异的，取决于个体的年龄、健康状况、工作性质和生活方式等因素。对不同的人而言，休息有着不同的含义。例如，对从事脑力劳动的人而言，他的休息方式可以是散步、打球、游泳等；而对于从事这些活动的运动员来讲，他的休息反而是读书、看报、听音乐。无论采取何种方式，只要达到缓解疲劳、减轻压力、促进身心舒适和精力恢复的目的，就是有效的休息。在休息的各种形式中，睡眠是最常见也是最重要的一种。

(二)休息的条件

要想得到充足的休息，应满足以下三个条件，即充足的睡眠、生理上的舒适和心理上的放松。

1.充足的睡眠

休息的最基本的先决条件是充足的睡眠。充足的睡眠可以促进个体精力和体力的恢复。虽然每个人所需要的睡眠时间有较大的区别，但都有最低限度的睡眠时数，满足了一定的睡眠时数，才能得到充足的休息。护理人员要尽量使患者有足够的睡眠时间和建立良好的睡眠习惯。

2.生理上的舒适

生理上的舒适也就是身体放松，是保证有效休息的前提。因此，在休息之前必须将患者身体上的不适降至最低程度。护理人员应为患者提供各种舒适服务，包括祛除或控制疼痛、提供舒适的体位或姿势、协助患者搞好个人卫生、保持适宜的温湿度、调节睡眠时所需要的光线等。

3.心理上的放松

要得到良好的休息，必须有效地控制和减少紧张和焦虑，心理上才能得到放松。患者由于生病、住院时个体无法满足社会上、职业上或个人角色在义务上的需要，加之住院时对医院环境及医务人员感到陌生，对自身疾病的担忧等，常常会出现紧张和焦虑。因此，护理人员应耐心与患者沟通，恰当地运用知识和技能，提供及时、准确的服务，尽量满足患者的各种需要，才能帮助患者减少紧张和焦虑。

二、睡眠

睡眠是各种休息中最自然、最重要的方式。人的一生中有1/3的时间要用在睡眠上。任何人都需要睡眠，通过睡眠可以使人的精力和体力得到恢复，可以保持良好的觉醒状态，这样人才能精力充沛地从事劳动或其他活动。睡眠对于维持人的健康，尤其是促进疾病的康复，具有重要的意义。

（一）睡眠的定义

现代医学界普遍认为睡眠是一种主动过程，是一种知觉的特殊状态。睡眠时，人脑并没有停止工作，只是换了模式，虽然对周围环境的反应能力降低，但并未完全消失。通过睡眠，人的精力和体力得到恢复，睡眠后可保持良好的觉醒状态。

由此，可将睡眠定义为周期性发生的持续一定时间的知觉的特殊状态，具有不同的时相，睡眠时可相对地不做出反应。

（二）睡眠原理

睡眠是与较长时间的觉醒交替循环的生理过程。目前认为，睡眠由睡眠中枢控制。睡眠中枢位于脑干尾端，它向上传导冲动，作用于大脑皮质（也称上行抑制系统），与控制觉醒状态的脑干网状结构上行激动系统的作用相拮抗，引起睡眠和脑电波同步化，从而调节睡眠与觉醒的相互转化。

（三）睡眠分期

通过脑电图（EEG）测量大脑皮质的电活动，眼电图（EOG）测量眼睛的运动，肌电图（EMG）测量肌肉的状况，发现睡眠的不同阶段脑、眼睛、肌肉的活动处于不同的水平。正常的睡眠周期可分为两个相互交替的不同时相状态，即慢波睡眠和快波睡眠。成人进入睡眠后，首先是慢波睡眠，持续80～120分钟后转入快波睡眠，维持20～30分钟后，又转入慢波睡眠。整个睡眠过程中有四或五次交替，越接近睡眠的后期，快波睡眠持续时间越长。两种睡眠时相状态均可直接转为觉醒状态，但在觉醒状态下，一般只能进入慢波睡眠，而不能进入快波睡眠。

1.慢波睡眠

脑电波呈现同步化慢波时相，伴有慢眼球运动，肌肉松弛但仍有一定张力，亦称正相睡眠或非快速眼球运动睡眠。在这段睡眠期间，大脑的活动下降到最低，使得人体能够得到完全的舒缓。此阶段又可分为四期。

(1)第Ⅰ期：为入睡期，是所有睡眠时相中睡得最浅的一期，常被认为是清醒与睡眠的过渡阶段，仅维持几分钟，很容易被唤醒。此期眼球有着缓慢的运动，生理活动开始减少，同时生命体征和新陈代谢逐渐减缓，在此阶段的人们仍然认为自己是清醒的。

(2)第Ⅱ期：为浅睡期。此阶段的人们已经进入无意识阶段，不过仍可听到声音，仍然容易被唤醒。此期持续10～20分钟，眼球不再运动，机体功能继续变慢，肌肉逐渐放松，脑电图偶尔会产生较快的宽大的梭状波。

(3)第Ⅲ期：为中度睡眠期。持续15～30分钟。此期肌肉完全放松，心搏缓慢，血压下降，但仍保持正常，难以唤醒并且身体很少移动，脑电图显示梭状波与δ波(大而低频的慢波)交替出现。

(4)第Ⅳ期：为深度睡眠期。持续15～30分钟。全身松弛，无任何活动，极难唤醒，生命体征比觉醒时明显下降，体内生长激素大量分泌，人体组织愈合加快，遗尿和梦游可能发生，脑电波为慢而高的δ波。

2.快波睡眠

快波睡眠亦称异相睡眠或快速眼球运动睡眠。此期的睡眠特点是眼球转动很快，脑电波活跃，与觉醒时很难区分。其表现与慢波睡眠相比，是各种感觉功能进一步减退，唤醒阈值提高，极难唤醒，同时骨骼肌张力消失，肌肉几乎完全松弛。此外，这一阶段还会有间断的阵发性表现，如眼球快速运动、部分躯体抽动，同时有心排血量增加、血压上升、心率加快、呼吸加快而不规则等交感神经兴奋的表现。多数在醒来后能够回忆的生动、逼真的梦境都是在此期发生的。

睡眠中的一些时相对人体具有特殊的意义，如在NREM第Ⅳ期的睡眠中，机体会释放大量的生长激素来修复和更新上皮细胞和某些特殊细胞，如脑细胞，故慢波睡眠有利于促进生长和体力的恢复。而REM睡眠则对于学习记忆和精力恢复似乎很重要。因为在快波睡眠中，脑耗氧量增加，脑血流量增多，且脑内蛋白质合成加快，有利于建立新的突触联系，可加快幼儿神经系统成熟。同时快波睡眠对保持精神和情绪上的平衡最为重要。因为这一时期的梦境都是生动的、充满感情色彩的，此梦境可减轻、缓解精神压力，使人将忧虑的事情从记忆中消除。非快速眼球运动睡眠与快速眼球运动睡眠的比较见表10-1。

表10-1　非快速眼球运动睡眠与快速眼球运动睡眠的比较

项目	非快速眼球运动睡眠	快速眼球运动睡眠
脑电图	(1)第Ⅰ期：低电压α节律8～12次/秒 (2)第Ⅱ期：宽大的梭状波14～16次/秒 (3)第Ⅲ期：梭状波与δ波交替 (4)第Ⅳ期：慢而高的δ波1～2次/秒	去同步化快波
眼球运动	慢的眼球转动或没有	阵发性的眼球快速运动
生理变化	(1)呼吸、心率减慢且规则 (2)血压、体温下降 (3)肌肉渐松弛 (4)感觉功能减退	(1)感觉功能进一步减退 (2)肌张力进一步减弱 (3)有间断的阵发性表现：心排血量增加，血压升高，呼吸加快且不规则，心率加快
合成代谢	人体组织愈合加快	脑内蛋白质合成加快
生长激素	分泌增加	分泌减少
其他	第Ⅳ期发生夜尿和梦游	做梦且为充满感情色彩、稀奇古怪的梦
恢复	有利于个体体力的恢复	有利于个体精力的恢复

(四)睡眠周期

对大多数成人而言,睡眠是每 24 小时循环一次的周期性程序。一旦入睡,成人平均每晚经历 4～6 个完整的睡眠周期,每个睡眠周期由不同的睡眠时相构成,分别是 NREM 睡眠的 4 个时相和 REM 睡眠,持续 60～120 分钟,平均为 90 分钟。睡眠周期各时相按一定的顺序重复出现。这一模式总是从 NREM 第Ⅰ期开始,依次经过第Ⅱ期、第Ⅲ期、第Ⅳ期之后,返回 NREM 的第Ⅲ期然后到第Ⅱ期,再进入 REM 期,当 REM 期完成后,再回到 NREM 的第Ⅱ期(图 10-1),如此周而复始。在睡眠时相周期的任一阶段醒而复睡时,都需要从头开始依次经过各期。

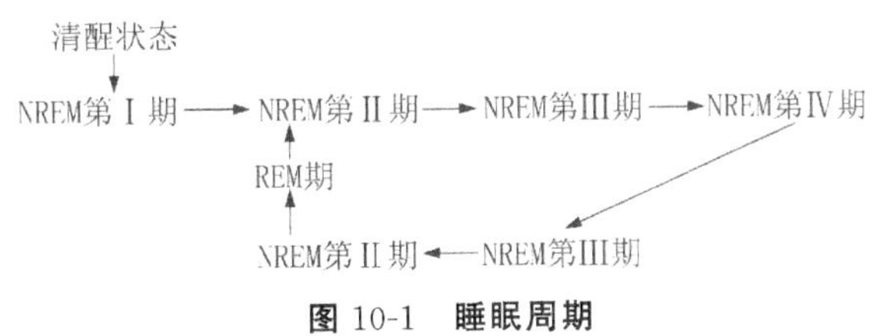

图 10-1 睡眠周期

在睡眠周期中,每一时相所占的时间比例随睡眠的进行而有所改变。一般刚入睡时,个体进入睡眠周期约 90 分钟后才进入 REM 睡眠,随睡眠周期的进展,NREM 第Ⅲ、Ⅳ时相缩短,REM 阶段时间延长。在最后一个睡眠周期中,REM 睡眠可达到 60 分钟。因此,大部分 NREM 睡眠发生在上半夜,REM 睡眠则多在下半夜。

(五)影响睡眠的因素

1.生理因素

(1)年龄:通常人睡眠的需要量与其年龄成反比,但有个体差异。新生儿期每天睡眠时间最长,可达 16～20 小时,成人 7～8 小时。

(2)疲劳:适度的疲劳,有助于入睡,但过度的精力耗竭反而会使入睡发生困难。

(3)昼夜节律:“睡眠-觉醒”周期具有生物钟式的节律性,如果长时间频繁地夜间工作或航空时差,就会造成该节律失调,从而影响入睡及睡眠质量。

(4)内分泌变化:妇女月经前期和月经期常出现嗜睡现象,绝经期妇女常失眠,与内分泌变化有关。

(5)寝前习惯:睡前的一些行为习惯,如看报纸杂志、听音乐、喝牛奶、洗热水澡或泡脚等,如果突然改变或被阻碍进行时,可能使睡眠发生障碍。

(6)食物因素:含有较多 L-色氨酸的食物,如肉类、乳制品和豆类都能促进入睡,缩短入睡时间,是天然的催眠剂;少量饮酒能促进放松和睡眠,但大量饮酒会干扰睡眠,使睡眠变浅;含有咖啡因的浓茶、咖啡及可乐饮用后使人兴奋,即使入睡也容易中途醒来,且总睡眠时间缩短。

2.病理因素

(1)疾病影响:几乎所有疾病都会影响睡眠。如各种原因引起的疼痛未能及时缓解时严重影响睡眠,精神分裂症、强迫性神经症等患者常处于过度觉醒状态。生病的人需要更多时间的睡眠来促进机体康复,却往往因为多种症状困扰或特殊的治疗限制而无法获得正常的睡眠。

(2)身体不适:身体的舒适是获得休息与安睡的先决条件,饥饿、腹胀、呼吸困难、憋闷、身体不洁、皮肤瘙痒、体位不适等都是常见的影响睡眠的原因。

3.环境因素

睡眠环境影响睡眠状况,适宜的温湿度、安静、整洁、舒适、空气清新的环境常可增进睡眠,反之则会对睡眠产生干扰。

4.心理因素

焦虑不安、强烈的情绪反应(如恐惧、悲哀、激动、喜悦)、家庭或人际关系紧张等常常影响患者的睡眠。

5.其他

食物摄入多少、体育锻炼情况、某些药物等也会影响睡眠形态。

(六)促进睡眠的护理措施

1.增进舒适

人们在感觉舒适和放松时才能入睡。为了使患者放松,对于一些遭受病痛折磨的患者采用有效镇痛的方法;做好就寝前的晚间护理,如协助患者洗漱、排便;帮助患者处于正确的睡眠姿势,妥善安置身体各部位的导管、引流管,以及牵引、固定等特殊治疗措施。

2.环境控制

人们睡眠时需要的环境条件包括适宜的室温和通风、最低限度的声音、舒适的床和适当的照明。一般冬季室温 18～22 ℃、夏季 25 ℃左右、湿度以 50%～60%为宜;根据患者需要,睡前开窗通风,清除病房内异味,使空气清新;保持病区尽可能地安静,尽量减少晚间交谈;提供清洁、干燥的卧具和舒适的枕头、被服;夜间调节住院单元的灯光。

3.重视心理护理

多与患者沟通交流,找出影响患者休息与睡眠的心理社会因素,通过鼓励倾诉、正确指导,消除患者紧张和焦虑情绪,恢复平静、稳定的状态,提高休息和睡眠质量。

4.建立休息和睡眠周期

针对患者的不同情况,帮助患者建立适宜的休息和睡眠周期。患者入院后,原有的休息和睡眠规律被打乱,护士应在患者醒时进行评估、治疗和常规护理工作,避免因一些非必需任务而唤醒患者,同时鼓励患者合理安排日间活动,适当锻炼。

5.尊重患者的睡眠习惯

病情允许的情况下,护理人员应尽可能根据患者就寝前的一些个人习惯,选择如提供温热饮料,允许短时间的阅读、听音乐,协助沐浴或泡脚等方式促进睡眠。

6.健康教育

使患者了解睡眠对健康与康复的重要作用,心、身放松的重要意义和一些促进睡眠的常用技巧。与患者一起讨论有关休息和睡眠的知识,分析困扰患者睡眠的因素,针对具体情况给予相应指导,帮助患者建立有规律的生活方式,养成良好的睡眠习惯。

(刘　娜)

第二节　皮内注射

一、目的

(1)进行药物过敏试验,以观察有无变态反应。

(2)预防接种。

(3)局部麻醉的起始步骤。

二、评估

(一)评估患者

(1)双人核对医嘱。

(2)核对患者床号、姓名、住院号和腕带(请患者自己说出床号和姓名)。

(3)评估患者病情、意识状态、配合能力、用药史、药物过敏史、不良反应史。

(4)向患者解释操作目的和过程,取得患者配合。

(5)查看注射部位皮肤情况(皮肤颜色,有无皮疹、感染和皮肤划痕阳性)。

(6)协助患者取舒适坐位或卧位。

(二)评估环境

安静整洁,宽敞明亮,必要时遮挡。

三、操作前准备

(一)人员准备

仪表整洁,符合要求。洗手,戴口罩。

(二)按医嘱配制药液

(1)操作台(治疗室):注射盘、无菌治疗巾、无菌镊子、1 mL 注射器、药液、安尔碘、75%乙醇、无菌棉签等。

(2)双人核对药液标签,药名、浓度、剂量、有效期、给药途径。

(3)检查瓶口有无松动、瓶身有无破裂、药液有无浑浊、沉淀、絮状物和变质。

(4)检查注射器、安尔碘、75%乙醇、无菌棉签、包装无破裂、是否在有效期内。

(5)按正规操作抽吸药液,并贴好标识,置于无菌盘内。

(6)再次核对皮试液,并签名。

(三)物品准备

治疗车上层放置无菌盘(内置已抽吸好的药液)、治疗盘(75%乙醇、无菌棉签)、备用(1 mL 注射器1 支、0.1%盐酸肾上腺素 1 支,变态反应时用)、快速手消毒剂、注射单,以上物品符合要求,均在有效期内。治疗车下层放置生活垃圾桶、医疗废物桶、锐器盒。

四、操作程序

(1)携用物推车至患者床旁,核对床号、姓名、住院号、腕带和药物过敏史(请患者自己说出床号和姓名)。

(2)选择注射部位(过敏试验选择前臂掌侧下 1/3,预防接种选择上臂三角肌下缘,局部麻醉则选择麻醉处)。

(3)75%乙醇常规消毒皮肤。

(4)二次核对患者床号、姓名和药名。

(5)排尽空气,药液至所需刻度,且药液不能外溢。

(6)一手绷紧局部皮肤,一手持注射器,针头斜面向上,与皮肤呈 5°刺入皮内。

(7)待针头斜面完全进入皮内后,放平注射器,固定针栓并注入 0.1 mL 药液,使局部形成一个圆形隆起的皮丘(皮丘直径 5 mm,皮肤变白,毛孔变大)。

(8)迅速拔出针头,勿按揉和压迫注射部位。

(9)20 分钟后观察患者局部反应,做出判断。

(10)协助患者取舒适体位,整理床单位。

(11)快速手消毒剂消毒双手,签名。

(12)推车回治疗室,按医疗废物处理原则处理用物。

五、20 分钟后判断结果

(1)核对患者床号、姓名、住院号和腕带(请患者自己说出床号和姓名)。

(2)须经两人判断皮试结果,并将结果告知患者和家属。

(3)洗手,皮试结果记录在病历、护理记录单和病员一览表等处。阳性用红笔标记"+",阴性用蓝色或黑笔标记"-"。

(4)如对结果有怀疑,应在另一侧前臂皮内注入 0.1 mL 生理盐水行对照试验。

六、皮内试验结果判断

(一)阴性

皮丘无改变,周围无红肿,并无自觉症状。

(二)阳性

局部皮丘隆起,局部出现红晕、硬块,直径大于 1 cm 或周围有伪足;或局部出现红晕,伴有小水疱者;或局部发痒者为阳性。严重时可出现过敏性休克。观察反应的同时,应询问有无头晕、心慌、恶心、胸闷、气短、发麻等不适症状,如出现上述症状时不可使用青霉素。

七、注意事项

(1)皮试药液要现用现配,剂量准确。

(2)备好相应抢救设备与药物,及时处理变态反应。

(3)行皮试前,尤其行青霉素过敏试验前必须询问患者家族史、用药史和药物过敏史,如有药物过敏史者不可做试验。

(4)药物过敏试验时,患者体位要舒适,不可采取直立位。

(5)选择注射部位时应注意避开瘢痕和皮肤红晕处。

(6)皮肤试验时禁用碘剂消毒,对乙醇过敏者可用生理盐水消毒,避免反复用力涂擦局部皮肤。

(7)拔出针头后,注射部位不可用棉球按压揉擦,以免影响结果观察。

(8)进针角度以针尖斜面全部刺入皮内为宜,进针角度过大易将药液注入皮下,影响结果的观察和判断。

(9)如需对照实验,应用另一注射器和针头,抽吸无菌生理盐水,在另一前臂相同部位皮内注射 0.1 mL,观察 20 分钟进行对照。告知患者皮试后 20 分钟内不要离开病房。

(10)正确判断试验结果,对皮试结果阳性者,应在病历、床头或腕带、门诊病历和病员一览表上醒目标记,并将结果告知医师、患者和家属。

(11)特殊药物皮试,按要求观察结果。

(伍嘉欣)

第三节　皮 下 注 射

一、目的

(1)注入小剂量药物,用于不宜口服给药而需在一定时间内发生药效时。
(2)预防接种。
(3)局部供药,如局部麻醉用药。

二、评估

(一)评估患者

(1)双人核对医嘱。
(2)核对患者床号、姓名、住院号和腕带(请患者自己说出床号和姓名)。
(3)评估患者病情、意识状态、配合能力、用药史、药物过敏史、不良反应史等。
(4)向患者解释操作目的和过程,取得患者配合。
(5)查看注射部位皮肤情况(皮肤颜色,有无皮疹、感染)。
(6)协助患者取舒适坐位或卧位。

(二)评估环境

安静整洁,宽敞明亮,必要时遮挡。

三、操作前准备

(一)人员准备

仪表整洁,符合要求。洗手,戴口罩。

(二)按医嘱配制药液

(1)操作台上放置注射盘、纸巾、无菌治疗巾、无菌镊子、2 mL 注射器、医嘱用药液、安尔碘、75%乙醇、无菌棉签。
(2)双人核对药液标签、药名、浓度、剂量、有效期、给药途径。
(3)检查瓶口有无松动、瓶身有无破裂、药液有无浑浊、沉淀、絮状物和变质。
(4)检查注射器、安尔碘、75%乙醇、无菌棉签等,包装无破裂,在有效期内。
(5)按正规操作抽吸药液,并贴好标识,置于无菌盘内。
(6)再次核对药液,记录时间并签名。

(三)物品准备

治疗车上层放置无菌盘(内置抽吸好的药液)、治疗盘(安尔碘、75%乙醇)、注射单、快速手消毒剂,以上物品符合要求,均在有效期内。治疗车下层放置生活垃圾桶、医疗废物桶、锐器盒。

四、操作程序

(1)携用物推车至患者床旁,核对床号、姓名、住院号和腕带(请患者自己说出床号和姓名)。

(2)根据注射目的选择注射部位(上臂三角肌下缘、两侧腹壁、后背、股前侧和外侧等)。

(3)常规消毒皮肤,待干。

(4)二次核对患者床号、姓名和药名。

(5)排尽空气;取干棉签夹于左手示指与中指之间。

(6)一手绷紧皮肤,另一手持注射器,示指固定针栓,针头斜面向上,与皮肤呈30°~40°(过瘦患者可捏起注射部位皮肤,并减少穿刺角度)快速刺入皮下,深度为针梗的1/2~2/3;松开紧绷皮肤的手,抽动活塞,如无回血,缓慢推注药液。

(7)注射毕用无菌干棉签轻压针刺处,快速拔针后按压片刻。

(8)再次核对患者床号、姓名和药名,注射器按要求放置。

(9)协助患者取舒适体位,整理床单位,并告知患者注意事项。

(10)快速手消毒剂消毒双手,记录时间并签名。

(11)推车回治疗室,按医疗废物处理原则处理用物。

(12)洗手,根据病情书写护理记录单。

五、注意事项

(1)遵医嘱和药品说明书使用药品。

(2)长期注射者应注意更换注射部位。

(3)注射中、注射后观察患者不良反应和用药效果。

(4)注射<1 mL 药液时须使用1 mL 注射器,以保证注入药液剂量准确无误。

(5)持针时,右手示指固定针栓,但不可接触针梗,以免污染。

(6)针头刺入角度不宜超过45°,以免刺入肌层。

(7)尽量避免应用对皮肤有刺激作用的药物做皮下注射。

(8)若注射胰岛素时,需告知患者进食时间。

(李　萍)

第四节　肌内注射

一、目的

注入药物,用于不宜或不能口服或静脉注射,且要求比皮下注射更快发生疗效时。

二、评估

(一)评估患者

(1)双人核对医嘱。

(2)核对患者床号、姓名、住院号和腕带(请患者自己说出床号和姓名)。

(3)评估患者病情、治疗情况、意识状态、用药史、药物过敏史、不良反应史、肢体活动能力和合作程度。

(4)向患者解释操作目的和过程,取得患者配合。

(5)查看注射部位皮肤情况(皮肤颜色,有无皮疹、感染和皮肤划痕阳性)。

(6)协助患者取舒适坐位或卧位。

(二)评估环境

安静整洁,宽敞明亮,必要时遮挡。

三、操作前准备

(一)人员准备

仪表整洁,符合要求。洗手,戴口罩。

(二)按医嘱配制药液

(1)操作台:注射盘、无菌盘、2 mL 注射器、5 mL 注射器、医嘱所用药液、安尔碘、无菌棉签。如注射用药为油剂或混悬液,需备较粗针头。

(2)双人核对药物标签、药名、浓度、剂量、有效期、给药途径。

(3)检查瓶口有无松动、瓶身有无破裂、药液有无浑浊、变质。

(4)检查无菌注射器、安尔碘、无菌棉签等,包装无破裂,在有效期内。

(5)按正规操作抽吸药液,并贴好标识,置于无菌盘内。

(6)再次核对药液,记录时间并签名。

(三)物品准备

治疗车上层放置无菌盘(内置抽吸好药液)、安尔碘、注射单、无菌棉签、快速手消毒剂,以上物品符合要求,均在有效期内。治疗车下层放置生活垃圾桶、医疗废物桶、锐器盒。

四、操作程序

(1)携用物推车至患者床旁,核对床号、姓名、住院号和腕带(请患者自己说出床号和姓名)。

(2)协助患者取舒适体位,暴露注射部位,注意保暖,保护患者隐私,必要时可遮挡。

(3)选择注射部位(臀大肌、臀中肌、臀小肌、股外侧和上臂三角肌)。

(4)常规消毒皮肤,待干。

(5)再次核对患者床号、姓名和药名。

(6)拿取药液并排尽空气,取干棉签,夹于左手示指与中指之间,以一手拇指和示指绷紧局部皮肤,另一手持注射器,中指固定针栓,将针头迅速垂直刺入,深度约为针梗的 2/3。

(7)松开紧绷皮肤的手,抽动活塞。如无回血,缓慢注入药液,同时观察反应。

(8)注射毕,用无菌干棉签轻按进针处,快速拔针,按压片刻。

(9)再次核对患者床号、姓名和药名。

(10)协助患者取舒适体位,整理床单位,注射后观察用药反应。

(11)快速手消毒剂消毒双手,记录时间并签名。

(12)洗手,根据病情书写护理记录单。

五、常用肌内注射定位方法

(一)臀大肌肌内注射定位法

注射时应避免损伤坐骨神经。

1.十字法

从臀裂顶点向左或右侧画一水平线，然后从髂嵴最高点作一垂线，将一侧臀部被划分为4个象限，其外上象限并避开内角为注射区。

2.联线法

从髂前上棘至尾骨作一连线，其外1/3处为注射部位。

(二)臀中肌、臀小肌肌内注射定位法

(1)以示指尖和中指尖分别置于髂前上棘和髂嵴下缘处，在髂嵴、示指、中指之间构成一个三角形区域，示指与中指构成的内角为注射部位。

(2)髂前上棘外侧三横指处(以患者手指的宽度为标准)。

(三)股外侧肌肌内注射定位法

在股中段外侧，一般成人可取髋关节下10 cm至膝关节的范围。此处大血管、神经干很少通过，且注射范围广，可供多次注射，尤适用于2岁以下的幼儿。

(四)上臂三角肌肌内注射定位法

取上臂外侧，肩峰下2～3横指处。此处肌肉较薄，只可作小剂量注射。

(五)体位准备

1.卧位

臀部肌内注射时，为使局部肌肉放松，减轻疼痛与不适，可采用以下姿势。

(1)侧卧位：上腿伸直，放松，下腿稍弯曲。

(2)俯卧位：足尖相对，足跟分开，头偏向一侧。

(3)仰卧位：常用于危重和不能翻身的患者，采用臀中肌、臀小肌肌内注射法较为方便。

2.坐位

为门诊患者接受注射时常用体位。可供上臂三角肌或臀部肌内注射时采用。

六、注意事项

(1)遵医嘱和药品说明书使用药品。

(2)药液要现用现配，在有效期内，剂量要准确。选择两种药物同时注射时，应注意配伍禁忌。

(3)注射时应做到“两快一慢”(进针、拔针快，推注药液慢)。

(4)选择合适的注射部位，避免刺伤神经和血管，无回血时方可注射。

(5)注射时切勿将针梗全部刺入，以防针梗从根部衔接处折断。若针头折断，应先稳定患者情绪，并嘱患者保持原位不动，固定局部组织，以防断针移位，同时尽快用无菌血管钳夹住断端取出；如断端全部埋入肌肉，应速请外科医师处理。

(6)对需长期注射者，应交替更换注射部位，并选择细长针头，以避免减少硬结的发生。如因长期多次注射出现局部硬结时，可采用热敷、理疗等方法予以处理。

(7)2岁以下婴幼儿不宜选用臀大肌肌内注射，因其臀大肌尚未发育好，注射时有损伤坐骨神经的危险，最好选择臀中肌和臀小肌肌内注射。

(李　萍)

第五节　静脉注射

一、目的

(1)所选用药物不宜口服、皮下、肌内注射,又需迅速发挥药效时。

(2)注入药物进行某些诊断性检查,如对肝、肾、胆囊等造影时需静脉注入造影剂。

二、评估

(一)评估患者

(1)双人核对医嘱。

(2)核对患者床号、姓名、住院号和腕带(请患者自己说出床号和姓名)。

(3)了解患者病情、意识状态、配合能力、药物过敏史、用药史。

(4)评估患者穿刺部位的皮肤状况、肢体活动能力、静脉充盈度和管壁弹性。选择合适静脉注射的部位,评估药物对血管的影响程度。

(5)向患者解释静脉注射的目的和方法,告知所注射药物的名称,取得患者配合。

(二)评估环境

安静整洁,宽敞明亮。

三、操作前准备

(一)人员准备

仪表整洁,符合要求。洗手,戴口罩。

(二)物品准备

1.操作台

治疗单、静脉注射所用药物、注射器。

2.按要求检查所需用物,符合要求方可使用

(1)双人核对药物名称、浓度、剂量、有效期、给药途径。

(2)检查药物的质量、标签,液体有无沉淀和变色,有无渗漏、浑浊和破损。

(3)检查注射器和无菌棉签的有效期、包装是否紧密无漏气,安尔碘的使用日期是否在有效期内。

3.配制药液

(1)安尔碘棉签消毒药物瓶口,掰开安瓿,瓿帽弃于锐器盒内。

(2)打开注射器,将外包装袋置于生活垃圾桶内,固定针头,回抽针栓,检查注射器,取下针帽置于生活垃圾桶内,抽取安瓿内药液,排气,置于无菌盘内。在注射器上贴上患者床号、姓名、药物名称、用药方法的标签。

(3)再次核对空安瓿和药物的名称、浓度、剂量、用药方法和时间。

4.备用物品

治疗车上层治疗盘内放置备用注射器一支、安尔碘、无菌棉签，无菌盘内放置配好的药液、垫巾。以上物品符合要求，均在有效期内。治疗车下层放置生活垃圾桶、医疗废物桶、锐器盒，含有效氯 250 mg/L 消毒液桶。

四、操作程序

(1)携用物推车至患者床旁，核对床号、姓名、住院号和腕带(请患者自己说出床号和姓名)。

(2)向患者说明静脉注射的方法、配合要点、注射药物的作用和不良反应。

(3)协助患者取舒适体位，充分暴露穿刺部位，放垫巾于穿刺部位下方。

(4)在穿刺部位上方 5～6 cm 处扎压脉带，末端向上，以防污染无菌区。

(5)安尔碘棉签消毒穿刺部位皮肤，以穿刺点为中心向外螺旋式旋转擦拭，直径＞5 cm。

(6)再次核对患者床号、姓名和药名。

(7)嘱患者握拳，使静脉充盈，左手拇指固定静脉下端皮肤，右手持注射器与皮肤呈 15°～30°自静脉上方或侧方刺入，见回血可再沿静脉进针少许。

(8)保留静脉通路者安尔碘棉签消毒静脉注射部位三通接口，以接口处为中心向外螺旋式旋转擦拭。

(9)静脉注射过程中，观察局部组织有无肿胀，严防药液渗漏，如出现渗漏立即拔出针头，按压局部，另行穿刺。

(10)拔针后，指导患者按压穿刺点 3 ，勿揉，凝血功能差的患者适当延长按压时间。

(11)再次核对患者床号、姓名和药名。

(12)将压脉带与输液垫巾对折取出，输液垫巾置于生活垃圾桶内，压脉带放于含有效氯 250 mg/L消毒液桶中。整理患者衣物和床单位，观察有无不良反应，并向患者讲明注射后注意事项。快速手消毒剂消毒双手，推车回治疗室，按医疗废物处理原则整理用物。

(13)洗手，在治疗单上签名并记录时间。按护理级别书写护理记录单。

五、注意事项

(1)严格执行查对制度，需双人核对医嘱。

(2)严格遵守无菌操作原则。

(3)了解注射目的、药物对血管的影响程度、给药途径、给药时间和药物过敏史。

(4)选择粗直、弹性好、易固定的静脉，避开关节和静脉瓣。常用的穿刺静脉为肘部浅静脉：贵要静脉、肘正中静脉、头静脉。小儿多采用头皮静脉。

(5)根据患者年龄、病情和药物性质掌握注入药物的速度，并随时听取患者主诉，观察病情变化。必要时使用微量注射泵。

(6)对需要长期注射者，应有计划地由小到大、由远心端到近心端选择静脉。

(7)根据药物特性和患者肝肾或心脏功能，采用合适的注射速度。随时听取患者主诉，观察体征和其病情变化。

(陈华容)

参考文献

[1] 梁艳,甄慧,刘晓静,等.临床护理常规与护理实践[M].上海:上海交通大学出版社,2023.
[2] 刘明月,王梅,夏丽芳.现代护理要点与护理管理[M].北京:中国纺织出版社,2023.
[3] 夏述燕.护理学理论与手术护理应用[M].汕头:汕头大学出版社,2023.
[4] 曹娟.常见疾病规范化护理[M].青岛:中国海洋大学出版社,2023.
[5] 刘丹,徐艳,计红苹.护理理论与护理实践[M].北京:中国纺织出版社,2023.
[6] 成育玲,张智慧.康复护理[M].武汉:华中科技大学出版社,2021.
[7] 包玉娥.实用临床护理操作与护理管理[M].上海:上海交通大学出版社,2023.
[8] 杨正旭,贤婷,陈凌,等.基础护理技术与循证护理实践[M].上海:上海科学技术文献出版社,2023.
[9] 梁晓庆,李晶晶,焦仲苗,等.护理临床理论与实践[M].上海:上海科学技术文献出版社,2023.
[10] 徐凤杰,郝园园,陈萃,等.护理实践与护理技能[M].上海:上海交通大学出版社,2023.
[11] 呼海燕,赵娜,高雪,等.临床专科护理技术规范与护理管理[M].青岛:中国海洋大学出版社,2023.
[12] 秦倩.常见疾病基础护理[M].武汉:湖北科学技术出版社,2022.
[13] 陈晓燕.护理评估[M].北京:北京师范大学出版社,2023.
[14] 夏五妹.现代疾病专科护理[M].南昌:江西科学技术出版社,2022.
[15] 兰洪萍.常用护理技术[M].重庆:重庆大学出版社,2022.
[16] 陈晓燕.护理技术[M].北京:北京师范大学出版社,2023.
[17] 马姝,王迎,曹洪云,等.临床各科室护理与护理管理[M].上海:上海交通大学出版社,2023.
[18] 岳立萍,李舒玲,王伟.护理技术实践与指导[M].上海:上海科学技术出版社,2023.
[19] 韩美丽.临床常见病护理与危重症护理[M].上海:上海交通大学出版社,2023.
[20] 刁咏梅.现代基础护理与疾病护理[M].青岛:中国海洋大学出版社,2023.
[21] 郑泽华.现代临床常见病护理方案[M].南昌:江西科学技术出版社,2022.
[22] 李阿平.临床护理实践与护理管理[M].上海:上海交通大学出版社,2023.
[23] 邱恒菊.实用临床护理指南[M].长春:吉林科学技术出版社,2023.
[24] 安百芬,孔环,刘梅,等.护理基础技能操作与临床护理[M].上海:上海交通大学出版社,2023.

[25] 李建波，刘畅，齐越.现代护理技术与疾病护理方法[M].北京：中国纺织出版社，2023.
[26] 宋桂珍，吴小霞，刘莎，等.现代护理理论与专科护理[M].上海：上海交通大学出版社，2023.
[27] 张海豫，吴裕满，林月明，等.临床疾病护理措施与分析[M].南昌：江西科学技术出版社，2022.
[28] 高淑平.专科护理技术操作规范[M].北京：中国纺织出版社，2021.
[29] 王燕，韩春梅，张静，等.实用常见病护理进展[M].青岛：中国海洋大学出版社，2023.
[30] 吴雯婷.实用临床护理技术与护理管理[M].北京：中国纺织出版社，2021.
[31] 程艳华.实用临床常见病护理[M].上海：上海交通大学出版社，2023.
[32] 谭锦风.临床专科护理实践[M].南昌：江西科学技术出版社，2021.
[33] 张敏.现代护理理论与各科护理要点[M].武汉：湖北科学技术出版社，2023.
[34] 程艳华.临床常见病护理进展[M].上海：上海交通大学出版社，2023.
[35] 孙璇，王雪芬，范慧.医院护理技术及护理管理[M].武汉：湖北科学技术出版社，2021.
[36] 冯洪，谢家兴，李淑会，等.品管圈在脑卒中康复护理健康教育中的应用[J].中国康复理论与实践，2014，20(8)：794-797.
[37] 王萍，王思杰，常海霞，等.缺血性脑卒中康复护理中临床护理路径的应用效果[J].中国医药导报，2020，17(10)：177-180.
[38] 陈晓君.人性化护理干预在胆石症伴胆囊炎患者腹腔镜胆囊切除术应用效果研究[J].中外医疗，2022，41(5)：158-162.
[39] 秦小娜，田娟.综合护理干预在急性胆囊炎患者围术期护理中的应用观察[J].贵州医药，2023，47(9)：1480-1481.
[40] 王霞.综合护理干预腹部手术后粘连性肠梗阻的效果分析[J].中国社区医师，2023，39(7)：125-127.